中医疾病源流考丛书

姜德友　总主编

中医五官科疾病源流考

柳成刚　乔　羽　主编

科学出版社

北京

内 容 简 介

中华医学典籍浩如烟海，博大精深，彰显历代医家之中医智慧。历代医家对疾病的认识仁者见仁智者见智，各有体会，然多散见而未成体系。《中医五官科疾病源流考》一书从病名、病因病机、证候分类及治疗方面入手，对历代重要典籍中五官科疾病的相关论述进行整理，探寻五官科常见疾病的学术脉络和规律。本书编写参考百余部经典医籍、专书、类书和学术类方书等，涉及中医五官科常见疾病五十余种。

本书的编纂为后学者承袭中医学精髓提供了指导和帮助，可供中医五官科医生及中医爱好者学习和参考。

图书在版编目（CIP）数据

中医五官科疾病源流考 / 柳成刚，乔羽主编. —北京：科学出版社，2021.4

（中医疾病源流考丛书/姜德友总主编）

ISBN 978-7-03-068617-6

Ⅰ. ①中… Ⅱ. ①柳… ②乔… Ⅲ. ①中医五官科学 Ⅳ. ①R276

中国版本图书馆 CIP 数据核字（2021）第 068734 号

责任编辑：鲍 燕 孙 曼 / 责任校对：郑金红
责任印制：徐晓晨 / 封面设计：北京图阅盛世文化传媒有限公司

科 学 出 版 社 出版

北京东黄城根北街 16 号
邮政编码：100717
http://www.sciencep.com

北京虎彩文化传播有限公司 印刷

科学出版社发行 各地新华书店经销

*

2021 年 4 月第 一 版 开本：787×1092 1/16
2021 年 4 月第一次印刷 印张：17 1/4
字数：410 000

定价：98.00 元
（如有印装质量问题，我社负责调换）

《中医五官科疾病源流考》编委会

总　序

　　源者水之始也，流者水之支也，有源始能成其根本，有流方能汇其磅礴，海有其广博，在于源流之汇聚，中医亦然！

　　内难之始，成国医之根源，自此以降，历代先贤无不穷其学以羽翼之，至此方有如今浩如烟海之论述，卷帙浩繁之医籍，是以中医之发展乃前辈先贤呕心沥血、甘为人梯之硕果，数千年对疾病之见解论述，方成今日中医发展之盛况，然自西学东进，于中医之冲击可谓巨大，对于疾病之论述大有取而代之之势，历代先贤之论述亦有被弃如草芥者，对中医诊病之误解比比皆是，故而溯本求源之声不绝于耳，回归中医之意振聋发聩。

　　今喜闻门人姜德友教授总主编"中医疾病源流考丛书"即将付梓，展卷之余美不胜收，丛书汇古今之论，上至先秦经典医籍，下至历代各家专著，亦有各朝官修医典，分内科、外科、妇儿、五官四部，将二百余种疾病，分篇分病论述，汇古通今，详细整理，探赜发挥，取舍得当。考据各病之病名、病因、病机、证候分类，归纳分析，梳理疾病发展之脉络沿革，荟萃治疗之观点经验，遑论囊括古今，确能见病知源。

　　此举展示中医学对疾病认识治疗之历程，乃回归中医本原、为中医正名之壮举，对于中医之发展价值重大，意义深远，可供中医学有识之士广为参详，展卷有益，常踞案头，故而乐为之序。

国医大师 张琪
戊戌年八月于冰城

总　前　言

中华医学典籍卷帙浩繁，博大精深，彰显历代医家之中医智慧。特别是中医对疾病的认识，历代医家各有体会，见仁见智，然多散见而未成系统，故从疾病之源流角度对其进行梳理，既必要也重要。编委会以《中华医典》为主要文献检索工具，旁及其他方式文献，在科学出版社支持下，整理编写"中医疾病源流考丛书"，以期为中医各科疾病的现代临床治疗研究提供理论文献依据和参考。

"中医疾病源流考丛书"所引用参考文献有先秦汉隋时期的《五十二病方》《黄帝内经》《神农本草经》《伤寒杂病论》《难经》《诸病源候论》等临床经典医籍；魏晋唐宋时期的《脉经》《肘后备急方》《针灸甲乙经》《备急千金要方》《外台秘要》《三因极一病证方论》《妇人大全良方》《小儿药证直诀》等方脉全书、各科专著，以及《新修本草》《太平惠民和剂局方》《圣济总录》等官方修订的本草书籍；金元明清时期的《黄帝素问宣明论方》《儒门事亲》《格致余论》《脾胃论》《临证指南医案》《温病条辨》《外科正宗》等各家学术类方书，亦探求《证治准绳》《景岳全书》《杂病广要》《张氏医通》等临证综合医籍。

本丛书共四个分册，即《中医内科疾病源流考》《中医外科疾病源流考》《中医妇儿科疾病源流考》《中医五官科疾病源流考》。

《中医内科疾病源流考》共分八篇，择选六十余种中医内科常见疾病，第一篇主要介绍春温、风温、伏暑等温病学常见疾病。第二至第六篇，以脏腑为纲，分别介绍了肺系、心系、脾胃系、肝胆系及肾系常见疾病。第七篇，以气血津液为纲，主要介绍郁证、血证、痰饮、消渴等疑难杂病。第八篇主要介绍六类具有代表性的肢体经络病证。

《中医外科疾病源流考》共分七篇，其中包括疮疡，如疖、疔、痈、疽、发颐、瘰疬等；乳房疾病，如乳痈、乳痨、乳癖、乳衄等；瘤岩病，如筋瘤、肉瘤、血瘤、失荣、乳岩等；皮肤病，如热疮、蛇串疮、疣、黄水疮、癣等；肛门直肠疾病，如痔、肛痈、肛裂、脱肛、肠痈等；男性前阴病，如子痈、囊痈、子痰、水疝；外伤性疾病与周围血管疾病，如冻疮、烧烫伤、毒蛇咬伤、臁疮、青蛇毒、股肿、脱疽、破伤风、脉痹等。共计五十余种外科常见疾病。

《中医妇儿科疾病源流考》共分两篇，即妇科篇与儿科篇。其中妇科疾病根据妇人生理特点将其分为六章，包括月经病、带下病、妊娠病、产后病、前阴疾病及妇科杂病，共四十余种妇科常见疾病；儿科疾病包括肺系疾病、心系疾病、脾胃系疾病、肝胆系疾病、肾系疾病、虫病、传染病、疮疹病等二十余种儿科常见疾病。

《中医五官科疾病源流考》共分五篇，分别为眼科疾病，如胞睑疾病、针眼、睑弦赤烂、眼丹、椒疮、粟疮、目劄、漏睛、暴风客热、白涩症、聚星障、宿翳、青风内障、圆翳内障、青盲、云雾移睛、暴盲、风牵偏视、雀目、近视、远视等；耳科疾病，如耳疔、耳疮、耵耳、断耳疮、耳鸣、耳聋等；鼻科疾病，如鼻疮、鼻疔、鼻疳、鼻窒、鼻槁、鼻衄、鼻渊、酒齄鼻等；咽喉科疾病，如乳蛾、喉痹、喉风、喉喑、喉痈、喉癣、白喉；口齿科疾病，如牙痛、牙宣等五十余种五官科常见疾病。

各分册分别从病名、病因病机、证候分类及治疗四个方面，对古代医家所论述的疾病详细整理，探赜发挥。其中病名部分，将历代医家所提及之名称搜集分类，对比鉴别，发现各种疾病或以病症特点命名、或以病位脏腑命名、或以病因病机命名，凡此等分类方法，不一而足，均得以概括总结。在病因病机与证候分类两部分，将历代典籍中指出的各种病因病机加以概括，并参考近现代医学论著中提到的证候类型加以归纳。在治疗的论述中，不仅对历代医家医著中辨证论治的精华进行提炼分析，而且分别将中药、针灸等治疗方法加以归纳总结。

编委会编纂历时十余载，对丛书反复校对，多次修改完善，终有所成。由于中医典籍宏富，编纂所阅古籍尚有未及之处，加之编者水平有限，不足之处在所难免，冀望广大读者提出宝贵意见，以利再版时修订。

"中医疾病源流考丛书"编委会

2018 年 5 月

目　　录

第一篇 眼科疾病

针眼源流考

针眼病是眼科常见疾病之一，与现代医学中睑腺炎相近，早在《黄帝内经》中就有对此病的论述，书中有云："少阴司天之政，三之气，大火行，寒气时至，民病目赤眦疡，治以寒剂是也。"时行少阴之气，火气盛行，寒气将至，此时眼部易生疮成脓，宜用寒凉的药物治疗。此处的"目赤眦疡"包含了现今的针眼疾病，并且提及其发病与火热之气有着密切联系，治疗上以寒凉药物为主。在之后的一段历史时期，世人在描述此病时大多以"偷针"为名，直到隋代，医家巢元方所著《诸病源候论》才将此病正式以"针眼"命名，书中清晰写道："人有眼内眦头忽结成疱，三五日间便生脓汁，世呼为偷针。"这是从俗称"偷针"到病名"针眼"的最早演变，此后各代医家又根据自己对疾病的不同认识而不断进行完善。现从病名、病因病机、证候分类及治疗几个方面入手，对历代重要医籍中针眼的相关病证论述进行整理研究，从而考查其学术脉络和规律。

（一）病名

从"目赤眦疡"到广泛沿用的"针眼""偷针"，病名虽有变化，但是历代医家对其病症研究矢志不渝，不断深入探索，但因为研究角度不同，认识各异，故命名有别，纵观其病名演变，现从病位、病症特点两个方面归纳如下。

1. 以病位分类命名

宋代钱乙在《小儿药证直诀》中提到"疮皆脾胃病，亡津液之所作也"，针眼疾病是由于脾胃积热，循经上攻胞睑致营卫失调，气血凝滞，局部酿脓所致。病位在脾，而脾在五行之中居土位，故以土为名，称为"土疳"。"土疡"之名的由来，即本病病位在脾而"脾居土位"。针眼常由于脾胃积热而生，与脾胃关系密切，故一些医家在命名时紧紧围绕脾胃来进行。明代王肯堂也继承了这种命名方法，在其所著的《证治准绳》中指出："土疳证谓脾上生毒，俗呼偷针眼是也。"

2. 以病症特点分类命名

汉代华佗所著，唐代孙思邈编撰的《华佗神方》中明确提到了"睑肿如粟"，俗名"偷针眼"，不难看出华佗是从病症特点的角度对此病进行命名，因发病时眼睑肿大范围与粟米大小一般而得名，同时也为后世医家诊断此种疾病提供了便利。明代申斗垣在《外科启玄》中提到："此心胆小肠之火壅盛也，眼角上起窠作肿，久则溃脓。凡有此疮，其人胸背上必有小疮窠累，但以针挑出血，则眼角疮不治自愈矣。故名曰偷针，俗名偷针窠。""偷针窠"除了包含眼部的症状外，还包含其胸背部的症状。"窠"字指此病变呈凸起状，如突然出现的"巢穴"一般，体现其病症特点。清代程鹏程在《急救广生集》中提到"小疮，一名针眼"，以针眼形态和疾病性质为特点进行命名。其后张志聪则在所著的《黄帝内经素问集注》中写道："疳者，皮肤肿起之象。言刺在络脉之旁，皮肤之间，气随针出，而针眼微肿如小疮，故曰疳也。""疳"是一种以皮肤肿起为主要表现的疾病，此处将针眼归为"痦"，是由于其微肿而凸起于皮肤，并且病变范围较小，也是利用了针眼外在的特殊症状表现而完成的疾病命名。邹存淦在《外治寿世方》中以"眼皮生珠"作为此病的又一个别名，直截了当地突显出针眼病变处范围小、形状呈圆形的症状特点，从而方便医者诊断此疾病。黄庭镜在《目经大成》中有云："土疡俗号包珍珠，血瘀生痰火剥肤。莫谓疾微无用治，到成溃漏费神机。"在这里作者提到了针眼的另一个别名"包珍珠"，同样也是通过此病的特殊症状表现而命名的。

（二）病因病机

由于历史、时代原因，历代医家对于本病病因病机认识各有差异，层次不一，综合文献研究发现，本病多因风热之邪客于胞睑，火灼津液，变生疖肿；或心肝之火循经上炎，热毒结聚于胞睑，发为疖肿；或脾虚湿热，上攻于目，热毒壅阻于胞睑而生肿痛；或过食辛辣炙烤之物，脾胃积热。病因病机多而庞杂，或有重复之处，本书经整理归纳，概括为外邪侵袭，化热壅阻；脏腑积热，火毒内蕴；血热交聚；虚火上炎四类，现分别论述：

1. 外邪侵袭，化热壅阻

风为阳邪，易侵袭阳位，即人体的头面部。若人感受风邪，客于头面，化而生热，使肌肤腠理间郁热不发而肿胀起疱化脓，发于眼部则为针眼。宋代《太平圣惠方》中写道："治风热毒，忽眼睑肿如米豆，名曰针眼。白睛似水泡，疼痛，不可睡卧。"此处明确指出风热邪毒上冲眼睑，热毒发于肌肤则生疮形成针眼。明代王肯堂所著的《证治准绳》中明确写道："土疡证谓睑上生毒……有窍未实，因风乘虚而入，头脑俱肿，目亦赤痛者。"因卫外不固，感受风邪，风邪郁于肌肤腠理间化热，壅阻于目内眦而成针眼，进一步指出"犯触辛热燥腻风沙火"皆可成病。风、寒、湿邪三气杂至，侵袭人体，客于经络，郁而不通，积聚于内，化热上攻眼目则生疖起疱而成针眼。清代顾锡所著的《银海指南》中有云："风、寒、湿三气郁于阳明，右目壅肿偷针。"其提到了风、寒、湿三种邪气与针眼之间的关系，邪气杂至，郁积于手足阳明经，阳明经热，循经上至目内眦，发则化脓生疮，导致针眼。

2. 脏腑积热，火毒内蕴

肝脏开窍于目，倘若肝经积有郁热，热毒循经而上，绕于头面，留于目中，使目中起疱化脓，则生针眼。宋代杨士瀛《仁斋直指方论》写道："脾间积热，兼宿食不消则偷针。"说明脾脏积热，运化失常，使宿食瘀积于内，日久热盛上攻眼目，亦可造成针眼。至明代，傅仁宇《审视瑶函》中写道："土疡之病，俗号偷针。脾家燥热，瘀滞难行。微则自然消散，甚则出血流脓。"说明针眼一病乃是脾中燥热瘀滞所致。申斗垣《外科启玄》则提出："此心、胆、小肠之火壅盛也，眼角上起粟作肿，久则溃脓。"其论述了针眼的产生，是由于心、胆、小肠之火壅盛于内，火盛入眼则肿痛化脓所致。至清代，黄元御《素问悬解》中提到："岁金太过，燥气流行，肝木受邪，民病胸痛引背，两胁下满，痛引少腹，目赤眦疡。"其认为燥邪侵犯肝经，经气郁滞化热，导致针眼疾病的发生。陈士铎在《洞天奥旨》中明确记载："眼角上生小疮疖肿起，乃心、胆、小肠之火也。"其继承了前人观点，认为眼角上的疮疡，即针眼一类，是由于心、胆、小肠之火壅盛于内产生的，此三脏中任何一脏火盛都可以循经脉通路导致针眼形成。《银海精微》中写道："问曰：人之患目睑生小疖，俗名偷针者何也？答曰：阳明胃经之热毒也，或因食壅热之物，或饮食太过，使胃经上充于眼目，故睑眦之间时发疮毒，俗名偷针。"阳明经热毒，是由于饮食失节，或食用燥热之品使胃经之火上冲于眼目，眼睑目眦之间产生疮毒，说明了针眼与阳明胃经热毒蕴伏亦有关系。总结来说，体内脏腑若生火热，邪火亢盛于内，火盛入眼，即会导致眼内起疱成脓形成针眼。

3. 血热交聚

若体内血中生热，邪热与正气搏于血脉，上攻于目，使目中血络生热，皮肤突出起疱化脓，成为针眼。宋代赵佶《圣济总录》论曰："针眼者，以邪热搏于血脉，上攻眼目，发于睑眦，结瘀肿痛，赤根白头，包裹脓汁，痛如针刺。"说明针眼是由于体内血热相搏，上攻于眼，热发则疱起成脓而痛，成为针眼。南宋杨士瀛《仁斋直指方论》中明确写道："血热交聚，故生淫肤粟肉，红缕偷针之类。"体内血热交争结聚，使肌肤肌肉生粟粒状突起，即红缕偷针这一类疾病，也说明了针眼起疱一类疾病与血热交聚的关系十分密切。清代黄庭镜《目经大成》云："土疡俗号包珍珠，血瘀生痰火剥肤。"瘀血不行而化热，血热互结，上攻于目，而成针眼。

4. 虚火上炎

心肾两脏，分属水火，若两脏交通不甚，水火不济则生虚火，上炎眼目，使肌肤生热起疱为针眼。清代顾锡《银海指南》中有云："心肾水火不交，虚阳上炎，两目不时举发偷针眼瘼之患。"可见针眼的产生与心、肾两脏交通不畅亦有关联。

（三）证候分类

历代医家对针眼证候分类的表述有：
（1）实证：①风热客睑；②热毒壅盛；③脾胃伏热；④热毒内陷；⑤邪客经络。
（2）虚实夹杂：①脾虚夹实（脾虚湿热）；②虚火上炎。

（四）治疗

针眼作为眼科疾病，具有外在皮肤病变特点，故治法不局限于中药内服，尚有许多外治方法值得研究，如热敷、点眼、熏眼、刺络放血、针刺等，内治谨守病机，外治独具特色，内外结合多获良效。但典籍记载散在庞杂，故经整理，现执繁驭简，概括四类如下：

1. 辨证论治

（1）散寒祛湿：若为外感风、寒、湿邪，郁闭于内，日久化热导致针眼，宜用祛风散寒除湿的方法进行治疗。《银海指南》一书中提到用白芷、苍术、厚朴、陈皮、甘草、天虫、萆薢、赤苓、薏苡仁、葱头这些药物进行组方来治疗针眼疾病。其中白芷、天虫、葱头能够发散风寒；苍术、厚朴、陈皮、萆薢、赤苓、薏苡仁能够起到燥湿利下的作用；甘草和中，能够调和诸药。诸药合用共奏祛风除湿、温经散寒之功，使邪气得解，则郁热自去，眼目肿痛即消。

（2）疏散风热：明代杨希洛、夏惟勤整理的《明目至宝》中明确提到："偷针撞刺、眯目飞尘，荆防散而最妙。"肝开窍于目，荆防散通过清泻肝经郁热，通达肝气从而治疗针眼。方由荆芥、防风、薏苡仁、通草、川芎、茯苓、陈皮、香附（醋炒）、紫苏组成。荆芥理血疏风；防风疏风燥湿；薏苡仁健脾气以渗周身之湿；紫苏理血气以泻遍体之风；川芎入血海，行血滞；香附调气海，行气滞；通草利湿通肺气；茯苓渗湿和脾气；陈皮利中气，调胃气。清代吴谦在《医宗金鉴·外科心法要诀》中记载："芎皮散内用川芎，青皮减半用最灵，为末菊花汤调服，医治针眼自成功。"其中提到了用菊花汤冲服芎皮散来治疗针眼，芎皮散方中川芎和青皮两味药物可入肝经，清肝经郁热；菊花汤则可疏散外感风热，清热解毒，两方共用治疗针眼。

（3）清解内热：过食辛辣炙煿，脾胃积热，风热毒邪循经上攻胞睑而成针眼，治疗当清解脾经实热。宋代《太平圣惠方》中记载："治风热毒，忽冲眼睑，生如米豆，名曰针眼。或白睛似水泡，疼痛，不可睡卧。宜服大黄，川大黄（锉碎微炒），黄连（去须），蓝叶，川朴硝（各一两），川升麻，决明子（微炒），黄芩。上药，捣粗罗为散。每服三钱。以水一中盏。煎至六分。去滓。每于食后。及夜临卧。"此为风热邪毒上冲眼睑而导致针眼的治法，此方中大青叶可疏散风热，清热解毒；黄连、大黄、黄芩、朴硝清实热，泻火毒；升麻、决明子可引药上行于眼目，从而治疗针眼。《仁斋直指方论》中记载了治偷针方，书中明确提出："脾间积热，兼宿食不消则偷针。秦皮锉细，夹砂糖水煎，调大黄末少许，利之。"此处交代针眼由脾间积热兼宿食引起，同时根据病因病机给予相应的治法与方药。脾经积有热毒，使脾胃运化失常，宿食不消，从而导致针眼，治疗可用秦皮清解脾内热毒，利用大黄泻下作用以清泻脾经实热，使热从便解，热解后无热上攻胞睑，则针眼得愈。泻黄散一方，顾名思义，即以清泻脾经实热为主要效用，可用于治疗多种由于热毒所致的疮疡疾病，如针眼、口疮等。方中石膏、栀子仁清泻脾胃积热为君，防风疏散脾经伏火为臣，藿香叶芳香醒脾为佐，甘草泻火和中为使，诸药合用共奏清泻脾胃伏火之功，从而治疗针眼。傅仁宇《审视瑶函》中提到："此症谓脾上生毒也，俗号为偷针。有一目生而传两目者；有止生一目者；有微邪不出脓血而愈者；有犯触辛热燥腻，风沙烟火，为漏为吊败者；有窍未实，因风乘虚而入，头脑俱肿，目亦赤痛者。所病不一，因其病而治之。宜服敷：清脾散，薄荷叶、升麻、甘草减半，山栀仁（炒）、赤芍药、枳壳、黄芩、广陈皮、藿香叶、石膏、防风各等分，上为细末。每服二钱五分，白水煎服。"清脾散治脾家燥热瘀滞，疏通脾经，清解脾经实热。方中薄荷、石膏可清内热；升麻升脾阳；降邪火；山栀子、陈皮、枳壳行气散瘀；黄芩、赤芍清中焦热邪；诸药合用共奏清解郁热、除去郁结、消肿去脓之功，从而治疗针眼。清代程林所著《圣济总录纂要》中明确提到："半夏汤方：治目客热，目眦结成肿泡，俗呼偷针者。"方由半夏、射干、牛蒡子、杏仁、羚羊角、木通、桔梗、昆布、槟榔、枳壳、赤茯苓、炙甘草组成。射干、牛蒡子可清热解毒，半夏可行气除痞，槟榔、枳壳可行气活络，木通引热下行，羚羊角可祛风解热，诸药合用，用于治疗情志内伤所致肝气郁结，气机阻滞，液聚成痰，化热壅阻而导致的针眼。

（4）清热凉血：清代孙伟所著《良朋汇集经验神方·急救门》中明确记载："经效散治偷针撞刺，眯目飞尘。黄芩、当归、芍药各三钱，大黄三钱，犀角、粉草、白芷，柴胡上咀水煎。"方中犀角清热解毒，疗目赤肿痛；大黄泻火解毒，活血消瘀；赤芍凉血清热，活血散瘀；配当归增强活血止痛之功；黄芩清上焦热；粉草泻火解毒；柴胡轻清升散，疏解邪热；白芷活血排脓，诸药合用，共奏行血通滞、清热明目之功，从而治疗针眼。

（5）交通心肾：若为心肾不交，虚火上炎而导致的针眼，则应用交通心肾、滋阴降火的方法进行治疗。《银海指南》中有云："心肾水火不交，虚阳上炎，两目不时举发偷针眼瘴之患。"心肾水火相通，则体内阴阳调和，虚阳得阴液滋养则消，体内热邪消散则其眼目肿痛可消，针眼自可治愈。

2. 其他疗法

（1）针刺疗法：通过针刺来泻体内的邪气，使热从针刺点出，北宋王怀隐、王祐等《太平圣惠方》所述针刺疗法则有别于其他著作，不是针刺背部红点，而是直接针刺病变局部，书中明确指出："温热歇乃瘥，亦可针破捏去之。凡针，须翻眼皮里针之。若于外畔，恐作瘢痕，又虑风入，往往有此状也。"即通过翻开眼皮直接针刺患处，泻病变局部及所过经络实热从而治疗针眼。此处采用病位阿是穴取穴法，直接在病所泻热，从而达到治疗针眼的目的。以上诸法，皆是采用了针刺泻热的方法，用针刺经络，使热邪循经外泻，热毒得泻则肿痛得以消除，针眼得愈。明代李梴所著的《医学入门》中明确提到："至于针刀火烙，古人忌用，惟太阳经热，生偷针痣，可刺去血。"其提出了通过针刺放血的治疗方法来治疗太阳经实热导致的偷针疾病。足太阳膀胱经循行起于目内眦，故太阳经实热上扰头面积聚于目内眦则容易导致针眼。通过放血可泻太阳经之热毒，从而治疗针眼。龚居中《寿世仙丹》中提到："一方治偷针眼，看病人背上膏肓穴处有红点，用针挑破即愈。"无论是背部还是目眦都属于太阳经，刺背上穴位乃所以泻太阳经热也。不针目眦而针背，偷针之义微矣。《针灸聚英·杂病十一证歌》中写道："更向大都针眼痛，太渊穴内用针行。"提出了通过针刺肝经的大都穴来泻肝经实热，从而治疗针眼的方法。大都为脾经荥穴，脾经积热亦可导致针眼。荥穴主治热病，故针刺脾经荥穴大都同样可以起到治疗针眼的作用。清代李守先所著的《针灸易学》中记载："偷针，视背上有点刺破出血，皆治……小骨空、合谷、攒竹、二间、后晴明、行间、光明、太阳。"此处同时采用了近处取穴和远端取穴两种方法，选用多个穴位进行治疗。

（2）外敷法：汉代《华佗神方》中记录了治"睑肿如粟"时取生南星、生地黄等分，同研成膏，贴两太阳穴。生南星可归肝、脾经，生地黄归肝经，利用药物的经络走向，使药达病所，清热化瘀，而起到消肿的作用。明代李时珍《本草纲目》中明确提到："菖蒲，诸般赤目，捣汁，熬膏点之；同盐，敷挑针。"菖蒲一药可开窍利湿，引眼内热邪外出，热解后无热上攻胞睑，则针眼得愈。清代《外治寿世方》中明确写道："生南星（研末）、生地黄等分，同捣成膏，贴两太阳穴，肿自消。又臭虫血，每日点敷，神效。又用蛇蜕皮贴之。又白及磨水点之。"可明显看出前法是总结继承前人经验，而后者则是其个人临床经验总结。臭虫血点敷、蛇蜕皮贴之、白及磨水点之都是在局部病变部位进行贴敷，使药物直接接触患处。祁宏源《外科心法要诀》载："风热甚者，色赤多痛，洗之不消，脓已成也，候熟针之，贴黄连膏。"黄连膏由黄连、当归尾、生地、黄柏、姜黄组成，黄连、黄柏可清热燥湿；当归尾、生地养阴补血；姜黄可入肝经，引经通络，诸药合用，共奏清热燥湿、泻目中邪火之功，使针眼得愈。

（3）中药洗法：通过中药药剂对眼部患处进行清洗，一是可以使中药在水中溶解后的有效成分直接与患处接触；二是可以通过调节药液的温度来起到不同的效果，温度偏高可促进局部气血运行，温度偏低可以起到暂时的消肿止痛效果。清代顾世澄《疡医大全》中说："《心法》曰：偷针眼生于眼皮毛睫间，由脾经风热而成，形如豆粒有尖。初起轻者，宜金黄散盐汤冲洗，脓未成即消矣。"脾经风热引起的针眼，可以用金黄散盐水冲洗，方由姜黄、大黄、黄柏、苍术、厚朴、陈皮、甘草、生天南星、白芷、天花粉组成。大黄苦寒，清热降火；姜黄可入肝经，行气通络；黄柏清下焦之热；苍术、厚朴行气燥湿；生天南星、天花粉可生津养阴，诸药合用，共奏清热除湿、调经通络之功，此即外科治法中的消法，在成脓以前即令肿疡消退。清代医书《济世神验良方》中有云："用明矾（研末）二钱，皂矾（研末）二钱，甘草二钱，生姜二钱，黑枣五枚，古铜钱两个，阴阳水一盅，煮十数沸，去渣沫，闭目，冷涂眼胞上。"此处亦是采用明矾清热收敛之性，加铜青增强泻热的效力，与其他诸药合用，引药上行，清热燥湿治疗针眼。近代古吴医家陆锦燧所著的《鲟溪秘传简验方》中明确提到："眼皮生珠，红肿痒痛，俗名偷针。食盐三钱，明矾二钱，泡汤，洗。"明矾可除热收敛，除针眼处之实热，引热邪外出，热邪除则针眼愈，与此同时还可敛疮消肿，使肿痛消除。

（4）点眼法：通过中药药液或散剂点于眼部，从而使热毒消散，治疗针眼。宋代太医院编《圣济总录》里明确记载："治针眼暴肿痛不得开，点眼石胆散方。"方中石胆研粉、去须黄连、去皮黄柏、去皮蕤仁、铜青、芒硝六味于研钵中重研，令极细匀，取用米粒大小的药粉，点于目眦，进行治疗。石胆性寒，可清热解毒，铜青、芒硝亦可清热泻火，去皮蕤仁可清热明目，去须黄连、去皮黄柏清热燥湿，诸药合用，共奏明目消肿、清热祛脓之功，从而治疗针眼。《银海精微》中写道："此症番转睑皮，劂洗瘀血，点用清凉散。"可明显看出将清凉散点在病处，能够治疗针眼。清凉散由薄荷、连翘、山栀、青蒿、木通、泽泻、金银花、香附、蚕沙组成，薄荷、连翘、金银花清上焦之热，木通、泽泻可引热下行，山栀子、香附行气散结。方中尽是清热解毒之品，能够有效治疗眼局部的疮疡。清代程林所著的《圣济总录纂要》有云："点眼蕤仁煮方：治热毒攻注目眦，肿结赤痛。"蕤仁、黄柏、青竹茹、秦皮、栀子仁五味药物搅碎后，于铜器中煮沸，取药点眼，每日三到五次。蕤仁一药，性甘寒，可入肝经，清肝经之热，并可明目消肿。其余诸药助蕤仁效用，清热解毒，行气消肿，入铜器煮可得铜青清热泻火的功效，从而治疗针眼。

（5）熏眼法：中药熏蒸法，药物通过蒸汽渗透直达病灶，可以促进病变局部的气血运行，加快瘀滞的消散，通过中药不同的功效而发挥不同的效用，在整体上起到清热解毒散瘀的作用。明代楼英所著的《医学纲目》写道："治偷针眼，生姜捣细之，泪出则愈。"即用捣碎生姜追泪，泻火除热的治法，追泪一法，可引热外行，眼内热毒去除则脓消疱除，针眼得愈。

综上所述，历代医家对针眼一病的认识繁多，辨证思路多样，治疗方法亦不尽同，故对历代医家论述进行整理，厘清中医对于此病的认识和发展，以方便临床对于此病的研究与治疗。

（乔 羽）

睑弦赤烂源流考

早在秦汉时期，《黄帝内经》中便有"眦疡"的记载。历代医家对此病之论述颇多，其理论基础来源于《黄帝内经》，隋代时首次出现对目赤烂眦及目胎赤的论述，自隋唐以后，宋元两代医家在前人认识基础上对该病的辨证认识进一步发展，使其诊疗体系日趋成熟，至明清时期，由于医家对该病的不断探求，一套完备的辨证诊疗体系俨然呈现在世人面前。现从病名、病因病机、证候分类及治疗方面入手，对历代重要医籍中睑弦赤烂之相关病证论述进行整理研究，考察其学术脉络和规律，为当今临床提供指导。

（一）病名

1. 以病因病机分类命名

《诸病源候论》中言："此由冒触风日，风热之气伤于目，而睑皆赤烂，见风弥甚，世亦云风眼。"其指出风热外邪伤眼可患此病，且遇风加重。《银海精微》载有"风弦赤眼"之说。宋代《圣济总录》云："目赤烂者，睑俱赤且烂，见风益甚，又谓之风赤眼。"此文解释亦与《诸病源候论》相似。宋元时代《秘传眼科龙木论》称为"胎风赤"并言："此眼初患之时，皆因生后乳母多食湿热面酒醋壅毒之物。"明代徐春甫在《古今医统大全》中描述为"烂弦风"。明代王肯堂在《证治准绳》中称其为"迎风赤烂""风沿烂眼"等。

2. 以病位分类命名

《证治准绳》根据本病病因风、湿、热之偏胜，睑弦部赤烂、溃脓及部位之不同分别冠以迎风赤烂、风弦赤烂、风沿烂眼、眦赤烂四名。清代吴谦等《医宗金鉴》言："两睑粘睛，赤烂痒痛，经年不愈，谓之烂弦风，又名赤瞎。"此处众医家俱抓住此病在眼部的表现来阐释此病之特点，浅显易懂。

（二）病因病机

本病病因复杂，且皆与风邪有关。大致归结有以下几类，现分别论述：

1. 外感风热，上袭目窍

《诸病源候论》云："目赤烂眦候。风热伤于目，眦则赤烂。其风热不去，故眦常烂赤，积年不瘥。"风热之邪着于眼部，久不退去，热灼阴血，因而烂赤。《圣济总录》言："此由冲冒风日，风热之气，伤于睑眦，与津液相搏，故令赤烂也，迎风则作痒泪出，遇热则伤烂眵多。"此文所言风热所致赤烂加之迎风泪出，加重赤烂之证。《证治准绳》云："谓目不论何风，见之则赤烂，无风则否，与风弦赤烂入脾络之深者不同。夫风属木，木强土弱，弱则易侵，因邪引邪，内外夹攻，土受木克，是以有风则病，无风则愈。"木强土弱，即肝胜而易风动，脾土虚弱不能反制，风易入而湿气易生。风、湿与火相交，则生赤烂。《明代方书》云："眼赤烂者，皆是风热所生也。"由此可见，风热易伤眼睑，导致红肿热痛，绵延日久则会赤烂。

2. 脾胃壅热，兼受外邪

《银海精微》亦指出眼睑赤烂风热为致病之机，其曰："大人患者，因脾土蕴积湿热，脾土衰不能化湿，故湿热之气相攻，传发于胞睑之间。"指出脾土湿热之机。《证治准绳》言："风弦赤烂，谓目脾沿赤烂垢腻也，此盖血虚液少，不能滋养脾肉，以致湿热滞于脾络，常时赤烂，如是者非若迎风因邪乘虚之比。若先有障而赤烂者，治其障，通其经络，自愈。"认为湿热阻滞脾络，生出赤烂，先去目障之证，再通脾络，赤烂可愈。《外科通论》录有《秘笈》云："此证皆因脾胃壅热，兼受风湿，更加劳役辛苦，犯色冲风，日积月累，外受风邪，内伏积热，胞睑之内变成风粟，故上下眼弦溃烂赤痛，泪出羞明，用手拂拭不离，无分四季。"脾胃壅热日久再加风湿于外，故而患此病。明代傅仁宇的《审视瑶函》云："眦帷赤烂，人皆有之。火土燥湿，病情重轻。"此文表明眼睑赤烂之证普遍，且多因脾土湿热，火盛所致。而《秘传眼科龙木论》言："目之两睑赤烂者何也。答曰：此乃风湿气使之然也。目者，精华之宫，魂魄之所，血脉之源，阴阳之首，经络之源。风邪客于腠理，湿气相争，停于两睑，目时赤烂，湿之故也。"认为湿邪是导致该病之主要原因。明代李梴《医学入门》云："上下两胞胃与脾，肉之精，曰肉轮。又上胞睑内锐眦，系足太阳起脉。风证，轻者胞弦紧急，重者上下睑似朱涂而生疮，久则生翳，乃风热也；或眼皮有如胶凝，肿似桃李，时出热泪，乃风毒也。"此文则更为具体地从疾病部位、经脉、症状多角度解释此病，并且提出风热致病和风毒致病的症状鉴别，生翳为风热，热泪为风毒。徐春甫在《古今医统大全》中言："烂弦风睑，此因脾胃积热，风邪相干，致患眼弦赤烂。"徐春甫表明烂弦为脾胃热盛与风邪相遇，交织致此病。

3. 洗目不净，外伤风邪

隋代巢元方《诸病源候论》对新生患儿的病因病机进行了详尽论述。该书认为目胎赤乃"人初生洗目不净，令秽汁浸渍于眦，使睑赤烂"。《银海精微》云："小儿患者……或落地之时，恶露入目，沐浴不净，拭之未干，却感外伤风邪，使邪入目，亦生此疾。"认为初生婴儿身体尤其是眼部清洗不净，又遇外感风邪，两者相加，则滋生此病。

4. 肝风内热，上攻于目

《太平圣惠方》曰："夫肝胆积有风热。脾肺当多壅滞。邪热之气。伏留在脏。不能消散。乃上攻于目。则令赤痛。怕见风日。或痒或涩。多泪。睛痛。风冷外伤。因兹不瘥。则经年眼及睑常赤痛。"说明肝中积热是眼睑赤烂之内因。《审视瑶函》言："迎风赤烂邪在肝。因虚被克木相传，久不愈兮成赤烂，赤烂风弦治又难。"《医门方》有云："疗目赤眦痛如刺，不得开，肝实热所致。"因此肝风内热可引起此病。

5. 心经火邪，上袭目窍

《审视瑶函》云："眦帷赤烂，人皆有之……赤胜烂者，多于劳心忧郁忿悖，无形之火所伤……病属心络。"指出心之火邪可致睑弦赤烂。

（三）证候分类

历代医家对睑弦赤烂证候分类的表述：①风热外袭；②胃热壅滞；③肺热肠阻；④心火上炎；⑤肝胆实热。

（四）治疗

纵观历代古籍，诸医家治疗本病多以祛风除湿、清热解毒、凉血活血、泻火止痒为主，具体论述如下：

1. 辨证论治

（1）祛风解毒，清热凉血：《备急千金要方》记录治风眼烂眦方："竹叶、柏白皮、黄连，上三味，㕮咀，以水二升，煎取五合。稍用滴目两眦，日三四度。"竹叶、黄连、白皮合用以清热解毒，凉血止血。又方："取三指撮盐，置古文钱上，重重火烧赤，投少醋中，足淹钱。以绵沾汁，注目眦中。"用以止血凉血解毒。宋代《圣济总录》对眼睑赤烂不同症状立有多方，其曰："治眼赤风泪，烂痒翳膜，硇砂煎……治一切风目赤烂，怕见风日，疼不可忍，点眼黄连煎方；治眼连睑赤烂涩痛羞明，四物澄波散方……治睑眦赤烂，迎风泪出，或痒或痛，金波膏方。治目赤眦烂生疮，冲风泪出，黄连散；治目赤眦烂，痒痛不可忍，白龙散方。"一症一方，对此病之认识也更加深刻。《太平圣惠方》载有治远年风赤眼诸方，其曰："治远年风赤眼，肿痒涩痛晕翳，宜服犀角散方；治风赤眼，积年不瘥，肿涩疼痛，心神虚烦，宜服菊花散方；治远年风赤眼烂，及热毒等，点龙脑膏方；……治眼风赤，经年不瘥，菾仁点眼方。"此书记录方法细致而多，辨证施治。明代方书《普济方》曰："赤烂去翳追风散……治眼睑眦赤烂，迎风泪出，或痒或痛，瘀肉，竹叶散、碧云散、雄黄散。"书中治法详细，且辨证严谨，依据患病时间具体分析，皆为眼睑赤烂良方。

（2）清肝疏风，清热泻火：《太平惠民和剂局方》曰："流气饮，疏风泻火，退翳明目。治疗肝经风热上攻，眼目昏暗，视物不明……睑弦赤烂，及妇人血风眼，时行暴赤肿眼，眼胞紫黑等。"肝经受风热，经络运行阻滞于头面眼睑，郁热滋生赤烂，治以疏风泄热，退翳明目。《医门方》曰："疗目赤眦痛如刺，不得开，肝实热所致或障翳方。"《普济方》记载黄连散治肝受风热，睑眦赤烂。

（3）清热利湿，滋阴养血：《金匮启钥》云："内宜先服清脾散，后进当归活血饮，或加减四物汤，如此治之，自湿热去而阴血足，脾肉得其养而病去矣。"湿热郁结于中焦脾胃，气血生化失常，湿热灼伤阴血，当治以清利湿热之法。

（4）清心泻热，凉血活血：《太平圣惠方》言："治风赤眼，积年不瘥，肿涩疼痛，心神虚烦，宜服菊花散方。"《普济方》曰："通圣膏一名金水膏（出三因方）治热泪，并眼眶赤烂，兼治生翳膜，涩痒疼痛。"可活血凉血清热。《外科通论》曰："若胞内有瘀血，宜镰洗，先服藁本疏风散，点八宝散。"藁本疏风汤用川芎、藁本、羌活、防风、蝉蜕、细辛以活血凉血，疏风清热，通窍止痛，共奏驱毒外出之功。

2. 其他疗法

（1）针灸疗法：《普济方》曰："还睛紫金丹治目眶眩烂，岁久不愈，俗呼为赤害是也。当以三棱针刺眶外以泻热。"针对目眶眩烂经久不愈之疾，治以三棱针刺眶外之法。清代吴亦鼎《神灸经纶》曰："迎风赤烂眼症，见风则赤烂，无风则否，与风弦赤烂入脾络之深者不同。凡治目灸法，景岳载取诸穴最良。"

（2）洗眼法：洗法可直达患处，多用祛风清热、止血解毒之剂。《圣济总录》言："治风毒攻眼眦赤烂，见风泪出痒痛，洗轮散方。"主治风毒攻注，眼目赤痛。《普济方》曰："治烂眩风赤眼，用青矾火煅研，出火毒，每用半钱，热汤一盏泡温洗。"青矾燥湿解毒敛疮，煅用减轻毒性。清代王士雄《四科简效方》言："紧闭目，以热汤沃之，汤冷即止，频沃取痊。或从薄荷、荆芥、防风煎汤沃亦妙。"《验方新编》有云："白矾煅一两，铜青三钱，同研细，每取半钱，以热汤一合泡，澄温洗眼，初必涩，宜闭目坐待，少顷涩止，自然眼开。一日洗四五次，奇效。"白矾解毒敛疮，铜青退翳去腐敛疮，两者合用可获良效。清代顾世澄《疡医大全》曰："烂弦赤眼、痘风火眼、百发百中，井水河水各半坛，皂矾八两，铜青二两，埋地中，用时取水洗之。日久者尤效。"

（3）点眼法：点法类似洗法，均为局部用药，以解毒止血。唐代甄立言《古今录验方》载有治烂眦神验方："黄连，干姜，雄黄凡三物，分等为散，着眦，日二。"黄连、干姜、雄黄三药合用达到解毒清热止痛的作用。《治眼方》曰："眼铁烂赤方：淳苦酒、大钱凡二物，着眦中各一丸，不过十敷都瘥。"《太平圣惠方》曰："治远年风赤眼烂，及热毒等，点龙脑膏方。治三二十年风赤胎赤眼，宜点麻油膏方。治眼远年风赤，宜点黄连煎方。治眼风赤，经年不瘥，蕤仁点眼方。"书中治疗方法多样，不仅于此，足见当时对眼疾认识已经深入。此方以治疗年久不愈之赤烂为主。《疡医大全》曰："铅粉，铜绿水调浓涂碗内，外用碗一个盛艾团烧着，以有药之碗盖上。俟艾烟烧尽，将药刮下，每服新汲水调浓，临卧时以新笔蘸涂弦上即愈"，又方："皮硝、潮脑……以人乳浸黄连取汁调点亦妙。"皮硝即芒硝，能清火消肿；潮脑即樟脑，能通窍利滞，散瘀通络，助明矾清热去腐生肌；薄荷、冰片、麝香清热止痛。此处可见人乳外用，其具有消肿疗疮之功。清代龚自璋《家用良方》有载："生南星、脑荷叶、荆芥、百药煎（如无，即用文蛤），上各三钱，为末，井水调成膏，点眼角上，自然清凉。风热眼赤眩烂，凡治一切风热上壅，两目赤肿，涩痛，烂弦风胀，及两外翳障。"生南星外用，可治疗痈肿，与其他药合用，祛风止痛，清热去腐。清代马云从《眼科阐微》用连矾膏洗。具体做法为将梨去核，入黄连末，白矾，盖上梨盖并固定，蒸熟，取梨汁敷眼。

　　综上所述，历代医家对睑弦赤烂的认识记载颇多，辨证思路多种多样，极大丰富了中医药治疗睑弦赤烂的方法，至今仍影响我们对该病的治疗理念，对我们临床实践起着重要的启迪与指导作用。

（许　旺　柳成刚）

眼丹源流考

　　南宋刘昉等所著的《幼幼新书》首先提出治疗眼丹的眼丹方；明代《疮疡经验》明确提出"眼丹"一词，称之为"上下眼丹"；《外科正宗》称为"眼丹"。眼丹以胞睑嫩红如丹、硬结漫肿为特征，多由针眼所发；主要由于过食辛辣厚味或炙煿之品，致使脾胃蕴热，复受外邪，风热相搏，营卫失和，热毒结于胞睑所致；也可因心火偏旺，火毒上冲于目，壅滞胞睑所致。纵观历代重要医籍中关于眼丹之相关论述，从病名、病因病机、证候分类及治疗等方面进行整理概括，考察其学术脉络和规律，以期为当今临床提供参考。

（一）病名

　　总览古代医籍中有关眼丹之论述，发现"眼丹"在古代医书中含义多指以胞睑漫肿热痛，嫩赤如丹，继之成脓为病症特点的一种外障眼病。现论述如下：

　　南宋刘昉等辑撰《幼幼新书》首载"眼丹"方名，其曰："眼卒然赤肿，生翳，至有十数翳者名眼丹方，迟救之，必能损目。"认为眼突然红肿生翳者为眼丹。明代万密斋《万氏秘传外科心法》进一步将眼丹按部位分为"上眼丹"和"下丹"，其曰："上眼丹生于眼胞之上，下丹生于眼胞之下，赤肿而痛痒不一。"且指出眼丹红肿而痛痒不一的病症特点。申斗垣《外科启玄》进一步发挥，认为眼胞红肿且不化脓者才能称为眼丹，其曰："凡眼胞属脾胃，谓之肉轮，如赤肿甚，不作脓，为之眼丹。"清代程国彭《外科十法》则认为眼丹是眼旁生泡且成脓破溃，液体流出的一种病证，其曰："眼丹，眼旁生泡，溃而流水也。"陈士铎《洞天奥旨》沿用申斗垣之说，其曰："眼胞为肉轮，属脾胃，乃土之象也。人肉轮上生胞，红肿而作脓，名曰眼丹，又名眼狐狸。"且指出眼丹又名"眼狐狸"。吴谦等《医宗金鉴·外科心法要诀》曰："眼丹眼胞上下生。"高秉钧《疡科心得集》曰："夫眼丹者，生于眼胞，或在上，或在下。"上述均沿用万密斋之论。

（二）病因病机

宋元以前，未有眼丹病因病机之相关论述。明代医家多认为眼丹乃心肝积热或脾胃热盛所致。迨至清代，诸医家多继承发挥前人之言，其治法方药逐渐完善。总而言之，眼丹发病与脾胃密切相关，总结历代医家之相关论述，撷述如下。

1. 热蕴脾胃，或复感风热

（1）脾胃湿热，外受风邪：清代吴谦等《医宗金鉴·外科心法要诀》曰："眼丹……此由脾胃湿热，受风而成，红肿疼痛。"其认为眼丹乃脾胃湿热，受风而成，且继承并丰富陈实功"风盛与热盛"之论，其曰："若肿软下垂，不能视物者，偏于风盛也，浮肿易消；若焮红色紫，坚硬者，偏于热盛也，肿硬难消。"

（2）脾风胃热，上攻于目：陈实功《外科正宗》认为眼丹乃脾胃风热所致，其曰："眼丹，脾经有风，胃经多热，共结为肿。"且进一步指出风盛与热盛之不同病症特点，其曰："风多者则浮肿易消，热甚者则坚肿难收。"清代祁坤《外科大成》沿用上说，其曰："眼丹生于眼胞，红热肿痛，由脾胃二经风热所致。"

（3）脾胃热盛，上炽于目：明代申斗垣《外科启玄》曰："眼胞属脾胃，谓之肉轮。如赤肿甚，不作脓者，名曰眼丹。"虽未明确指出热蕴脾胃之机，但指出眼胞为脾胃所主及眼胞红肿之热象特点。清代陈士铎《洞天奥旨》曰："眼丹……此胃火沸腾而上炽于目也。"明确指出眼丹乃胃火炽盛、上炎于目所致。

2. 心肝积热，热毒上冲

万密斋《万氏秘传外科心法》曰："上眼丹……若不治，恐成脓流坏眼目，乃心肝积热，毒气上冲，血壅而成也。"肝开窍于目，心肝积热，热毒上冲，煎灼营血，壅于目而为眼丹。

3. 心经受毒，热传脾胃，气血凝聚

清代高秉钧继承总结前人经验，其在《疡科心得集》曰："眼胞属脾胃，证虽见于脾胃之部，实由心经受毒，热传脾胃，热毒升上，以致气血凝聚而成丹毒也。风多者，则浮肿易消；热甚者，则坚肿难散。"进一步阐释眼丹之发病机制为心经受毒，热传脾胃，热毒上攻于目，并沿用陈实功"风多者，则浮肿易消；热甚者，则坚肿难散"之论。

（三）证候分类

历代医家对眼丹证候分类的表述：①风热外袭；②热毒炽盛；③邪毒初袭；④邪毒炽盛；⑤正虚邪恋。

（四）治疗

随着历代医家对眼丹病因病机认识日臻完善，其治法亦渐成体系。诸医家多从"风""热""毒""虚"入手，辨证论治，兹分述如下。

1. 辨证论治

（1）疏风解表，清热解毒：明代陈实功《外科正宗》载"眼丹……有表证者，荆防败毒散"，提到眼丹初期宜用荆防败毒散疏风清热，以期截断病程。清代吴谦等《医宗金鉴·外科心法要诀》宗前人之言，亦载："眼丹……初起俱宜荆防败毒散散其风。"

（2）清胃泻火，凉血解毒：清胃泻火，给邪以出路，是治疗眼丹的关键。《外科启玄》曰："凡眼胞属脾胃……内宜泻胃火三黄汤丸。"以清泻胃火解毒。《外科正宗》曰："眼丹……里证者清胃散加大黄利之。"以清胃散清胃凉血去其热，加大黄以通腹泄其邪。迨至清代，诸医家多有发挥。吴谦等编撰《医宗金鉴·外科心法要诀》曰："眼丹……口渴便燥者，宜内疏黄连汤泻其热。"同为以苦寒之剂清泻胃火之法。陈士铎《洞天奥旨》曰："眼丹……宜用三黄汤加减治之。"药用石膏、黄芩、黄连、黄柏、炒栀子、柴胡、夏枯草、天花粉、赤芍，清泻三焦之火，兼凉血生津，嘱以水煎服，谓之四剂渐消。祁坤《外科大成》曰："眼丹……初起宜败毒黄连丸清之，甚者贵金丸下之。"药用黄连、连翘、羌活、菊花、防风、细辛、甘草清胃中之火以解毒，甚者以贵金丸泻其热。

（3）清心除烦，清肝泻火：明代万密斋《万氏秘传外科心法》曰："上眼丹……内服清肝流气饮、清心黄连丸治之。"清代程国彭《外科十法》有云："眼丹，眼旁生泡，溃而流水也。属风热，加味逍遥散主之。"虽云风热，实为心肝受病，治以加味逍遥散，疏肝清热，养血益心。高秉钧《疡科心得集》有云："眼丹……汤饮则用羚羊、甘菊、石决明、夏枯草、金银花、丹皮、山栀等。"诸药合用，共奏清肝泻火、除烦消肿之功。

（4）扶正祛邪，托毒外出：眼丹日久不愈，耗散正气，正气亏虚，不能托毒外出，可致脓成不溃或溃而不敛，治宜及时扶正祛邪，托毒外出。《医宗金鉴·外科心法要诀》有云："眼丹……有日久消之不应者，宜服透脓散。"以扶助正气，托毒外出，且强调治疗时要把握时机，速溃其脓，其曰："此证宜速溃，迟则溃深穿透眼胞，成瘘难敛。"《外科证治大成》中记载："风热搏于眼胞，则患眼丹……热盛者焮红，紫色坚硬或疼痛，用仙方活命饮去栝蒌根加羌活、川芎消之。"以仙方活命饮去瓜蒌根，加疏风清热之羌活、川芎，增其疏风清热、解毒止痛之功。

2. 其他疗法

（1）针灸疗法：针刺排脓法适用于眼丹后期化脓者，但诸医家均十分注重针刺排脓之时机。明代《外科正宗》有云："眼丹……脓成者即针。"其指出脓成后方可针刺，排脓引流，并指出延误时机未及时针刺排脓之后果，其曰："迟则眼头自破，此乃睛明穴内空难敛，成漏者多。"清代高秉钧《疡科心得集》沿用上说。《外科大成》继承发展前人经验，提出针刺排脓后以"贝叶膏"贴于患处以利于疮口愈合，其曰："俟脓成则针之，贝叶膏贴之收口。"《医宗金鉴·外科心法要诀》沿用《外科正宗》之述。此外，明代万密斋《万氏秘传外科心法》曰："上眼丹……下丹……宜盐炒菊花隔纸灸之。"此亦具有参考意义。

（2）外敷法：为眼丹初期重要辅助疗法，因病邪轻浅，及时外敷或可治愈。明代万密斋《万氏秘传外科心法》曰："上眼丹……下丹……盐炒隔纸贴之。"以清热解毒。《外科启玄》曰："外宜水澄膏涂之即愈。"《外科正宗》提出眼丹初起与脓成之前当分别施治，其曰："眼丹……初起宜用金黄散敷之……如后不散，必欲作脓，宜换膏贴之。"以金黄散消肿止痛，但并未明确指出脓将成时具体用药。清代郑玉坛《郑氏彤园医书四种》有云："眼丹……初起用如意金黄散以热水泡汁，鸡翎蘸涂。肿久不消者，当令速溃以防内腐，须贴琥珀膏。"在《外科正宗》基础上进一步发挥，补充脓将成时以琥珀膏贴敷患处，使脓速溃，防其内腐而加重病情。高秉钧《疡科心得集》沿用郑玉坛之论。清代《医宗金鉴·外科心法要诀》宗前人之言，并以"肿""溃"为标准分期论治，其曰："眼丹……肿用如意金黄散洗之，溃用琥珀膏或白膏药贴之。"陈士铎《洞天奥旨》沿用申斗垣之说。祁坤《外科大成》曰："眼丹……外贴精猪肉片，或涂坎宫锭子，俟脓成则针之，贝叶膏贴之收口……精猪肉切片，水漂去血，贴丹上，不时易之。"提到亦可用精猪肉片或坎宫锭子敷于患处。

综上所述，历代医家对眼丹的认识较为统一，并随着历史的发展愈趋完善，特此整理其脉络与源流，颇具意义。

（王佳柔　姚　婧）

上胞下垂源流考

上胞下垂之名见于《中医眼科学讲义》，但早在隋代巢元方《诸病源候论》中即有此病之相关论述，巢氏称本病为"睢目""侵风"，宋代官修《圣济总录》命之为"眼睑垂缓"，并认为其病因病机为"气血不足，风客睑肤"，后世医家多有发挥，直至明清时期，上胞下垂之辨证论治渐成体系。故本文从病名、病因病机、证候分类及治疗方面入手，对历代重要医籍中关于上胞下垂的病证论述进行整理归类，兹以讨论，遂总结如下。

（一）病名

"上胞下垂"是指上胞垂缓，升举无力，或不能提举，以致上胞部分或全部遮盖瞳神而影响瞻视的外障眼病。其又名"睢目""侵风""眼睑垂缓""胞垂""睑废""眼睑下垂""睥倦"。综合分析上胞下垂诸多称谓的历史，可归纳为以下两种分类命名。

1. 以病症特点分类命名

隋代巢元方于《诸病源候论》中言："风客于睑肤之间，所以其皮缓纵，垂覆于目，则不能开，世呼为睢目。"巢氏提出将本病作为一种独立的疾病，并以睢目为之命名，且提出风邪客睑为本病之发病机制。宋代官修《太平圣惠方》提出"治眼睑垂肿诸方"，以"眼睑垂肿"来描述此病。郭雍《仲景伤寒补亡论》曰"赤眼，目睑重不欲开"，用"目睑重不欲开"来描述眼睑下垂。南宋刘昉等在《幼幼新书》中提出"眼睑下垂"一名。《小儿卫生总微方论》载："小儿有脑热注目，则睑涩常闭不开。"将本证作为小儿脑病的临床症状之一。元代倪维德《原机启微》言："眼睫无力，常欲垂闭，不敢久视，久视则酸疼。"阐释本病的临床表现，并补充不可久视之特点。清代黄庭镜在《目经大成》中称本病为"睑废"，载有"视目内如常，自觉亦无恙，只上下左右两睑，日夜长闭而不能开，攀开而不能眨"之症状。《双燕草堂眼科》以"脾倦"作为眼睑下垂的病名。

2. 以病因病机分类命名

隋代巢元方《诸病源候论》言："若血气虚，则肤腠开而受风，风客于睑肤之间，所以其皮缓纵，垂覆于目，则不能开……亦名侵风。"提到"侵风"为气血虚弱而受风邪所致，并以此为名。官修《圣济总录》沿用巢氏之说，其曰："眼睑垂缓者，以气血不足，风邪客于睑肤，其皮垂缓，下复睛轮。"亦载："夫眼睑垂缓者，以血气不足，肤腠开疏，风邪客于睑肤，其皮垂缓，下覆睛轮，故俗呼为睢目，又曰侵风。久之，则垂覆愈，眼闭难开。"在巢氏论述本病的基础上，提出病久则眼闭难开之预后。

（二）病因病机

上胞下垂之证可以由多种因素导致，如气血亏虚，风邪客睑；脾胃气虚，清阳不升，总览历代医家之论，现分述如下。

1. 气血亏虚，风邪客睑

《诸病源候论》言："目，是腑脏血气之精华……然则五脏六腑之血气，皆上荣于目也。若血气虚，则肤腠开而受风，风客于睑肤之间，所以其皮缓纵，垂覆于目，则不能开。"认为血气亏虚，外加风邪侵袭，皮肤弛缓，垂覆于目，发为上胞下垂。《圣济总录》亦载："眼睑垂缓者，以血气不足，肤腠开疏，风邪客于睑肤，其皮垂缓，下复睛轮……丸之则垂复愈下，眼闭难开。"其继承和发展了巢氏的观点。宋代杨士瀛《仁斋直指方论》曰："气血不至，故有眇视胞垂，雀目盲障之形。"指出气血亏虚可导致包括本病在内的多种眼部疾病。

2. 脾胃气虚，清阳不升

忧思伤脾或饮食不节，损伤脾胃，胞轮失养，可致本病。金元时期，李东垣《脾胃论》言："脾胃既为阴火所乘，谷气闭塞而下流，即清气不升，九窍为之不利，胃之一腑病，则十二经元气皆不足也。"其明确提出"目窍之不利"的直接原因是"脾主升清"的功能出现障碍，李氏的这一观点被同时期及后世医家所接纳，后世医家多在此观点的基础上进一步来阐述眼睑下垂的病因病机。元代倪维德《原机启微》言："足阳明胃之脉，足太阴脾之脉，为戊己二土，生生之原也。七情五贼，总伤二脉，饥饱伤胃，劳役伤脾，戊己既病……眼睫无力，常欲垂闭，不敢久视，久视则酸疼，生翳，皆成陷下。"认为眼睑下垂证为脾胃气虚、清阳不升所致，沿用并发展了李氏的观点，其亦云："饥饱伤胃，劳役伤脾，戊己既病，则生生自然之体，不能为生生自然之用，故致其病，曰七情五贼劳役饥饱之病。其病红赤睛珠痛，痛如针刺，应太阳，眼睫无力，常欲垂闭，不敢久视，久视则酸疼，生翳，皆成陷下。"明确提出饮食不节可致本病。清代顾世澄《疡医大全》载："有因胃气亏损，眼睫无力而然，并宜升阳益胃。"明确指出胃气亏损可致眼睑下垂，并提出治法。

（三）证候分类

历代医家对上胞下垂证候分类的描述：①风邪客睑；②风热客睑；③筋热弛缓；④脾胃亏虚；⑤中阳下陷；⑥气血亏虚。

（四）治疗

中医古籍中专门论述上胞下垂的著作较少，但历代医著亦散载着上胞下垂辨证论治之相关论述，现经过整理古代医籍文献中有关记载，详述如下：

1. 辨证论治

（1）祛风通络：宋代《圣济总录》曰："治风邪客于睑肤，其皮垂缓，下覆睛轮，眼闭难开，升麻散方……治风邪客于睑肤，令眼睑垂缓，甚则眼闭难开，枸杞汤方。"提出祛风法是治疗本证的主要方法，若风邪客睑，可用升麻散或枸杞汤治疗。清代龙绘堂《蠢子集》言："二除风人有风邪上先受之，忽而眼皮下垂，是有风之验也，故选除风药数品，以为治目之式。"认为本证多因风邪为患，故治疗本病多选用祛风药。

（2）祛风清热：宋代《圣济总录》曰："治风热攻眼，睑垂肿痛，秦皮汤方。"指出以秦皮汤方祛风清热，治疗风热攻眼之睑垂。

（3）补中升清：元代《原机启微》言："此病起自七情五贼，劳役饥饱，故使生意下陷，不能上升。今主以群队升发，辅以和血补血，导入本经，助以相协收敛，用以清利除热，实脾胃，如此为治，理可推也。"提出"实脾升清"为本病治则，并依据此法创制"柴胡复生汤"和"助阳活血汤"。明代王肯堂《证治准绳·幼科》以柴胡复生汤治疗"因乳食失节，或过服寒凉之药，使阳气下陷不能升举"所致之眼睑不开，以升举阳气；亦有用补中益气汤治疗"胃气亏损，眼睑无力而不能开者"之记载，认为治疗"胃气亏损"所致之上胞下垂，应在升阳的基础上再予补脾之品。清代顾世澄《疡医大全》曰："有因胃气亏损，眼睑无力而然，并宜升阳益胃。"明确提出以升阳益胃为法治疗胃气亏损所致之眼睑无力。

（4）助阳活血：明代薛己《内科摘要》有"助阳活血汤治眼睑无力，常欲垂闭"的相关记载。清代黄庭镜《目经大成》载："治眼之药，多半苦寒，服之太过，则真元不能通达九窍，生脉收缩耳。故用黄芪、甘草、当归补气活血。过寒又伤阴，重阴则虚阳下陷，清机沉寂耳。故用白芷、防风、柴胡、蔓荆疗风助阳。因名助阳活血汤。眼睑无力，常欲垂闭及隐涩难开，此方主之。久病不瘥，眵泪长流者，倍参、芪，或加五味子、白术。"阐释了复阳活血汤之方义，他认为此方可用于治疗过服苦寒之眼药所造成的"眼睑无力，常欲垂闭"之证。

2. 其他疗法

纵观历代医家所述，亦有用灸法治疗上胞下垂之相关记载。宋代官修《圣济总录》认为此法可用于治疗气血亏虚、脾虚等所致之上胞下垂，其曰："睢目，眴眴少气，灸五里，右取左，左取右。"采用灸五里穴的方法，以达到温健脾阳疗效。

综合历代医籍对于本病的记载可知，医家对于眼科疾病认识及研究至深，其理论体系相对完善，为现代临床针对本病的治疗起到了指导与借鉴作用。

（马俊男　赵术志）

胞轮振跳源流考

胞轮振跳是指一种以眼睑不由自主地牵拽跳动为主要症状的眼病,最早出现在晋朝皇甫谧所著之《针灸甲乙经》,其所述"目瞤动"即为胞轮振跳,至明代此病被命名为"脾轮振跳",到清代初期,亦有"目瞤""目睛瞤动症"之名。纵观"胞轮振跳"之发展源流,可知本病轻者大多无碍,若病情严重则影响正常生活,故撰文如下以助临床诊治此病。

(一)病名

对于"胞轮振跳"这一疾病的命名,大体上可分为两类,一者为"目瞤"类,一者为"胞轮""脾轮"之属。两者相较,后者为辨证论治提供思路,同时这种命名方式也呈现出中医眼科学不断发展的历程。五轮学说理论来源于《黄帝内经》,后代医家对此不断地进行完善,如晋代《针灸甲乙经》曰:"目不明,泪出……目瞤动,与项口参相引,㖞僻口不能言,刺承泣。"其所记载的"目瞤动"并不是疾病的名称,而是疾病所表现出的症状,至明代五轮学说已经相当完善,王肯堂在所著的《证治准绳》中写道:"脾轮振跳,谓目脾不待人之开合而自牵拽振跳也。"首次用五轮学说命名此病。至清代,黄庭镜所著的《目经大成》继承经典将"目瞤"作为独立病名,并提出此病的病因病机及治法。清末康维恂所著《眼科菁华录》沿袭前人所述将此病命名为"胞轮振跳"。

(二)病因病机

不同时期医家对此病病因病机的认识大同小异,《证治准绳》中首先提出:"脾轮振跳……乃气分之病,属肝脾二经络牵振之患。人皆呼为风,殊不知血虚而气不顺,非纯风也。"认为此病与肝脾两经有关,其所谓"非纯风"即"内风""虚风",盖因气血生化不足,血虚生风,虚风上扰头面,故出现脾轮振跳。明代傅仁宇所著《审视瑶函》中提到:"胞轮振跳,岂是纯风,气不和顺,血亦欠隆。"同样说明此病不仅由风所致,也与气血亏虚、荣卫失调有关。清代黄庭镜《目经大成》在对前人病因病机的总结上又有了新的补充,书中云:"盖足太阴厥阴营卫不调,不调则郁,久郁生风,久风变热而致。"强调肝脾不调对此病产生的影响,同时认为导致此病发生的原因不仅仅是虚风,更有虚风久郁化热之致病机制,但亦不离气血亏虚、生风上扰之论。

(三)证候分类

历代医家对胞轮振跳证候分类的表述:①外感风湿;②气血虚弱;③血虚生风;④肝风内动;⑤心脾两虚。

(四)治疗

针灸是治疗胞轮振跳这一疾病的良法,此病最早记载于针灸学经典著作《针灸甲乙经》

中。然而中药内治法对于此病的作用也不容小觑,《黄帝内经》中有云:"五脏六腑之精气,皆上注于目而为之精。精之窠为眼,骨之精为瞳子,筋之精为黑眼,血之精为络,其窠气之精为白眼,肌肉之精为约束。"可见眼部的疾病与全身的脏腑津液气血都有着密切的联系,不可孤立视之。

1. 辨证论治

(1)补益气血:单纯运用补益气血法是针对本病轻症,仅因血虚不能濡养筋肉,而致目睛瞤动者,清代刘耀先所著的《眼科金镜》中记载:"加味四物汤,治血虚不荣,目睛瞤动。"此方在四物汤的基础上加柴胡、栀子疏肝气,清肝热,以防过补而壅滞气机,使热邪留滞。《目经大成》中写道:"主以全真一气汤、十味益荣煎、艾人理血汤,不移时立住。"全真一气汤,为清代医学大家冯兆张《冯氏锦囊秘录》中的著名方剂,由熟地黄、白术、人参、麦冬、五味子、附子、牛膝组成。其药效有三:一是补气扶阳,如人参、白术、附子;二是滋阴补肾,如麦冬、熟地;三是敛纳其味,如牛膝、五味子。阳气虚弱,不能潜藏,虚阳上浮者,善用人参、白术、附子甘温补气,以固其真元;滋补肾阴,善用熟地、麦冬,以阴配阳;而对于虚火上炎,不能归元者,善用牛膝以接引、五味子以收纳。这三法用药的结合,组成全真一气汤。十味益荣煎中熟干地黄补血滋阴,生精补髓,五味子收敛固涩、益气生津,肉桂补火助阳、引火归原,牡丹皮清热、凉血,白芍药补血养血、平抑肝阳、柔肝止痛,白茯苓利水渗湿,当归补血活血、调经止痛,川芎活血止痛,甘草调和诸药,诸药共用以滋阴补阳。艾人理血汤中人参大补元气,白术补气健脾、燥湿利水,甘草调和诸药,当归补血活血,地黄补血填精,阿胶、艾叶补血、防风祛风解表,诸药共用以补气养血。以上三方皆采用补益之法治疗本病,为后世沿用。

(2)养血息风:运用养血息风法是针对疾病动风症状明显的病症特点,治法上以息风医其标,以养血治其本。明代傅氏所著《审视瑶函》中明确写道:"此症目脾胞不待人之开合……属肝脾二经,血虚气逆生风之患,当归活血饮主之。"方中用当归身、熟地黄、白芍药养血柔肝;生黄芪益气以养血;防风、薄荷、羌活疏散外风。当病情进一步加重,血虚引动内风,《眼科金镜》亦曰:"当归荣血汤,治目珠战栗瞤动,由血虚风自内生者服之。"当归荣血汤方中重用黄芪,其用量五倍于当归,用意有二:一是有形之血难以速生,无形之气所当急固,故重用黄芪补气而专固肌表;一是有形之血生于无形之气,故用黄芪大补脾肺之气,以资化源,使气旺血生。配以少量当归养血和营,则浮阳秘敛,阳生阴长,气旺血生,虚热自退。

2. 其他疗法

其他治法中以针灸最为常见、有效。整理古代文献时发现对于眼部疾病的取穴往往是一两个与病变部位联系最紧密的穴位,即近取法,体现了针灸的近治作用,古籍记载此方法对于改善症状有奇效。最早记录本病的《针灸甲乙经》中就有记载:"目不明,泪出……目瞤动与项口参相引,㖞僻口不能言,刺承泣。"对于这种疾病本书就提出了一个穴位,针刺承泣穴治疗。明代杨继洲所著的《针灸大成》中记载道:"眼睑瞤动,头维攒竹。"在《针灸甲乙经》基础上增加配对取穴方法。

综上所述,历代医家对胞轮振跳一病的认识较为统一,古籍论述亦不详尽,但辨证思路清晰可循,治疗方法同中有异,对现代诊治本病仍有一定意义。

(于存玥　鲁美君)

椒疮、粟疮源流考

唐至明代前期，"椒疮""粟疮"多相提并论，诸医家多称其为"睑生风粟"，如《银海精微》载有"睑生风粟"之述，北宋官修《圣济总录》提及"睑生风粟"之如粟所隐的病症特点。时至明代，王肯堂对睑内颗粒性疾病有了进一步认识，认为睑内颗粒形色质地有形同粟米者为"粟疮"，其状如花椒者为"椒疮"，故粟疮、椒疮之名随之产生，从此两者逐渐独立开来。由此可见，椒疮、粟疮之名首见于《证治准绳》。由于历代医家关于睑生风粟之论述较多，其病因病机复杂，故从病名、病因病机、证候分类及治疗方面入手，对历代重要医籍中的相关本证论述进行整理研究，对当代防治椒疮、粟疮颇有意义。

（一）病名

"椒疮""粟疮"之名，生动形象地诠释了疾病的特点，并多为历代医家所沿用。明代之前诸多医家多将椒疮与粟疮视为一病，有"睑生粟""睑生风粟""睑生风粟外障"等多种称谓。明代王肯堂于《证治准绳》中提出椒疮与粟疮实为两病，而非一证。综合分析椒疮与粟疮诸多称谓的历史，可归纳为以下两种分类命名。

1. 以病症特点分类命名

唐至明代前期，"椒疮""粟疮"多相提并论，诸医家多称其为"睑生风粟"。《银海精微》言："睑生风粟者，睑间积血年久，致生风粟……此脾胃壅热，致令胞睑之间，渐生风粟如米，甚如杨梅之状。"对睑生风粟证的病因病机及病症特点加以阐述。北宋官修《圣济总录》言："论曰睑生风粟者……如粟所隐。"提及睑生风粟如粟所隐，隐现不明。宋元时期《秘传眼科龙木论》曰："目患睑生粟者何也……状如粟米之形，遂成此症也。"认为睑生风粟是因睑内颗粒状如粟米而命名。元代危亦林《世医得效方》曰："两睑上下初生如粟米大，渐渐大如米粒，或赤或白，不甚疼痛。"提出其初如粟米，渐大如米粒之状，且不甚痛之病症特点。明代官修《普济方》曰："夫睑生风粟外障……致令眼睑皮上下，有肉如粟粒相似。"认为睑生风粟外障为眼睑有粟粒状的颗粒。徐春甫《古今医统大全》认为"鸡冠蚬肉睑生粟"，言及睑生风粟如鸡冠蚬肉般；亦提及"如粟子磨搽目珠"，认为睑生风粟状如粟子摩擦目珠。

而王肯堂认为椒疮与粟疮实为两病，非睑生风粟一证可以概括，故后世医家多将其分别论述。《证治准绳·杂病》认为"椒疮"之特点为"生于睥内，累累如疮，红而坚者是也。有则沙擦，开张不便，多泪而痛，今人皆呼为粟疮，误矣"。而"粟疮"的特点为"生于两睥，细颗，黄而软者是"。将椒疮与粟疮明确区分开来，认为椒疮的颗粒色红而质地较坚，患眼必有沙擦、多泪而痛、开张不便等症状，甚则累累成片，疙瘩高低不平；粟疮颗粒色黄而质地较软，自此，后世医家多沿用其说，将"椒疮""粟疮"分别论述。傅仁宇《审视瑶函》云："血滞睥家火，胞上起热疮，泪多并赤肿，沙擦最难当，或疼兼又痒，甚不便开张……胞间红瘰瘰，风热是椒疮。"不仅指出椒疮之明显症状，而且认为椒疮为脾胃积热、瘀阻胞睑所致。

后至清代，吴谦等《医宗金鉴·眼科心法要诀》载："粟疮如粟，其形黄软……椒疮如椒，其形红硬。"认为粟疮色黄质软，椒疮之状如椒，色红质硬。清代程鹏程《急救广生集》曰："椒疮，生于眼皮里，形如椒粒赤色；粟疮，生于上下眼皮，形如黄米。"对椒疮及粟疮的病位与病症特点加以比较，言明椒疮形似椒粒而呈现赤色，而粟疮形如黄米。清代祁坤《外科大成》曰："粟疮则黄软而易散。"言粟疮状黄软而易散。林珮琴《类证治裁》曰："色黄而软如粟。"黄岩《眼科纂要》曰："疮如粟米，生于眼胞中。"上述医论皆认为粟疮的特点是形如粟，色黄，质软。沈金鳌《杂病源流犀烛》曰："渐大如米粒，或赤或白，不甚痛痒，常泪出渗痛。"认为睑生风粟如粟米、渐大如米粒状、有赤白两色。顾世澄《疡医大全》称此病为"睑生斑疮外障"，其曰："渐成坚硬疙瘩，形如花椒相似，内有白浆磨擦瞳人，即生翳膜。"亦为椒疮相关论述。黄庭镜《目经大成》又称"椒疮"为"椒疡"，其曰："椒疡红而硬，阳毒易为驱。此症似疮非疹，细颗丛聚，生于左右上睑之内……嫣红而坚者，名椒疮。形实邪盛，则疙瘩高低，连下睑亦蕃衍，碍睛沙涩，开闭多泪。"认为椒疮色红质硬，状如椒粒，颗粒丛聚，且出现于上睑皮内，有沙擦、多泪、开张不便等症状。

2. 以病因病机分类命名

北宋官修《圣济总录》言："论曰睑生风粟者，上焦积热，肝经有风，传于心肺，冲发目眦睑肉之间，故令上下涩痛，如粟所隐。"认为肝经有风、传于心肺、冲发目眦睑肉之间者，为睑生风粟。《秘传眼科龙木论》曰："目患睑生粟者何也？答曰：脾肺受邪也。脾者，肌肉之府。肺者，皮毛之源，邪气相搏，肝经虚弱，风盛，即发于两目睑之间。"首次以脾肺受邪、邪气相搏致肝经虚弱风盛命名睑生风粟。

（二）病因病机

纵观历代医家所述，"椒疮""粟疮"之发病机制大致相同，其可由多种因素导致，如风热乘袭、脾胃血热、脾胃湿热、瘀阻胞络、肝虚风盛，心肺壅毒等。其基本病机为外感风热毒邪，内有脾胃积热，内外邪毒上塞胞睑，脉络阻滞，气血失和，与邪毒瘀积而成。其病变部位虽与五脏有关，但尤以脾胃为重。经整理概括以下几类，现分别论述如下：

1. 风热乘袭

元代成书，由明代杨希洛、夏惟勤整理的《明目至宝》言："大人胞睑生风粟疮者，何也？答曰：此脾肺二经受风邪热毒。肺主皮毛，脾主肌肉，二经失职，风热邪毒即乘虚而入，冲攻于目，故胞睑之间生此风粟之疮。"认为睑生风粟是由于风热邪毒外袭脾肺两经，循经上攻于胞睑所致。明代傅仁宇《审视瑶函》载有"椒疮"之论，其曰："血滞脾家火，胞上起热疮，泪多并赤肿，沙擦最难当，或疼兼又痒，甚不便开张……胞间红瘰瘰，风热是椒疮。"提出风热是椒疮最重要的病因病机，且指出诸多临床症状。王肯堂《证治准绳》载："椒疮以风热为重。"认为椒疮的病因多以风热外袭为主。黄庭镜《目经大成》亦有相似记载，其言："形实邪盛，则疙瘩高低，连下睑亦蕃衍，碍睛沙涩，开闭多泪。盖风热蕴结而成。"清代林珮琴《类证治裁》言："椒疮生于睥内，红粒如椒而坚硬者是也，宜祛风热。"由治法推病因可知，椒疮可由外感风热所致。顾世澄《疡医大全》曰："皆因脾胃二经停积，风热作痒流泪，用手搓揉……渐成坚硬疙瘩，形如花椒相似，内有白浆磨擦瞳人，即生翳膜。"认为本证可由风热外邪客于脾胃两经所致。《医宗金鉴·眼科心法要诀》言"脾经风热粟黄软"，认为粟疮乃脾经风热所致。

孟文瑞《春脚集》言："北平之人，日受风沙，夜卧热炕，二气交争……或起粟疮。"其认为风、热两邪交争可导致粟疮。

2. 脾热血滞

《银海精微》曰："脾得邪热，血滞不行，致生风粟。"认为睑生风粟是由于脾胃热盛，瘀血客于胞睑所致。清代祁广生《外科大成》言："椒疮粟疮，生眼胞之内，由脾胃血热所致。"载有"脾胃血热"之论。吴谦等《医宗金鉴·外科心法要诀》言："此二证生于眼胞之里，虽皆由脾胃血热所致。"沿用祁氏之论。易凤翥《外科备要》载："俱生眼胞里边，虽皆由脾胃血热所致，然粟疮偏于湿盛，故色黄形软而易愈，椒疮偏于热盛，故色赤形硬而难消。"指出椒疮、粟疮的病位为眼胞内，病因病机为血热蕴于脾胃，瘀血客于胞睑。顾锡《银海指南》曰："遂使血热妄行，致成目赤眦疡……或壅瘀于经络……则发椒疮粟疮之类。"认为血热妄行，壅阻经络，可致粟疮。顾世澄《疡医大全》曰："睑生风粟外障，按此证皆因脾经受风，致使血壅热积不散。"认为睑生风粟乃因脾经受风血壅所致。

3. 脾胃湿热

明代傅仁宇《审视瑶函》在"粟疮症"一篇言："脾经多湿热，气滞血行迟。"认为粟疮乃脾经湿热所致。清代吴谦等《医宗金鉴·眼科心法要诀》载："椒疮风粟之证，或起于睑边，或生于胞内，眦泪多难睁，沙涩摩睛疼痛……椒疮如椒，其形红硬，属脾经湿热而成。"认为椒疮是由脾经湿热所致，且指出其状如椒，色红质硬之特点；其又言："此二证生于眼胞之里，虽皆由脾胃血热所致。然粟疮偏于湿盛。"认为椒疮、粟疮皆由脾胃血热所致，然粟疮属脾胃湿热。黄朝坊《金匮启钥》言："粟疮一证黄而软，湿热蒸脾是病缘。"认为粟疮乃湿热蕴土所致，强调粟疮须与椒疮相鉴别。黄岩《眼科纂要》曰："脾胃土中留湿热，致生风粟一丛丛。"认为粟疮亦可由湿热蕴土所致。

此外脾胃积热亦可导致本病，如《银海精微》言："胞者上胞也，睑者下睑也，此脾胃壅热，故令胞睑之间，渐生风粟如米。"认为睑生风粟乃因脾胃壅热所致。明代徐春甫《古今医统大全》曰："此因脾胃积热，肝木生风，致使两睑内生风粟。"认为睑生风粟乃因脾胃积热、肝木生风致之。清代沈金鳌《杂病源流犀烛》载："亦有由脾经积热者，须分别治之。"认为睑生风粟亦有脾经积热之证。

4. 瘀阻胞络

《银海精微》言："睑生风粟者，睑间积血年久，致生风粟。"认为睑生风粟乃因睑间积血年久所致。元代危亦林《世医得效方》曰："两睑上下初生如粟米大，渐渐大如米粒，或赤或白，不甚疼痛，坚硬者，盖肝壅瘀血所成。"认为睑生风粟乃肝壅瘀血所致。明代官修《普济方》亦提及危亦林的肝壅瘀血论。傅仁宇《审视瑶函》云："血滞脾家火，胞上起热疮。泪多并赤肿，沙擦最难当。或疼兼又痒，甚不便开张。"认为椒疮是由目胞火热，气血瘀滞所致，并指出其主要症状。清代沈金鳌《杂病源流犀烛》载："五曰睑生风粟，由肝壅瘀血。"亦认为睑生风粟乃由肝壅瘀血所致。

5. 肝虚风盛，心肺壅毒

宋元时期《秘传眼科龙木论》曰："目患睑生粟者何也？答曰：脾肺受邪也。脾者，肌肉之府。腑者，皮毛之源，邪气相搏，肝经虚弱，风盛，即发于两目睑之间。"认为脾肺受邪、邪气相搏致肝经虚弱风盛可生睑生风粟。宋代官修《圣济总录》言："凡睑生风粟者，因心肺壅毒，肝家有风，故令睑皮上下，有肉如粟粒。"指出睑生风粟乃肝经风盛、心肺壅毒所致。明代官修《普济方》载："夫睑生风粟外障，此眼初患之时，皆因肺脏壅毒，大肠积热，肝家有风。"认为睑生风粟初始乃由肺脏壅毒、大肠积热、肝经有风所致。此外，董宿于《奇效良方》中载："治男子妇人肝经不足，风邪内乘……睑生风粟。"认为因肝经不足、风邪内乘攻睛亦可导致睑生风粟。

（三）证候分类

历代医家对"椒疮""粟疮"证候分类的描述：①风热客睑；②脾经风热，湿热壅盛；③心肺壅毒，血热炽盛；④肝经风盛，风邪上攻。

（四）治疗

历代医家对"椒疮""粟疮"之论述十分庞杂，经过对古代医籍文献的整理，可知两者治疗原则均为"内外兼施"，正如《圣济总录》所谓："宜镰洗与药并行可也。"即轻者可运用局部药物治疗法，重者则配合内治疗法，必要时可配合外科治疗，兹分述如下：

1. 辨证论治

（1）清热解毒，疏风明目：宋代官修《圣济总录》载"防风汤方""青葙子丸方"可治疗睑生风粟之证。防风汤方中防风、甘菊花、羌活、藁本、蔓荆子疏风清热，除湿止痛；石膏清热泻火，除烦止渴；旋覆花降气化痰；甘草清热和中，调和诸药。青葙子丸方中青葙子清热泻火，明目退翳；蕤仁清热安神，养肝明目；地骨皮凉血除蒸，清肺降火；人参、麦冬补气养阴、清热润燥；赤茯苓、泽泻、黄连清热利湿；前胡、菊花、防风疏风散热；枳壳理气和中；甘草清热和中，调和诸药。官修《太平圣惠方》曰："治眼生风粟疼痛，时有泪出，茺蔚散方。"提出茺蔚散方以祛风清热法治疗睑生风粟。茺蔚散方中茺蔚子清热解毒，活血行气；防风、羚羊角屑疏风清热；川大黄、黄芩清热解毒，泻火祛湿。杏仁滋心润肺；车前子、赤茯苓清热利湿。《秘传眼科龙木论》曰："密蒙花散，治风气攻注。两眼昏暗，眵泪羞明，睑生风粟。"密蒙花散可治疗睑生风粟之证，其中密蒙花、石决明平肝抑阳，清肝明目；木贼疏散风热，明目退翳；杜蒺藜祛风明目；羌活、菊花疏风清热。从其药物组成可知其有疏散风热之效。元代危亦林《世医得效方》曰："睑生风粟三十八……宜服：消毒饮。"认为睑生风粟当以祛风清热解毒之消毒饮治疗，方以大黄、牛蒡子、荆芥疏散风热解毒，甘草解毒且调和诸药。明代官修《普济方》载："夫睑生风粟外障……然后服除风汤、退热饮子。"以除风汤、退热饮子治疗睑生风粟外障。清代张璐《张氏医通》载："椒疮生于睥内……若退而复来者，乃内有瘀滞，必须再导，更服祛风热药以治其内。"指出椒疮病位在睥，认为本证复发，需以祛风散热之品治疗。《眼科阐微》曰："眼中生粟者……宜服石膏丸。"认为脾经风热之粟疮需以石膏丸祛风清热治之。《杂病源流犀烛》载："由肝壅瘀血……当翻出以针拨之，兼服药以宣其风热（宜消毒饮）。"认为睑生风粟证在翻睑针拨之后，要兼以祛风清热之消毒饮治疗。林珮琴《类证治裁》载："椒疮生于睥内，红粒如椒而坚硬者，是也，宜祛风热。"认为治疗椒疮多用祛风散热之法。王行冲《眼科百问》曰："主方：菊花、决明、蒺藜、银花各五分，皂刺三分，防风、荆芥、葛根、石膏、连翘、秦艽、柴胡、薄荷、夏枯草、川芎、青皮（各五分，左目重倍加）；黄芩、栀子、桔梗、枳壳、陈皮（各五分，右目重倍加）。"认为内热阳明、外感风寒之粟疮需以祛风清热明目法治之。

（2）清中利湿，凉血明目：《银海精微》曰："睑生风粟者……脾热用泻脾汤。"以泻脾汤治疗脾胃实热所致之睑生风粟。人参补气生津；黄芩、大黄、芒硝清热泻火；桔梗宣肺排脓；白茯苓燥湿健脾、利水消肿；茺蔚子清热解毒、活血行气；白芍药养血敛阴，柔肝止痛、平肝抑阳；黑参清热解毒，消肿利尿；细辛温经通络；白芷散风除湿、通窍止痛、消肿排脓。郑玉坛于《郑氏彤园医书四种》中亦有相同论述。《古今医统大全》曰："此因脾胃积热，肝木生风，致使两睑内生风粟……宜先以灯草去粟，去血后服清脾退热除风之药。"认为脾胃积热、肝木生风之睑生风粟，当以清脾退热除风法治之。灯心草利尿通淋，清心降火。吴谦等在《医宗金鉴·外科心法要诀》中曰："俱宜服清脾凉血汤，外以清凉圆洗之。"方中以荆芥、防风、蝉蜕祛风；玄参、赤芍、连翘、竹叶滋阴清热，生津凉血；陈皮、苍术、厚朴燥湿健脾宽中；白鲜皮清热燥湿，祛风解毒；生大黄清热解毒泻火；甘草调和诸药，共奏清脾凉血之法。余景和《外证医案汇编》言："眼胞红肿，形如椒粒，名谓椒疮。系脾胃湿热所致，姑拟清脾凉血法。"认为椒疮是由脾胃湿热所致，并提出用清脾燥湿凉血的治疗方法来治疗本证。马化龙《眼科阐微》曰："泻黄散，治脾经湿热。"认为泻黄散可治脾经湿热之粟疮。方中石膏、山栀泻脾胃积热；防风疏散脾经伏火；藿香叶芳香醒脾；甘草泻火和中。配合成方，共奏泻脾胃伏火之功。

（3）活血化瘀，凉血解毒：明代傅仁宇《审视瑶函》提到以"归芍红花散"治疗本病，该方根据椒疮瘀滞之病机以凉血化瘀消滞为治法，后世医家沿用至今。方中生地、当归、赤芍、红花、大黄凉血散瘀；连翘、山栀、黄芩、甘草清热解毒；防风、白芷疏风散邪。诸药合用，共奏凉血散瘀、清热解毒之功。清代顾世澄《疡医大全》以"羚角散"清热解毒，活血化瘀。羚羊角清热解毒，平肝息风；防风、牛蒡子疏风清热；麦冬、玄参、知母、黄芩滋阴清热，泻火解毒；甘草清热和中，调和诸药。《银海指南》曰："治法以凉血清火为主……则发椒疮粟疮之类。总以行血散血为治。"认为血热妄行、壅阻经络之粟疮需以凉血行血散血之法治之。《金匮启钥》曰："若睥内色晕泛浮，椒疮粟疮者，皆用导之法则吉，不然将有变证生焉。治法宜服宣明丸、分珠散，或通血丸。"认为椒疮粟疮之症，需以清热解毒、活血祛瘀法治之，唯恐防变，并提出治疗方剂。宣明丸中赤芍、当归、川芎养血活血，祛瘀止痛；大黄、黄芩、黄连清热凉血，泻火解毒；生地清热泻火，养阴生津；薄荷疏散清热。分珠散中槐花凉血止血、平肝泻火；白芷、荆芥散风除湿、通窍止痛、消肿排脓；地黄、栀子、黄芩、龙胆草清热除湿，泻火解毒；赤芍、当归养血活血，祛瘀止痛；甘草清热和中。通血丸中生地黄清热凉血，养阴生津；赤芍、川芎、当归尾养血活血，祛瘀止痛；防风、荆芥疏风解表；甘草清热和中，调和诸药。

2. 其他疗法

（1）睑刮法：明代徐春甫《古今医统大全》曰："宜先以灯草去粟，去血后服清脾退热除风之药。"提出本病当以内治法与外治法相结合治疗，并认为外治法以灯心草刮睑出血为宜。傅仁宇《审视瑶函》言："俗皆以龙须、灯心等物，出血取效……轻者只宜善治，至于瘰瘰连片，疙瘩高低不平，及血瘀滞者，不得已而导之。中病即止，不可太过。"指出本病可用龙须草、灯心草等物刮睑出血治疗，同时强调不可刮睑太过。王肯堂《证治准绳·杂病》沿用其说。清代医家张璐沿用明代傅氏观点，于《张氏医通》中有相似论述。祁坤《外科大成》言："椒疮粟疮……今人用灯草、竹叶以治标，孰若清脾凉血以治本，宜菩提露洗。"认为睑刮法为治标之法，而若要治本则用菩提露外洗。郑玉坛《郑氏彤园医书四种》言："椒疮偏于热盛……若眼皮内有红丝堆累，乃血热有瘀也，用灯心刮令血出。"认为血热瘀滞所致椒疮可以用灯心草睑刮治疗。易凤翥于《外科备要》亦有相同论述。

（2）针拨法：《银海精微》曰："治法：翻转睑，风粟逐个用锋针密针三五度，亦烙更妙。"又载："夫睑生风粟外障……此眼宜翻眼皮起，以针拨之，又频洗出血，去除根本即瘥，然后服除风汤、退热饮子。"提出睑生风粟外障宜内外同治，即先以针拨出血，后服汤剂。《太平圣惠方》曰："夫眼痛状如眯者……可翻眼皮起，以针拨之。"认为睑生风粟要内外并治，其中针拨法多为首选。明代傅仁宇于《审视瑶函》沿用孙思邈的治疗观点，亦有相似论述。《明目至宝》曰："或针或烙去疮风。"清代顾世澄《杂病源流犀烛》曰："由肝壅瘀血……当翻出以针拨之。"认为睑生风粟须翻睑拨之。

（3）䂈洗法：《银海精微》曰："宜䂈洗，脾热用泻脾汤，久患宜烙，点用清凉可也。"认为脾得邪热之睑生风粟宜先䂈洗，再服泻脾汤泻脾经邪火治之，久患烙之、外点清凉之剂均可。北宋官修《圣济总录》载："凡睑生风粟者，因心肺壅毒，肝家有风，故令睑皮上下，有肉如粟粒，泪出涩痛，久生翳膜，宜镰出恶血，除去根本。"认为睑生风粟当䂈出恶血，祛除根本。宋元时期《秘传眼科龙木论》载："此眼切宜三五度䂈洗出血，去根本即瘥，然后服除风汤、退热饮子。"可见《龙木论》主张以利刃䂈洗出血，此法用之适当，奏效颇著。清代吴谦等《医家金鉴·眼科心法要诀》言："䂈洗后用清脾饮。"可见先䂈洗，后内服是治疗本证最行之有效的方法。黄庭镜《目经大成》言："凡病颇重，旬余不罢，胞内势所必有，只利刀间曰䂈洗，照本症点服不辍，自尔渐渐稀疏。"认为凡粟疮颇重，旬余不愈者需䂈洗治之。顾世澄《疡医大全》言："形如花椒相似，内有白浆磨擦瞳人，即生翳膜。治法定䂈洗去瘀血。"指出椒疮若生翳膜则为瘀血证，可运用䂈洗法治之。

（4）内外同治法：北宋官修《圣济总录》言："论曰睑生风粟者……宜䂈洗与药治眼睑生风粟。"提及䂈洗与药治睑生风粟。清代沈金鳌《沈氏尊生书》言："当翻出以针拨之，兼服药以宣其风热（宜消毒饮）。"认为本证需采用内外结合治疗，内治法易疏散风热。易凤翥《外科备要》载："俱生眼胞里边，虽皆由脾胃血热所致……椒疮偏于热盛，故色赤形硬而难消，俱宜服清脾凉血汤，外以清凉丸洗之。"认为本证须采用内外结合治疗，内服清脾凉血汤，用清凉丸外洗。

以上历代医家的论述，不仅确定了中医药防治椒疮、粟疮证的理论基础，至今仍影响着我们对该病的治疗理念，对临床实践起着重要启迪与昭示作用。

（乔　羽）

目劄源流考

宋代钱乙《小儿药证直诀》载有目劄之述，"目劄"作为病名首见于明代傅仁宇《审视瑶函》。历代古籍中关于该病之论述，多见于明清时期，且以疾病兼证较为多见，故从目劄这一疾病之病名、病因病机、证候分类及治疗等方面入手，对历代重要医籍中目劄之相关病证论述进行整理研究，详述如下。

（一）病名

"目劄"在古代医书中是一种以胞睑频频眨动，不能自主为病症特点的疾病，以小儿多见，其相关论述最早见于北宋钱乙《小儿药证直诀》，直至明代《审视瑶函》，"目劄"之名被正式提出。而历代医书中亦载有"目连札""目连劄""小儿两目连劄""小儿劄目""两目连劄""眼札""眼劄"等名称，多以下列几种方式分类命名：

1. 以病因病机分类命名

北宋《小儿药证直诀》曰："风动而上于头目，目属肝，风入于目……故目连札也。"载有"目连札"之名。南宋《幼幼新书》中亦有同样论述。南宋《小儿卫生总微论方》再言："肝有风则目连札……目属肝，风入于目，则目上下左右如风吹，不轻不重，儿不能任，故目连札也。"明代王銮《幼科类萃》、徐彦纯《玉机微义》、汪机《医学原理》均沿用钱乙"风入于目"而致目连札之观点，并载有相同论述。明代万密斋《育婴家秘》曰："肝之窍在目，故有病常以目候之，如肝有风，则目连札""目连劄者，谓之目辟，肝有风也"，称目连劄为"目辟"。明代王纶《明医杂著》举例曰"两目连札，肝经风热也"，载有"两目连札"之论，并认为其乃肝经风热所致。明代薛铠《保婴撮要》曰："凡病之新久，皆能引肝风，风内动则上入于目，故目为之连札。"明代楼英《医学纲目》、孙一奎《赤水玄珠》、王肯堂《证治准绳·幼科》、清代陈复正《幼幼集成》、沈金鳌《幼科释迷》同样认同钱乙之论。

2. 以病症特点分类命名

《小儿药证直诀》曰："目属肝，风入于目，上下左右如风吹。不轻不重，儿不能任，故目连札也。"指出小儿两目如风一样上下左右连续眨动之症为目连札，南宋《幼幼新书》《小儿卫生总微论方》沿用此观点。

3. 以证候分类命名

明代傅仁宇《审视瑶函》曰："两目连札，或色赤，或时拭眉，此胆经风热，欲作肝疳也……有雀目眼札……而明目不札也；有发搐目札，属肝胆经风热。"总结目劄之证候特点。清代黄朝坊《金匮启钥》中亦提及《审视瑶函》中相关论述。

（二）病因病机

眼劄常见于多种疾病兼证之中，其病因病机较为复杂，经整理概括为肝经风热、火热炽盛、惊风眼札、肝风内动、脾气虚弱、脾虚肝旺、血虚生风七类，现分别论述。

1. 肝经风热

王纶《明医杂著》言"两目连札，肝经风热也"，提到惊搐而两目连札为肝经风热所致。明代薛铠《保婴撮要》言："一小儿两目连札，或色赤，或时拭眉，此肝经风热，欲作肝疳也。"认为肝经风热之肝疳可致两目连札。明代薛己《疠疡机要》："一小儿遍身生疮，小便不调，颈间结核，两目连札……余谓肝经风热之症。"指出小儿疮疡兼两目连札之症，乃属肝经风热。

2. 火热炽盛

清代冯兆张《冯氏锦囊秘录》曰："若燥气盛则病，其病候面青筋急多怒，眼痛目闭，不欲见人，或两目连劄脐左动气。"火易生燥，冯兆张认为火热炽盛易致两目连劄。陈复正《幼幼集成》言："凡儿病面青面黑，扭项摇头，仰身擦面，或眼青怒视，或左右斜视，或上下窜视，或两目连劄……但觉神情与常有异者，由从前表里不清，将欲作痉，此火至妙。"认为小儿出现面青面黑、两目连劄等相关症状，乃火热炽盛所致。

3. 惊风眼劄

明代王肯堂《证治准绳》曰："一小儿因惊眼劄，或搐。"提出小儿受惊可致眼劄。明代龚廷贤《小儿推拿方脉活婴秘旨全书》言："热甚生风作急惊，卒然目劄有痰鸣。"亦认为热甚而为急惊风可致目劄。

4. 肝风内动

北宋钱乙的《小儿药证直诀》曰："凡病或新或久，皆引肝风，风动而上于头目……若得心热则搐。"认为肝风内动，上扰于目所致目连劄。南宋《小儿卫生总微论方》言："肝有风则目连劄……凡病新久皆引风……目属肝，风入于目……故目连劄也。"明代万密斋《育婴家秘》言："两目连劄兮，肝风之鼓""肝之窍在目……如肝有风，则目连劄""目连劄者，谓之目辟，肝有风也"，认为肝风导致两目连劄。王肯堂《证治准绳》云："疮疹发热目连劄者，肝有风也，风入于目，上下左右如风吹，不轻不重，儿不能任，故目连劄也。"认为疮疹发热目连劄乃肝风入目也。明代孙志宏《简明医彀》曰："肝有风，目连劄不搐。"陈复正《幼幼集成》曰："肝者，足厥阴木也……有风则目连劄。"认为肝风可致目连劄。

5. 脾气虚弱

清代吴澄《不居集》曰："补脾汤，治小儿久病，面黄肌瘦，咬牙目劄，头发稀少，误药所致。"认为疳劳目劄乃脾气虚弱、误药所致。

6. 脾虚肝旺

明代薛铠《保婴撮要》言："一小儿两目连劄，手足发搐……每发饥时益甚，得饮食稍定，此肝木制脾土也。"言明小儿两目连劄饥时甚，乃肝木制约脾土、脾虚肝旺之证，明代薛己《疠疡机要》曰："一小儿遍身瘙痒，或如虫行……或两目连劄，此肝木乘脾土。"指出小儿皮肤瘙痒兼两目连劄症乃肝木克乘脾土而致脾虚肝旺所致。清代吴灿《济婴撮要》言："一小儿两目连劄，手足发搐，频服天麻防风丸之类益甚，得食稍愈。视其鼻准左颊青黄色，此肝木制脾土。"亦为肝木制约脾土之论。清代魏之琇《续名医类案》又言及薛己《疠疡机要》之小儿皮肤瘙痒兼两目连劄一病例。

7. 血虚生风

明代薛己《校注妇人良方》中曰："一产妇，牙关紧急，腰背反张，四肢抽搐，两目连劄，此去血过多，元气亏损，阴火炽盛。"提及产妇因血虚生风、阴火炽盛导致的两目连劄等一系列临床表现。明代王肯堂《证治准绳·女科》亦提及《校注妇人良方》产妇两目连劄等血虚生风之述，言："一小儿九岁，患此面色常青，肿硬不溃，肉色不变……两目连劄，肝血虚而生风也。"认为小儿疮疡两目连劄乃血虚生风所致。清代张璐《张氏医通》曰："产后发痉，因去血过多，元气亏极，或外邪相搏，或阴火内动所致……其证牙关紧急，腰背反张，四肢抽搐，两目连札。"认为妇人产后发痉之两目连札诸症，乃元气大亏、血虚生风所致；又言："若肝虚生风，则目连札而不搐。"肝主藏血，肝阴不足则血虚生风，可致目连札之症。

（三）证候分类

历代医家对目劄的证候分类的表述：①风热上袭；②火热炽盛；③胆经风热；④脾虚肝旺；⑤肝风内动；⑥血虚生风。

（四）治疗

纵观历代医家所述，目劄分类仅有数种，其治法也寥寥可数，在医籍中多见反复论述，为尽量还原原貌，经对古代医籍文献的整理，现将治法概括为以下七类，兹分述如下。

1. 清肝健脾泻火

北宋《小儿药证直诀》载有："目连札不搐，得心热则搐。治肝，泻青丸。"以泻青丸清泻肝火治疗目连札。泻青丸由龙胆草、大黄、防风、羌活、川芎、当归、山栀组成。本方治疗肝经郁火所致眼病，方用龙胆草直泻肝火；大黄、栀子助龙胆草泻肝胆实火，导热下行，从二便分消；羌活、防风辛散风邪肝火，能畅肝木调达舒畅之性，乃"火郁发之"之意；竹叶清热除烦，引热从小便而出；当归、川芎养肝血以防火热伤及肝阴，泻肝而不伤正。全方共奏清肝泻火、养肝散瘀之效。南宋《幼幼新书》中以钱乙《小儿药证直诀》之"泻青丸"作相同治疗论述。明代徐彦纯《玉机微义》中亦提及钱乙的泻青丸治疗肝风之目连札论。万密斋《育婴家秘》曰："目连劄者，谓之目辟，肝有风也。并宜服泻青丸。"亦认为泻青丸可治疗肝风之目劄。楼英《医学纲目》中以钱乙的泻青丸治法作同样论述。王肯堂《证治准绳》中言及宋代钱乙的泻青丸清肝泻火法治疗两目连札之法；又言："一小儿发搐目札。属肝胆经风热。先用柴胡清肝散治其肝，后用地黄丸补其肾而愈。"认为小儿发搐目札先以柴胡清肝散疏肝清热，后以地黄丸滋肾治之；明代孙志宏《简明医彀》曰："肝有风，目连劄不搐，泻青丸治之。"同样以泻青丸清肝泻火。明代薛己《疡疮机要》提到以大芦荟丸和四味肥儿丸治疗肝经风热之小儿疮疡兼两目连札。大芦荟丸中芦荟清肝泻火；木香、青橘皮理气健脾；黄连、胡黄连清热燥湿泻火；白芜荑、鹤虱、雷丸杀虫消积，除湿止痢。诸药共奏清热泻肝、行气消积之功。四味肥儿丸中炒黄连清热泻火；芜荑杀虫消积、除湿止痢；神曲消食和胃；炒麦芽行气消食、退乳消胀，共奏健脾消积、驱虫之效。该方用于小儿消化不良，虫积腹痛，面黄肌瘦，食少腹胀泄泻。

元代许国祯《御药院方》中"泻青丸（又名渴肝丸，减大黄）"一篇中提及："治小儿肝脏实热，手寻衣领及乱捻物，目直视不搐，得心热则搐，身反折强直，目连札或目内青者，或脏腑泄泻诸药不能止者，以致脾胃久虚，并宜服之。"方用当归、龙胆、川芎、山栀子仁、大黄、羌活、防风以治疗目连札。明代胡慎柔《慎柔五书》云："钱心卓令爱，五岁……延至正月尽，发热不思食，眼劄泪出而红，泄泻。服他医煮肝治疳之药不效，复语予，亦以四味肥儿之品与之。初觉有效，数日反益重，此元气已虚，攻伐太过也……用前剂加姜、桂、门冬、五味，送下四神丸，六七贴。暂进暂退，脉细如故，此元气未充，不宜改方，彼亦深信，又服四剂，眼劄略疏矣，此真元渐有复意。"指出用四味肥儿之品辨证加减送服四神丸，治疗肝疳并证的眼劄之疾。明代薛铠《保婴撮要》曰："一小儿雀盲眼札，服煮肝丸而目明，服四味肥儿丸，而目不札。"认为以健脾清肝治法可治疗雀盲引起的眼札之疾；又言："一小儿两目连札，手足发搐，服天麻防风丸之类，每发饥时益甚，得饮食稍定，此肝木制脾土也。用六君、升麻、柴胡、钩藤二剂而病瘥；又用补中益气汤而全效。"认为小儿两目连札肝木制约脾土、脾虚肝旺之症当以平肝息风辨证加减，继用补中益气汤而治；再言："一小儿自汗盗汗，颈间结核，两目连札，此兼肝脾疳症也，用四味肥儿丸及大芜荑汤而瘥。"认为肝脾疳症之两目连札当以四味肥儿丸及大芜荑汤健脾清肝杀虫治之；亦言："一小儿两眉患之……后眉间复患，两目连札，小便白浊，用四味肥儿丸、九味芦荟丸而愈。"亦云"一小儿两拗痛肿，小便澄白，肢体消瘦，发热眼札，此禀肝火之症，用龙胆泻肝汤为主，四味肥儿丸为佐"，认为小儿肝火眼札之症应用龙胆泻肝汤清肝泻火，佐以四味肥儿丸健脾清肝。明代王肯堂《证治准绳》引薛氏言，其曰："小儿雀盲，眼札。服煮肝丸而目明，服四味肥儿丸而目不札。"认为小儿雀盲眼札须以四味肥儿丸健脾清肝治之。明代武之望《济阴纲目》汤火伤一篇曰："若小儿患之，或目眨头摇等症，用四君子加芎、归、山栀，健脾胃以清肝木。"

2. 镇心祛风

明代龚云林《小儿推拿方脉活婴秘旨全书》言："热甚生风作急惊，卒然目劄有痰鸣，面青脸赤频牵引，实热凉惊与利惊。金箔镇心羌活散，稀涎更下滚痰轻，搐而不已头多汗，生死还期自晓明。"以金箔镇心、羌活散祛风解毒治疗惊风目劄。羌活散中前胡疏散风热，羌活散表寒、祛风湿、利关节、止痛，麻黄发汗解表、宣肺解表、利水消肿，白茯苓利水渗湿，川芎活血行气、祛风止痛，黄芩清热泻火，甘草解毒、调和诸药，蔓荆子疏散风热，枳壳破气、行痰、消积，细辛祛风、散寒、行水、开窍，石膏清热泻火、除烦止渴，煅用具有敛疮生肌、收湿、止血之功效。诸药共奏治筋脉拘挛疼痛、镇心祛风之功。

3. 清泻心肝

王纶《明医杂著》言："愚按前症若因心肝二经风热炽盛，两目连札，四肢抽搐，宜治肝清心。"提出惊搐而两目连札为心肝两经风热所致，而心属火，则治当清肝泻火。

4. 养血祛风

《校注妇人良方》中载有："一产妇，牙关紧急，腰背反张，四肢抽搐，两目连札，此去血过多……用十全大补，加炮姜，一剂而苏，数剂而安。"以十全大补汤加炮姜治疗血虚有风之目劄。十全大补汤治疗气血不足，虚劳咳喘，面色苍白，脚膝无力，遗精，崩漏，经候不调，疮疡不收，舌淡，脉细弱。加炮姜后可养血祛风。明代万密斋《保命歌括》曰："一妇人年四十余，形黑而瘠……左腿发内痛，溃后，起坐……忽一日眩仆，目劄口㖞，身反张，手足挛曲……予曰：此破伤风，痉病也。乃用桂枝汤加熟附子、黄芪、防风，一剂而病减，再服十全大补汤，三剂而安。"提及破伤风所表现的目劄等证，当以补益祛风法治疗。桂枝汤中桂枝辛温，辛能散邪，温从阳而扶卫，故为君药。芍药酸寒，酸能敛汗，寒走阴而益营。桂枝君芍药，是于发散中寓敛汗之意；芍药臣桂枝，是于固表中有微汗之道焉。生姜之辛，佐桂枝以解肌表；大枣之甘，佐芍药以和营。甘草甘平，有安内攘外之能，用以调和中气，既调和表里，又调和诸药。以桂、芍之相须，姜、枣之相得，借甘草之调和阴阳表里，卫气营血，并行而不悖，是刚柔相济以为和也。加回阳救逆、补火助阳、散寒止痛的附子，黄芪益气固表，防风祛风湿止痛，全方共奏缓急止痛、益气固表之功。薛己《女科撮要》中以宋代陈自明《校注妇人良方》中的相同病例，说明十全大补汤加炮姜可以治疗血虚有风之两目连札。龚廷贤《万病回春》、王肯堂

《证治准绳》、龚廷贤《寿世保元》、明末王化贞《产鉴》中均提及《校注妇人良方》的产妇两目连札等血虚生风之症，同样以十全大补汤辨证治之。清代张璐《张氏医通》曰："产后发痉……其证牙关紧急，腰背反张，四肢抽搐，两目连札，十全大补。有汗，加炮姜；多汗，加附子，不应，并加姜、附倍人参，多服始应。尝治大虚之证，服参、芪数斤，附子数枚方应。"认为妇人产后发痉之血虚生风，当以十全大补辨证治之。

5. 滋肾清肝

明代李梴《医学入门》曰："心不受热，目连札不搐，或发抽力小，俱当补肾治肝，肾气丸。"认为目连札不搐当补肾治肝，以水中生火的肾气丸治之，其在《外科枢要》云："封君袁阳泾……时当仲秋，两目连劄，肝脉微弦，此肝脉火盛而风动也，更加龙胆草五分，并六味地黄丸而愈。"认为左乳结核愈后，仲秋肝经风热之两目连札须以龙胆草清肝泻火、兼六味地黄丸滋补肾阴而愈。明代王肯堂《证治准绳》曰："一小儿因惊眼札，或搐。先用加味小柴胡汤加芜荑、黄连以清肝热，又用六味地黄丸以滋肾生肝而痊。"认为小儿受惊眼札当滋肾清肝热。清代徐灵胎《兰台轨范》言："肝有风则目连劄……当补肾治肝。"认为肝风之目连札当治以补肾治肝法。《专治麻痧初编》曰："肝有风则目连札……当补肾治肝。"其亦认为肝风之目连札当以补肾治肝法治之。

6. 健脾补肾

明代王纶《明医杂著》言："太平王职坊子，患疟疾……两目连札，肝经风热也……用补中益气汤、六味地黄丸而痊。"认为脾气虚弱之疟疾可致两目连札，以健脾益气的补中益气汤、滋补肾阴的六味地黄丸治疗。明代薛铠《保婴撮要》曰："一小儿患瘰疬，小便频数，两目连札，作呕少食，泄泻后重。用补中益气汤、六味地黄丸渐愈，佐以芦荟丸而痊。"认为补中益气汤、六味地黄丸可治疗两目连札之脾虚诸症。清代吴澄《不居集》曰："补脾汤，治小儿久病，面黄肌瘦，咬牙目劄，头发稀少，误药所致。"归脾汤本方主治心脾气血两虚之证。方中以参、芪、术、甘草补气健脾；当归、龙眼肉补血养心，酸枣仁、茯苓、远志宁心安神；更以木香理气醒脾，以防补益气血药腻滞碍胃。组合成方，心脾兼顾，气血双补。认为脾气虚弱之疳劳目劄当以归脾汤治之。

综上所述，历代医家对目劄一病论述言简意赅，不仅确定了中医药防治目劄的理论基础，还对当今临床有着重要的启迪与昭示作用。

（梁 琳 陈 飞）

漏睛病源流考

"漏睛"病名首见于北宋王怀隐等著《太平圣惠方》，其言："血汁不尽谓脓漏，俗呼为漏睛是也。"病名虽提出于北宋，但此病的临床表现及病机早在隋代巢元方《诸病源候论》中就有记载，其言："风热客于睑眦之间，热搏于血液，令眦内结聚，津液乘之不止，故成脓汁不尽。"及至明代王肯堂，其所著《证治准绳》对漏睛病位及主症的载述则更为详细，为后世医家的学习研究提供了诸多帮助。漏睛病机涉及多个脏腑，且此病缠绵顽固，难以根治，故现从病名、病因病机、证候分类及治疗四个方面入手，对历代重要医籍中有关漏睛的论述进行整理归纳，以期对临床诊治本病有所帮助。

（一）病名

"漏睛"一词始于《太平圣惠方》并沿用至今，但不同时期，别名众多，有"目脓漏""漏睛脓出""漏睛眼""热积必溃之病""眦漏症"等多种俗名，又有根据病症、病机、病位、病性的不同，分类命之为"大眦漏""小眦漏""正漏""偏漏""外漏""窍漏""阳漏""阴漏"等。纵观历代有关漏睛的诸多论述，综合分析漏睛诸多称谓的历史，现归纳为以下四种分类命名。

1. 以病症特点分类命名

隋代巢元方《诸病源候论》曰："目，是肝之外候，上液之道，风热客于睑眦之间，热搏于血液，令眦内结聚，津液乘之不止，故成脓汁不尽，谓之脓漏。"巢氏虽未直接提出"漏睛"一词，但其所描的病机与症状与现之漏睛十分相似，其谓此病脓漏，便是根据本病"目眦流脓汁不尽"的临床表现而命名的。又有宋代官修《圣济总录》提到本病有流脓漏津的临床表现，故名为脓漏，其载："目脓漏者，缘血脉壅热……起于目内眦……脓汁时下，绵绵不绝，如器津漏，故谓之脓漏。"《太平圣惠方》之论述承于《诸病源候论》，并直接提出"漏睛"一词，又在脓汁不尽的基础上提出血汁不尽的临床表现，即"血汁不尽谓脓漏，俗呼为漏睛是也"。

2. 以病因病机分类命名

除按病症特点命名外，纵观历代医家的载述，亦有医家以病因病机的不同为本病命名。如元代倪维德《原机启微》言："其病癮涩不自在……内眦穴开窍如针目，按之则沁沁脓出，有两目俱病者，有一目独病者，目属肝，内眦属膀胱……故曰热积必溃之病，又曰漏睛眼者是也。"其指出本病病机为热积而导致脓成破溃而出，故命名为"热积必溃之病"。

3. 以病位分类命名

明代傅仁宇《审视瑶涵》对漏睛的分类较为详细，其将漏睛作为一个单独疾病论述，按病位分为大眦漏症、小眦漏症两大类，病位在大眦者，名为大眦漏，病位在小眦者，名为小眦漏。其论曰："大眦漏症，此症大眦之间生一漏，时流血而色紫晕……小眦漏症，小眦之间生一漏，时流血水，其色鲜红。"王肯堂《证治准绳》对漏睛的病位做了更为详细的论述，其曰："大眦之间生一漏，时流血水，其色紫晕，肿胀而疼……小眦间生一漏，时流血，色鲜红……有漏生于风轮，或正中，或略偏，病至此目亦危矣……漏生在气轮，金坚而位傍，为害稍迟，故曰偏漏。其流如稠浊白水，重则流脓……生于两睥之外，或流脓，或流稠臭水，胀痛则流出，不胀则略止，其害目迟于各漏。"及至清代，祁坤《外科大成》承《证治准绳》所言，其曰："（漏睛）偏漏生于气轮者轻，流白水，重则成脓，久而膏枯者不治。内漏生于目窍之旁，外漏生于肉轮之外，此由积热痰火熏蒸所致。在大眦属心经君火，宜补北泻南，小眦属心胞相火，宜于北方中补而抑之也。"祁坤除将漏睛分为大眦漏、小眦漏两种外，还进一步根据五轮学说，提出若漏睛病位在风轮者，称其正漏；若病位在气轮者，称其偏漏；又有病位于目窍之旁者，称其为内漏；病位位于肉轮者，称其为外漏。将漏睛按病位分为正漏、偏漏、内漏、外漏、大眦漏、小眦漏六种。张璐《张氏医通》云："大眦漏证，大眦之间生一漏……小眦漏证，小眦间生一漏……正漏证，生于风轮，或正中，或略偏……偏漏证，生于气轮……外漏证，生于两眦之外，或流稠脓……窍漏证，乃目傍窍中流出薄稠水。"张氏将漏睛分为小眦漏、大眦漏、正漏、偏漏、外漏、窍漏。其所述之窍漏，依据其临床表现可知，与祁坤所述内漏者基本相同。此外，日本医书《眼科锦囊》又载："此证汉名大眦漏。即泪囊中潴蓄如脓之液者是也。以指头按其部，则大眦流泄浊液……以病毒攻着鼻管，遂为闭塞，使鼻孔不通，而其部诸液，亦变作脓状，故浊液不流泄鼻口，而漏溢泪管，然其闭塞乏少者，或有少出鼻孔者矣。"指出病毒攻于鼻管，使鼻窍闭塞，鼻孔不通，故浊液不得流泄鼻口，以指头按其部，则漏溢泪管，其描述的亦为窍漏之证也。

4. 以病性分类命名

明代王肯堂《证治准绳》中提到"阴漏"与"阳漏"，其曰："阴漏证，不论何部生漏，但从黄昏至天晓则痛胀流水，作青黑色，或腥臭不可闻，日间则稍可，非若他证之长流……阳漏证，不论何部分生漏，但日间胀痛流水，其色黄赤，遇夜则稍可，非若他漏长流也。"由此观之，阳漏、阴漏与大眦漏、小眦漏、正漏、偏漏、外漏、窍漏命名方法不同，其是根据漏睛具体病情，从阴阳属性上命名的方法，且阳漏和阴漏的描述亦见于其他诸书中，如《审视瑶函》曰："阴漏证，此症不论何部生漏，但漏从黄昏时并天晓，则痛胀而流清黑水也。日间病尤稍可，非若他症之长流。乃幽阴中有伏隐之火，随气升降来，故夜间阴分而病重……阳漏证，此症不论何部分生漏，但日间流水，色黄赤者，非若他症漏液长流。病在阳部，随其气而来……以上二症，专言其有时而发，有时而止，若长时流者，各有正名，彼此不同。"其不仅按病性将漏睛明确分为阴、阳两类，并在分类基础上，针对其特点从病机层面进行了区分和剖析。至清代，祁坤《外科大成》亦载："阴漏则昼轻夜重。宜养血清肝。阳漏则夜轻昼重。宜清金补气。"黄朝坊《金匮启钥》亦云："漏证更有阴阳别，阴漏证生或臭腥。胀疼流水色青黑，日稍平兮夜复临……阳漏相殊更引伸。不拘部分频为害，日重夜轻漫比伦。"上述医家均认为本病有阴阳之别，根据病性的不同可以分为阴漏、阳漏两类。

（二）病因病机

由于漏睛病位在眼部，而"五脏六腑之精皆上注于目"，故其病因病机多而复杂，与诸多脏腑密切相关。且历代医家对漏睛病因病机的认识也多有不同，现经整理概括，大致分为七类，现分别论述。

1. 风热外袭，热毒上攻

隋代巢元方《诸病源候论》谓此病由于"风热客于睑眦之间，热搏于血液，令眦内结聚，津液乘之不止，故成脓汁不尽"，其明确提出风热之邪，客于睑眦的病因，并提出热与血结的病机。北宋《太平圣惠方》云："夫目是肝之外候，上液之道，风热客于睑眦之间，热搏于血液，令眦内结聚，津液乘之下上，故成脓血，汁不尽谓脓漏，俗呼为漏睛是也。"继承了风热外袭，热与血搏的观点。日本古方派皇汉医书《素问绍识》亦有相似表述，其曰："巢源有目泪出不止候，又有目脓漏候，曰风热客于睑眦之间，热搏于血液，令眦内结聚，津液乘之不止，故成脓汁不尽，谓之脓漏。"而后，宋元时期《秘传眼科龙木论》载："五脏多积风热壅毒，攻冲于黑睛、黄仁生出毒疮，灌溉水轮控血，溃烂流脓。"提出风热壅毒的病机。清代黄庭镜《目经大成》又载："（漏睛）乃游风客热停蓄脏腑，传于目系，未能发泄而致。且热，气也，风，亦气也，气以成形，则变为痰、为液、为脓汁，出于大眦上下睑头小孔之中。"其进一步指出漏睛乃由于游风客热停蓄脏腑，风热影响气的运行，故可为痰、为液、为脓汁，出于大眦上下睑头小孔之中，则为漏睛。黄朝坊《金匮启钥》亦指出本病病机为"因停风热于胞中"。另外，张璐《张氏医通》将漏睛分为六类，并提出正漏病位在肝肾，病机为风热伏陷肝肾，其云："正漏证……生于风轮，或正中，或略偏，为肝肾风热伏陷所致。若初发破浅，则流出如痰白膏，日久而深，则流出青黑膏汁。"顾锡《银海指南》指出"睛明穴有疮，名眼痈，日久成管，名漏睛，属太阳郁热不宣"，认为漏睛病机当属太阳经郁热不宣。

　　除风热外袭的病机外，亦有医家提出热毒上攻之说，如日本俊笃士雅《眼科锦囊》言："此证汉名大眦漏……原因如梅湿淋痔赤白带下等，酷烈之诸毒为上攻，而其毒浸淫鼻髎筛骨边发生小肿，以病毒攻着鼻管，遂为闭塞，使鼻孔不通，而其部诸液，亦变作脓状，故浊液不流泄鼻，而漏溢泪管，然其闭塞乏少者，或有少出鼻孔者矣。"提出酷烈诸毒上攻的病因病机。明代徐春甫《古今医统大全》云："初因五脏积热，毒郁不散，以致目内生疮，脓血泛流，久则清浆，因而成漏。"强调本病之初多为热毒郁而不散所致。认为本病为五脏积热成毒，热毒郁而不散，客于眼部，发为漏睛。

2. 心气不宁，风热停留

　　除风热外袭外，亦有部分医家认为本病乃心气不宁合并风热停留而致。如元代医家危亦林《世医得效方》言："漏睛脓出，眦头结聚生疮，流出脓汁，或如涎水，粘睛上下，不痛，仍无翳膜。此因心气不宁，并风热停留在睑中。"明代王肯堂《证治准绳》亦承袭危氏《世医得效方》之论，认为本病心气不宁为本，风热停留为表。此外亦有诸多医家提出心气不宁，风热停留的病机。清代沈金鳌《杂病源流犀烛》曰："七日漏睛脓出，由心气不宁，风热客于眦睑间，致眦头结聚津液，脓出不止。"认为心气不宁，风热停留，可致本病。而《金匮启钥》和《审视瑶函》又进一步提出，因心与小肠相表里，心气不宁乃是由小肠邪热逆行于心而致，其言："此证因心气不平，乃小肠邪热逆行之故，并风热停留在睑中。脓水或出于疮口，或在大小眦孔窍者出，多流出不止是也。"其所提心气不宁，乃小肠邪热逆行之故，对治疗本病有一定启示作用。

3. 心经火毒，循经上传

　　随着对本病病机的认识不断深入，有部分医家提出漏睛可由心经火毒上攻，而致结成脓血，脓出不尽。由于心属火，为二眦，曰血轮，故心经火毒这一病机，多指大眦漏、小眦漏。明代杨希洛等整理的《明目至宝》就曾直接指出漏睛病机为心火热毒，其载："漏睛脓出苦离宫，心火炎炎热毒攻，结成脓血出无穷。"明代傅仁宇《审视瑶函》将大眦漏、小眦漏分而论之，大眦漏为心火实毒，小眦漏之火乃心络相火横行而来，其曰："此症大眦之间生一漏，时流血而色紫晕，病在心部，火之实毒……小眦漏症，小眦之间生一漏，时流血水，其色鲜红，是病由心络而来，下焦火横行之疾。"至清代，吴谦等所撰《医宗金鉴》云："漏睛脓出睑眦间，或流脓汁或清涎，目无翳障不疼痛，风热攻冲心火炎。"心火炎，即为心火炽盛。祁坤《外科大成》中有"在大属心经君火……小属心胞相火"的论述。张璐《张氏医通》亦有相似载述，言"大眦漏证大眦之间生一漏，时流血水，紫晕肿胀而痛，病在心火实毒，小眦漏证小眦间生一漏，时流血色鲜红，病由心胞络而来，相火横行之候。"上述皆认为大眦漏证为心火实毒，小眦漏证则由心胞络相火横行而来。另外，黄朝坊《金匮启钥》又强调湿毒这一病机，言："尝稽大眦漏证，大眦之间生一漏，时流血水，其色紫晕，此病在心部，火之湿毒所致。"认为本病除火毒外亦有湿毒。

4. 痰火湿热，酿腐成脓

明代王肯堂在《证治准绳》中明确指出痰火湿热者，易患漏睛之窍漏证，其言："窍漏证乃目傍窍中流出薄稠水，如脓腥臭，拭之即有，久则目亦模糊也。人嗜燥耽酒、痰火湿热者，每患此疾……与气壅如痰相似……如痰乃在外水不清，睑内欲出不得出者；此则从内，邪气熏蒸而出，欲罢不能者。"清代黄庭镜《目经大成》言："此症非一时生得如是，乃游风客热停蓄脏腑，传于目系，未能发泄而致……盖火为毒源，洁其源则流不待澄而自清……幽郁痰饮及天禀衰薄之人患者多。"其提出痰饮之人患者多，从侧面印证痰饮亦为此病致病因素之一。张璐《张氏医通》又载："阳漏证不论何部生漏，但日间胀痛流水，其色黄赤，遇夜则稍可，乃阳络中有湿热留著所致……窍漏证乃目傍窍中流出薄稠水。如脓腥臭，拭之即有，久则目亦模糊也，嗜燥耽酒，痰火湿热者，每多患此。"亦明确提出痰火湿热者易患窍漏证。黄朝坊《金匮启钥》亦曰："窍漏旁漏亦流水，拭之即有似脓腥。病由嗜燥兼痰火，久而不治恐伤神。"祁坤《外科大成》曰："漏睛为睛内有孔，时流脓汁也，如正漏生于风轮，初出白膏如痰……偏漏生于气轮者轻，流白水，重则成脓，久而膏枯者不治。内漏生于目窍之旁，外漏生于肉轮之外，此由积热痰火熏蒸所致。"其指出外漏为积热痰火，熏蒸酿脓而致。

5. 膀胱肝经，血脉壅热

梶原性全《覆载万安方》及宋代《太平圣惠方》均言："男女肝脏积热，肝虚，目睛膜入水轮，漏睛眵泪，眼见黑花，视物不明。"提出漏睛可由肝脏积热、肝虚而致。《圣济总录》曰："目脓漏者，缘血脉壅热，传入于足太阳膀胱之经，膀胱之脉，起于目内眦，则令人睑眦肿痒，久即成疮，脓汁时下，绵绵不绝，如器津漏，故谓之脓漏。"认为本病为足太阳膀胱经之血脉壅热而致。明代王肯堂《证治准绳》云："倪仲贤论热积必溃之病曰：有两目俱病者，有一目独病者。目属肝，内眦属膀胱，此盖一经积邪之所致也，故曰热积必溃之病，又曰漏睛眼者是也。"提出膀胱经积邪的病机。而《审视瑶函》又进一步补充："其病隐涩不自在，稍觉眵膜，视物微昏，内眦开窍如针，目痛，按之则沁沁脓出。

6. 肾阴亏虚，伏火为患

宋代官修《太平惠民和剂局方》言："治男子、妇人肝脏积热，肝虚目暗，膜入水轮，漏睛眵泪，眼见黑花，视物不明，及诸风气等疾由肾气虚败者。"指出漏睛与肾气衰败有关。明代傅仁宇《审视瑶函》言："阴漏症，此症不论何部生漏……乃幽阴中有伏隐之火，随气升降来，故夜间阴分而病重。"王肯堂《证治准绳》亦承言："阴漏证不论何部生漏，但从黄昏至天晓则痛胀流水……幽阴中有伏隐之火，乃随气升来，故遇阴分即病重。"皆认为阴漏夜间而病重，即因其为幽阴中有伏隐之火，夜间阳入阴分，故病重也。清代张璐《张氏医通》曰："阴漏证不论何部生漏，但从黄昏至天晓，则痛胀流水，作青黑色，或腥臭不可闻，目间则稍可，乃幽阴中有伏火为患。"提出阴漏的病机为幽阴中有伏火为患，乃肾阴亏虚，继而伏火产生。

7. 正气不足，肺火湿热

明代王肯堂《证治准绳》载："阳漏证……治当补正气，清金火。"其提出阳漏须清金补气，故可知此病有正气不足，兼有肺火的病机。清代祁坤《外科大成》亦言："阳漏则夜轻昼重，宜清金补气。"黄朝坊《金匮启钥》亦云："何以谓之阳漏，此证亦不论何部分生漏……其病在阳部，故随阳气之升而作，治法当补正气，而兼清金火之燥湿。"上述皆言此病为肺火兼湿邪合致。

（三）证候分类

历代医家对漏睛证候分类的表述：①风热外袭；②心火炽盛；③痰火湿热；④心脾湿热；⑤心气不宁；⑥正虚邪恋。

（四）治疗

漏睛病因病机纷繁复杂，故其治法亦有不同，经过对古代医籍文献的整理，现执简驭繁，将治法概括为以下几类，分述如下：

1. 辨证论治

（1）疏风清热：漏睛病机有风热外袭，客于睑眦而发者，治疗应当以疏风清热为主。宋元时期《秘传眼科龙木论》载："漏睛脓出……五脏多积，风气壅毒，致令疮出于眼中，或流清涎，皆是脑热所作……服治风黄芪汤，即瘥。"其指出对于五脏多积，风气壅毒，致令疮出于眼中者，可服治风黄芪汤疏风清热。治风黄芪汤方中黄芪、人参、防风益气固表，疏风清热；远志、茯苓化湿安神；地骨皮、大黄、知母滋阴清热。明代王肯堂《证治准绳》言："漏睛，五花丸治漏睛脓出，目停风热在胞中，结聚汁，和泪相杂，常流涎水，久而不治，至乌珠坠落。"其认为风热之邪客于胞中，宜用五花丸解之。清代黄朝坊《金匮启钥》亦承上所述，载："若因停风热于胞中者，则以五花丸主之。"

此外，如前病因病机所述，有医家在风热外袭的基础上，又提出心气不宁的病机，针对其病机，在治疗上亦有所变化。元代危亦林《世医得效方》指出可服白薇丸治疗心气不宁，并风热停留在睑中之证，载："漏睛脓出……此因心气不宁，并风热停留在睑中。宜服：白薇丸。"明代王肯堂《证治准绳》亦言："漏睛……此因心气不宁，并风热停留在睑中，宜服五花丸、白薇丸。"其指出心气不宁，风热停留者，亦当采用疏风清热法，除服五花丸外，亦可服用白薇丸。至清代，沈金鳌《杂病源流犀烛》延续上述观点，载："七日漏睛脓出，由心气不宁，风热客于眦睑间，致眦头结聚津液，脓出不止（宜白薇丸）。"

（2）清心泻火：漏睛由心火实毒引起者，可用清心泻火法。明代杨希洛等整理的《明目至宝》曰："漏睛脓出苦离宫，心火炎炎热毒攻。气滞停留于眦畔，结成脓血出无穷……白薇丸及洗心散，服了教君热毒通……此是心经脾经热毒相攻也。宜服三花五子丸、镇肝散、羌活散。"其指出白薇丸及洗心散二方可通热毒。清代张璐《张氏医通》言："大眦漏证大眦之间生一漏……病在心火实毒，金花丸加羌活、蝎尾……小眦漏证小眦间生一漏……病由心胞络而来，相火横行之候，导赤散加透风清热药。"提出治疗大眦漏证心火实毒者，可用金花丸加羌活、蝎尾清心泻火，而治疗小眦漏证可在导赤散清心火的基础上加透风清热药。林珮琴《类证治裁》对于大眦漏、小眦漏治法亦有相似描述："至于疮久成大眦漏，金花丸加羌活、蝎尾。小眦漏，导赤散加透风清热药。"又载："正漏生风轮上，流脓如痰，急宜泻肝。"指出正漏证急宜泻肝火。又《医宗金鉴》"漏睛脓出歌"条文载："漏睛脓出睑眦间，或流脓汁或清涎，目无翳障不疼痛，风热攻冲心火炎。竹叶泻经汤柴泻，升麻竹叶草车前，黄芩草决川羌活，芩芍将军栀子连。"指出服竹叶泻经汤可治疗风热攻冲，心火热盛之证。

（3）泻南补北：对于大眦漏、小眦漏，有医家认为其病机与心肾有关，采用补肾泻火之法，泻火尤以泻心火为主。明代王肯堂《证治准绳》载："大眦漏证大眦之间生一漏，时流血水，其色紫晕，肿胀而疼。病在心部，火之实毒。治法宜补北方，泻南方……小眦漏证小眦间生一漏，时流血，色鲜红。病由心包络而来，相火横行之候。失治则神膏损而明丧矣。当于北方中补而抑之。"其指出大眦漏生漏是因心火实毒，而心火则是由于肾水不能制火而产生，故治疗应补北方，泻南方；又提出小眦漏乃是相火横行之候，肾阴不足不可制伏火而成，故治疗时应于北方中补而抑之。傅仁宇《审视瑶函》亦言："此症大眦之间生一漏，时流血而色紫晕，病在心部，火之实毒，故要补肾以泻心也，宜服：燥湿汤。小眦之间生一漏，时流血水，其色鲜红，是病由心络而来，下焦火横行之疾。当于肾中补而抑之。宜服：泻湿汤。"清代黄朝坊《金匮启钥》亦认为治疗大眦漏当补肾以泻心火，并提出可用燥湿汤，其载："尝稽大眦漏证，大眦之间生一漏，时流血水，其色紫晕，此病在心部，火之湿毒所致，治法当补肾以泻心火，以燥湿汤主之。"与前人不同的是，黄氏提出心部乃是火之湿毒所致，强调了湿毒对疾病的影响。

（4）清热利湿：湿热停留之漏睛，当以清热利湿为要。清代张璐《张氏医通》云："阳漏证……乃阳络中有湿热留着所致，人参漏芦散去当归，加羌、防、生甘草……窍漏证……痰火湿热者。每多患此。竹叶泻经汤、千金托里散。"其提出阳漏证乃阳络中湿热之邪停留所致，而窍漏证，痰火湿热者，易患此病，故治疗当清热利湿。其又言："偏漏证，生于气轮。痰湿流于肺经而成……急用泻肺药。如贝母、桔梗、桑皮、生甘草、黄芩、山栀之类凉解之。"提出偏漏证，因其生于气轮，根据五轮学说，气轮乃白睛，白睛内应于肺，故乃痰湿流于肺经而成，治疗可用清肺热药凉解之。黄朝坊《金匮启钥》亦载窍漏证，病机为嗜燥兼痰火，并提出治宜清胃汤为主，其言："此病凡嗜燥耽酒痰火湿热人多患之……窍漏旁漏亦流水，拭之即有似脓腥。病由嗜燥兼痰火，久而不治恐伤神。治宜清胃汤为主，医师从此可精询。"

（5）温补清泻：明代傅仁宇《审视瑶函》载："阴漏证，此症不论何部生漏，但漏从黄昏时并天晓，则痛胀而流清黑水也。日间病尤稍可，非若他症之长流。乃幽阴中有伏隐之火，随气升降来，故夜间阴分而病重，治当以温而清之。"提出治漏睛阴漏证当温补清泻并用。清代张璐《张氏医通》又补充对于肾阴不足，有伏火为患阴漏证者，可采用四物加细辛、香附、连翘之类补血清火，其载："阴漏证，不论何部生漏……乃幽阴中有伏火为患，四物加细辛、香附、连翘之类。"

（6）补肝益肾：对于肝肾不足，漏睛胗泪，眼见黑花，视物不明者，当应用补肝益肾之法。宋代《太平圣惠方》就提出男子、女子漏睛胗泪，当补肝益肾，其载："治男子、女人肝脏积热，肝虚目暗，膜入水轮，漏睛胗泪，眼见黑花，视物不明……但服明睛地黄丸，能补肝益肾，驱风明目，神效。"清代黄朝坊《金匮启钥》曰："眦漏须将大小分……若肾与肝同不足，宜以益阴肾气（丸）。"益阴肾气丸，于六味外，加当归、五味子、柴胡，以滋阴养肾，养肾则精自生，精生则目明不暗。林珮琴《类证治裁》又提出阴精亏损者，可服驻景丸、益气聪明汤等以补之，载："至于疮久成大眦漏……更有精神乱而妄见，视定反动，视正反邪，生晕变色，皆阴精亏也。驻景丸、益气聪明汤，或点百草膏。"

（7）清金补气：对于肺火为患的漏睛，治疗宜采用清金补气之法。明代王肯堂《证治准绳》云："阳漏证，不论何部分生漏，但日间胀痛流水，其色黄赤，遇夜则稍可，非若他漏长流也。治当补正气，清金火。"其认为治疗阳漏可补正气，清金火。而傅仁宇《审视瑶函》亦载："阳漏症，此症不论何部分生漏，但日间流水，色黄赤者，非若他症漏液长流。病在阳部，随其气而来。治当补正气，而清凉其燥湿。以上二症，专言其有时而发，有时而止，若长时流者，各有正名，彼此不同。"其指出治疗阳漏证，当补气除湿，清凉润肺。清代林珮琴《类证治裁》言："偏漏生气轮上，流出白水，急宜泻肺。"气轮为肺所主，故治疗偏漏，当以泻肺金为主。祁坤《外科大成》曰："阳漏则夜轻昼重，宜清金补气。"其明确提出清金补气法。黄朝坊《金匮启钥》中补充了方剂保光散、补漏生肌散、小牛黄丸可清其燥湿，其曰："何以谓之阳漏，此证亦不论何部分生漏，但日间胀痛流水……其病在阳部，故随阳气之升而作，治法当补正气，而兼清金火之燥湿，宜服保光散，及补漏生肌散，与夫小牛黄丸。"

2. 其他疗法

（1）截法：漏睛重症，久不愈者，可采用截法。日本俊笃士雅《眼科锦囊》对截法有详细记载，其曰："重证者，宜行截法。其法用纸作细捻，约长五分许，微开尾头，以尖头醮烊蜡，穿入泪孔，屈折其所露出之尾头，摊硬膏贴、著大眦外，行是法者，使浊液留滞泪囊，而不泄出，则其部浊液潴畜，自为膨胀隆起，以得容易看定患处，而便下手也，既看定患处，则就其膨胀之部，将小尖刀，纵截二三分深，以及泪囊为度，而宜小水铳用片脑水灌洗之，洗罢，以干绵撒丝，充实刀瘢，白布浸米醋以覆之，更施绷带，而每日改换干绵撒丝，令其吸尽浊液也，约三日为限，复用蜡纸捻，再穿入泪囊。"目前漏睛久不治者可考虑手术，根据情况选用泪囊摘除术、泪囊鼻腔吻合术或泪小管手术。其又言："汉所谓漏睛脓血者，目疮之同证，而穿漏口者是也，治法外术，将柳叶针，刺脓疡上，可以驱除其脓，若凝固而在角膜之内部者，宜仿内翳法术下针。"即为古代医家对漏睛进行手术治疗的记载。

（2）外点敷熨法：除用内治法治疗漏睛外，还可采用外点敷熨法治疗。宋代《圣济总录》载："治眼漏睛有脓出，经年不绝，马齿散熨方（捣罗为末，入银石器中，于饭甑上蒸，以绵裹熨眼大眦头，泪孔有脓水出处，凡熨眼时，须药热熨透睛，三五十度脓水自绝）……治睛漏疮，目大眦出脓汁有窍，以龙脑散点方（龙脑、马牙硝各半钱，绿豆粉一钱，上三味同研极细，用灯心粘药点之，日四五上）。"提出若漏睛，流脓不止，可用马齿散熨方，若漏睛脓汁有窍，可点龙脑散。《太平圣惠方》亦载："治眼脓漏，视物不明，点眼方……熨眼方[马齿苋子（半两）、人苋子（半合）]上药，捣罗为散，入铜器中，于饭甑上蒸，以绵裹熨眼大眦头，泪孔有脓水出处，凡熨眼之时，须药热熨，透睛三五十度，脓水自绝。"其提出点眼方、熨眼方点眼可分别治疗视物不明、脓漏久不止和漏睛脓汁出、经年不绝者。清代林珮琴《类证治裁》言："至于疮久成大眦漏……更有精神乱而妄见，视定反动，视正反邪，生晕变色，皆阴精亏也。驻景丸、益气聪明汤，或点百草膏。"其补充百草膏亦可外点治疗漏睛。日本俊笃士雅《眼科锦囊》云："汉所谓漏睛脓血者，目疮之同证。穿漏口者是也。治法外术……点剂，蓬砂水，神效水。内服凉膈散，加倍桔梗。且有一证无疼痛者，用局方甘露饮。屡见效。"其提出治疗漏睛可内外同治，外点、内服共治。

综上所述，各代医家对漏睛病的认识，至今影响着我们对该病的诊治理念，对临床实践起着重要启迪与昭示作用。历代医家对漏睛病的认识各有不同,论治思路多种多样,遂整理如上,考镜源流,很有意义。

（乔 羽）

漏睛疮源流考

"漏睛疮"病名首见于宋代窦汉卿《疮疡经验全书》。清代吴谦等《医宗金鉴》中描述最为详尽,其载:"此症生于目大眦,由肝热风湿,病发于太阳膀胱经睛明穴……初起如豆如枣,红肿疼痛,疮势虽小,根源甚深,溃破出黏白脓者顺;生青黑脓或如膏者险。"漏睛疮可由漏睛演变而来,也可直接感邪发病,故每在发病前,常出现漏睛之临床表现,即内眦部有脓泪从泪窍沁沁而出。此外,漏睛与漏睛疮之别在于漏睛多无红肿疼痛之实热证。历代医家关于漏睛疮的论述并不丰富,所查资料亦十分有限,现对漏睛疮的源流稍做梳理,对其病名、病因病机、证候分类及治疗略做阐述,以期能够在历史文献的总结中汲取养分,有益于临床。

（一）病名

"漏睛疮"一名首见于宋代窦汉卿《疮疡经验全书》,在历代书籍亦载"大眦漏""睛漏疮""眼漏"等名称。由于本病多由漏睛演变而来,且发病部位与漏睛相同,而又有红肿出脓等疮疡的特征,故名漏睛疮。明代王肯堂《证治准绳》又提到漏睛疮溃后成漏者为"大眦漏"。由于年代更替,不同时代的不同医家对于本病的称谓及认识亦有不同。现综合分析漏睛疮病名沿革,可归纳为以下两种分类方式。

1. 以病位分类命名

宋代官修《圣济总录》载:"睛漏疮,目大眦出浓汁。"明代刘纯《医经小学》亦承上所言:"睛漏疮,生目大眦,必出浓汁。"上述医家均认为本病病位在目大眦,流浓汁,故名"睛漏疮"。延至清代,许克昌《外科证治全书》言:"红肿曰痈,白塌曰疽,部位既殊,称名亦异。在头为大头毒……于眼为时火眼……为漏睛疮。"痈疽发于眼部,故命名为"漏睛疮"。吴谦等著《医宗金鉴·外科心法要诀》言:"此证生于目大眦,发于太阳膀胱经睛明穴。其穴之处,系藏泪之所。"其亦指出漏睛疮病位在目大眦,即太阳膀胱经睛明穴,为藏泪之所。郑玉坛《郑氏彤园医书四种》曰:"漏睛疮生大眦角上,属睛明穴……病发自膀胱,由肝热风湿搏结而成……有脓从眼内出者是为眼漏。亦有疮口渗出泪液致目内干涩者。"其提出漏睛疮生大眦角上,又提出有脓从眼内出者是为"眼漏",有疮口渗出泪者为"漏睛疮"。高秉钧《疡科心得集》又进一步阐述眼漏之名,其曰:"眼漏一名漏睛疮,生于目内眦下,由肝热风湿,病发于足太阳膀胱经睛明穴,其穴系藏泪之所。"顾世澄《疡医大全》载:"眼丹乃脾经有风……脓成即以针针之,迟则眼头自破,此乃睛明穴,内空难敛,成漏者多,以致变为漏睛疮,久则损明。"其提出漏睛疮可由眼丹发展而来,亦提到漏睛疮病位在睛明穴。易凤翥《外科备要》亦载:"生大眦角上,属睛明穴,系藏泪之所,病发自膀胱,要由肝热风湿搏结而成……

或有脓从眼内出者是为眼漏，亦有疮口渗出泪液致目内干涩者收敛更迟，若烂断眼边弦者不治。"其认为漏睛疮生于大眦角上，称为"眼漏"。

2. 以病症特点分类命名

清代吴谦等《医宗金鉴·外科心法要诀》载："此证生于目大眦……其穴之处，系藏泪之所，初起如豆如枣，红肿疼痛，疮势虽小，根源甚深。溃破出黏白脓者顺；出青黑脓或如膏者险……疮口过出泪液，以致目内干涩者，收敛更迟；若溃断眼边弦者不治。"此处指出漏睛疮初起如豆如枣，红肿疼痛，疮势虽小，根源甚深，且破溃出脓，故名"漏睛疮"。易风翥《外科备要》亦曰："初发豆粒红肿焮痛，形小根深，溃出稠黏白脓者顺，脓色青黑或如膏者险。"提出本病红肿焮痛，形小根深的症状特点。同时代，《新刻图形枕藏外科》言："此图漏睛疮……初起痒痛，渐成脓水流，眼弃日久，睛昏气散。"其提出此病初起痒痛，而后渐成脓水流，故名"漏睛疮"。顾世澄《疡医大全》言："迟则眼头自破，此乃睛明穴，内空难敛，成漏者多，以致变为漏睛疮，久则损明。"其认为本病成漏者多，内空难敛。

（二）病因病机

"五脏六腑之精皆上注于目"，而漏睛疮病位即在眼部，故其病因病机与诸多脏腑密切相关。且历代医家对漏睛疮病因病机的认识也多有不同，经整理概括为风热肝毒、心经火毒、肝热风湿、膀胱积热四类，现分别论述：

1. 风热肝毒

宋代窦汉卿《疮疡经验全书》对本病的病因病机做了论述，其言："夫漏睛疮者，肝脏毒气，小肠邪风，外攻肾端。灌于瞳仁，初生疼痛，渐成脓水。其色如疳，日久睛昏，气败肝绝，难救之证，慎之慎之。"其提到肝脏毒气，小肠邪风的病机。清代《新刻图形枕藏外科》曰："此图漏睛疮，肝肾小肠风热上攻，复注于睛内。"其又提出本病病机为肝肾小肠风热上攻，复注于睛内而成。而现代多认为本病乃热毒炽盛并兼风邪外袭而发，如《中医眼科临床实践》载："漏睛疮急性起病，内眦睛明穴下方红肿，触之有硬结，压痛明显，往往伴有头痛、口干、便燥，脉弦数或伴有恶寒发热并全身不适，多因热毒炽盛兼风邪外袭。"

2. 心经火毒

明代王肯堂《证治准绳》提到漏睛疮溃后成漏者为"大眦漏"，其言："此症大眦之间生一漏，时流血水而色紫晕。病在心部，火之实毒。"其指出心火实毒为本病的病因病机。傅仁宇《审视瑶函》亦承上所言。延至清代，张璐《张氏医通》言："大眦漏证大眦之间生一漏，时流血水，紫晕肿胀而痛，病在心火实毒。"张氏亦认为大眦漏证为心火实毒而致。祁坤在《外科大成》中认为大眦漏证、小眦漏证发病是由于心经君火、心胞相火为患，其曰："在大属心经君火……小属心胞相火。"黄朝坊《金匮启钥》曰："尝稽大眦漏证，大眦之间生一漏，时流血水，其色紫晕，此病在心部，火之湿毒所致。"其又提出大眦漏之病机属于心之火湿毒邪。

3. 肝热风湿

清代时世瑞《疡科捷径》曰："漏睛疮在大眦生，风湿肝经郁热成。肿痛溃脓稠更顺，频流清水长难平。"由此可见，其认为漏睛疮病机为风湿肝经郁热。郑玉坛《郑氏彤园医书四种》总结病机为"由肝热风湿搏结而成"。

4. 膀胱积热

清代顾世澄《疡医大全》言："漏睛疮……此证皆因膀胱积热，深邪伏而不散，积久必溃，病始外见。目内眦穴属膀胱，开窍如针，按之则浸浸脓出，视物微昏，眨睩隐涩。"其提出膀胱积热，深邪伏而不散，积久必溃的病机。

（三）证候分类

历代医家对漏睛疮证候分类的表述：①风邪外袭，风热上攻；②心经火毒，热毒炽盛；③心脾积热，肝热湿热；④气血虚弱，正虚邪留；⑤素有漏睛，残邪未尽；⑥肾阴不足，虚火上炎。

（四）治疗

由于病因病机的不同，其治法亦各有不同。现经过对古代医籍文献的考察整理，将漏睛疮治法执简驭繁，概括为以下几类，兹分述如下。

1. 辨证论治

（1）祛风清热：对于漏睛疮风邪外袭又热毒炽盛者，可采用祛风清热法来治疗。清代许克昌《外科证治全书》载："漏睛疮，生大眼角，太阳膀胱经睛明穴，其穴系藏泪之所……初宜复目汤加连翘、防风、荆芥、银花各一钱五分，生栀仁、柴胡各一钱，灯心五十寸，水煎服之。"其认为可以用复目汤加疏风清热解毒之药治疗漏睛疮。复目汤中熟地滋阴养血，当归养血补肝又活血止痛，共为君药，以补阴血之亏虚，但补而不滞；臣以赤芍入肝经血分，散血中郁热，而凉血散瘀止痛；佐以川芎活血行气，又上达头目以止痛；黄芩酒炒，功善清泻在上之热邪，且有散邪外出之势；甘菊内可散肝热，又能疏邪于外；薄荷轻扬升散，芳香通窍，以散上焦风热，清利头目，共为佐药；使以甘草，调和诸药。综观全方，补肝、疏肝、清肝，使肝体得养，肝热得散，目痒随之而愈。高秉钧《疡科心得集》载："眼漏一名漏睛疮，生于目内眦下……斯时宜用清解消散。如穿溃每难收敛，遂成漏管，以升药条插入提之，一日一换，数十日方收口。内服神效黄汤，或作为丸亦可。"其提出治疗漏睛疮宜用清解消散之方，可内服神效黄汤。

（2）清心泻火：漏睛疮由于心火实毒而引起者，可用清心泻火法。清代吴谦等《医宗金鉴》言："漏睛脓出脸眦间，或流脓汁或清涎，目无翳障不疼痛，风热攻冲心火炎。竹叶泻经汤柴泻，升麻竹叶草车前，黄芩草决川羌活，芩芍将军栀子连。"其指出竹叶泻经汤可用于治疗风热攻冲、心火热盛之证。竹叶泻经汤方中黄连、栀子、黄芩、大黄清心降火，解毒消脓；决明子、羌活、柴胡、升麻疏风散热，退红消肿；赤芍凉血活血，行滞散结；泽泻、茯苓、车前子、竹叶利尿渗湿，导热下行；炙甘草和胃调中。诸药配伍，共奏清心降火、解毒利湿之功。张璐《张氏医通》言："大眦漏证大眦之间生一漏……病在心火实毒，金花丸加羌活、蝎尾……小眦漏证小眦间生一漏……病由心胞络而来，相火横行之候，导赤散加透风清热药。"其提出治疗大眦漏心火实毒者，可用金花丸加羌活、蝎尾清心泻火。林珮琴《类证治裁》对于大眦漏治法亦有相似描述："至于疮久成大眦漏，金花丸加羌活、蝎尾。小眦漏，导赤散加透风清热药。"

（3）补肾泻火：大眦漏邪热伏于眼胞之中，缠绵不愈则易耗伤正气，不能托毒外出，而大眦漏多由心火实毒而致，故采用补肾泻火之法，尤以泻心火为主。明代王肯堂《证治准绳》载："大眦漏证，大眦之间生一漏，时流血水，其色紫晕，肿胀而疼。病在心部，火之实毒。治法宜补北方，泻南方。"其提出治疗大眦漏当补北方，泻南方，即为补肾泻心火。傅仁宇在《审视瑶函》中亦提出燥湿汤可治疗大眦漏，其言："此症大眦之间生一漏，时流血而色紫晕，病在心部，火之实毒，故要补肾以泻心也，宜服：燥湿汤。"其认为治疗大眦漏应采用补肾泻心法。燥湿汤中川黄连清热燥湿、泻火解毒；栀子仁清热、泻火、凉血；苍术健脾燥湿；白术燥湿利水；陈皮燥湿化痰、理气健脾；白茯苓利水消肿；半夏燥湿化痰；枳壳行痰消痞；细甘草清热解毒，调和诸药。全方配伍，共奏补肾泻心之功。黄朝坊《金匮启钥》曰："尝稽大眦漏证，大眦之间生一漏，时流血水，其色紫晕，此病在心部，火之湿毒所致，治法当补肾以泻心火，以燥湿汤主之。"其提出燥湿汤可补肾以泻心火。

此外，宋代窦汉卿《疮疡经验全书》亦载补肾疏肝法治疗漏睛疮，其言："夫漏睛疮者……先服黄芪、当归、川芎……次用黄连、地骨皮、当归煎汤，温洗……治方关要，惟补肾宣肝为急，学者宜参详之，不可轻视之。"其强调治疗漏睛疮当以补肾疏肝为急。

2. 其他疗法

（1）敷贴法：清代吴谦等《医宗金鉴》载万症膏敷贴治漏睛疮，其言："将药膏摊贴在纱布或薄纸上，贴在疮口上。"此法适用于漏睛疮破溃，流脓不止者。同时代的许克昌在《外科证治全书》言："如溃后有脓，从大眦内出者，成漏难治，可用柿饼捣烂涂之，或黄丹水飞，炒极细、鲤鱼胆汁和成膏，日点三五次若溃断眼边弦者，不治。"其提出用柿饼捣烂涂抹法。民国张山雷《疡科纲要》言："治眼癣漏睛疮……不能用拔毒去腐三仙等丹者。川古勇连、川柏皮、玄参、大生地、生龟板、当归以上各切片，用麻油五斤，文火先煎生地、龟板二十分钟，再入诸药煎枯滤淬净，再上缓火，入黄蜡二十两化匀，密收候用……此膏所治诸证，皆在柔嫩肌肉，既不能用拔毒薄贴，然掺以提毒化腐，则倍当其痛，且致加剧，故制是方清热解毒，亦能去腐生新。但必须时常洗涤，挹干毒水用之，始有速效。"其认为漏睛疮发于柔嫩肌肉，不可用拔毒薄贴，若掺以提毒化腐则倍当其痛，故其采用清热解毒之法，亦能去腐生新。但必须时常洗涤，挹干毒水用之。

（2）点眼法：除外用敷贴法外，治疗漏睛疮亦可采用点法。宋代官修《圣济总录》描述了漏睛疮的症状及外用点眼的方法，其曰："治睛漏疮，目大眦出脓汁有窍，以龙脑散点方。"其认为可采用龙脑散点眼治疗。许克昌《外科证治全书》亦言："如溃后有脓，从大眦内出者，成漏难治，可用柿饼捣烂涂之，或黄丹水飞，炒极细、鲤鱼胆汁和成膏，日点三五次若溃断眼边弦者，不治。"其认为可用黄丹、鱼胆汁和成滴液，日点三五次，治疗漏睛疮严重者。

（3）药捻法：清代吴谦等《医宗金鉴》载："初宜服疏风清肝汤，溃后用黄灵药，捻入疮口，兼贴万应膏，其口渐渐收敛。有脓从大眦内出者，成漏难敛，亦有疮口过出泪液，以致目内干涩者，收敛更迟；若溃断眼边弦者不治。"其提出漏睛疮溃后用黄灵药，捻入疮口，兼贴万应膏，可使其口渐渐收敛。同时提出有脓从大眦内出者，成漏难敛，或有疮口过出泪液，以致目内干涩者，预后较差。高秉钧《疡科心得集》载："眼漏一名漏睛疮，生于目内眦下……斯时宜用清解清散。如穿溃每难收敛，遂成漏管，以升药条插入提之，一日一换，数十日方收口。"其提出以升药条插入提之之法治疗漏睛疮。顾世澄《疡医大全》载:"乌金膏……如漏睛脓出,用糕和匀,作条晒干,量穴深浅,插入化去瘀肉白管,则新肉自生,而脓自止矣。"此处提出用乌金膏可提脓生新。

综上所述,虽然古籍中对于漏睛疮的记载十分有限,但不可否认,各代医家对漏睛疮的认识与发展至今仍影响着我们对该病的治疗理念,在临床实践中仍起着十分重要作用。故考究源流,翔实整理如上,以供参考。

(乔 羽)

暴风客热源流考

北宋官修《太平圣惠方》载有"暴风客热"之述,其作为病名首见于《银海精微》,其将此病的病因病机概括为"肺经受毒,风不散,久则热攻入眼中",认为其病位在肝、肺、心三经,并载其治法方药,宋元医家进一步丰富其相关理论,至明清时期,形成较为完善的辨证论治体系。故从病名、病因病机、证候分类、治疗方面整理历代医籍中暴风客热之相关论述,撷述如下。

(一)病名

暴风客热指以白睛卒然红赤肿胀、疼痛流泪为主要表现的一种眼病。近千年来历代医家对此病的研究不胜枚举,医家们多从病因病机和病症特点两个方面进行命名,具体如下所述。

1. 以病因病机分类命名

《银海精微》中记载:"问曰:白仁壅起,包小乌暗,疼痛难开者何也?此是肺经受毒风不散,久则发热攻入眼中,致令白睛浮肿,名曰暴风客热。"其指出肺经郁热上攻眼目者为暴风客热;又言:"暴风客热,与暴露赤眼同也。暴露者,肝心二经病也……暴露客热者,肝、肺二经病。"其指出若病心肝两经,其名为暴露赤眼;若病肝肺两经,其名则为暴露客热。

2. 以病症特点分类命名

《秘传眼科龙木论》将此病命名为暴风客热外障,其言:"此眼初患之时,忽然白睛胀起,都覆乌睛和瞳人,红肿,或痒或痛,泪出难开。此是暴风客热。"谓本病多骤然发病,白睛忽然肿起,有覆盖黑睛之势。清代王清任《医林改错》言:"眼疼白珠红,俗名暴发火眼。血为火烧,凝于目珠,故白珠红色。"以眼痛白睛红赤之症状为依据命名为暴发火眼。

(二)病因病机

暴风客热发病机制多为内伤积热,复被风邪外袭,内外合并,上攻于目,发为红赤。病因病机多为风热犯肺,或劳倦内伤,外感风热,心、肝、肺三经郁热,现总结分述如下。

1. 风热犯肺，上攻目窍

《太平圣惠方》曰："夫眼白睛中胀起，盖覆瞳仁者，此因肺脏有暴风客热故也。"其指出邪热客于肺，导致白睛肿胀甚至覆盖瞳仁。清代吴谦等《医宗金鉴·眼科心法要诀》曰："暴风客热胞肿疼，泪多痒赤胀白睛。原于肺热召风郁，菊花通圣可收功。"其指出暴风客热之症为风热郁肺所致。另有《医宗金鉴·杂病心法要诀》言："火眼赤肿泪涩痛，硬肿多热软多风……风热上攻，目赤肿痛多泪，隐涩难开，火眼也。肿而硬者，属热盛也。"此处指出风热上攻，发为目赤肿痛且多泪。

2. 肝经蕴热，复感风邪

清代张筱衫《厘正按摩要术》曰："小儿两目红肿，由肝经有热内蕴，风邪外袭，是为风火眼。"其指出小儿发风火眼，为肝经蕴热，另感风邪，合而为病。

3. 肝肺郁热，上攻于目

《太平圣惠方》曰："肺色白主于气轮，应于白睛。若肺气壅滞，肝膈不利，为邪热所乘，不得宣泄，则毒气上攻于目，故令白睛肿胀，或疼痛也。"其指出肺气壅滞，肝失于疏泄，则肝肺郁热上攻于目，白睛肿胀疼痛。宋代官修《圣济总录》载："白睛肿胀者，肝肺之候也。目者，肝之外候。白睛者，肺气之所主也。"其指出目为肝之外候，白睛亦为肺气所主，故肝肺两经郁热导致白睛肿胀热痛。《秘传眼科龙木论》言："此是暴风客热，侵在肺脏，上冲肝膈，致令眼内白睛浮胀，不辨人物。"此句阐明了暴风客热的病机为肺热久郁，热冲肝膈。明代徐春甫《古今医统大全》言"此因三焦积热，久则攻目，忽然白睛红肿，壅护乌睛，痛痒不一，泪出难开"，指出三焦积热，上攻于目，发为此病。王肯堂《证治准绳》曰"白轮变赤，火乘肺也""气轮者，目之白睛是也"，指出目中白睛与肺脏的关系，且认为白睛红赤是火热乘肺之故。清代许克昌《外科证治全书》言："目为肝窍，目病宜归肝。凡红赤肿痛及少壮暂得之病，皆作肝实血热治。"其指出目之红赤肿痛之证，均可归于肝经热盛，上攻于目。顾世澄《疡医大全》曰："按此证皆由肺火壅塞，热气上冲，以致白睛陡红肿壅起，乌珠内陷，日夜肿胀，疼痛泪出难睁。"其指出肺热上攻导致白睛红肿胀痛，流泪且难以睁眼。

4. 心经客热，上炎目窍

《明目至宝》言："暴风客热疾须知，此候生时泪若悲。两眦赤脉频频痒，疼痛如针实惨悽……此是心经有客热也。"其指出暴风客热者发病时流泪，目眦赤脉痛痒，是由心经有热所致。杨继洲《针灸大成》亦曰"心经积热火眼攻"，指出心经客热可致火眼发病。

5. 素体亏虚，复感外邪

明代傅仁宇《审视瑶函》曰："嗜酒之人……贪淫之辈，血少精虚气血亏……水少元虚或痰火，则天行赤热。燥急风热并劳苦，则暴风客热。"其指出饮食劳倦内伤之人血少精亏，当感受风热燥邪，则发暴风客热之症。《证治准绳》言："乃素养不清，躁急劳苦，客感风热，卒然而发也。虽有肿胀，乃风热夹攻，火在血分之故。"王肯堂同样认为此病发生当有内因及诱因，内因即机体素养不清，躁急劳苦，又因为外感风热，两因相合共同导致此病的发生。清代孟文瑞《春脚集》曰："治暴发火眼宜北方。北平之人，日受风沙，夜卧热炕，二气交争，况又地土寒冷，多食烧炙葱韭蒜姜椒等物，以致内外交攻，并入于目，所以胞肿珠痛，多眵多泪，痛涩难开，白睛红赤，或起粟疮，黑睛昏暗，或起膜翳，种种风火交集之症。"此为由邪气内外交攻所致的风火交集之症。

（三）证候分类

历代医家对暴风客热证候分类的表述：①肺热炽盛；②肝肺郁热；③心经客热；④正虚邪留。

（四）治疗

暴风客热分内外治法以治之，内治法主要以清里热，散表邪为主，外治法则以点眼法和外洗法为主要治疗手段。现分述如下。

1. 辨证论治

（1）疏风清热：风性善行而数变，且易攻人头面，夹热上攻眼目，可致眼目肿痛。宋代严用和《严氏济生方》言："治风热毒气上攻，眼目肿痛……但是一切暴风客热，皆宜服之。"其提出因风热上攻导致眼目肿痛的通用治法。元代危亦林《世医得效方》载："白僵蚕散……眼为暴风热所攻，白睛起障覆黑珠，睑肿痒痛，宜服前药。"明代官修《普济方》言："羌活散，出三因。治风毒气上攻，眼目昏涩，翳膜生疮……羌活、川芎、天麻、青皮、藁本、旋覆花、天南星炮各一两。上为细末，每服二钱，水一盏，姜三片，薄荷七叶，煎七分。食后服。一法入牵牛末二两，以生姜汁煮糊丸，如梧子大，茶酒米饮。下二三十丸，日三服……决明子散，出仁存方。治风热毒气上攻……及一切暴风客热皆宜。"羌活散方中羌活解表散寒、祛风胜湿、止痛；川芎活血行气，祛风止痛；天麻息风止痉，平抑肝阳，祛风通络，青皮疏肝破气、散结消痰；藁本散寒、除湿、止痛；旋覆花祛风明目、降气止呕、化痰软坚；天南星祛风止痉，化痰散结，以生姜调和，茶酒下饮，共奏开窍明目、解毒通络之功，此处记载风毒冲目致虚热赤痛的治疗方法。《审视瑶函》曰："洗肝散。风热俱胜者服，治风毒上攻，暴作目赤，肿痛难开，瘾涩，眵泪交流。"肝属木而主目。风热犯肝上冲于目，所以目赤肿痛。洗肝散方中薄荷、羌活、防风疏散风热，当归、川芎养血活血，血行则风自灭；栀子清肝火，利小便；大黄泻实火，通燥结，使二便通利，风热毒邪随二便而出，则赤肿可消；甘草调和诸药。配合成方，共奏疏风散热、清肝泻火之功。《古今医统大全》曰："防风通圣散。治时行暴热，风肿火眼。"清代黄庭镜《目经大成》载有双解散："病症之最急者，莫如风火。风火交战，理宜表里两解。"防风通圣散与双解散均有表里双解、疏风清热之意。《医宗金鉴》曰："洗刀散。治风热上攻，火眼赤痛，骤生云翳，外障遮睛。"洗刀散方既可以攻风热，又可以去云翳，是一方而兼擅其长也。方中用防风通圣散全剂，是主以去风热也；倍当归尾、赤芍，是治风先治血，血行风自灭也；加羌活、蔓荆子、倍防风，是祛风而专在太阳表也，太阳之里少阴也；故又加细辛直走少阴；加元参下安肾火，是治表而顾及其里也；加木贼、蝉蜕、草决明、白蒺藜、菊花者，是佐诸祛风清热之群药，以消风热聚壅之云翳也。《医宗金鉴·眼科心法要诀》言："暴风客热者……先宜劆洗，后用菊花通圣散，内清邪热，外散风邪也。"方中荆芥、薄荷、羌活、防风、蔓荆子、麻黄、菊花、桔梗疏风解表，升阳散火；大黄、芒硝通腑逐瘀，导热外出；黄芩、栀子、连翘、石膏清热解毒；当归、川芎、白芍养血活血，逐瘀消肿；滑石、甘草导热从小便出；白术健脾利水顾护脾胃。诸药合用，共奏疏风散热、泻火解毒之功。清代郑玉坛《大方脉》曰："菊花通圣散，治暴热火眼。"以上诸方均为内清里热、外散风热之剂。《春脚集》曰："治暴发火眼宜南方。名金液汤，言其和平中又有精妙处，如至宝之汁浆也。"蔓荆子、柴胡入肝解热，清利头目；防风、独活、荆芥穗、薄荷为臣，发散风邪；黄芩、桔梗、前胡清解肺热，退白睛红赤；知母、赤芍滋阴活血。由于南北方人民生活习惯不同、体质差异，故治疗上亦给予不同方药治疗。

（2）清肺利肝：适用于肺热壅盛，热冲肝膈或肝肺大热上攻于目所致之白睛炽热肿痛。《银海精微》载："暴风客热。宜服酒调散、补肝汤，用搜风煎洗服。"补肝汤方，药用藁本祛风散寒止痛；白芷解表散寒、祛风止痛、通鼻窍；车前子利水、清热、明目；石决明平肝潜阳、除热；天麻息风止痉、平抑肝阳、祛风通络；赤芍清热凉血、散瘀止痛；防风疏风、清热、解表；细辛解表散寒、祛风止痛、通窍。诸药合用，共奏清肺利肝之功。《太平圣惠方》载："治眼白睛胀，日夜疼痛，心胸多闷，清肺利肝羚羊角散方。"亦曰："治肝肺大热，白睛肿胀，盖覆瞳仁，疼痛，宜服大黄散方。"上述方中以大黄、羚羊角等大寒之品泄肝肺郁热。《秘传眼科龙木论》言："此眼初患之时，忽然白睛胀起，都覆乌睛和瞳人，红肿，或痒或痛，泪出难开……此疾宜服泻肺汤、补肝散，铍镰出血，后点抽风散，即瘥。"以泻肺补肝之法清肺利肝。《古今医统大全》载："此因三焦积热，久则攻目，忽然白睛红肿，壅护乌睛，痛痒不一，泪出难开，先用洗肝散，后服补肝丸。"此书中洗肝散方药用熟地、大黄、栀子、当归、甘草、干葛、赤芍、甘松、黄芩，本方较《银海精微》中洗肝散更偏向补益，其熟地补血滋阴、益精填髓；大黄泻热通便、凉血解毒、逐瘀通经；栀子凉血止血；当归补血活血、调经止痛；干葛升阳解肌、透疹止泻、除烦止渴；赤芍清热凉血、散瘀止痛；甘松理气止痛、醒脾健胃，黄芩清热燥湿、泻火解毒。诸药合用，共奏清热泻火、清肝明目之功。以洗肝散清肝热，泻肺火。清代沈金鳌《杂病源流犀烛》曰："十二曰暴风客热，由暴风热所攻，白睛起胀，渐覆黑珠，睑肿痒痛（宜泻肝散、清肺散）。"其亦提出同时清肝肺郁热之法。

（3）清肺利湿：《太平圣惠方》载："治眼忽然白睛肿胀，如水泡者，宜服桑根白皮散方。"治以清泻肺热。又载："治肺脏积热，白睛肿胀，遮盖瞳仁，开张不得，赤涩疼痛，宜服玄参丸方。"玄参丸中玄参、沙参滋阴清热；羚羊角平肝清热息风；汉防己、车前子、桑白皮祛风止痛，利水消肿；栀子清热利湿，凉血解毒；升麻发表透疹，清热解毒，引药上行；杏仁、火麻仁、大黄泻热通便，引热下行外泻。全方共奏滋阴清热，泻火利湿之效。亦云："治眼白睛肿胀，宜服车前子丸方……治眼白睛肿胀，赤涩疼痛，宜服贴胁膏。"车前子丸中车前子利水、清热、明目；赤茯苓行水、利湿热；玄参清热凉血、泻火解毒；防风（去芦头）祛风解表、胜湿止痛；黄芩清热燥湿；川大黄（锉碎，微炒）泻热通肠、凉血解毒、逐瘀通经；犀角屑清热、凉血；甘草调和诸药。煎至六分去滓，每于食后温服以清热利湿。清代齐秉慧《齐氏医案》曰："张仲景曰：火眼初起……方用柴胡、白芍、栀子各三钱，茯苓、半夏、羌活各一钱，方名先解汤。未发之先服之更妙，家有患此证，不为所染。盖郁火既散，外邪无自入矣。此亦与前方同功，余故并录之。"先解汤中柴胡和解表里、疏肝升阳；白芍养血敛阴、柔肝止痛；栀子泻火除烦、清热利湿；茯苓利水渗湿；半夏燥湿、化痰；羌活解表散寒、祛风胜湿，共奏清热散火之功。其认为火眼初起是由于肺有郁火，后夹湿邪，治以清肺利湿。林珮琴《类证治裁》言："暴风客热，白仁壅起，包小乌睛，疼痛难开，泻肺汤。赤肿痛甚，泻肺汤加黄连。"泻肺汤重用黄连以清肺火，本方中人参、黄芪益气补肺；五味子收敛肺气；熟地滋肾填精；紫菀、桑白皮消痰止咳，降气平喘。诸药配伍，有清热泄肺之功效。《疡医大全》载："宜服清金桑皮散……

又肺经火盛热结，白珠红肿，微觉胀疼，近黑珠边起一二小泡，大便干结者，泻肺汤。"清金桑皮散中桑白皮泻肺平喘、行水消肿；元参理气止痛、活血散瘀；赤芍清热凉血、散瘀止痛；防风祛风解表、胜湿止痛；菊花疏散风热、平抑肝阳；杏仁降肺气、止咳；黄芩清热泻火；枳壳理气宽胸、行滞消积；桔梗开宣肺气、祛痰排脓；旋覆花祛风明目、降气止呕；升麻升阳、发表、透疹；葶苈子泻肺平喘，诸药共奏清热泻肺之功。泻肺汤中川芎活血行气、祛风止痛、麻黄发汗平喘、利水消肿，细辛解表散寒、祛风止痛，当归补血活血、调经止痛，诸药合用共奏泻肺之功。由于肺与大肠相表里，肺为脏属阴，大肠为腑属阳，肺与大肠存在着表里、通守、藏泻的对立统一关系，故提出肺火上冲及肺经火盛兼阳明证的治疗方法。费伯雄《医醇剩义》载黄连清火汤治风火眼痛，"目睛红肿，眵泪多而目中如有沙子者，风火盛也，黄连清火汤主之"，提出了滋阴清热利湿兼解表热的治疗方法。黄连清火汤中黄连清热泻火；玄参清热解毒；当归尾补血活血、调经止痛；赤芍清热凉血、散瘀止痛；丹皮清热凉血、活血消瘀；贝母清热散结；荆芥祛风解表、透疹止血；防风祛风解表、胜湿止痛；桑叶疏散风热、清肺润燥；蝉衣宣散风热、透疹利咽；前胡散风清热、降气化痰；菊花疏散风热，共奏清热泻火之功。

（4）扶正祛邪：气虚之人，火邪乘之。清代汪启贤《济世全书》中记载："泻火升阳汤，治虚弱人暴发火眼。"药用黄芪补气固表、托毒排脓；人参大补元气；柴胡解表和里、升阳、疏肝解郁；升麻升阳发表；当归补血活血、调经止痛；川芎活血行气、祛风止痛；生地黄清热凉血、养阴生津；黄芩清热泻火；栀子泻火除烦；薄荷发汗解热、疏肝理气；菊花疏散风热；藁本散寒、除湿、止痛；枳实破气消积、化痰除痞；枸杞子滋补肝肾、益精明目；龙胆草清泻肝火；甘草调和诸药，诸药合用以升发阳气，清热泻火。

2. 其他疗法

（1）点眼法：《太平圣惠方》载："治眼白睛肿起，赤涩疼痛，宜点朱砂煎方。"朱砂煎方中马牙硝清火消肿；朱砂明目解毒；青盐凉血明目。《世医得效方》载黄连汤治火眼："鹰爪黄连（七茎，去毛节）、杏仁（七粒，去皮尖）、北枣（七枚，大者）。上用新瓦盆存贮，入水八分，以纸覆盖，慢火熬，存二三分，放在地上去火毒。候冷，存在汤瓶上蒸温，不要热。病者仰卧，令人滴药汁在眼尖角近鼻者，候口中有苦味，即是药透。如未知苦，则一面滴数次即安，其效如神"。黄连汤中黄连苦寒清热明目，杏仁宣肺平喘，配大枣以清热泻火、明目。明代张景岳《景岳全书》曰："鸡子黄连膏（四三）。治火眼暴赤疼痛，热在肤腠，浅而易解者，用此点之，数次可愈。"鸡子黄连膏中鸡子、黄连共奏清热泻火之功。其指出火在阴分者，不可外用凉药，提出退阴火的治疗思路。兰茂《滇南本草》载："土黄连为末，泡人乳，点暴赤火眼肿胀疼痛，效""紫叶草……无毒。主治一切目疾，暴发火眼。采枝叶熬水洗眼，退内障、外障，一切云翳，洗之如神"。紫叶草有凉血活血、解毒透疹功效。书中记载单味药治疗火眼的方法。李时珍《本草纲目》载胡瓜："火眼赤痛：五月取老黄瓜一条，上开小孔，去瓤，入芒硝令满，悬阴处，待消透出刮下，留点眼甚效。"胡濙《卫生易简方》曰："治火眼赤肿并翳用黄连捣碎、黄柏去粗锉细，各二两……入少龙脑……点眼。"黄连、黄柏苦寒清热，另以冰片敛疮生肌，外点治疗火眼。清代罗浮山人《蒹竹堂集验方》曰："治烂眼红弦痘风火眼。两借气熬至沙糖样，人制过炉甘石二两，羊肝灰三钱，青鱼胆一个，石燕磨水半杯，蜜一匙，鸦毛一根，炭火上烧成珠取下；用冰片四分，麝香六厘调和拈成细条收贮，勿令泄气，入眼自化，不用水调。"炉甘石敛疮生肌，石燕除湿热、退目翳，冰片明目退翳。《疡医大全》载真人碧雪膏："治男妇冷泪常流，并暴赤眼点之神效。腊月内三辰日，取羯羊胆十数个，将蜜装胆内，绵纸虚笼，吊檐下一七日，鸡翎扫下胆上霜，瓷瓶密贮，以骨簪排点眼角内。"真人碧雪膏中羯羊胆数十个，可清火、明目、解毒，治风热目赤、青盲、翳障、肺痨吐血、喉头红肿、黄疸、便秘、热毒疮疡。《济世全书》载方"治火眼肿痛。用生姜一块，切开剜一孔，入黄连锉碎二钱在内，姜仍盖住，纸包水湿煨熟，去姜，将连用人乳半盏，入内搅百下，用乳点眼立效。"生姜解表散寒可治疗火眼肿痛。孙伟《良朋汇集经验神方》载一方专治老人眼花火眼等症："炉甘石（火煅红，淬童便内飞七次，再烧红淬入黄连汤内）、黄连、黄柏、黄芩、栀子、菊花、防风、连翘、木贼各等分。上八味有五两，炉甘石每用一钱煎汤，将甘石淬入汤内，令其自干听用。春用炉甘石一两，煅硼砂二分，冰片二分，煅珍珠三分，麝香半分；夏用炉甘石一两，煅硼砂四分，冰片三分半，煅珍珠二分，麝香四厘；秋用炉甘石一两，煅硼砂二分，冰片二分，煅珍珠三分，麝香半分；冬用炉甘石一两，煅硼砂二分半，冰片二分，煅珍珠半分，麝香一分。上共研细末，磁器内收，秘封固。用骨头簪蘸水点大眼角。"方中炉甘石清热凉血解毒，黄连、黄柏、黄芩、栀子清热泻火，菊花疏风清热，防风、连翘、木贼共奏清热敛疮生肌之效，此点眼方法可在一年中不同季节有不同的加减化裁。

（2）外洗法：《银海精微》载："暴风客热。宜服酒调散、补肝汤，用搜风煎洗服。"其提出以疏风清热之药物熏洗的治疗方法。《严氏济生方》言："秦皮散治暴风客热，赤眼肿痛，痒涩，眵泪昏暗。滑石、秦皮、黄连各等分。上为细末，每用半钱，沸汤泡，澄清温洗，不拘时候。"治以清热化湿。《太平圣惠方》载："治眼白睛肿起，赤磣痛痒，洗眼秦皮汤方。"外洗以疏风清热，明目消肿。《本草纲目》另载热汤，"火眼赤烂：紧闭目，以热汤沃之，汤冷即止，频沃取安，妙在闭目。或加薄荷、防风、荆芥煎汤沃之，亦妙。赵原阳《济急方》，提出以轻清疏风之剂熏洗治疗火眼之法。《本草纲目》载："火眼肿痛。以艾烧烟起，用碗覆之，候烟尽，碗上刮煤下，以温水调化洗眼，即瘥。更入黄连尤佳，《斗门方》。"用艾叶治疗火眼。《本草纲目》载："一治暴风客热，目赤睛痛肿者。腊月取生姜捣绞汁，阴干取粉，入铜青末等分。每以少许沸汤泡，澄清温洗，泪出妙。舌上生胎，诸病舌胎，以布染井水抹，后用姜片时时擦之，自去。"《普济方》言："太清散，出海上方。治暴风客热目赤睛痛。铜青半两别研；姜粉末腊月间用生姜洗切碎于砂盆内烂研，以新麻木细揉过，取粉阴干为末。上和匀。每用少许沸汤泡，放温频洗之。"太清散中铜绿青酸、平、微毒，可解毒消痈敛疮，生姜有解毒之功，故可治暴风客热、目赤睛痛、隐涩难开。龚廷贤《鲁府禁方》曰："洗法。治火眼赤眼，暴发肿痛，不可忍者。"方用白矾收湿敛疮，止血化腐，又以黄连、黄柏苦寒清热，治疗火眼。吴旻《扶寿精方》曰："治火眼风眼障眼，当归（兼用根梢）、黄连（去毛，四分）、朴硝、铜绿、白矾各二钱。俱碎，用丝绵裹置磁器中，沸汤一碗，浸不拘时，先以白汤洗净，次以药水洗之。"当归补血活血，黄连清热泻火，朴硝泻下攻滞，铜绿青酸、平、微毒，解毒消痈敛疮，白矾解毒杀虫。该方即是以清热活血、敛疮生肌之法治疗火眼。清代傅山《傅式杂方》载洗眼奇方："方出道藏，不论瞽目、犯土、云雾、风眼、火眼、昏花，久洗自明，用：皮硝（六钱）、桑白皮（一两）。水煎。每遇日期，热洗数十次。正月初五、二月初二、三月初三、四月初九、五月初五、六月初四、七月初三、八月初十、九月十二、十月十二、十一月初四、十二月初四。以上吉星日子，乃通光明也。其方千金不易，屡用屡验。"方以皮硝清火消肿，桑白皮外用清热收疮，并给出了一年中治疗的吉日，尚属先例。《疡医大全》曰："风火眼：白芷、桑白皮、铜绿各四两，皂矾八两，红枣去皮、核，生的四两，煮熟的六两捣膏。上研细，同枣膏和丸如龙眼核大。每用一丸，开水泡洗。"白芷解表散寒、祛风止痛、通鼻窍，桑白皮泻肺平喘，铜绿青酸、平、微毒，解毒消痈敛疮，皂矾收痰除湿、去蛊杀虫，共奏解毒消疮之功。顾奉璋《寿世编》载有洗风火眼四方："当归、生甘草、防风各一钱，杏仁七粒刨去皮尖，捣碎，铜绿、枯矾各五分……频洗自愈……洗烂弦风火赤眼：文蛤炒、黄连、防风、荆芥穗各五钱，苦参四钱，铜绿五分，共为细末，薄荷汤糊丸如弹子大……神效。皮硝六钱，桑皮八分，水盅半煎至八分，微温洗之，每日数次，目如童子。此方即老年红花皆可治。"当归补血活血，防风祛风解表、胜湿止痛，杏仁解毒杀虫，铜绿青具有祛腐敛疮之效，甘草解毒、调和诸药，上方治以疏风清热，去腐敛疮生肌。《济世全书》载秘方："治火眼、赤眼暴发肿痛，沙涩难开。黄连、黄柏各一钱，白矾（生，二分），胶枣一枚。上锉，煎水半钟，洗之，肿毒立消。一方，用水浸蒸取汁，去渣，鸭毛频点睛上，立效。"黄连、黄柏清热泻火，白矾解毒杀虫，胶枣补益，诸药相伍，共奏解毒消肿之功。孙伟《良朋汇集经验神方》言："一方：洗风火眼、痘风眼，仙方神妙。黄连（粗的）、甘草（生）、铜绿（各二钱）、归尾、防风、柴胡、明矾各三钱。上为细末，每服一钱，洗之。"黄连清热泻火，铜绿酸、平、微毒，解毒消痈敛疮，当归尾补血活血，防风祛风胜湿，柴胡疏肝解郁、升举阳气，甘草解毒、调和诸药，诸药合用，治以清热活血，敛疮生肌。陈士铎《石室秘录》言："天师曰：目痛者，肝经之病，宜治肝矣，而余偏不治肝。方用黄连一钱，花椒七粒，明矾三分，荆芥五分，生姜一片，水煎半碗。乘热洗之，一日洗七次，明日即愈……此治火眼之如此。"其提出目痛不治肝，而外洗治以清热消肿，敛疮生肌。方中黄连清热泻火，花椒温中止痛、杀虫止痒，明矾解毒杀虫，荆芥祛风杀虫，生姜解表散寒、温中止呕。全方共奏清热消肿、敛疮生肌之功。清代赵学敏《本草纲目拾遗》记载："《百草镜》云：采花干之作枕……洗风火眼……有效。"金铃菊外洗以疏风清热，治疗风火眼。

（3）熏蒸法：《本草纲目》载："时行火眼。患人每日于井上，视井旋匝三遍，能泄火气《集玄方》。"《本草纲目》另载："火眼赤痛。穿山甲一片为末，铺白纸上，卷作绳，烧烟熏之。《寿域方》。"上述均为熏蒸法治疗火眼之相关记载。

（4）敷贴涂抹法：《太平圣惠方》载："治眼白睛肿胀，赤涩热痛，宜服贴胁膏。川大黄、玄参、川朴硝，以上各一两。上件药，捣细罗为散。以生地黄汁调匀，令调摊于帛上，贴之下睑。"川大黄泻下攻积、清热泻火，玄参清热杀虫，朴硝泻下通便、润燥软坚、清火消肿，以上诸药外用敷贴以滋阴清火消肿，治疗眼目赤涩肿痛。《证治准绳》载："清凉膏：治暴赤火眼，肿痛难开，及瘴眼，并打扑伤损眼。"清凉膏中栀子仁泻火除烦，黄连清热泻火，生地黄清热凉血、养阴生津，葱白发汗解表、通达阳气，白芷解表散寒、祛风止痛、通鼻窍，黄蜡与清麻油调和诸药以成膏，共奏泻火消痈之功。清代虚白主人《救生集》载风火眼红方："甘石（煅）极细末，用菜油调匀盅内，将盅于复于艾火上熏至黄色为度。临睡调搽于眼上，次日温水洗净。其药入眼无妨。"煅炉甘石能敛疮生肌。胡增彬《经验选秘》言："风火眼治法：黄丹和白蜜调，敷太阳穴立效。"黄丹又称铅丹、丹粉、朱粉、铅华，是用铅、硫黄、硝石等合炼而成。外用拔毒生肌；内服明目退翳。清代程文囿《医述》引《医学纲目》之言："凡火眼赤涩，以自己小便出时，用指接抹眼中，日三、四次，闭目少顷，神效。此用真水涤去邪热也。"其提出用小便抹眼治疗火眼的方法。

（5）吹法：明代倪朱谟《本草汇言》引《圣济录》言："治雀目赤目，青盲、内外翳障，及风眼、火眼、泪眼，并肤翳昏暗，一切目疾，咸可治之。用空青、胡黄连，俱用天落水洗净各三钱，晒干，为极细末，加大冰片一分，总研匀，用洁净瓷瓶收贮。每卧时，仰头用鹅管吹药一二分，入两鼻内，便觉目中有凉为验。"空青益肝气，疗目赤痛，去肤翳，胡黄连清热、凉血，与空青同用，可清热、疗目赤肿痛。万表《重刻万氏家传济世良方》载吹鼻散，"治偏正头风，以此药鼻中吹之，火眼亦可"，药用火硝止痛、杀虫，黄丹外用拔毒生肌，石膏清热泻火、除烦止渴，乳香、没药活血行气止痛、消肿生肌，藜芦涌吐风痰、杀虫，细辛解表散寒、祛风止痛，天麻平肝息风，雄黄解毒杀虫、解痉，川芎活血行气、祛风止痛，天冬和麦冬养阴清热、润肺滋肾，皂角刺祛风痰、除湿毒，甘草调和诸药。诸药共奏泻火祛风之功。清代《疡医大全》载有吹法："火眼：川芎二钱、猪牙皂二钱、青黛一钱。共乳极细末，左眼患，吹左鼻孔，右眼吹右鼻孔，两眼吹两鼻孔。"川芎活血行气、祛风止痛，猪牙皂通窍涤痰、搜风杀虫，青黛清热解毒、凉血消斑、清肝泻火、定惊。诸药共奏泻火祛风之功。

综上所述，历代医家对暴风客热的认识颇多，辨证思路亦是多样，遂整理如上，考镜源流，以期为同道提供参考。

（乔 羽）

白涩症源流考

秦汉以前，未有白涩症之相关记载。隋代巢元方《诸病源候论》设"目涩候"载有"目涩"之论，宋代官修《太平圣惠方》称之为"眼涩痛"，直至明代，傅仁宇《审视瑶函》才提出"白涩症"之名，但其中关于白涩症的记载并非详尽。后世历代医家对其病机及治疗方法的不断探求，建立了更加丰富的理论体系。故本篇将从病名、病因病机、证候分类及治疗等方面对白涩症的相关病证论述进行整理和综合，探其本源，辨其本质。

（一）病名

白涩症之名首见于《审视瑶函》，其描述了一种自觉眼内干涩不适，甚则视物昏蒙为主症的眼病。中医对于白涩症的认识有悠久的历史，历代医家多认为其指白睛不赤不肿而自觉眼内干涩不舒的一种眼病，患眼干涩不爽，瞬目频频，或微畏光，灼热微痒，不耐久视，眵少色白或无眵，白睛赤脉隐隐或不红不肿。纵览历代医籍中关于白涩症病名之论述，可见其主要根据以下两种方式归类命名。

1. 以病因病机分类命名

隋代巢元方所著《诸病源候论》专设"目涩候"，曰："目，肝之外候也……其液竭者，则目涩。又风邪内乘其腑脏……泣竭则目涩……热气乘于肝，而冲发于目，则目热而涩也。"其论述了劳倦内伤，风邪内乘脏腑均可伤及阴液，另外肝气郁热，上发于目，可出现"目涩"的表现，提出"目涩"之病名。宋代官修《太平圣惠方》载之名为"眼涩痛"，曰："夫脏腑之精华，上注于目，精气化为液泪，若悲哀内动，液道开而注下，其液枯竭则目涩痛也。"指出泪液枯竭而致目涩。

2. 以病症特点分类命名

明代王肯堂所著《证治准绳》曰："目自觉干涩不爽利，而视物昏花也。"首见"干涩昏花"的病名记载，与白涩症的症状十分类似，提出此病的病症特点主要为目干涩。《审视瑶函》曰："不肿不赤，爽快不得，沙涩昏蒙，名曰白涩……此症南人俗呼白眼。"其提出了"白涩症"和"白眼"两种病名。清代黄庭镜《目经大成》曰："此症轮廓无伤，但视而昏花，开闭则干涩异常。掀睑细看，外面养晴神水有若蜗牛之涎，延游于黑白之间，徒光无润。须臾风轮内外，气象渐变枯败如死人，故曰神气枯瘁。"其提出"神气枯瘁"的病名，并形象生动地指出此病症状为双目干涩，开合异常，神水将枯。

（二）病因病机

中医学认为本病为津伤阴亏，眼目不得濡养所致。纵观历代医家关于此病之病因病机的相关论述，经整理概括为燥热伤肺、肝热上攻、肝血不足、目窍失养、年老津亏五个方面，现分述如下。

1. 燥热伤肺

清代叶天士《临证指南医案》曰："燥为干涩不通之疾。"燥热之证多发于暴风客热或天行赤眼治疗不彻底，余热未清，隐伏肺脾之络，余热灼液，泪液枯少。

2. 肝热上攻

《诸病源候论》言："若腑脏劳热，热气乘于肝，而冲发于目，则目热而涩也，甚则赤痛。"其认为目为肝之外窍，泪液竭则目涩，内伤所致肝热上发于目，亦可导致目涩。

3. 肝血不足

《诸病源候论》言"目，肝之外候也，脏腑之精华、宗脉之所聚、上液之道……其液竭者，则目涩"，指出目为肝之候，肝血不足可致目失濡润而目涩。清代姚止庵《素问经注节解》言："人动则血运于诸经，人静则血归于肝脏。"肝脏血充足，并能向机体各部输布，则目得血之濡养而视物清晰。一旦肝对血液的贮藏和调节功能失常，往往出现血不养目，两目干涩昏花、夜盲等症状。

4. 目窍失养

此证多发于饮食不节，嗜烟饮酒，偏好辛辣之品，使脾胃蓄积湿热，气机不畅，目窍失养；或房室不节，伤及真阴；或劳思过虑，用眼过度，双目久不得润。《审视瑶函》曰："夫血化为真水，在脏腑而为津液，升于目而为膏汁，得之则真水足而光明，眼目无疾；失之则火邪盛而昏蒙，翳障即生……精亏血少虚损，则起坐生花；竭视酒色思虑，则昏蒙干涩。"亦曰："此症谓目日觉干涩不爽利，而视昏花也。因劳瞻竭视，过虑多思，耽酒恣燥之人，不忌房事，致伤神水，目必有此症。如细细赤脉及不润泽等病生焉。合眼养光，久则得泪略润，开则明爽，可见水少之故。若不谨戒保养，则伤神水，而枯涩之病变生矣。"提出劳倦用目伤脾，房劳伤阴导致目失濡养而致此证。《证治准绳》云："足厥阴肝主目，在志为怒，怒甚伤肝、伤脾胃，则气不聚，伤肝则神水散，何则？神水，亦气聚也。其病无眵泪痛痒、羞明紧涩之证，初但昏如雾露中行，渐空中有黑花，又渐睹物成二体，久则光不收，遂为废疾。盖其神水渐散而又散，终而尽散故也。"指出内伤气散，神水不聚，目失濡养可致羞明紧涩之证。《目经大成》曰："此目开闭总不自然，而视亦昏渺。多因劳瞻过虑，耽酒恣欲，五火熬伤神水而致。犹夏夜燃蚊香久坐，及睡瞑目，一时涩痛不堪，得泪乃活，可见水少热炙之故。若不戒谨保养，必变枯瘁。"以上都指出劳倦内伤，使津液不能上承，导致目涩。

5. 年老津亏

《诸病源候论》分析了其致病原因："目，肝之外候也……上液之道……其液竭者，则目涩。"五液之中，泪为肝之液，肾为水之源，主宰一身之津液。脾为气血生化之源，肺为水之上源，年老之人，五液俱亏。明代王肯堂《证治准绳》曰："视珠外神水干涩而不莹润"，都提出目涩与泪液不足相关。徐春甫《古今医统大全》引丹溪言："人生至六十、七十之后，精血俱耗，平居无事已有热证，何者？头倾目眩，肌痒溺数，鼻涕牙落，涎多寐少，足弱耳聩，健忘眩晕，肠燥面垢，发白眼花，久坐兀睡，未风先寒，食则易饥，笑则易泪，但老境无不有此。"指出年老津亏，目失濡养，而生目涩。清代周学海《脉义简摩》中记载："老年津亏则生燥，故有头晕耳聋、发白眼花……皆燥也……凡诸燥证，皆不可认为实火。盖津液乃化生之原，人身内外赖以滋濡。"指出年老津亏生燥并非实热，贻养真阴，燥证自消。

（三）证候分类

历代医家对白涩症证候分类的表述：

1. 从发病严重程度分类

①白眼痛，②干涩昏花，③神水将枯。

2. 从虚实角度分类

（1）实证：①邪热留恋；②肝经郁热。
（2）虚证：①肺阴不足；②气阴两虚；③肝肾不足。

（四）治疗

随着历代医家对白涩病认识的深入，其治法逐渐丰富，内治法包括清热利肺、清肝明目、健脾祛湿、滋补肝肾；外治则以点眼治疗为主，现述如下。

1. 辨证论治

（1）清热利肺：《审视瑶函》曰："气分伏隐，脾肺湿热。此症南人俗呼白眼，其病不肿不赤，只是涩痛，乃气分隐伏之火，脾肺络湿热，秋天多患此，欲称稻芒赤目者，非也。"此症治以清肺利湿之桑白皮汤。方中以桑白皮清化痰热；泽泻、黄芩、白茯苓泻热燥湿；玄参、麦冬、地骨皮养阴清热；菊花、桔梗清热解毒，引药上行；甘草解毒且调和诸药。全方共奏清热利湿养阴之功。《审视瑶函》言："白眼痛有表里等症，或疼极而痛……有不红肿而涩痛者，火伏气分，泻白散为主。"此为肺经郁热，泻白散中桑白皮、地骨皮清降肺中伏火，清泻肺热，甘草、粳米养胃和中。

（2）清肝明目：《太平圣惠方》曰："治肝心壅热，眼涩痛，宜服菊花散方。"菊花散方中菊花、决明子清肝明目，栀子、黄芩清心肝之壅热，防风、升麻、柴胡共奏升阳解表之功，玄参、地骨皮、麦冬、生地养阴清热凉血，车前子清热利湿，羚羊角疗血分之热，甘草调和诸药，全方共奏解表养阴清热之功；亦曰："治眼涩痛，连头额遍疼，肝心风热，壅滞所致，宜服玄参散方。"玄参散方中蔓荆子、防风疏风解表，羚羊角、菊花清肝明目，玄参、赤芍清热凉血活血，牙硝祛赤肿翳涩，黄芩清热泻火，全方共奏疏风清热、明目祛涩之功；亦云："治肝中久热，目常涩痛，宜服车前子丸方。"车前子丸方中决明子清肝明目，栀子、黄连清肝降火，车前子、牵牛子泻热逐水，熊胆、牛胆汁、猪胆汁清热凉血、泻火解毒，枸杞子滋肾明目，甘草调和诸药，此方对于肝郁化火、火热伤津及气郁化火、热扰心神之证治以清肝解郁，养血明目。

（3）健脾祛湿：清代官修《秘藏膏丹丸散方剂》有"羊肝散"专治"远年近日一切虚人患目及云翳遮睛，干涩昏花，目睛盲，产后患目及阴虚肝热者服之均效"，方中人参、白术补益脾气，助羌活、蛤粉祛湿，青羊肝行明目之功。

（4）滋补肝肾：《证治准绳》曰："其病无眵泪痛痒、羞明紧涩之证……初渐之次，宜以千金磁朱丸主之，镇坠药也。石斛夜光丸主之，羡补药也。益阴肾气丸主之，壮水药也。"傅仁宇于《审视瑶函》中释磁朱丸曰："磁石辛咸寒，镇坠肾经为君，令神水不外移也。辰砂微甘寒，镇坠心经为臣，肝其母，此子能令母实也，肝实则目明。"又释益阴肾气丸曰："上方壮水之主，以镇阳光，气为怒伤，散而不聚也，气病血亦病也，肝得血而能视。"故此病治以镇坠心肾，养肝阴，壮肾水。《审视瑶函》言："四物五子丸，治心肾不足，眼目昏暗。"四物五子丸方中熟地、菟丝子、覆盆子、枸杞子补益肝肾，当归、白芍、川芎养血活血，地肤子、车前子清热利湿，全方共奏补益肝肾、活血利湿之效。吴谦等编撰的《医宗金鉴·眼科心法要诀》中对于肝肾俱伤或因嗜酒恣欲，或劳瞻竭视，或思虑太过而致的伤阴郁火，目觉干涩不爽，视物昏花症，治以滋阴养水，兼抑火，以培其本，其曰："干涩昏花肝肾病，酒色劳瞻思虑伤，四物五子车前子，覆盆枸杞菟丝当，熟地川芎芍地肤，五胆膏宜外点良。"

2. 其他疗法

纵观历代医家所述，外用点眼法为白涩症重要辅助疗法。《医宗金鉴·眼科心法要诀》中"五胆膏"主治眼目干涩昏花，方中猪胆汁、黄牛胆汁、羊胆汁、鲤鱼胆汁、熊胆清肝明目，胡黄连、川黄连助五胆奏明目之功，青皮行气破滞，佐以白蜜敛疮。

综上所述，历代医家对白涩症的相关认识各有所述，因此作此文对其进行整理概括，考镜源流，以供学者参考借鉴。

（李俊锋　柳成刚）

胬肉攀睛源流考

早在隋代，巢元方等《诸病源候论》中就有关于"目息肉淫肤"之相关记载，宋代官修《太平惠民和剂局方》载有"攀睛瘀肉"之述，元代许国祯《御药院方》、危亦林《世医得效方》

均载"胬肉攀睛"之论，但其作为病名首见于明代《银海精微》。本病病情较为复杂，历代医家对其描述颇为纷繁，现对历代重要医籍中胬肉攀睛的相关病证和论述进行整理研究，考察其学术脉络和规律，对现代解决此问题有重要的参考意义。

（一）病名

纵观历代医家所云，胬肉攀睛之名沿用至今，是指眼眦部长赤膜如肉，其状如昆虫之翼，横贯白睛，攀侵黑睛，甚至遮盖瞳神的外障疾病。纵观历史，不同时期医家对此病的命名有所不同，整理概括历代医家对此病命名之相关论述，可归纳为以下两种分类命名。

1. 以病因病机分类命名

《诸病源候论》曰："息肉淫肤者，此由邪热在脏，气冲于目，热气切于血脉，蕴积不散，结而生息肉，在于白睛肤睑之间。"这是对胬肉攀睛病机和症状之较早记载，巢元方指出邪热上攻，蕴结于目，生出息肉而致胬肉攀睛，并提出"息肉淫肤"之病名。宋代官修《太平惠民和剂局方》曰："菊花散理肝气风毒……攀睛瘀肉。"该书记载了"攀睛瘀肉"的病名。清代顾世澄《疡医大全》言："胬肉攀睛外障，按此证初患赤眼，临风不避辛苦，延久而成。"其提出了"胬肉攀睛外障"之病名。

2. 以病症特点分类命名

明代《秘传眼科龙木论》中对胬肉侵睛外障描述为，"此眼初患之时，或痒或痛，赤烂多年……渐生肉翳侵睛，遮满瞳人"，指出胬肉侵睛外障初起之时痒痛，逐渐生长覆盖瞳仁，提出"胬肉侵睛外障"的病名。王肯堂《证治准绳》曰："肺瘀证……有赤白二证。赤者血分，白者气分，其原在心肺二经，初起如薄薄黄脂，或赤脉数条，后渐渐大而浓，赤者少，白者多，虽赤者亦是白者所致，盖先有白而不忌火毒辛热，故伤血而赤，非血分之本病也。"王氏对其形态进行描述；亦言："马蝗积证是肉先起，后变为重，其状两头尖薄，中间高浓，肉红色，若马蝗状横卧于中，四匝有薄薄肉油，紫赤筋脉围绕。"其提出"马蝗积"之病名，指出其证如蚂蟥横卧眼中。明代傅仁宇《审视瑶函》言："此症多起气轮，有胀如肉，或如黄油，至后，渐渐厚而长积，赤瘀胬起如肉，故曰胬肉。"其提出"胬肉"的病名，指出此病的发生部位及形态。清代鲍相璈《验方新编》云："凡眼大角长肉一块及黑珠，名胬肉攀睛。"其提出"胬肉攀睛"的病名。

（二）病因病机

胬肉攀睛的病因病机较为复杂，可由外感和内伤所致，经过整理总结为外感风热，素体亏虚，情志不畅，饮食不节，劳倦伤身等导致的血热壅盛，瘀血内阻；脾受肝邪，瘀热内蕴；肝郁犯肺，气滞血瘀；心经火盛，虚火上炎；素体亏虚，风热相搏；阳经虚损，瘀阻经络六个方面，现分别论述如下。

1. 血热壅盛，瘀血内阻

明代官修《普济方》云："热毒既盛，并于血脉，蕴结不散，结取而生胬肉也。"其认为血热蕴结而生胬肉。清代冯兆张《冯氏锦囊秘录》云："至于久而失调，热壅血凝，而为攀睛瘀肉。"其指出久病失调致血热壅盛而成胬肉攀睛。

2. 脾受肝邪，瘀热内蕴

明代《银海精微》云："胬肉攀睛者，与大眦赤脉之症同。然此症者，脾胃热毒，脾受肝邪，多是七情郁结之人。或夜思寻，家筵无歇，或饮酒乐欲，致使三焦壅热；或肥壮之人，血滞于大眦。胬肉发端之时多痒，因乎擦摩，胬肉渐渐生侵黑睛。"其提出饮食劳倦、情志内伤等因素导致肝郁脾虚，肝郁日久而化热，脾虚日久而生湿，湿热之邪阻于血脉而瘀血内生，遂患胬肉攀睛。

3. 肝郁犯肺，气滞血瘀

《审视瑶函》言："胬肉之病，肺实肝虚，其胬如肉，或赤如朱，经络瘀滞，气血难舒，嗜燥恣欲，暴者多之，先生上匝，后障神珠，必须峻伐，久治方除。"其指出胬肉病之主要病机为肺实肝虚，此外，气血瘀滞，情志不畅亦可加重此病。

4. 心经火盛，虚火上炎

《明目至宝》言："大眦小眦属心，心热则攀睛胬肉。"其指出胬肉攀睛是心经火热所致。清代邓苑《一草亭目科全书》曰："大小眦属心，心为火也，心居包络名君主，血逐火奔眼内凝……胬肉攀睛，日久不治，渐至失明等症。"其指出心火内热，外攻于目之病机。顾锡《银海指南》曰："凡人五脏六腑之精液，尽上注于目，阳亢阴微，炎蒸空窍，遂有胬肉攀睛等症。其起于大眦者，属心为实火。其起于小眦者，属心胞为虚火。甚则胬肉双斗，蚀及神水。"其指出胬肉攀睛之病机是阳热蕴蒸眼窍，同时也提出心经实火、心胞虚火犯肺等不同因素。易凤翥《外科备要》载有类似观点，其曰："目中胬肉，生两目大小眦，瘀肉胬出，时觉疼痛，总属心火所成。然有虚实之别，如大眦深红，胬肉焮赤者，是心经实火……如小眦淡红，血丝胬突者，是心经虚火。"同样指出导致胬肉攀睛的心火有虚实之分，其症状也各有不同。

5. 素体亏虚，风热相搏

宋代官修《圣济总录》曰："目生胬肉者，由脾肺不利，风热乘之，其候或痒或痛，赤瘀而烂，壅热既久。"其提出目生胬肉主要由于脾肺不利，津液输布失常，另感风热之邪所致。《秘传眼科龙木论》曰："目中胬肉侵睛者何也，答曰：此脾之实也，脾者，仓廪之官，肌肉之府，毒气攻冲，肌邪之气冲肺，肺受脾邪，传之于目两眦，故胬肉侵睛也。"其提出肺脾受病，另感风邪之气，故致胬肉侵睛。《世医得效方》曰："或痒或痛，自两眦头努出，心气不宁，忧虑不已，遂乃攀睛，或起筋膜。"亦云："心气不宁，风热交并，变为攀睛，症状不一，是为外障。"忧虑伤及心气，风热交攻，可致胬肉攀睛。元代危亦林在《世医得效方》中记载："胬肉攀睛二十七，此证或先赤烂多年，肝经为风热所冲而成，或用力作劳，有伤肝气而得。"其指出或久病体虚，或劳倦伤身，而后肝经风热导致目生胬肉。《疡医大全》言："胬肉攀睛外障，按此证初患赤眼，临风不避辛苦，延久而成。"初因赤眼不治，又遭风邪，迁延日久而致胬肉攀睛。

6. 阳经虚损，瘀阻经络

《疡医大全》曰："胬肉攀睛外障……或因热足下于冷水，或因站立行房，致伤阳跷经络者。其脉起于足，上行至头面属目内眦，此经既伤，内眦即生赤脉如缕，缕根生瘀肉，瘀肉生黄赤脂，脂则横侵黑睛，渐蚀神水，或兼锐眦而病者，合于太阳经也。"其指出因生活因素导致的阳腑经络受损，其脉循行于内眦故生胬肉。

（三）证候分类

历代医家对胬肉攀睛证候分类的表述：①心肺风热；②脾胃实热；③心火上炎；④阴虚火旺。

（四）治疗

总览历代医家关于本病之诸多论述，可见胬肉攀睛的治疗方法主要分为内治法、外治法，内治法包括疏风清热、清肝明目、清心泻肺、清火宁心、泻脾除热、滋阴清热；外治法则包括针灸疗法、点眼法、敷贴法、吹法、洗眼法，现分述如下。

1. 辨证论治

（1）疏风清热，清肝明目：宋代《太平惠民和剂局方》云："菊花散理肝气风毒，眼目赤肿，昏暗羞明，隐涩难开，攀睛瘀肉。"其指出胬肉攀睛为肝气风毒所致，治以菊花散疏风清肝热。亦云："秘传羊肝圆……又治远年日近内外障眼，攀睛胬肉，针刮不能治者，此药治之。"其提出肝经不足，风毒上攻导致的胬肉攀睛，以羊肝圆治之，可清肝明目。《圣济总录》曰："治眼生胬肉，宜服此，通明饮。"此方中羚羊角、地骨皮、栀子、芍药等养肝阴、清肝热；亦曰："治眼生胬肉，宜常服之，蕤仁丸方。"治以清热养肝明目；亦云："治眼生胬肉侵睛，外障虽已钩割熨烙，亦宜服此，除风汤方。"除风汤方中防风、细辛解表，又以大黄苦寒清热。《圣济总录》亦云："治一切眼内外翳膜遮障……胬肉攀睛，及冷热泪，拨云散方。"拨云散方中以楮实、荆芥穗疏风清肝明目。陈言《三因极一病证方论》："白蒺藜散治肾脏风毒上攻，眼目赤肿，热泪昏涩，胬肉攀睛。"方中白蒺藜、僵蚕、南星祛风清肝明目。元代罗天益《卫生宝鉴》言："还睛散治眼翳膜，昏涩泪出，瘀肉攀睛。"《明目至宝》载"退翳散"言："退翳散治风毒气眼，攀睛胬肉，昏涩泪出。"退翳散方中蝉蜕、蛇蜕以轻宣解表，另以黄芩清热。《明目至宝》另载"神应回光散"言："神应回光散治翳障赤眼、胬肉侵睛、攀睛。"神应回光散方中青葙子、石决明、草决明清肝明目。

至明代，《普济方》亦以还睛散治"眼翳膜，昏涩泪出，瘀肉攀睛"，方中石决明、草决明、密蒙花清肝明目退翳。丁凤《医方集宜》曰："清凉退赤散治胬肉攀睛，胞翻肿痛。"清凉退赤散方中赤芍、大黄、川芎清热活血，荆芥、防风驱散风邪。《医方集宜》亦言："黄连龙胆汤治胬肉攀睛。"黄连龙胆汤方中黄连、龙胆草、大黄、黄柏、黄芩以清其热，配当归、芍药、生地滋其阴，伍白芷、防风、薄荷、羌活、木贼草、川芎以祛风；又言："红花散治瘀肉攀睛。"红花散方中当归、生地、红花、赤芍养血活血，配以紫草凉血，龙胆草、淡竹叶以清热泻火，佐以连翘、升麻清热解表。上两方均清热活血，清肝明目。徐春甫《古今医统大全》言："栀子胜奇散治一切赤脉缕睛，风热痛痒，胬肉攀睛。"栀子胜奇散方中蝉蜕、荆芥、菊花、防风、蔓荆子疏散风热，石决明、密蒙花、黄芩、栀子清肝明目。《古今医统大全》又言："龙胆草散治上焦风热，目赤羞明，近风多泪，胬肉攀睛，瘀肉隐痛，并皆治之。"主以龙胆草清肝经火热。《证治准绳》曰："拨云退翳丸，治阳跷受邪，内眦即生赤脉缕，缕根生瘀肉，瘀肉生黄赤脂，脂横侵黑睛，渐蚀神水，锐眦亦然，俗名攀睛。"其提出由于阳跷脉受邪而导致内眦生瘀肉，治以清肝而明目。倪朱谟《本草汇言》载"蕤核"曰："蕤核去肝经风热，为目病专科之药也。治风热乘肝……或胬肉攀睛，种种目疾，系于风热所伤者，咸宜加用。"蕤核性微寒，清肝明目，能治肝经风热。《本草汇言》亦载"败酱草"曰："治赤眼障痛，并胬肉攀睛。用败酱一握，荆芥、草决明、木贼草各二钱，白蒺藜一钱五分，水煎服。"上述诸药共奏疏风清肝明目之功。

迨至清代，陈其瑞《本草撮要》载"石蟹"言："石蟹味咸寒。入足厥阴经。功专治青盲目翳。得羚羊角决明治胬肉攀睛。"羚羊角平息肝风，清肝明目，得石蟹入肝经。潘楫《医灯续焰》言："二黄散治胬肉攀睛。"二黄散方用防风、薄荷之品解表之邪，大黄、黄芩苦寒以清热。清代吴谦等《医宗金鉴·眼科心法要诀》载"胬肉攀睛歌"曰："胬肉攀睛大眦起，初侵风轮久掩瞳，或痒或疼渐积厚，赤烂多年肺热壅。初起紫金膏点效，久宜钩割熨烙攻，内服除风汤蔚桔，细辛连味大黄风。"其指出此病若赤烂日久为肺热壅盛，当内外兼治，予除风汤以祛风清热。柏鹤亭《神仙济世良方》曰："少不慎，疾遂变成烂眼流泪之症，甚则胬肉攀睛。今定一方，即于初起三五日内，连服二剂，即便立愈。用柴胡、白芍、白蒺藜各三钱、甘菊二钱、半夏三钱、白术五钱、荆芥一钱、甘草一钱、草决明一钱。水煎服。"其指出一两剂即愈，有热者加栀子三钱，无热者不用，且柏氏认为，此方之妙，火、风、湿同治，又佐之治目之品，药入口而目即愈也，治以清火疏风化湿。

（2）清心泻肺：《圣济总录》曰："治心肺风热，冲目生胬肉。羚羊角汤方。"羚羊角汤方中羚羊角、黄芩清心肺热，柴胡、升麻引药上行，兼有清热之功效。《验方新编》云："凡眼大角长肉一块及黑珠，名胬肉攀睛。宜服加味导赤散，外点硝炉散。"加味导赤散清心火，硝炉散中炉甘石收湿止痒敛疮，火硝苦寒凉血。

（3）清火宁心：明代李梴《医学入门》曰："心气不宁，忧思不已，遂乃攀睛，或起筋膜，宜大黄、黄芩、防风、薄荷等分，入蜜煎服，或定心丸。"方中防风、薄荷疏风清热，大黄、黄芩苦寒以清火。《审视瑶函》曰："久则漫珠积肉，视亦不见，治宜峻伐，久则自愈，积而无瘀之症甚恶，及珠尚露，皆不必用钩割之治。宜服点……定心丸。"方用石菖蒲、远志、辰砂宁心安神，枸杞子、菊花养肝明目。《银海指南》言："甚则胬肉双斗，蚀及神水，乃心火克肾所致，治以清补为主。清则心火不升，心阳得静，补则心气得宁，心血不耗。"其指出双斗均生胬肉，为心火亢盛，克制肾水，应当治以清心火，平补心气。

（4）泻脾除热：《银海精微》云："胬肉攀睛者……脾胃热毒，脾受肝邪，多是七情郁结之人……致使三焦壅热。三焦心火俱炎，亦能生此疾，治之须钩割后，宜服泻脾除热饮。"其指出由于内伤积热上攻而致攀睛者，钩割之后治以清泻脾胃实热，泻脾除热饮方中黄芩、黄连清热，大黄、芒硝、车前子导热邪以下行，黄芪、桔梗宣通调畅气机。

（5）滋阴清热：明代龚信《古今医鉴》以还睛丸"治远年近日一切目疾，内外翳障，攀睛胬肉，烂弦风眼，及年老虚弱，目昏多眵，迎风冷泪，视物昏花，久成内障"，并指出"此药最能降火升水，可宜久服，夜能读细字"。还睛丸中白术益气健脾、燥湿利水；菟丝子补肾益精；青葙子、密蒙花清热泻火，明目退翳；防风、羌活疏风散热；白蒺藜平肝解郁、祛风明目；木贼疏散风热，明目退翳；甘草调和诸药，诸药合用，共奏滋阴清热之功。

2. 其他疗法

（1）针灸疗法：明代徐凤《针灸大全》言："目风肿痛，胬肉攀睛。禾窌二穴、睛明二穴、攒竹二穴、肝俞二穴、委中二穴、合谷二穴、肘尖二穴、照海二穴、列缺二穴、十宣十穴。"

明代杨继洲《针灸大成》曰："目风肿痛，努肉攀睛：和髎、睛明、攒竹、肝俞、委中、合谷、肘尖、照海、列缺、十宣。"其提出可从阳维脉取穴治疗本病。清代张景岳《类经图翼》言："睛明，主治目痛视不明，见风泪出，胬肉攀睛，白翳，眦痒疳眼，头痛目眩。"其提出可从睛明穴治疗本病。后《审视瑶函》亦遵其说法。

（2）点眼法：金元时期刘完素《黄帝素问宣明论方》言："黄连膏，治一切眼目，瘀肉攀睛，风痒泪落不止……点之妙矣。"宋代《太平惠民和剂局方》载洗眼紫金膏言："治远年日近翳膜遮障，攀睛胬肉，昏暗泪多，瞻视不明，或风气攻注，睑生风粟，或连眶赤烂，怕日羞明，隐涩难开，并能治之。"洗眼紫金膏方中硼砂、朱砂、雄黄清凉解毒，赤芍活血化瘀。《圣济总录》云："治眼生胬肉侵睛，外障虽已钩割熨烙，亦宜点此，七宝散方。"七宝散治以清肝明目；亦曰："治眼生胬肉，钩割后，宜点清凉散方。"清凉散方中琥珀散瘀止血，珍珠、龙脑明目退翳，丹砂清肝明目。南宋杨倓《杨氏家藏方》言："冀州郭家明上膏治远年、日近不睹光明，内外障眼，攀睛瘀肉……此药神妙无比，不可尽述。"膏中用金星石、银星石、井泉石矿石类药物以明目退翳；另载"春雪膏"，其曰："春雪膏治风毒气攻冲眼目，翳膜遮障，隐涩难开，或发肿痛，攀睛胬肉，并皆治之。"元代许国祯《御药院方》言："白龙粉（亦名玄明粉）治肾水衰虚，肝经邪热，视物不明；或生障翳，胬肉攀睛。"其提出肾水不足，肝经亦有邪热之点眼疗法。明代胡濴《卫生易简方》云："治攀睛瘀肉，用黄丹一两二钱水飞，白矾一两银器内化成汁，入黄丹在内以银箆搅匀，更入乳香、没药各一钱，慢火不住手搅，令枯干为粉，候冷研极细，入鹰屎一钱半，血竭二分，麝香少许，轻粉三分，粉霜二分，共研极匀，再用熟绢罗过为细末，点之大效。"黄丹、白矾以拔毒敛疮生肌。《审视瑶函》曰："吹霞散专点胬肉攀睛，星翳外障。"吹霞散方中白丁香明目，白及收敛止血。明代董宿《奇效良方》曰："日精月华光明膏能开一切内障，善治翳膜遮睛，及攀睛胬肉。"方以疏肝清热明目；又曰："点眼金丝膏，治男子妇人目疾，远年日近翳膜遮睛，攀睛胬肉，拳毛倒睫，黑花烂弦，迎风羞明冷泪，及赤眼肿疼。"膏中硇砂化腐生肌，晋矾敛疮，冰片明目退翳。至清代，罗越峰《疑难急症简方》言："珠珀丹专治一切星障，久年云膜，胬肉攀睛，诸般寒翳等症。"吴杖仙《吴氏医方汇编》曰："八宝眼药点外障云翳、瘀肉攀睛。"孙伟《良朋汇集经验神方》言："拨云散……此药能点老年目昏、攀睛、胬肉、拳毛倒睫、迎风流泪等症。"上方均治以活血明目退翳。顾世澄《疡医大全》曰："乌金膏治诸般外障风痒，血缕瘀疮，胬肉攀睛，鸡冠蚬肉，漏睛疮。"乌金膏中晋矾酸涩收敛，米醋散瘀血。另曰："灵光散，治外障瘀疮，攀睛胬肉，蚬肉蟹睛，俱宜点之。"灵光散中炉甘石以敛疮生肌。

（3）敷贴法：唐代苏敬等《新修本草》中亦记载浮萍："主火疮。"又冰片清热散毒，明目退翳，丁香外用治目翳，合用治疗胬肉攀睛。元代危亦林《世医得效方》言："胬肉攀睛：青萍少许，研烂，入片脑子少许，贴眼上。顿效。"清代严洁《得配本草》言："水萍辛，寒。入手太阴经……研烂，入冰片少许，贴眼上，治胬肉攀睛。"清代邹存淦《外治寿世方》曰："又青萍（少许）研烂，入顶上梅花冰片（少许）贴眼皮上，过夜渐散，治努肉攀睛。神效。"清代何英《文堂集验方》言："（胬肉攀睛）浮萍草研烂。入冰片少许。贴眼上效。白丁香。人乳调点最效。"以上均载有浮萍外用贴敷治疗胬肉攀睛的记载，有宣散风热、透疹、利尿的功效。

（4）吹法：《瑞竹堂经验方》曰："乳香当归散治内障眼，伤风伤寒，攀睛胬肉多年，眼中倒睫卷毛……每日三次，早晨、午时、临卧鼻内搐之。"其提出通过鼻腔给药治疗胬肉攀睛的方法。

（5）洗眼法：《世医得效方》言："驱风散治烂弦风赤浮翳，胬肉攀睛，涩痒眵泪。"驱风散方中五倍子敛疮生肌，铜绿明目退翳，龙胆草、竹叶、防风共奏祛风清热之功；亦曰："龙胆膏治远年近日翳膜遮障，攀睛胬肉，连眶赤烂，视物昏暗，不睹光明，隐涩多泪，迎风难开，治之神效。"膏中桑柴灰去腐生肌，炉甘石敛疮生肌，方药治以去火毒以生肌。

本文总览历代医籍中关于胬肉攀睛之论述，整理概括历代重要医籍中关于胬肉攀睛之病名、病因病机及治法方药，以期为后世医家治疗胬肉攀睛提供些许思路，为当今临床提供参考。

（乔　羽）

聚星障源流考

聚星障之病名首见于明代王肯堂《证治准绳》，后经历各朝各代的逐步修改，现成较为完整的体系。本病常单眼为患，病程长，常反复迁延，治疗不及时可严重影响视力。且其病机涉及多个脏腑，临床表现纷繁，故从病名、病因病机、证候分类及治疗方面入手，对历代重要医籍中聚星障的相关病证论述进行整理研究，考察其学术脉络和规律，颇有意义。

（一）病名

聚星障是指以黑睛浅层上生多个细小星翳，其形或连缀，或团聚，伴涩痛、畏光流泪为病症特点的一种眼病。此病别名较少，《证治准绳》曰："聚星障证，乌珠上有细颗，或白色，或微黄。微黄者急而变重。或联缀，或团聚，或散漫，或一同生起，或先后逐渐一而二，二而三，三而四，四而六七八十数余。"同时认为"若兼赤脉爬绊者，退迟"。书中从外观特点、病情变化等方面描述该病。清代张璐《张氏医通》沿用王肯堂之说。清代顾锡《银海指南》言："白星团聚，名聚星障。"其认为聚星障主要症状为白星团聚。

（二）病因病机

总览历代医家关于本病病因病机之相关论述，可见涉及多个脏腑，大致可归结为以下两点：肝肾郁结，精血受伤和血虚火旺，化火生风。现分别论述如下：

1. 肝肾郁结，精血受伤

《银海指南》云："白星团聚，名聚星障，属肝肾郁结，精血受伤也。"又云："肝属风木，木能生火，惟血涵养，否则火盛血伤，目病生焉。其脏主疏泄，凡人愤闷不平，或受六淫之邪，则气不宣流，遂生星翳障雾，如点如凿，或圆或方，形色不一，莫可枚举。"肝郁生火，火盛伤血，血伤则目生病。如若再有外邪侵袭，则生聚星障。

2. 血虚火旺，化火生风

《银海指南》曰："血虚不能滋养肝木，化火生风者，发在左目，星翳胬肉。"血虚而肝失濡养，遂有肝木燥烈，化火生风，上炎于目，生出翳障。又云："经闭不调，皆有目患。盖目为血脉之宗，血不足，则脾脏失职，不能归明于目，而且肝木无制，必然化火生风，为星翳雾障，甚则挟相火上行，刑克水源，为瞳神淡白。"此处细致地谈到女子月经不调所致血虚，进而生出目翳之过程。

（三）证候分类

历代医家对眼睑赤烂证候分类的表述：①肝肾郁结，精血受伤；②血虚火旺，化火生风。

（四）治疗

历代医家治疗本病，以清肝明目养血、祛风清热化痰为主，具体论述如下：

1. 辨证论治

（1）清肝明目养血：《证治准绳》云："阳丹，治诸般外障，赤脉贯睛，怕日羞明，沙涩难开，胞弦赤烂，星翳覆瞳。"阳丹方用黄连、黄柏、大黄、黄芩以清热解毒，配以栀子、苦参、荆芥清热，用龙胆草、白菊花清肝明目，川芎、赤芍、羌活、生地活血化瘀，滋阴补血，诸药合用，共奏清肝泻火，养肝明目，兼祛外邪之功。明代傅仁宇《审视瑶函》载："宜服：海藏地黄散，治大小男妇，心肝壅热，目赤肿痛，生赤翳，或白膜遮睛，四边散漫者，犹易治，若暴遮黑睛者，多失明，宜速用此方，亦治痘疮入目。"海藏地黄散方中大黄、黄连清热去火，熟地、生地、玄参、川羌活、木通、当归滋阴养血，沙苑蒺藜、防风、谷精草、白蒺藜、犀角、蝉蜕养肝明目祛邪，此方既能驱邪，又能补虚，实乃良方。

（2）祛风清热化痰：《张氏医通》云："此证多由痰火之患，能保养者庶几，所丧犯戒者，变证生焉。先服羚羊角散，后服补肾丸。"痰火者，肝肾郁结所化，进而生风所致。因此，先驱邪，再补虚证。《审视瑶函》载有"吹霞散，专点胬肉攀睛，星翳外障"，药用白丁香、白及、白牵牛清热解毒，养肝明目，活血补虚，共奏奇效；且言此方"重者，不出一月全愈；轻者，朝点暮好"。

2. 其他疗法

（1）吹鼻法：《张氏医通》曰："阿魏搐鼻法去星翳。"药用阿魏、鸡内金、冰片，以蜜和，捻在中空之箸头上，外裹乌金纸，去箸，每夜塞鼻中。清代鲍相璈《验方新编》曰："吹鼻散：鹅不食草、真青黛、川芎，共为细末，将药少许，搐入鼻中，口含温水，以泪出为度，数次必愈。兼散目中星翳。"吹鼻之法要注意把药研为细末，用药少量多次，掌握好以流出泪水为度。

（2）点眼法：点眼之法，外敷局部，直达患处，同样可起到祛风清热、清肝明目之效。清代胡增彬《经验选秘》云："目中起星翳，荸荠捣汁洒纸上，候燥刮点日效。"张山雷《疡科纲要》载："磨云散治眼赤星翳。"药用以荸荠粉、老月石、细炉甘石、冰片，各研极细，和匀点眼。

总览历代医籍中关于聚星障之论述，整理概括历代重要医籍中关于聚星障之病名、病因病机及治法方药，为后世医家治疗聚星障提供重要思路，为当今临床提供参考。

（许　旺　柳成刚）

凝脂翳源流考

凝脂翳之病名首见于明代王肯堂《证治准绳》。本病为急重眼病之一，可发生在任何年龄、季节，尤以年老体弱者多发，以夏秋多见，起病急、发展快、变化多，常单眼为患。故本篇从病名、病因病机、证候分类及治疗四个方面入手，对历代重要医籍中关于此病的相关病证论述进行整理研究，考察其学术脉络和规律，以期能对此病的现代治疗有所帮助。

（一）病名

凝脂翳是指以黑睛生翳，色白或黄，状如凝脂，发病迅速，或伴黄液上冲为主要表现的急重外障眼病。本病病名的确定经历了较长时间，总览历代医家对凝脂翳病名之相关论述，总结如下：

《证治准绳·凝脂翳》言："在风轮上有点，初起如星，色白中有米厌（糜），如针刺伤后渐长大变为黄色，米厌亦渐大为窠者。有初起如星，色白无米厌，后渐大而变色黄，始变出米厌者。有初起便带鹅黄色，或有米厌，或无米厌，后渐渐变大者。或初起便成一片，如障大而厚，色白而嫩，或色淡黄，或有米厌，或无米厌而变者。或有障，又于障内变出一块如黄脂者。"此处描述了凝脂翳之病症特点。后世医家著作仅载有本病之相似症状，并未提到本病其他别称，且诸医家认为，本病可直接发生，亦可由其他病演变而来。《证治准绳》载有"聚星障证"，其曰："乌珠上有细颗，或白色，或微黄……或聊缀，或团聚，或散漫……能大者有变。团聚生大而作一块者，有凝脂之变。"其认为聚星障证可发展成凝脂翳。明代傅仁宇《审视瑶函》和清代张璐《张氏医通》中均引用此说法。清代黄庭镜《目经大成》云："风轮生白翳，状如大星……故曰星月翳蚀，凝脂症之小者。"其指出星月翳蚀为范围较小的凝脂翳。

（二）病因病机

凝脂翳的病位在风轮，即黑睛，内应于肝胆，病性可分为虚实两个方面，虽病症简单，但病因病机较为复杂，经整理可概括为外感邪气、风火挟痰、气滞血瘀、火郁肝胆、素体亏虚五个方面，现分述如下：

1. 外感邪气

清代顾锡《银海指南》云："风热郁于肝脾，两目赤脉贯睛，凝翳满目。"亦云："风寒郁伏肝肺，以致左目凝脂翳障，有变旋螺之势。"此两者病因或风热，或风寒，但均为外感邪气郁于肝而致凝翳。

2. 风火挟痰

《审视瑶函》曰："聚星之障，或围聚而或连络，疾发多见于痰火。"其认为聚星之障可因痰火疾发而围聚病变成凝脂。《目经大成》云："凝脂翳变……当名风火挟痰。"其直接指出凝脂翳是由风火挟痰所致。

3. 气滞血瘀

《证治准绳》曰："若四周见有瘀滞者，因血阻道路，清汁不得升运之故。若四周不见瘀赤之甚者，其内络深处，必有阻滞之故。"其指出血瘀于表或内络致眼内清汁不升而致此病，《审视瑶函》《张氏医通》亦引用此说法。《审视瑶函》曰："若问凝脂翳……血滞神膏伤，气壅经络涩，热向脑中催，脓攻如风急。"《目经大成》引用此说法，认为可因血滞气壅而致热脓上传于脑、眼而生成凝脂翳。清代吴谦等《医宗金鉴》之"妊娠目病歌"中言"血分瘀血并凝脂"，亦指出此病为血分之热兼血瘀所致。

4. 火郁肝胆

《证治准绳》曰："内溃精膏，外为枯凸。或气极有声，爆出稠水而破者，此皆郁遏之极，蒸烁肝胆二络，清气受伤，是以蔓及神膏溃坏。"《审视瑶函》《张氏医通》亦有此说法，且云："凝脂翳生，肥浮嫩而易长，名为火郁肝胆。"其认为由于火郁肝胆所致的凝脂翳肥嫩易长，甚或枯凸。《目经大成》曰："凝脂症之小也，盖人怒气及土郁伤肝，肝虚不胜病势。"此云怒则伤肝致肝虚而成凝脂小症。

5. 素体亏虚

《银海指南》言："气血两亏，厥阴头痛，兼之胃腑受寒，又伤肝肾以致左目赤障凝翳。"其认为内有肝肾气血亏虚致血不上荣，外有胃腑受寒，内外合病，故致左目凝翳；亦言："肝肾素亏，兼之风郁化火，令目凝脂白翳，垂帘赤障，右目凝翳。"其指出内有肝肾素亏，外有邪风郁而化火，故致右目凝翳。

（三）证候分类

历代医家对凝脂翳的证候分类的表述有：①风热壅盛；②热毒炽盛；③湿热内蕴；④肝胃实热；⑤阴虚有热；⑥正虚邪留。

（四）治疗

凝脂翳的治疗最早可追溯到《证治准绳》，其首次通过二便燥涩或通畅区分病证之急缓，用通腑泄滞法治疗，后世《目经大成》在此基础上应用小承气汤、羚羊角、消肝散等方内外合治以疗此病。《证治准绳》亦首创点眼法和搐鼻法来治疗本病，后世《张氏医通》《银海指南》对此法进行补充。《医宗金鉴》首次提出治疗妊娠期间凝脂翳的方药。其后，随着历代医家对本病的病因病机认识的不断完善，治疗方法日渐丰富，另提出吹法等外治法。通过整理归纳历代医家对本病治疗的相关记载，总结凝脂翳治法如下：

1. 辨证论治

（1）疏风清热，退翳明目：《银海指南》言："风热郁于肝脾……凝翳满目。"方用连翘、山栀子、归尾、赤芍、生地、木通、甘草梢、羌活、薄荷、枳壳、菊花、桑叶、车前草，诸药合用，共奏疏风散热之效以达退翳明目之功。

（2）祛风散寒，养血明目：《银海指南》言："风寒郁伏肝肺，以致左目凝脂翳障。"方用桂枝白芍为主药，配以炙甘草、香附、苏叶、陈皮、当归、杏仁、枸杞子，温散风寒以明目退翳。

（3）祛风清热，养血调肝：《银海指南》言："肝肾素亏，兼之风郁化火，令目凝脂白翳……右目凝翳。"方用羌活、独活、制香附、夏枯草、当归、白芍、柴胡、茯苓、甘草、枸杞子、焦于术、葱头、灯心草。其认为此为素体肝肾亏虚兼外感风邪郁而化火，上犯于目，治宜攻补兼施，故以羌活、柴胡、葱头等药解外感风邪，加之枸杞子等药补其肝肾。

（4）清热凉血，祛翳安胎：《医宗金鉴》云："属血分者，多生瘀血，凝脂翳障，乃血分之热，宜用保胎清火汤以治之。"药用黄芩、生地黄、连翘清热凉血，配以当归身、白芍补血养血，川芎活血行气，伍以荆芥穗、炙甘草、缩砂仁、陈皮治疗妊娠期间血热上冲头目所致之凝脂翳，在治疗疾病时兼顾安胎。

（5）通腑泄滞，清肝明目：《证治准绳》有云："凡目病有此证起……二便燥涩，即是急之极甚。若二便通畅，祸亦稍缓。"即言若见本证兼二便燥涩即为急症，可用通腑泄滞法以缓此证。《审视瑶函》言："此症为疾最急。"《目经大成》曰："治之……但见翳色肥黄浮脆……亟以小承气下利中丸净其内，随磨羚羊角，调清肝散彻其外……大便通，目赤痛与泪合减，乃用消风活血汤，或防风散结汤、犀角地黄汤。"其提出应速用小承气汤攻下腑实，以净其内，后用羚羊角、清肝散治其外，内外合治，清肝明目。大便通时，病情渐缓，改用消风活血汤，或防风散结汤、犀角地黄汤，立法处方较为丰富。

（6）清肝泻火，清热化瘀：《审视瑶函》曰："凝脂翳证……郁迫之极，蒸灼肝胆……因血阻滞……宜服：四顺清凉饮子。"药用龙胆草、黄芩、车前子、生地、赤芍、熟大黄清肝泻火，配以羌活、柴胡、当归身、蜜制桑皮、枳壳、炙甘草、防风、川芎、炒川黄连、木贼草等药清热化瘀。本书将此方作为治疗火郁肝胆、血热血瘀所致凝脂翳的主方。《张氏医通》中对此病亦引用此病机，然所用方药不同，曰："当急用神消散、皂荚丸。"清代林珮琴《类证治裁》亦云："凝脂翳在风轮上，急用神消散、皂荚丸。"

（7）补气养血，温中明目：《银海指南》云："气血两亏……兼之胃腑受寒……左目赤障凝翳。"方用熟地、当归身、党参、制于术、干姜、炙甘草、制香附、石决明、砂仁、枸杞、菊花、石决明、红花、蝉衣、香附。其指出气血俱亏兼胃腑受寒此为虚证，应以补法治之为主。故用熟地、当归身、党参等补气养血，又以干姜、炙甘草、杞菊等温中明目。

2. 其他疗法

（1）点眼法：《证治准绳》言："凝脂翳在轮外生，点药可去。"虽未言点何药可去，但证明凝脂翳可用点法治之。《张氏医通》中云："凝脂翳……点药可去……绛雪膏点之。"其指出凝脂翳可用绛雪膏点去，且云其即宝鉴春雪膏，主药为炉甘石，特殊治法为"炉甘石四两，银罐内固脐，煅水飞。预将黄连一两，当归五钱，河水煎汁，去滓，入童便半盏。将炉甘石丸如弹子，多刺以孔，煅赤淬药汁内，以汁尽为度，置地上一宿，去火气，收贮待用。硼砂研细，水调盏内，炭火缓缓炖干，取净一钱半。黄丹、乳香、乌贼骨烧研、白丁香各一钱半，麝香、轻粉各五分，炼白蜜四两，先下制净炉甘石末一两，不住手搅，次下后七味，搅至紫金色不粘手为度，捻作梃子，每用少许，新水磨化点之"。其中炉甘石性甘温，具有明目退翳之功效。此外，亦有治疗慢性长久不治之凝脂翳的药方，如《银海指南》中云："千里光，鹅不食草，经霜桑叶三味煎汤，用原蚕沙桑柴灰，摊在绵纸上，以汤淋水，拌在甘石内，烧至硫黄色为度，取出，放露天出火气候用。"其认为可点一切年深老障凝翳。

（2）吹法：《张氏医通》言："诸外障，俱可用石燕丹吹之。"用药为炉甘石（制法如绛雪膏）、硼砂、石燕、琥珀、朱砂、鹰屎白、冰片、麝香，用法为"上为极细末，每用少许点大眦"。此为外障通用法。凝脂翳属外障，故可用此法。

（3）搐鼻法：《证治准绳》中记载搐鼻碧云散方药为："鹅不食草二钱，青黛、川芎各一钱，为细末，先嚼水满口，每用如米许，搐入鼻内，以泪出为度，无时。"后《张氏医通》中云："凝脂翳……碧云散搐之。"此搐鼻法以泪出而非嚏出为度。碧云散方中以青黛清肝泻火，川芎活血行气，鹅不食草去翳通鼻塞，三药合用以达明目退翳之效。

综上所述，历代医家对凝脂翳一病认识繁多，辨证思路与治法各异，现考究其源流，整理如上，以期能对此病的认识和治疗有所帮助。

（何　伟　柳成刚）

宿翳源流考

"宿翳"作为病证名首见于《目经大成》，通过对历代重要医籍中关于宿翳病证论述进行的整理，以及历代医家对宿翳认识的不断深入，本书从病名、病因病机、证候分类及治疗四个方面开始探索发掘，考察其学术脉络和规律，对现今临床颇有意义。

（一）病名

"宿翳"一词，出自清代黄庭镜《目经大成》，其论述为"此症亦是宿翳"。"宿翳"一名即源于此，并沿袭至今。现今宿翳指的是黑睛疾病痊愈后遗留的瘢痕翳障。其临床表现为结成瘢痕，黑睛混浊，表面较为光滑，边缘清晰，且无发展趋势，不伴有赤痛流泪等。近代中医眼科按照其厚度、浓淡的不同，将其分为四种，即冰瑕翳、云翳、厚翳、斑脂翳。而纵观历代重要眼科古籍，不同医家对"宿翳"的认识不同，且因其翳的形状、范围、程度及颜色的差异，"宿翳"具有如"冰瑕翳""冰壶秋月""玉翳浮瞒""水晶障证""钉翳根深""风轮钉翳""斑脂翳"等别称。虽病名繁杂，但纵观历代医家记载，宿翳主要以病状命名，经过梳理总结，简要做出如下整理。

1. 按病状分类命名

"玉翳浮瞒"出自《银海精微》，其描述为："结成白翳，遮瞒瞳仁，如玉色相似，立名玉翳浮瞒。"即白翳其色如玉，遮蔽整个瞳孔者，称为"玉翳浮瞒"。而在此卷亦有对"玉翳遮睛"的描述："初起时如碎米，久则成片遮瞒乌睛，凝结如玉色，名曰玉翳遮睛。"即病情初期，白斑如米颗大小，失于治疗日久发展为白斑遮蔽黑睛，亦如玉色，其名为"玉翳遮睛"。《银海精微》中亦有对"冷翳"的描述，其指翳之薄白不赤痛，其病位在黑睛且不易治愈。其曰："黑睛有些微云，薄薄带淡白色不能去，名曰冷翳。"而"玉翳浮满外障"一名则始见于宋元时期眼科著作《秘传眼科龙木论》。书中对其表现描述为："致令眼内有翳如玉色相似，遮满瞳人。"此言论与《银海精微》中对"玉翳浮瞒"的描述相似，即两者均具有眼内如玉色之翳障遮蔽满瞳的特点。而北宋官修《太平圣惠方》提出的"眼生丁翳"，书中首述其特征为："治眼生丁翳，根脚极浓，经久不瘥。"此番论述说明古人已经认识到了此病具有经久不愈的特点。

元代危亦林《世医得效方》命"宿翳"为"钉翳根深"，且此病名一直沿用至今。其论述为："钉翳根深三十……经久其色如银钉钉入黑睛。"点明其不同之处在于日久翳障犹如银钉钉入黑睛。时至明代王肯堂所撰《证治准绳》，该书出现大量有关"冰瑕翳""水晶障证""斑脂翳"的论述，如《证治准绳》云："冰瑕翳证，薄薄隐隐，或片或点，生于风轮之上，其色光白而甚薄，如冰上之瑕。"其描述冰瑕翳长于风轮之上，具有质地薄、透明、光滑的特点，其色白，呈点状或片状分布，如同冰上的斑点。其类证鉴别书中亦有相关论述："其状类外圆翳，但甚薄而不圆。又似白障之始，但经久而不长大。"即冰瑕翳的症状与外圆翳相似，但较之更薄，且并非圆形，又像是白障初期表现，不同之处在于冰瑕翳不会像白障随着时间的推移而长大。自此，"冰瑕翳"有了较为完整的认识，后世医家多袭用此病名。"水晶障证"亦出自《证治准绳》，书云："水晶障证，色白如水晶，清莹见内，但高厚满珠，看虽易治，得效最迟。"水晶障证之翳，其色白如水晶，质地清莹可见其内，但高厚遍布满珠，看似治疗得当容易痊愈，实则不然，"水晶障证"的治疗疗程较长且不易根治。王肯堂亦首创"斑脂翳"之名。《证治准绳》中对其表现的描述为："斑脂翳证，其色白中带黑，或带青，或焦黄，或微红，或有细细赤脉绊罩，有丝绊者，则有病发之患……虽有神手，不能除去。"斑脂翳其色白但其中夹杂他色，或带黑色，或带青色，或带焦黄色，或夹杂微红色，或有细细的血丝笼罩，当有红丝遮挡之时应当提起注意，其为病发之前兆。纵观历代医家的论述，"宿翳"均具有难治之特点。王氏之《证治准绳》较为详细地总结了本病特点，且符合现今临床实际，故该书所述之病名亦沿用至今。

"冰壶秋月""虚潭呈月"之病名均同"宿翳"首见于《目经大成》。书中将"冰壶秋月"定性为："此症亦是宿翳"，如《目经大成》对该病的症状及预后描述为："若隐若现，或片或点，留于风轮，色光白而甚薄，看虽易治，其实不然。"冰壶秋月即是宿翳，其表现为翳障若隐若现，呈片状或点状分布于风轮，质地甚薄，色白光滑，亦如前人所言本病治疗困难，预后较差。"虚潭呈月"出自《目经大成》，其曰："此症微翳混蒙瞳子。人虽不觉，自难耐其昏睡，名曰虚潭呈月。盖其状光滑深沉，似无而实有也。"从黄氏的论述不难看出，"虚潭呈月"的病变程度比"冰壶秋月"重，"冰瑕翳""冰壶秋月""虚潭呈月"此三者症状极其相似，临床可依据其所述翳之厚薄程度如"薄薄隐隐""若隐若现""似无而实有"来判断。清代吴谦等所著《医宗金鉴·眼科心法要诀》首载"云翳"一名，其曰："因患病后生云翳，赤烂日久翳遮瞳。"即患病后所生云翳，红肿溃烂日久则翳障遮蔽瞳孔。

2. 按病位分类命名

将"宿翳"病位明确定在风轮黑睛者，系出《银海精微》，以"风轮钉翳"称谓并详述其表现为"痛牵头脑，泪出羞明怕日，钉翳日深，接引黄仁"，"黄仁"一词亦出自《银海精微》，即今之虹膜，"风轮钉翳"痛甚牵引头部，遇光流泪，病程日长其翳可侵犯虹膜，即具有角膜与虹膜发生后粘连的特点。

明代傅仁宇在《审视瑶函》中云："翳怕光滑，星怕在瞳神。"即宿翳对视力的影响程度受翳障位置、形状、大小、厚薄等因素影响。翳障虽小，但若位于瞳神正前方，则对视力影响明显；若翳障分布在黑睛边缘，虽大而厚，但对视力影响程度略小。

（二）病因病机

黑睛生翳，此翳障多由外感风热或脏腑热盛所致，火热之邪易伤阴液，且火邪易灼脉络。宿翳即是黑睛疾病如凝脂翳、花翳白陷、聚星障、混睛障等或外伤治愈后所留下的瘢痕组织，故本病的发生往往与火邪伤阴致阴液不足有关。

《银海精微》有云："玉翳者，风充入脑，积热肝膈，发歇疼痛，失于调治，日久累积，血凝不散。"其认为翳障的产生是由于肝经风热，循经上犯于目，日久灼伤津液，气滞血瘀所致。《银海精微》亦云："钉翳根深者，与膜入水轮同也，此乃劳伤肝经，或性躁急促之人，啼哭含情之妇，欲强制郁伤于肝。"由过劳或情志因素影响，皆伤于肝，从而引动肝风，夹热上行发为本病。与此观点相同的论述亦可见于《秘传眼科龙木论》，该书描述其病因病机为："此眼初患之时。或时疼痛。皆是毒风上冲入脑。积热在于肝隔之间。"而黄氏在继承前贤认识的基础上，于《目经大成》论述其成因为："或浮云暴症，内除未净，而冰硝过点，火热水冷，磴因礴而成。玉质英英，晶光洞彻，余故有冰壶秋月之喻。"即属黑睛炎症未尽而过用凉药冰伏，亦可致使瘢痕遗留。

（三）证候分类

历代医家对宿翳证候分类的表述：①阴虚邪恋；②气滞血瘀；③余邪未尽；④阴津不足；⑤气血凝结。

（四）治疗

宿翳为黑睛生翳愈后遗留的瘢痕。若在新翳向宿翳转变时期，及时治疗，如内服或外点药物，尚能消退些许；但若日久气血已定，则药物难以奏效。故治宜内外结合，用药总以补虚泻实，退翳明目为原则。

1. 辨证论治

（1）疏风清热，明目退翳：石决明散见于《证治准绳》，其曰："石决明散，治障膜……上为末，每服二钱，茶清调，食后服。"石决明散方中石决明平肝潜阳，清热明目；枸杞子滋补肝肾以明目；而木贼、荆芥、桑叶、谷精草、蝉蜕、白菊花则疏风清热，明目退翳；粉草具有化瘀之效；金沸草及苍术祛风燥湿明目。诸药合用，共奏清热疏风、明目退翳之效。

（2）滋阴清热，明目退翳：《银海精微·治小儿疳伤》曰："开明丸治远年近日，翳障昏盲，寂无所见，一切目疾。"开明丸可治翳障昏蒙，寂无所见，伴热水服下，日三服，每服三十丸。但忌生姜、酒及辛热之品。该方选用熟地、菟丝子、枸杞子补益肝肾，滋阴明目；蕤仁、地肤子、黄芩清热泻火；羊肝养肝血以明目。故本方具有清热滋阴、退翳明目之效。《医宗金鉴·眼科心法要诀》云："因患病后生云翳，赤烂日久翳遮瞳，心无黄赤犹能见，羊肝丸蒺菊川芎，决地楮槐连五味，荆归甘草蕤仁风。"羊肝丸治疗宿翳，方药配伍思想亦如《银海精微》之开明丸，具有滋阴清热、明目退翳之功。值得注意的是，养肝丸取雄羊肝一具，应先以滚水沸过，再和前药，捣为丸如桐子大。每服五六十丸，以空心薄荷汤下。

清代黄岩《秘传眼科纂要》载："至若退翳之法，如风热正盛，则以祛风清热之药为主，略加退翳药；若风热稍减，则以退翳之药为主，略加祛风药、清热药乌轮属肝，则以清肝、平肝、行肝气之药，如柴胡、芍药、青皮之类，皆退翳药也。浅学者流，不识此理，惟执定蒙花、木贼、谷精、虫退、青葙、决明为退翳之药，又不辨寒热，信手摭拈，糊涂乱用，非徒取识者之笑，而且害人。"黄氏在《秘传眼科纂要》中所言对宿翳的治疗具有重要指导作用，即退翳之时，若风热之邪盛实，则治以祛风清热之品为主，而以退翳药物为辅；至风热之势得减，治以退翳为主，而略加以清热祛风之药。宜明辨证，知寒热，慎用药。

2. 其他疗法

其他疗法治疗宿翳在历代医籍中亦有较多的记载，主要以外治法为主，如点七宝散，七宝散见于《太平圣惠方》，其论述为："治眼翳障，年月深久，不能消散，宜点七宝散方。"其组成及用法为："珊瑚、琥珀、玉屑、曾青、紫贝、朱砂、鸡子壳（去白膜以上各半两）上件药，研令极细，每用时，仰卧。以铜箸取如绿豆大，点于翳上。"取上七味研磨成末，患者取仰卧位，用筷子蘸取绿豆大小点于翳障之上。明代徐春甫所撰《古今医统大全》载有立消膏："治浮医宿翳，雾膜遮睛。雪白盐（净器中生研如尘，少许）上以大灯草蘸盐，轻手指定浮翳就点上，凡三次即没，不疼痛。"取大灯草蘸取盐少许，轻轻用手指点敷于翳障之上，效果极佳，且无疼痛感。清代张璐《本经逢原》云："《月令》所谓鹰乃祭鸟是也。古圣触物致思，专取鹰之屎白灭伤挞痕……后人推而广之，用以涤除目中宿翳。吹点药中咸取用之。"即描述古人以鹰屎白治疗宿翳之法。《本经逢原》云："发明海蠃肉甘寒，食之能止心痛……其壳五色璀璨为钿最精，烧过点眼能消宿翳，惜乎，专目科者罕知。"取海蠃烧之，以其粉末点眼可消除宿翳。宿翳治疗困难且预后较差，一般翳薄而早治，可望减轻或消退；若年久翳老，虽有上述治法，但翳久深厚者疗效不佳，用药多难以奏效。

综上所述，宿翳之病经过历朝历代医家的努力完善、研究发展，其脉络条理已较为清晰。然而历代医家对其论述繁多，病名各异，遂成本文以考镜源流、澄明其史，以便学者参考学习。

（王婷萱　任鹏鹏）

瞳神紧小源流考

瞳神紧小一病是指以瞳神渐渐缩小、视力下降为主症的病证，与今之前部葡萄膜炎类似。"瞳神紧小"作为症状最早见于唐代王焘《外台秘要》，作为病名首见于明代王肯堂《证治准绳》。此病又名瞳人锁紧、瞳神细小、瞳神焦小、瞳缩。历代医籍对于其临床表现、病机及治法论述各有不同。本文将从病名、病因病机、证候分类及治疗入手，对历代重要医籍中瞳神紧小的相关病证论述进行梳理，总结其规律。

（一）病名

"瞳神紧小"一病，初名"瞳人锁紧""瞳神焦小"。纵观历代医家有关瞳神紧小的诸多论述，可知此病别称较多，但其含义基本统一，多指以瞳孔缩小为主要表现的眼科疾病。通过分析瞳神紧小诸多称谓的历史，可归纳为以下两种分类命名。

1. 以病症特点分类命名

《银海精微》云："省风汤：治一切肝气有余，瞳仁锁紧，或成干缺，视物不能明，缭乱，白仁淡红，瞳仁焦小黄色。"并首次根据该病之病症特点将其命名为"瞳仁锁紧"。明代傅仁宇《审视瑶函》曰："瞳神细小，精气俱伤，元阳耗散，欲坠神光，莫使没尽，医术无方。此症谓瞳神渐渐细小如簪脚，甚则缩小如针也。视尚有光，早治少挽，复故则难。"此句指出本病具有瞳孔缩小、细如针尖之特点，并因其"细小"而命之为"瞳神细小"。清代吴谦等《医宗金鉴》云："瞳神缩小者，谓瞳神渐渐缩小如簪脚，甚则如针。"其认识到该病是慢性疾病，并载有"瞳神缩小"之述。黄朝坊《金匮启钥》曰："瞳神紧小：颇有反散大而为瞳神紧小者何也，其候瞳神细小，如簪脚，甚则缩小如针。"其指出病甚者会出现瞳孔如针尖样大小，并以此特点命名。邓苑于《一草亭目科全书》中有"瞳神焦小"之相关记载，用一"焦"字，形象地描述了此病瞳神晦暗无泽的特点。

2. 以病位分类命名

清代《眼科捷径》曰："瞳仁睛小如粟米，名肝决。"因肝开窍于目，故此病发生与肝有关，病位在肝，故命名为肝决。

（二）病因病机

瞳神紧小作为一种眼科疾病，其病因病机多种多样，经整理概括为外感风热、肝胆火炽、心肾不交、肝肾亏虚四种，现分述如下：

1. 外感风热

明代王肯堂《证治准绳》曰："亦有头风热证，攻走蒸干精液而细小者，皆宜乘初早救，以免噬脐之悔也。"说明该病有"头风热证"之因，因风性走窜，热能伤津，风热侵袭，劫夺精液而致双目津液亏虚，则使瞳仁细小，同时指出，若不早治，有继发他病的可能。明代傅仁宇《审视瑶函》曰："亦有头风热证，攻走蒸干精液，而细小者。"沿用王肯堂之说。

2. 肝胆火炽

清代吴谦等《医宗金鉴·眼科心法要诀》曰："怒伤肝胆，令脑邪热冲入目中，致成此障，久则变为瞳神细小。"肝开窍于目，郁怒伤肝，肝胆郁热，化火上冲郁于目窍，可致本病。

3. 心肾不交

清代陈士铎《辨证奇闻》云："何瞳神紧小，独责心包？不知瞳神之光，全责心肾。心包代君出治，瞳神实心肾所注。然心精必得肾精交心包，心肾之精始交于目。盖心君无为，心包有为也。故心包属火，全恃肾水滋。盖肾不交心包，即心包不交心，火无水济，则心包无非火气，干燥急，何能内润心外润目？窘迫情形，安得上显瞳神。是则瞳神紧小，其原因肾水干枯。"其认为瞳神乃心肾二脏所注，心精与肾精相合，心肾交通，则瞳神正常。

若心肾不交，心火灼伤肾水，肾水干枯则瞳神失养，可致瞳神紧小。清代顾锡《银海指南》云："瞳神细小，火搏水阴也。"此句亦是认为心火与肾水相搏，阴水耗损，瞳神失养则致瞳神细小。

4. 肝肾亏虚

王肯堂《证治准绳》云："患者因恣色之故，虽病目亦不忌淫欲，及劳伤心气，思竭心意，肝肾二经俱伤，元气衰弱，不能升运精汁，以滋于胆，胆中三合之精有亏，则所输亦乏，故瞳中之精亦日渐耗损，甚则陷没俱无，而终身疾矣。"提出目病与肝肾两脏关系密切，如目部得病，患者不知节制，使得肝肾两亏，则使元气衰弱，根本虚衰，肝肾精亏，无以上输于目，目失所养，日久则瞳神紧小。清代吴谦等《医宗金鉴》曰："瞳神缩小者……乃淫欲劳伤精血，亏损肾、肝二经所致。"亦认为该病乃淫欲劳伤、肝肾两亏所致。张璐《张氏医通》曰："神水将枯，视珠外神水干涩不润。如蜒蚰之光，乃火气郁蒸，膏泽内竭之候……久久瞳神紧小……盖瞳神小者，肝热肾虚。"其指出肝肾阴虚生热，上济不足，可致瞳神紧小。《审视瑶函》曰："耗神损肾，必主瞳神细小昏盲之殃。"其又载："瞳神细小，精气俱伤，元阳耗散，欲坠神光。莫使没尽，医术无方。"表明两目全赖肾精滋养，肾精亏虚，无以上奉，必发此疾。王九峰《王九峰医案》曰："劳心耗肾，水不养肝，肝虚生风，肝风上扰，以致瞳神缩小。"王氏认为肾精亏损，水不涵木，能使肝风上扰，可致该病。

（三）证候分类

历代医家对瞳神紧小证候分类的表述：①头面风热；②湿热蕴结；③肝胆火炽；④阴阳相搏，心肾不交；⑤肝肾两亏。

（四）治疗

随着历代医家对瞳神紧小病因病机认识的逐渐完善，其治法亦渐成体系。经过对古代医籍文献的整理，现将治法概括为以下几类，并分述如下：

1. 辨证论治

（1）疏风清热：清代黄庭镜《目经大成》载抑阳酒调散以治疗瞳神紧小，此方为表里双解之法，方中防风、蔓荆子、前胡、白芷、羌活、独活、甘草疏风清热，风药者"升而不降之品，抑其外出，使彼不相犯"；知母、黄柏、生地、栀子仁、防己、寒水石、黄芩、黄连清热泻火，苦寒者则"善走之药，迫其直下，而上获少舒"，诸药合用，共奏疏风清热之功。

（2）清肝泻热：《银海精微》曰："省风汤：治一切肝气有余，瞳仁锁紧，或成干缺，视物不能明，缭乱，白仁淡红，瞳仁焦小黄色，夜见五色烽光者。此方能除肝胆极热。"其亦有"治肝热火旺，瞳仁不清或细小，宜服"之记载，全方以苦寒之品为基础，加入眼科特效药物羚羊角，清肝泻热，极为妥帖。省风汤中防风疏风散热，犀角、大黄、知母、玄参、黄芩、羚羊角清热凉血，清肝泻火。诸药共奏祛风降火、清肝明目之功。

（3）交通心肾：《证治准绳》有云："瞳神紧小……是皆阳气强盛而搏阴，阴气坚实而有御……治法当抑阳缓阴则愈……抑阳酒连散主之……还阴救苦汤主之，疗相火药也。"以抑阳酒连散抑制心火，还阴救苦汤滋肾阴，两方共用，抑阳补阴，心火得止，肾水得生，则津液能行，瞳神得养。《银海指南》云："阴虚火旺，心肾不交，火搏水阴，以致瞳神细小，视物模糊。生地、山药、丹皮、茯苓、泽泻、黄柏、龟板、女贞子。"此方在地黄丸基础上加减，补肾阴，泄内火，以交通心肾，调和阴阳，治疗此病。生地清热凉血，养阴生津；山药补益脾阴；泽泻利湿泄浊；牡丹皮清泄相火；茯苓淡渗脾湿，并助山药之健运；龟板、女贞子滋补肝肾；黄柏清热燥湿。

（4）滋补肝肾：《辨证奇闻》曰："用救瞳汤：熟地、玄参、白芍一两，枣皮、丹皮、当归五钱，甘菊、山药三钱，柴胡五分。此肝肾同治法也。心包无水，不治心包，滋肝肾者，以肝乃心包母，肝取给于外家，以大益子舍，势甚便，理甚顺，即无扦格，自获优渥，紧小之形，不化为宽象哉。"其提出以滋补肝肾之法治疗此病，方以杞菊地黄丸为基础，少佐清肝之品，以五行相生之理遣方用药。方中熟地、白芍、枣皮、当归滋肝补肾，养血活血；玄参、牡丹皮、甘菊清热凉血，泻火解毒；山药健脾补气；柴胡疏肝理气。

（5）滋阴清热：《审视瑶函》记载："瞳神缩小症……清肾抑阳丸，治水实而自收。其病神水紧小，小而又小，积渐之至，竟如芥子许。若久服此丸，则阳平阴常，瞳神细小之恙，日后自无虑耳。"清肾抑阳丸全方苦寒清热，甘咸寒养阴，扶正与祛邪相结合，提示若患者实热日久，则多有阴虚，临证时不可一味泻热。方中寒水石、黄柏、黄连、生地、知母滋阴清热，泻火解毒；枸杞子、白芍滋补肝肾，养血柔肝；独活祛风胜湿；茯苓健脾祛湿。林珮琴《类证治裁》有云："瞳神紧小，先服黄连羊肝丸，后服六味丸加二冬，或用滋肾丸。"该论提出阶段性疗法，指出前期重在泻热，后期重在滋阴补肾，分阶段论治，方合病机。

2. 其他疗法

整理概括历代医家之精粹，可见外治法为瞳神紧小之辅助疗法，《原机启微》曰："以鹅不食草解毒为君；青黛去热为佐；川芎大辛，除邪破留为使，升透之药也。大抵如开锅盖法，常欲使邪毒不闭，令有出路。然力少而锐，嗜之随效，宜常嗜以聚其力，诸目病俱可用。"提示鹅不食草、青黛、川芎合用，嗜之随效。

从上述材料可以看出，古代诸多医家对瞳神紧小一病认识全面，辨证方法多样，遣方用药灵活，遂整理文献及材料如上，以期为当今临床提供参考。

（乔　羽）

青风内障源流考

"青风内障"作为病名首见于北宋官修《太平圣惠方》，其辨证论治始于明代王肯堂《证治准绳》，后经历代发展，诊疗体系日趋完善。青风内障之病情复杂，临床表现严重，故从病名、病因病机、证候分类及治疗入手，整理历代重要医籍中青风内障之相关论述，对其进行源流探讨，以期为当今临床提供参考。

（一）病名

青风内障是指初起无明显不适，逐渐表现为瞳神微大，色如青烟，终致失明的一种内障眼病。总览历代医籍，诸医家对青风内障认识不尽相同，主要有以下两种命名。

1. 青风内障

北宋官修《太平圣惠方》曰："青风内障，瞳人虽在，昏暗渐不见物，状如青盲。"此书较早提出"青风内障"一词，并对青风内障的症状进行简单描述。随着古代医家对该病认识的逐渐深入，宋元医家在《秘传眼科龙木论》中对青风内障的症状特点进行了较为详细的阐述："青风内障，此眼初患之时，微有痛涩，头旋脑痛，或眼先见有花无花，瞳人不开不大，渐渐昏暗，或因劳倦，渐加昏暗，宜令将息，便须服药，终久结为内障。"将青风内障患者的自觉症状和外在表现做出进一步论述。明代官修《普济方》沿用《秘传眼科龙木论》之说，且补充了青风内障随着病情发展而产生的更多症状。此外，由明代杨希洛、夏惟勤整理的《明目至宝》曰："内障者，胆上有膜，胆汁热枯，用药调理，唤作青风内障。"将内障中胆汁热枯者定为青风内障。王肯堂《证治准绳》云："青风内障证，视瞳神内有气色昏蒙，如晴山笼淡烟也。然自视尚见，但比平时光华，则昏蒙日进。急宜治之，免变绿色。"其亦将此种病症以青风内障命名。

2. 青风

元代危亦林《世医得效方》载有"青风"之述，其曰："此眼不痛不痒，瞳仁俨然如不患者，但微有头旋，及见生花，或劳则转加昏蒙。"清代黄庭镜《目经大成》云："如春山之笼淡烟者，青风也。""青风"一名在此明确提出。

（二）病因病机

青风内障可由多种因素导致，如情志失调、思虑太过、久病体虚等，均是其重要发病因素。古代医家多认为青风内障之病性为虚实夹杂。《审视瑶函》曰："阴虚血少之人，及竭劳心思，忧郁忿恚，用意太过者，每有此患，然无头风痰气火攻者，则无此患。"可见，阴虚血少或风痰火攻是导致发病的因素。明代傅仁宇《审视瑶函》再次重申这一观点，并指出："青风内障肝胆病，精液亏兮气不正。哭泣忧郁风气痰。"总览历代医家诸多论述，其病因病机概括为以下两类：

1. 忧郁忿怒，肝失条达

唐代王焘《外台秘要》曰："皆从内肝管缺，眼孔不通所致也。"其阐述了眼疾与肝之关系，肝主疏泄，性喜条达，对人体气机的升降、血液灌注均有重要作用，若情志怫郁，气机不舒，肝郁日久，可生风、化火、酿痰成瘀而致气血失和，神水积滞，可视物不清而发为青风内障。《审视瑶函》谓："夫目属肝，肝主怒，怒则火动痰生，痰火阻隔肝胆脉道，则通光之窍遂蔽，是以二目昏朦，如烟如雾，目一昏花，愈生郁闷，故云久病生郁，久郁生病。"论述忧郁愤怒、肝失条达可导致眼窍蒙蔽、二目昏蒙之机制。清代张璐《张氏医通》有言："竭劳心思，忧郁忿恚，用意太过者，每有此患，然无头风痰气夹攻者，则无此证。"肝郁气滞，肝失条达，气郁化火，火邪炎上，内伤目络，气血精液运行失常，水液停聚发为本病。

2. 病久体虚，精血不足

肝肾两亏，气血失和，脉络不畅，目窍不利，肾水排出受阻，留滞于目内可酿成本病。《秘传眼科龙木论》将本病病机概括为"五脏虚劳"，其曰："皆因五脏虚劳所作，致令然也。"《审视瑶函》进一步阐释："眼乃五脏六腑之精华，上注于目而为明。如屋之有天窗也，皆从肝胆发源，内有脉道孔窍，上通于目。而为光明，如地中泉脉流通，一有瘀塞，则水不通矣。"其认为病久元气衰惫，肝肾精血亏损，目窍失养，神光衰微，故视力减退。《明目至宝》进一步发挥，强调虚证之本质，其曰："此是肾虚劳也，此疾难治也。"

（三）证候分类

历代医家对青风内障分类可归为：①气郁化火；②痰火升扰；③阴虚风动；④肝肾两亏。

（四）治疗

随着诸医家对青风内障病因病机的认识日臻完善，其治法方药亦渐成体系，整理概括历代医家对于该病治法之相关论述，总结如下：

1. 辨证论治

（1）清泻肝胆，疏肝解郁：清代顾锡《银海指南》云："十二经皆取决于胆，为半表半里，两边头痛，法用小柴胡及逍遥散，乃和解之剂。"上述方中皆用柴胡，取其苦平之性，入肝胆经，透泄少阳之邪，并能疏泄气机之郁滞，佐以半夏、生姜以和胃降逆，加之逍遥散疏肝解郁，养血健脾，营血生化有源，使双目得养，肝火皆平。

（2）清肝祛风，除湿降浊：《证治准绳》曰："羚羊角汤治青风内障，劳倦加昏重，头旋脑痛，眼内痛涩者。"羚羊角汤方中以羚羊角平肝息风，清肝明目；以防风除湿散风；知母、元参、黄芩清热滋阴；茯苓、车前子渗水利湿，诸药合用，共奏清肝祛风、除湿降浊之效，用于治疗肝经风热挟湿热上攻之青风内障。《世医得效方》云："青风……宜服还睛散。"用于治疗患病初起，朦胧如轻烟薄雾之青风内障。

（3）柔肝息风，清热养阴：北宋官修《圣济总录》有云："治眼渐昏及睹浮花，恐变成青风内障，羚羊角饮方。"羚羊角饮方以羚羊角为君，旨在平肝息风，肝平则目明。《太平圣惠方》云："治青风内障瞳人。虽在昏暗，渐不见物，状如青盲，宜服葳蕤散方。" 葳蕤散方中羚羊角屑平肝息风，清肝明目；葳蕤清热养阴；蔓荆子、菊花清热明目；玄参清热镇肝；川芎、枳壳活血行气；甘草调和诸药，共奏柔肝息风、清热养阴之功，服用时捣罗为散，每服四钱，以水一中盏，加入竹叶十四片，煎至六分，去滓，每于食后温服，即可获效。

（4）补益肝肺，以平血气：《明目至宝》提出治疗青风内障可用温补治法，其曰："胆上有膜，胆汁热枯，用药调理，唤作青风内障，虚则补之。二十以上，三十以下，凉药多不妨。五十以上，七十以下，宜用温药。"亦曰："妇人血气，先治头风，然后治眼，非俗说之谈。凡人患眼，皆因酒色思虑，忧愁悲哭，食毒咸酸，致令血气不均，肝气损动。调理肝肺，则用药明矣。"虽未明确提出具体方药，却为治疗青风内障提供了新的治疗思路，进一步完善了青风内障的治疗体系，给后世以启迪。

2. 其他疗法

针灸疗法为青风内障之重要辅助疗法。《圣济总录》云："络却二穴，一名强阳，又名脑盖，在通天后一寸五分。足太阳脉气所发。治青风内障，目无所见，头眩耳。可灸三壮。"其提到络却穴可治青风内障。《普济方》沿用其说："治青风内障，目无所见，穴络却。"此外，《金针秘传》中相关记载与《圣济总录》一致，不再赘述。由此可见，络却穴为治疗青风内障之重要穴位。

总览历代医家之相关论述，其确定了中医药防治青风内障之理论基础，至今仍影响着我们对该病的治疗理念，对临床实践起着重要启迪与昭示作用，遂整理如上，考究源流，颇有意义。

（吴文爽　李超琳）

圆翳内障源流考

"圆翳内障"之名见于宋元时期《秘传眼科龙木论》，其中关于圆翳内障的论述较为复杂，病变程度亦不尽相同。元代危亦林《世医得效方》谓之"沉翳""散翳""冰翳"，迨至明代，王肯堂《证治准绳》言明其有轻重之分，后世医家多有发挥，逐渐形成较为完善的治法方药体系。故从病名、病因病机、证候分类、治疗等方面入手，将历代医籍中有关圆翳内障的重要论述进行整理，以研究其学术发展和规律，有深远意义。

（一）病名

虽然历代医家载有较多圆翳内障之相关论述，但多指晶珠混浊，视力缓降，渐至失明，在瞳神中被圆形翳障遮蔽的慢性内障眼病。清代黄庭镜《目经大成》对圆翳内障的分类加以总结，其曰："此症盖目无病失明，金井之中，有障翳……色白或微黄，或粉青状，如星、如枣花、如半月、如剑脊、如水银之走、如膏脂之凝、如油之滴水中、如冰之冻杯内，名曰圆、曰横、曰滑、曰涩、曰浮、曰沉、曰破散、曰浓厚，先生一目，向后俱有。"综合分析圆翳内障之诸多称谓的历史，可归纳为以下两种命名分类。

1. 以病症特点分类命名

圆翳内障病名首见于《秘传眼科龙木论》，其论述道："凡眼初患之时。眼前多见蝇飞花发。垂螺。薄烟轻雾。渐渐加重。不痛不痒，渐渐失明。眼与不患眼相似。且不辨人物。惟睹三光。患者不觉，先从一眼先患，向后相牵俱损。"元代危亦林《世医得效方》认为翳障深藏瞳仁中故名沉翳，其曰："沉翳内障病白藏在黑水下，向日细视，方见其白。"亦云："散翳如鳞点，或睑下起粟子而烂。"其载有"散翳"之论；亦云："冰翳者，如冰冻坚实，旁观目透于瞳仁内，阴处及日中看之，其形一同，疼而泪出。"根据翳障程度定义其为冰翳，形象生动；亦云："白翳黄心此候四边皆白，但中心一点黄，大小眦头微赤，时下涩泪，团团在黑珠上。"载有白翳黄心内障之述。由杨希洛、夏惟勤整理的《明目至宝》亦载有沉翳之述，其曰："沉翳名为内障邪，白藏黑水若无瑕。目中细看如白银，两睑难开泪若麻。"明代王肯堂《证治准绳·杂病》有云："瞳神中白色如银也。轻则一点白亮，如星似片；重则瞳神皆雪白而圆亮。圆亮者，一名圆翳内障，有仰月偃月变重为圆者，有一点从中起，视渐昏而渐变大不见者。"又言："视瞳神内上半边，有隐隐白光一湾，如新月覆垂向下也。乃内障欲成之候。成则为如银翳。"故而又名"偃月翳""偃月内障""半月障"等；亦载有"水晶翳内障"之述，其曰："色白如水晶，清莹内见，但高厚满珠。"《证治准绳》云："盖翳膜者，风热内蕴也，邪气未定谓之热翳而浮于外，邪气已定谓之冰翳而沉于内。"明代傅仁宇《审视瑶函》曰："此翳薄而且圆，阴阳大小一般，当珠方是此症……亦非堆积之厚，比薄的少厚耳。多有掩及瞳神，名曰遮睛障。"清代张璐《张氏医通》描述翳障如水银珠，其曰："滑翳有如水银珠子，但微含黄色，不疼不痛无泪，遮绕瞳神。"且对其特殊形态进行描述："剑脊翳证亦名横翳，色白或如糙米色者，或微带焦黄色者。但状如剑脊，中高边薄，有似锋芒，于风轮之外，厚薄不等，厚者虽露上下风轮。"故又名"横关翳内障""横开翳""剑脊翳""横剑翳内障"，且提到若障呈丝线状则为"丝风内障"。吴谦等《医宗金鉴·眼科心法要诀》载有圆翳内障之颜色变化及发展过程，其曰："圆翳内障初起之时，黑睛上一点青白，宛如油点浮于水面。暗处视之，其翳青白而大；明处看之，其形差小。"顾世澄《疡医大全》曰："眼中赤涩，或黄、白、黑色不定，或夜见烟火，久则结成内障，其脂如欲解之冰，又如碎磁之状，故曰冰翳。"

2. 以病因病机分类命名

唐代王焘《外台秘要》曰："忽忽膜膜，不痛不痒，渐渐不明，久历年岁，遂致失明，令观容状，眼形不异，唯正当眼中央，小珠子里，乃有其障，作青白色，虽不辨物，犹知明暗三光，知昼知夜，如此之者，名作脑流青盲眼。"根据其描述我们可知圆翳内障乃因脑脂流于眼中所致。

（二）病因病机

圆翳内障之病因病机较为复杂，多因年老体衰、脾胃虚弱、肝肾两亏、肾阳不足等导致精气不能上荣于目而发病，此外，肝经风热或阴虚湿热上攻也能引发本病。总览历代医家关于其发病机制之论述，整理为以下几类，现分别论述：

1. 脏腑热毒

《世医得效方》曰："冰翳者……此因胆气盛，遂使攻于肝而得之""散翳……并是肝肺相传，停留风热"。胆气过盛而攻于肝，或风热侵袭，肝气不舒，气不通达，血不流通，目中经脉失和，故视物昏花，头眩眼胀。《明目至宝》曰："受疾之因，此是肾脏热毒也，肺家热生翳也。"《普济方》云："皆因肝脏积热。"且云"因肝肾热生翳，脑风积热，致使生翳，如偃月之状"。以其肝肾受热，虚火内生，上炎目窍视物模糊而致本病。《证治准绳》云："盖翳膜者，风热内蕴也，邪气未定谓之热翳而浮于外，邪气已定谓之冰翳而沉于内。"

2. 寒乘肝阴

《世医得效方》曰："黑花翳……盖胆受风寒。"其认为胆受风寒可致黑花翳。《证治准绳》曰："偃月内障……脑漏人及脑有风寒不足，阴气怫郁者患之。"亦云："如银内障亦有湿冷在脑，脑油滴落而元精损，郁闭其光。"清代顾锡《银海指南》曰："纯白而厚，名水晶障，属寒乘肝阴也。"上述医家以为寒乘肝阴而致本病。

3. 热盛津伤

无论六淫外感入里化热，或饮食不节生热，抑或五志过激，化火生热，均可上犯目窍，并灼伤津液，引起晶珠混浊。唐朝孙思邈《备急千金要方》在七窍病中首列眼病，指出："生食五辛，接热饮食，热餐而食……亦是伤目之媒也。"北宋王怀隐《太平圣惠方》曰："疾状多般，皆是摄养有乖，致使眼目生患。凡人多餐热食……皆是丧目之因也。"其认为饮食不节，可生此病。后至金元时期，刘完素亦有"目病皆属于热"之论。

4. 肝风上冲

《秘传眼科龙木论》认为圆翳内障病机认为肝风上冲，其曰："凡眼初患之时，眼前多见蝇飞花发，垂蟢，薄烟轻雾，渐渐加重……此是脑脂流下，肝风冲上。"《古今医统大全》曰："或先病一目，后则俱病，此是脑脂流下，肝风冲上。"《医宗金鉴·眼科心法要诀》曰："缘肝风上冲，脑脂下注所致，宜审其虚实而调之。"《疡医大全》亦载有类似论述："散翳内障按此证皆由五脏虚劳，酒色过度，加之忧思暴怒，肝气上冲，脑中恶气流下，凝滞瞳人之前，结而成翳。"

5. 肝肾阴虚

肝肾阴虚，虚热上扰，可致本病。宋代官修《圣济总录》认为"肝血不足，虚热生浮翳，晕上黑睛，疼痛碜涩"，指出肝血不足之致病机制。明代徐春甫《古今医统大全》认为"此证为肝肾俱劳，致生翳障如偃月白色，不能辨物"，指出肝肾俱劳可致本病。《明目至宝》曰："此是肝肾风虚，内有热不散，五般风热毒日久，不治永沉黑暗也。"此为肝肾阴虚导致本病重症的产生；又云："此是肾虚，肝胆壅热生翳也。"亦云："此是肝肾久虚，热风久痛，其病宜以调理肝肾，此是热泪凝结生翳也，是肾气虚败也。"点明"虚"与"热"乃发病之关键。《疡医大全》曰："偃月翳内障，按此证乃肝亏肾损，虚火上炎。"其进一步发挥；亦云："按此证初起由色欲过度，耗竭肾水，水亏火旺，攻翳于目，视物即昏昧如雾露中，全不疼痛；渐因七情郁结，纵欲伤肝，以致热气上冲于脑，脑脂灌注睛内，结成一块光亮如银箔色，浮在瞳人上。先从一眼，久后相传，不见三光。"此条说明本病由轻至重之过程，初起肾水耗竭，渐又伤肝，致肝肾阴虚乃成重症。

6. 阴虚湿热

《古今医统大全》曰："此由劳伤太过，虚热上攻，有时昏矇不能辨物，久成内障，白翳中黄。"以其劳伤太过，致虚火上攻于目，久成白翳中黄之内障。

7. 精虚气滞

元代倪维德《原机启微》称此为"阴弱不能配阳之病"。《审视瑶函》曰："此翳薄而且圆，阴阳大小一般，当珠方是此症，精虚气滞之遭。"其指出精虚气滞之理。《证治准绳》云："仰月内障，乃水不足，本失培养，金反有余，故精液亏而元气郁滞。乃火气郁滞于络而为病也。"其进一步详细阐释了精液亏虚、元气郁滞之致病过程。

（三）证候分类

历代医家对于圆翳内障证候分类的表述：

（1）热证：①阴虚湿热；②热盛伤津；③肝经风热。

（2）虚证：①脾胃虚弱；②气血不足；③肝肾亏虚。

（四）治疗

圆翳内障以虚证为主，虚则补之，付澄洲《虚实治则初探》曾载"行补之法，贵在健脾，精乎益肾，当以缓图，以安先天后天之本"之述，认为本病多治以补益肝肾，健脾益气，两者合用，从本论治，以冀延缓内障进程。从古至今，圆翳内障多分两期治疗，初期视力障碍不显著，多辨证论治，晚期则以手术治疗为主。

1. 辨证论治

（1）清热平肝：《秘传眼科龙木论》曰："冰翳内障……恐加昏暗。宜服还睛丸。"主治肝热肺风合而上攻于目之冰翳内障；亦云："浮翳内障……然后宜服决明散。坠翳圆。"主治热风上冲之浮翳内障；亦云："横翳内障……宜服还睛丸、七宝散即瘥。"亦云："白翳黄心内障肝脏劳热……初觉即须急疗。先须服汤药丸散。将息谨护……然后服坠翳散即效。"坠翳散可疏风清热，益气养阴，退翳明目。《世医得效方》云："冰翳者……此因胆气盛，遂使攻于肝而得之，宜服通肝散。"通肝散药用山栀子、蒺藜、枳壳、荆芥、车前子、牛蒡子、甘草等，且以苦竹叶汤调服。明代袁学渊《秘传眼科七十二症全书》曰："此乃浮在外，近黄仁金井边。盖因三焦不顺，肝风上冲，肺热气盛……宜服拨云散、洗肝散、坠翳丸。"明代缪希雍《神农本草经疏》以密蒙花单味药治浮翳，认为"盖肝开窍于目，目得血而能视肝血虚则为青盲肤翳，此药甘以补血，寒以除热，肝血足而诸证无不愈矣"，以其散肝经之血热则目病除矣。

（2）清热补气：《古今医统大全》曰："此由劳伤太过，虚热上攻，有时昏矇不能辨物，久成内障，白翳中黄，宜服参茯还睛丸。"攻补兼施以治本病。

（3）补益气血：《原机启微》以冲和调胃汤"治内障初起，视觉微昏"。药用柴胡、人参、白芍、黄芪、当归等益气养血，清心明目，主治气血不足所致圆翳内障。《证治准绳》载有"散翳内障证"之治法方药，其曰："形如鳞点，或睑下起粟子而烂，日夜痛楚，瞳神最疼，常下热泪。宜服皂角丸、生熟地黄丸、八味还睛散。"以皂角丸、生熟地黄丸、八味还睛散治疗散翳内障证。

（4）补益肝肾：辨证属肝肾俱虚者，治以补益肝肾法。《世医得效方》云："圆翳者……此因肝肾俱虚而得也，宜服后药补肝散……补肾丸。"以补益肝肾。《证治准绳》中沿用此说。《明目至宝》曰："此是肝肾虚……宜服五子丸，拂手散，岩电丸。"亦云："补肾丸，治肾虚，眼目无光。"以治仰月内障证；亦云："圆翳内障证……此因肝肾俱虚而得也。宜服皂角丸合生熟地黄丸，及补肺散、补肾丸、镇肝丸、虎精丸、聚宝丸、化毒丸、青金丸、卷云膏。"其进一步丰富了补益肝肾之剂，《秘传眼科龙木论》曰："治用防风散羚羊角饮子。"以此方滋肾平肝。《审视瑶函》引用此方曰："精虚气滞之遭……宜服空青丸……羚羊角饮子。"治"不痛不痒，圆翳内障"。药用羚羊角，配以人参、防风、细辛等，诸药合用共奏补益肝肾之效。以"空青丸"治"沉翳，细看方见，其病最深"。药用空青、细辛、五味子、车前子、石决明、生地、知母、防风等补肝肾以治沉翳。

2. 其他疗法

（1）针灸疗法：纵观历代关于圆翳内障之诸多论述，可见亦有医家通过针灸疗法治疗本病。晋代皇甫谧《针灸甲乙经》云："白膜覆珠，瞳子无所见，解溪主之。"此法目前临床已较少应用。《太平圣惠方》云："凡开内障……七日后开封……既开见物，或有痛处，随左右针之，及掐捻左右督脉，颞颥、风府等穴。"其指出患有内障者可通过针刺痛处左右及风府等穴位以开内障。明代官修《普济方》进一步提出针刺治疗该病之穴位禁忌，其曰："初患之时，宜令针治诸穴脉。忌督脉处出血过多。恐加昏重。"

（2）外治法：治疗圆翳内障多以金针拨内障术为主，其为中医眼科传统内障手术法。《圣济总录》中认为金针拨内障后应配合药物巩固疗效，故曰："治内障滑翳，状似水银珠子，针拨之时，闭之不牢，针后及散翳，针后补肝汤方。"药用空青、蕤仁、冰片等明目去翳障。唐慎微《证类本草》曰："治内障滑翳眼，针后石决明丸方。"在《博济方》载有以"神效驱风散"淋洗治疗"浮翳"之相关记载，其曰："治风毒上攻眼，肿痒涩痛，不可忍者，或上下睑眦赤烂，浮翳、瘀肉侵睛。"药用五倍子、蔓荆子，制法为"同杵末。每服二钱，水二盏，铜、石器内煎及一盏澄滓，热淋洗。留滓二服，又依前煎淋洗。大能明眼目，去涩痒"。《审视瑶函》曰："灵药千般难得效，金针一拨日当空。"说明本病用金针拨内障法较之汤药有效。明代李时珍《本草纲目》曰："赤目浮翳：古钱一文，盐方寸匕，治筛点之。"亦曰："目中浮翳遮睛：白盐生研少许，频点屡效，小儿亦宜。"其提出老少皆宜的方法。清代黄庭镜《目经大成》云："圆翳……须针锋望巽廓空中一刺，其浊水滚滚下流，或溢出于金井之外。再竖针，向内打圆按下，则瞳子瞭然矣。"黄氏总结了金针拨障术"八法"，其曰："八法者，一曰审机……二曰点睛……三曰射覆……四曰探骊……五曰扰海……六曰卷帘……七曰圆镜……八曰完璧。"

综上所述，经整理各代医家对于圆翳内障的认识，想法各有不同，现整理于此，以期对当今临床提供参考。

（吴文爽　柳成刚）

青盲源流考

"青盲"之名首见于《神农本草经》，到晋代，被列为一种独立的眼科疾病，其后文献多有记载，但以《证治准绳》为详。后经历代发展，理、法、方、药体系趋于完善。从古至今，青盲为常见病、多发病，而病机常多脏同病，临证繁杂，故对历代重要中医典籍中青盲的相关病名、病因病机、证候及治疗进行整理研究，探究其发展脉络和诊疗经验，对指导现代临床和学术研究应颇有效用。

（一）病名

"青盲"一词，历经数千年而沿用至今，亦有称为"青盲内障""内障青盲"者，但论述较少。纵观历代有关青盲的论述，"青盲"在古书中的含义主要有两个方面：一是指广义的眼部内障性疾病，此种观点后被重新认识并更正；二是指外无所见而自视不见的内障性眼病。综合历代医籍中关于青盲病名之相关论述，可归纳为以下三种。

1. 青盲

"青盲"一词首见于《神农本草经》，在该书中有多种治疗青盲药物的记载，如"决明子，味咸平，主青盲"，但并未对青盲病名做出描述。其后较长时期内，历代医家对青盲的认识较宽泛，多将绿风内障、暴盲等类归属于青盲。晋代医家对青盲的认识仅为单纯视觉的描述，如晋代皇甫谧《针灸甲乙经》曰："青盲，商阳主之。"至隋代，巢元方《诸病源候论》对该病记载较为详尽，其言："青盲者，谓眼本无异，瞳子黑白分明，直不见物耳。"书中亦专门提出"小儿青盲"。本病在唐代以前是广义的"青盲"，而如今狭义的"青盲"包含在广义的"青盲"中而未独立出来，同时唐代还将此病分为黑盲、乌风及绿翳青盲三类，王焘在《外台秘要》中云："如瞳子翳绿色者，名为绿翳青盲。"明代王肯堂《证治准绳》不但明确定义青盲，而且将其和广义内障加以鉴别，其曰："世人但见目盲，便呼为青盲者，谬甚。夫青盲者，瞳神不大不小，无缺无损，仔细视之，瞳神内并无些少别样气色，俨然与好人一般，只是自看不见，方为此证。若有何气色，即是内障。非青盲也。"这种认识较为全面，较以前广义的"青盲"理论更加深刻，在此后明清各中医眼科医家有关青盲之论述大多与王肯堂所论类似，或完全遵其所论。如明代傅仁宇在《审视瑶函》中完全沿用了这一论述，可见此观点对后世影响之大。清代黄庭镜《目经大成》开篇提及"青盲不似暴盲奇，暴盲来速青盲迟"，将发病急速、短期内视力丧失的暴盲和发病迟缓、先瞢后盲、病程漫长的青盲加以鉴别。故历代医家多以"青盲"称此病。

2. 青盲内障

"青盲内障"这一病名在各代医学典籍中，没有专属定义，只在治疗和病因病机论述中出现。宋代官修《圣济总录》于"空青决明膏方"中提到"青盲内障"，其与青盲为同病异称。明代丁毅《医方集宜》曰："瞳仁属肾为水轮，病则眼目昏暗瞳青仁绿，头痛冷泪，观人物若堆烟，视太阳如水花，久成青盲内障其病在肾。"此处对病因病机之记载亦以"青盲内障"代指"青盲"。

3. 内障青盲

"内障青盲"亦没有类似于"青盲"定义之记载，故仅选取医籍中有关其治疗和病因病机的论述进行简要说明。《圣济总录》载："治眼生翳膜，遮障睛瞳，及内障青盲，车前散方。"其又载："治内障青盲，风赤翳膜，猪肝膏方。"此处"内障青盲"与青盲亦为同病异称。《普济方》记载"夜光丸"时提到"内障青盲"。明代武之望《济阳纲目》记载治内障青盲专方"拨云散"，可见中医典籍中用"青盲内障"或"内障青盲"撰书者较少，而多以"青盲"名之。

（二）病因病机

青盲属内障范畴，根据其治病特点，总结历代医籍中青盲之病因病机：肝经风热、饮停内脏、肝郁气滞、玄府郁闭、胎禀怯弱、肝肾两虚、肾精亏损、他病传变。以下进行分别论述：

1. 肝经风热

《外台秘要》载："青盲翳者，天行风赤，无端忽不见物。"本书言简意赅地概括了青盲的病因及症状，"天行风赤"指风邪、火邪为其病因，"无端忽不见物"指突然视物不清的症状。《太平圣惠方》载："稍有一脏气伤。风邪竟作，目无痛痒，卒然而失明，为肝胆风邪毒气所伤，毒气不散，上注于目，故令目青盲也。"《太平圣惠方》详细阐述了外邪的致病因素，即肝胆风邪毒气，认为肝胆风邪毒气是青盲的致病因素，肝阳上亢、化风夹毒邪，上注于目，毒气不散，故突发失明。

2. 饮停脏内

《诸病源候论》曰："眼无障翳，而不见物，谓之盲。此由小儿脏内有停饮而无热，但有饮水积渍于肝也。目是五脏之精华，肝之外候也。肝气通于目，为停饮所渍，脏气不宣和，精华不明审，故不赤痛，亦无障翳，而不见物，故名青盲也。"其认为青盲的病机为饮停于肝，肝气不舒，目为肝之外候，故不能布精于目，目失润泽；失于濡养，目不能视。主要涉及的脏腑为肝脏。《婴童宝鉴》曰："小儿饮水久停肝，翳障全无辨物难；夜里不明为雀目，青盲昼夕一般看。"

3. 肝郁气滞

元代倪维德《原机启微》曰："又一证为物所击，神水散，如暴怒之证，亦不复治。俗名为青盲者是也。"倪维德认为外伤损目，肝精离散，致气滞肝郁，这也可导致青盲的发生，同时还强调其治疗困难性。

4. 玄府郁闭

金元医家刘完素运用《内经》六气学说结合自身"寒凉派"的学术思想和实践经验，创立了系统的"玄府"学说，阐述了"玄府"的物质性和广泛性及其升降出入的运动形式，论述了"玄府"学说五运五脏发病，六气皆从火化，认为玄府不通则为病，因此诸多眼病与其郁闭有关，其着重指出玄府郁闭与目病关系，开创眼科"玄府"学说。现代《中国医学百科全书·中医眼科学》根据刘完素的"玄府"理论，详细阐述"玄府又称元府，眼科玄府为精、气、血等升降出入之通道门户，若玄府郁滞，则目失滋养二减明"，成为后世中医眼科理论的重要支柱之一。明代王肯堂论述青盲时，认为其病因病机为"是乃玄府幽邃之源郁遏，不得发此灵耀。其因有二：一曰神失，二曰胆涩"。综上可知，"玄府郁闭"为青盲及其他眼科疾病的一个重要病因病机。

5. 胎禀怯弱

《秘传眼科龙木论》曰："此眼初患之时，在母腹中忽受惊邪之气。"此书所述先天禀赋不足这一因素也是青盲的一大病因。元代危亦林《世医得效方》云："胎中受风，五脏不和，呕吐黄汁，两眼一同视物不明，无药可治。"其也表明小儿青盲的病因是先天禀赋不足，且不易治愈。明代李梴《医学入门》记载："胎中受风，五脏不和，呕吐黄汁，两眼青盲不明。"其亦认为小儿青盲因胎中受风，五脏不和，先天禀赋失常所致。清代吴谦等《医宗金鉴·眼科心法要诀》曰："小儿青盲胎受风，瞳子端然视物蒙。"此句也同样阐述了小儿先天禀赋不足和青盲的关系。

6. 肝肾两虚

《圣济总录》论曰："《龙木论》称内障有变青盲者……是知青盲之状，外无异证，瞳子分明而不见物，由肝肾气虚，精血衰弱，不能上荣，故目盲而无所见也。"其认为青盲之病因病机为肝肾两虚，且主要责之于肝。明代王肯堂的《证治准绳》指出"而多丧真损元……月复月而年复年，非青盲则内障来矣"，认为"丧真损元"是青盲的病因，同书又记载"若见青绿蓝碧之色，乃肝肾不足之病……若视有大黑片者，肾之元气大伤，胆乏所养，不久盲矣"，认为视瞻有色是肝肾不足而致，以上这些论述可推之慢性进展性肝肾疾病是青盲的另一大病因。

7. 肾精亏损

《古今医统大全》载："此证多因酒色太过，内伤肾气，不痛不痒，渐失其明，眼目俱不伤损，有似常人。只因一点肾气不充，故无所见。"其论述酒色过度，损伤肾精也是青盲的另一病因病机。

8. 他病传变

古代医家也注意到本病可由其他病变发展而来，多部著作在论述其他病变时都提到"若不能爱养，反致丧真，则变为青盲""变青盲者有之"等字句。邪毒外袭、热病痘疮、头目撞击、肿物压迫等因素可导致青盲的发生。此外，视瞻昏渺、高风内障、青风内障或绿风内障、暴盲等也可最终致青盲。《银海精微》载；"坐起生花者，此是内障……患久变为青盲内障，变为五风，难治之症也。"其亦记载青盲可由他病转变而来。清代马化龙《眼科阐微》曰："风轮属肝，如乌睛黑色，微带淡黄，影影耀耀，光彩可观，是肝血足也……若误服寒凉，便成青盲之病。"其在论述云翳移睛的症状、病因病机和治疗的同时，也提到此病失治亦可以转变为青盲。

（三）证候分类

历代医家对青盲证候分类的表述：
（1）实证：①肝经风热；②肝气郁结；③气血瘀滞。
（2）虚实夹杂：①血虚肝郁；②肝郁阴虚。
（3）虚证：①脾虚气弱；②气血两虚；③肝肾阴亏；④脾肾阳虚。

（四）治疗

青盲治疗最早可追溯到《神农本草经》，书中用空青、石决明、芡实、鲤鱼胆等治疗青盲，并提出地肤子、蔓荆子、茺蔚子等可以明目。由唐代孙思邈所著，被誉为中国最早临床百科全书的《备急千金要方》则明确指出用药物和调理疏导之法治疗青盲。青盲证候分类颇多，其治法亦十分庞杂，经过古代医籍文献的整理，现执简驭繁，将治法概括为以下几类，兹述如下：

1. 辨证论治

（1）清热平肝：适用于风热未解，热邪偏盛，扰动肝风或热极生风，风热循经攻目，神光失灵，证属肝经风热证者。《圣济总录》云："治青盲障翳积热，但瞳仁未损，即无不治，还睛散方。"还睛散方中车前子利水渗湿，人参大补元气，细辛祛风、散寒、行水、开窍，桔梗开宣肺气、祛痰止咳，防风祛风解表、胜湿止痛、止痉，茺蔚子活血调经、清肝明目，川芎活血行气、祛风止痛，甘菊花疏散风热，熟地、干地滋阴、养血，共奏清热解毒、平肝息风之功。《明目至宝》记载："提起自伤悲叹……致令肝热受其殃，作定青盲难散。此是肝经风热也，或因病后亦变此青盲，反背瞳仁也。此证多嗜五辛，宜服三花五子丸、镇肝散。"《医宗金鉴》针对小儿先天禀赋不足，胎受风邪有"小儿青盲者，因胎受风邪，生后瞳人端好，黑白分明，惟视物不见，有时夜卧多惊，呕吐痰涎黄汁。宜用镇肝明目羊肝丸，久服可愈"的记载。

（2）疏肝解郁：适用于郁怒伤肝，气机失调，阻遏脉道，玄府不通，神光不得发越而视物昏花或盲无所视者，治之以疏肝之法。清代张璐《张氏医通》载："青盲有二，须询其为病之源。若伤于七情，则伤于神，独参汤。或保元汤加神、砂、麝香、门冬、归身。若伤于精血。则损于胆。六味丸加枣仁、柴胡。"在补气养血的基础上加入砂仁、当归、柴胡等疏肝活血之品，达到固其根本、疏肝活血解郁的目的。

（3）温肾健脾：适用于素体阳虚或年高肾亏，脾肾阳虚，精血不足，玄府郁闭，神光遂衰者。《圣济总录》载："治眼青盲，并无赤痛，但不见物，补肾，还睛丸方。"其又载："治青盲眼，瞳子分明，亦无翳膜，不痛不痒，内障不见物，苍术丸方。"根据苍术丸的药物组成可知，云苓渗湿健脾，白芍药补血养血、平抑肝阳、柔肝止痛、敛阴止汗，川椒、小茴香温中止痛、杀虫止痒，厚朴燥湿消痰、下气除满，苍术燥湿健脾、祛风散寒，炙甘草调和诸药。诸药配伍，共奏温肾健脾之功。

（4）滋补肝肾：适用于肝肾阴亏血少，目窍失充而致青盲者。《外台秘要》载："又疗肝气之少……眼中眵泪，不见光明，调肝散方。"《圣济总录》记载多个治疗肝肾两虚青盲之方剂，"治内外障青盲雀目，眼生黑花白翳，十年以上不见光明者，一月有效，羊肝丸方"。羊肝丸主要由木贼、夜明砂、蝉蜕、羊肝、当归组成，其中木贼轻扬而善磨木，故能平肝散热而去障，蚊食血之虫，夜明砂皆蚊眼也，故能散目中恶血而明目，蝉性善蜕，故能退翳，用羊肝者，羊性属火，取其气血之属，能补气血，引诸药入肝以成功也，当归能入厥阴，养血而和肝。"治肝脏热冲目赤，瞻视漠漠，积年青盲不见物，泽泻汤方"。泽泻汤重用泽泻利水下行，以治其标；以白术健脾制水，以治其本。此方所治热证，根据方药组成来看应为肝肾两虚所致之虚火，此类方剂还有"天雄方"等。天雄方用与附子同类的天雄温补肾阳，桂枝温补心阳，白术温补脾阳，上中下阳气得温，寒邪尽退，精关得固。用龙骨者，以加强本方收敛摄精之功。明代徐春甫所著《古今医统大全》有与其相似的论述并提出治法，"久而失治，青盲内障，宜补肾补肝"，并提出了补肝丸治疗青盲内障。补肝丸中泽泻利水渗湿、泻热，菖蒲健胃理气、利湿化痰，人参大补元气，茯苓利水消肿、渗湿，干山药补脾胃之气、养脾胃之阴，远志安神、益智、解郁，防风发散解表、胜湿止痛、祛风解痉，知母清热泻火、滋阴润燥，干地黄滋阴清热、凉血补血。诸药同用，以补五脏、益肝血。清代刘耀先《眼科金镜》曰："清热地黄汤加减治肝肾热邪，青盲内障，内热烦渴，并皆治之。"清热地黄汤中生地滋阴壮水，黄连降火清心，黄柏清相火之炽，知母润血气之燥，荆芥散火之伏以理血，白芍敛血之走以存阴，丹皮凉血止血，醋当归养血，地榆炭涩血以定血也。水煎温服，使伏火化而血气充。肝肾阴虚，虚火上炎，看似热证，实则为虚证，当滋补肝肾以清内热，同时载有复明丸治青盲内障，阴虚内热证。复明丸中炉甘石解毒明目退翳、收湿止痒敛疮，铜绿退翳、祛腐敛疮、杀虫，乳香活血定痛、排脓，白土子消肿散结、行血破瘀，枯矾收涩敛疮、生肌、止血。诸药共奏清热散风、退翳明目之效。

2. 其他疗法

（1）单药治疗：历代本草著作多载有单药治疗青盲，《神农本草经》为最早记载治疗青盲的古籍，书中提到用空青明目、去翳、利窍，决明子清肝明目，石决明清热、镇静，芡实益肾固精、补脾止泻，鲤鱼胆清热明目、退翳消肿、利咽等主治青盲，此外《神农本草经》又载哈士蟆消肿止痛，古刺水和血通窍，夜明砂清肝火、退目翳，萤火虫清热泻火等药。元代《增广和剂局方药性总论》载鲤鱼滋补健胃、利水消肿、通乳，石决明清热、镇静，羚羊角清热泻火、益脾暖肾，密蒙花清肝泻热、明目退翳，青葙子祛风热、清肝火，决明子清肝明目，石蟹清热解毒、补骨添髓，空青明目、去翳、利窍治青盲。明代薛己《本草约言》载鲤鱼胆清热明目、退翳消肿、利咽，狗乳汁"主青盲，取白犬生子目未开时乳汁，注目中"，羊胆清火、明目、解毒，苋菜清胃润肠、治疗青盲。清代闵钺《本草详节》认为石决明清热、镇静，牡鼠肉通经，羊肉温补阳气，羚羊角清热泻火、益脾暖肾，马齿苋清热利湿、解毒消肿，密蒙花清肝泻热、明目退翳，青葙子祛风热、清肝火、治疗青盲。总结历代医家本草著作，以上所述诸药多为各医籍中治疗青盲的常见药。

（2）针灸疗法：晋代皇甫谧于《针灸甲乙经》提出承光、目窗、上关、商阳等穴位具有治疗青盲的作用，对后世医家辨治青盲影响颇深，如唐代孙思邈《备急千金要方》载："商阳……上关、承光……主青盲无所见。"《秘传眼科龙木论》亦载诸多针灸治疗青盲的腧穴及具体操作，其曰："巨髎二穴，侠鼻孔旁八分，直目瞳子，跷脉、足阳明之会。治青盲，目无所见……针入三分，得气而泻，灸亦良，可灸七壮。"元代王国瑞《扁鹊神应针灸玉龙经》提出："青盲，雀目，视物不明：丘墟（灸，针泻）、足三里、委中（出血）。"丘墟主治胸胁满痛、颈项强、腋下肿、下肢痿痹、疟疾、脚气、足跟痛，以及肋间神经痛、坐骨神经痛等。足三里具有调理脾胃、补中益气、通经活络、疏风化湿、扶正祛邪之功能。委中可治疗腰背痛、下肢痿痹等腰及下肢病证；腹痛，急性吐泻；小便不利，遗尿；丹毒。针刺以上三穴可治疗青盲。元代《西方子明堂灸经》记载针刺上关、商阳两穴治疗青盲。明代高武《针灸聚英》载："络却（一名强阳，一名脑盖），通天后一寸五分……青盲内障，目无所见。"《针灸大成》载有针刺肝俞、商阳治"青盲无所见"。清代廖润鸿《针灸集成》载："青盲，灸巨髎。又取肝俞、命门、商阳。"以灸法治疗青盲。

（3）点眼法：各代医家载有诸多点眼法治疗青盲之论述，多以狗奶、鱼胆汁为主药。现分别列举如下。

1）以乳汁为主药点眼：唐代孟诜《食疗本草》载："乳汁，主青盲，取白犬生子目未开时汁，注目中，疗十年盲，犬子目开即瘥。"取用白犬子目尚未睁开时犬母的乳汁点眼，以犬子睁眼为期既愈。明代胡濚《卫生易简方》有言："治青盲，用白犬子未开眼时取乳汁，点之，日三度，半月依旧明朗。"明代龚廷贤《种杏仙方》认为"治青盲眼，十年内者俱可治。用番白狗乳，将临胎时须人守定，候生，不许令小狗吃乳，即将揉下，每日点眼，数次复明"。要求取用哺乳白狗的乳汁。清代梁廉夫《不知医必要》载："治青盲奇方，用白犬生子目未开者之乳，频频点之。虽十年久疾亦愈。"其认为犬乳治疗青盲的效果甚佳，年久者亦可痊愈。清代黄元御《玉楸药解》曰："白狗乳点久年青盲，于目未开时点，目开而瘥。"与《食疗本草》中所述几近相同。上述诸方多以犬乳为主药，此外亦有以人乳为主药者，如《卫生易简方》又载有："用雀屎小直者、以人乳和，敷目上，消烂尽胬肉。白膜若赤，脉贯瞳仁及青盲，点之极效。"

2）以胆汁为主药点眼：北宋官修《太平圣惠方》载："治小儿青盲，眽眽不见物方……当泪出，药歇即效。"以鲤鱼胆为主药，混合白蜜、珍珠点眼治疗青盲。又有以猪胆为主药者，如明代张时彻《急救良方》载："治眼青盲，以猪胆五枚，取汁于铜器中，慢火煎，欲可丸，如黍米大，纳眼中，验。"

3）复方点眼：北宋官修《圣济总录》载："治肝虚寒，茫茫不见物，点眼珍珠煎方。"药用珍珠、鲤鱼胆、白蜜，频点取瘥。又载："治内障青盲，风赤翳膜，猪肝膏方。"且以铜箸点眼。《太平圣惠方》载："及除青盲，胎风赤烂，曾青膏方……以铜箸取药纳眦中，每日不限早晚点之。"

（4）外涂法：明代胡濙《卫生易简方》载："用沥油于青腻石子上，以古钱一文劄杖上磨……烧烟熏之半日，取出少少涂于赤烂眦上，永瘥。"此法可起到清热明目功效。以外用药治疗青盲。

（5）吹法：北宋官修《圣济总录》载："治青盲槐芽散方……左右吹在鼻内，候鼻中有黄水出，数日即瘥。"槐芽散方中槐芽疏肝理气、活血止痛，皂荚芽清肝明目，苦参清热杀虫，使君子降逆止咳、杀虫健脾，防风祛风解表、胜湿止痛，羌活祛风、胜湿、止痛，乌梢蛇祛风胜湿。亦提到可以用治疗目疾的杨青梅吹眼治疗青盲。

（6）洗法：宋代叶大廉《叶氏录验方》载："洗眼珊瑚散治气眼、风眼、内瘴外瘴、青盲、雀盲、赤眼、黑花、羞明不能视物，不问久近并皆治之。"珊瑚散方中珊瑚清热解毒，龙脑开窍醒神，朱砂清心镇惊、安神解毒。主治小儿目生翳障。眼赤痛，后生肤翳，远视不明，痒涩。《卫生易简方》载有单味药石决明清热、镇静，去外面粗皮细研，水飞点磨，亦可渍水洗眼治疗青盲内障。清代喻嘉言《喻选古方试验》载"青盲洗法"，其曰："昔武胜年宋仲孚，患此二十年，用此法，二年，目明如故。新采青桑叶焙干，逐月按日……屡验。"

3. 预防调护

《圣济总录》载："治眼见黑花飞蝇，涩痛昏暗，渐变青盲，蕤仁丸方。治头旋眼暗，欲成青盲，羚羊角汤方""治眼昏暗，将成青盲，茯神汤方治一切眼昏障翳，将至青盲，不问新久，皆可治，抵圣丸方"。上述均为预防他病逐渐变为青盲的记载。

综上所述，历代医家对青盲的认识日趋完善，辨证思路多种多样，遂整理如上，现考镜源流，颇有意义。

（汤丹月 王佳柔）

云雾移睛源流考

"云雾移睛"之病名首见于明代王肯堂《证治准绳》。本病病位在神膏，属瞳神疾病，病因较为复杂，多发于中、老年人，且年老体弱、近视、消渴、过度疲劳者常易罹患。一般预后良好，病久则缠绵难愈，甚可致目盲。故本篇从病名、病因病机、证候分类及治疗四个方面入手，通过对云雾移睛相关古医籍文献进行考证，理清脉络，溯其源流，为中医眼科诊疗体系的研究提供文献依据。

（一）病名

云雾移睛是指眼外观端好，唯自觉眼前有蚊蝇或云雾样黑影飞舞飘移，甚至视物昏矇的内障眼病。本病病名的确定经历了较长时间，不同历史时期医家对此病的命名有所不同，但基本围绕有黑花或旌旗状物飘舞于眼前，状如"云雾"展开讨论，纵观历代医家所述，将其病名相关论述总结如下：

宋代官修《圣济总录》之"目见黑花飞蝇"证云："始则眈眈不能瞩远。久则昏暗。时见黑花飞蝇。"元代许国祯《御药院方》、清代程林《圣济总录纂要》中均引用此说法。到明代，《证治准绳》曰："谓人自见目外有如蝇蛇旌旆，蛱蝶绦环等状之物，色或青黑、粉白、微黄者，在眼外空中飞扬撩乱，仰视则上，俯视则下也。"其较早描述了云雾移睛之病症特点，傅仁宇《审视瑶函》对云雾移睛证之相关描写引用《证治准绳》之论，但在其治法方药中有言："猪苓散……先服此散，清其肝肾之邪，次服蕤仁丸，黑花自消矣……蕤仁丸，治眼黑花飞蝇。"此即说明《审视瑶函》中认为黑花飞蝇证即为云雾移睛证。后至清代，黄庭镜《目经大成》曰："此目亦无外症，然无中生有。如游丝、结发、飞蝇、舞蝶、蛇旗、绦环等物之状，色或青黑、粉白、微黄，看在眼外空中飞扬撩乱，倏灭倏生。仰视则上，俯视则下，本科谓云雾移睛者是。"此处明确表明"妄见"即"云雾移睛"证。

此外，金代刘完素《素问玄机原病式》对其作"视如蝇翼"和"黑花"之名，云："目微昏者，至近则转难辨物，由目之玄府闭小也，隔缣视物之象也。或视如蝇翼者……或目昏而见黑花者。"后世诸多著作如元代倪维德《原机启微》、明代傅仁宇《审视瑶函》、赵金《医学经略》、武之望《济阳纲目》、楼英《医学纲目》、徐春甫《古今医统大全》、王肯堂《证治准绳》及徐彦纯、刘纯《玉机微义》均引用刘完素的说法。《银海精微》曰："人之患眼目有黑花，芒芒如蝇翅。"其描述了蝇翅黑花之特点。后世医家著作仅载有本病之相似症状，并未提到本病其他别称。

（二）病因病机

云雾移睛病位在瞳神内部的神膏，内应于肝肾，病因病机较为复杂，经整理可分为感受外邪、嗜酒房劳、情志刺激、肝肾俱实、素体亏虚五类，现分别论述如下。

1. 感受外邪

（1）外感六淫：《素问玄机原病式》云："热郁于目，无所见也……目昏而见黑花者，由热气甚，而发之于目。"言外感热气太盛，上攻于目则见黑花。《审视瑶函》《医学经略》《原机启微》《济阳纲目》《医学纲目》《古今医统大全》《证治准绳》《玉机微义》中均引用刘完素的说法。《证治准绳》云："云雾移睛证……小儿疳证、热证、疟疾、伤寒日久，及目痛久闭，蒸伤精液清纯之气，亦有此患。"其认为小儿因外感寒热毒邪等，上扰其精液清纯之气导致此病。《审视瑶函》《目经大成》中"妄见"篇均引用此说法。

（2）玄府异常：《素问玄机原病式》有言："然玄府者，无物不有，人之脏腑、皮毛、肌肉、筋膜、骨髓、爪牙，至于世间万物，尽皆有之，乃气出入升降之道路门户也……人之眼、耳、鼻、舌、身、意、神识，能为用者，皆由升降出入之通利也。有所闭塞者，不能为用也。"故认为"视如蝇翼者，玄府有所闭合者也"。《证治准绳》言："云雾移睛证……乃玄府有伤，络间精液耗涩，郁滞清纯之气。"《审视瑶函》《张氏医通》《目经大成》中均引用此说法。上述著作皆认为玄府异常可致此病，《证治准绳》对其做出进一步解释，认为玄府有伤致清纯之气郁滞，精液耗涩，而致本病。

2. 嗜酒房劳

《目经大成》言："云雾移睛……乃酒色财气男儿……近酒观花，不善颐养，则痰也、风也、火也，都归胆肾二部，胆肾受伤而津液愈竭，万不能升运精华以滋化源。则精明之窠元府不用……亦情欲销耗精气。故稍烦劳，则水火不交，而神光摇动。"其认为嗜酒房劳过度伤肝肾，致痰火上灼目络，蕴郁熏蒸，致精汁虚损，神膏失养而成本病。本书亦言："云雾移睛……若久立久视，一时昏花，及鞠躬、拾物、蹲踞，俟人起来头眩眼花，萤星炯炯，甚而瞑黑，少停始异，亦情欲销耗精气。故稍烦劳，则水火不交，而神光摇动。"此为因情欲、劳累耗损精气，又加之久视久立致一时昏花，病情较轻。

3. 情志刺激

《证治准绳》言："云雾移睛证……而悲哭太过，深思积忿者，每有此病。"因悲思伤肝，肝郁气滞而致本病。《审视瑶函》《张氏医通》均引用此说法。《目经大成》言："云雾移睛……悲泣思忿之妇女，情既留连，欲无宁止。加以被风冒日，不慎寒暑，劳筋饿肤，极力役作，真阴元阳堕败殆尽，致脏腑空虚。空生风，则邪从风走而精散。虚生火，则痰因火结而形成。"其认为悲泣太过伤肝，加以外感，致脏腑空虚而生痰火，不能升运精华以滋化源致云雾移睛证。

4. 肝肾俱实

明代《秘传眼科龙木论》云："眼常见黑花如绳牵者何也……此肾藏之实也。肾属水，其应北方黑色，乃肝之母。母实，肝肾之邪伤于经；胆者目之经，神水之源，肾邪入目，时复落落蝇羽者，肾之实也。"其认为本病主由肾脏实证，母病及子致肝胆实邪，肝肾实邪损伤肝经，胆实邪入目经所致。

5. 素体亏虚

（1）精血亏虚：《秘传眼科龙木论》云："血虚，则飞蝇散乱……黑花散乱者，乃精血虚也。"其认为其人精血亏虚则致黑花、飞蝇。《济阳纲目》引用此说法。《证治准绳》云："云雾移睛证……虚弱不足人,及经产去血太多。"言明素体本虚,又经产去血过多致精血亏虚而致本病。《目经大成》中亦有"亡血过多"而致云雾移睛的记载。

(2)肝肾不足:《圣济总录》中"目见黑花飞蝇"证云:"论曰肾水也,肝木也,木得水而盛,其理明矣。肾水既虚,肝无以滋养,故见于目者。始则眵眵不能瞩远,久则昏暗,时见黑花飞蝇,其证如此,肾虚可知也。"其认为肝开窍于目,肝肾亏虚则无以滋养于目,则见黑花飞蝇。《圣济总录纂要》引用此观点。《证治准绳》言:"云雾移睛证……其原皆属胆肾。黑者,胆肾自病……盖瞳神乃先天元阴之所主,禀聚五脏之精华。因其内损而见其状。"将云雾移睛证内应于肝肾,认为肝肾内损而致本病。后世医家著作《审视瑶函》《张氏医通》《目经大成》均引用此观点。《银海精微》言:"蝇翅黑花……此肾水衰。肾乃肝之母,肾水不能济于肝木则虚热,胆乃生于肝之傍,肝木枯焦胆气不足。"其认为本病起于肾衰,致肝木虚热、胆气不足,在外表现为目见蝇翅黑花。

(三)证候分类

历代医家对云雾移睛的证候分类的表述:①痰火热盛,气滞血瘀;②肝肾俱实;③肝肾阴虚;④肾水不足,肝风上扰;⑤虚火伤络;⑥精血亏虚。

(四)治疗

云雾移睛的治疗最早可追溯到宋代苏颂的《本草图经》,以单味药獭胆治疗本病,《秘传眼科龙木论》是首载云雾移睛的眼科专著。宋明时期本病立方遣药达到巅峰,《圣济总录》尤甚,内治根据本病的不同病因病机创用拨云散、宿鸠丸、羌活散方、磁石汤等,外治载有点眼法,创用摩顶法等。随着历代医家对本病病因病机认识的不断完善,治疗方法日渐丰富,《审视瑶函》更创用情志疗法治疗本病。通过整理归纳中医古籍对本病治疗的相关记载,总结云雾移睛治法如下:

1. 辨证论治

(1)化痰清火:《张氏医通》云:"云雾移睛……因痰火伤肺脾清纯之气也,皂荚丸。"本方以化痰清火升提肺脾清纯之气而使眼目清明。《目经大成》云:"痰因火结……妄见……急制既济丸,还睛夜光丸,早晚兼进。或昼调全真散,夜煎全真一气汤,日月不辄所见渐小渐除。"此条记载了因痰火互结而致急症时可用方药既济丸、还睛夜光丸、昼调全真散、夜煎全真一气汤治疗本病。

(2)养肝息风,补肾滋阴

1)息肝风,解肾毒:《御药院方》用遇明丸"治风痰,头目昏眩,视物眵眵,目见黑花飞蝇。常服清神水,行滞气,下流饮。"方用皂角刺、何首乌、牵牛头末、薄荷叶等药以平息肝风治疗本病。《圣济总录》中用此法治疗本病的方药较多,可总结如下:以拨云散方"治一切风毒。眼见黑花",药用蔓荆子、菊花、青葙子、木通、淡竹叶、蝉壳、白花蛇舌草祛风清热解毒,配以蒺藜子、龙胆、石决明、牡蛎等平肝息风,清肝明目,诸药合用,共奏养肝息风之效以治黑花,用时丈夫用生椒汤调下,妇人用茶调下;以服椒方和芎劳丸方"治肝肾虚风上攻。眼生黑花。头目不利",服椒方中药仅川椒一味,制法较特殊,其曰:"川椒(一斤)上一味,

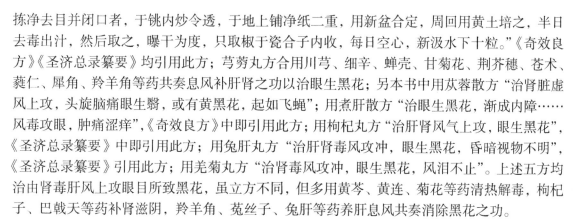

拣净去目并闭口者，于铫内炒令透，于地上铺净纸二重，用新盆合定，周回用黄土培之，半日去毒出汁，然后取之，曝干为度，只取椒于瓷合子内收，每日空心，新汲水下十粒。"《奇效良方》《圣济总录纂要》均引用此方；芎劳丸方合用川芎、细辛、蝉壳、甘菊花、荆芥穗、苍术、蕤仁、犀角、羚羊角等药共奏息风补肝肾之功以治眼生黑花；另本书中用苁蓉散方"治肾脏虚风上攻，头旋脑痛眼生翳，或有黄黑花，起如飞蝇"；用煮肝散方"治眼生黑花，渐成内障……风毒攻眼，肿痛涩痒"，《奇效良方》中即引用此方；用枸杞丸方"治肝肾风气上攻，眼生黑花"，《圣济总录纂要》中即引用此方；用兔肝丸方"治肝肾毒风攻冲，眼生黑花，昏暗视物不明"，《圣济总录纂要》引用此方；用羌菊丸方"治肾毒风攻冲，眼生黑花，风泪不止"。上述五方均治由肾毒肝风上攻眼目所致黑花，虽立方不同，但多用黄芩、黄连、菊花等药清热解毒，枸杞子、巴戟天等药补肾滋阴，羚羊角、菟丝子、兔肝等药养肝息风共奏消除黑花之功。

2）祛肝风，益肾水：《圣济总录》云："治宜以益肾水去肝风之剂，则标本两得矣。"以下方药均承接本条治则而来，以益肾水去肝风为主要治则论治本病。如羌活散方"治目视茫茫，或见黑花蝇翅"，药用羌活、防风、蔓荆子、荆芥穗、干桑叶、蒺藜子祛风平肝，配以石决明、密蒙花、木贼等清肝明目。昨叶何草丸方"治眼见黑花。视物不明"，药用昨叶何草、蒺藜子、薄荷叶、羌活、荆芥穗、附子等清肝补肾，更合蕤仁散间服之。而蕤仁散方药用蕤仁、羌活、天麻、槐子、山栀子、黄芩、黄连、菊花等祛肝风益肾水，可"治眼见黑花，昏暗"。决明丸方"治眼见黑花"，药用决明子、甘菊花、车前子、防风、蔓荆子、川芎、生干地黄、栀子仁、细辛、白茯苓、玄参、薯蓣等平肝息风，补肾益水。或仅以磁石、神曲、朱砂三味药"治肝肾风虚眼生黑花"。羚羊角汤"治眼见黑花，或头旋目暗，欲变青盲，眼瞳微开"，药用羚羊角、决明子、人参、升麻、玄参、车前子、羌活、防风、细辛等清肝补肾明目，元代日本梶原性全《覆载万安方》引用此方；防风汤"治眼见黑花，或眼暗渐变青盲"，药用防风、羚羊角、车前子、细辛、羌活、黄芩、人参、决明子、玄参、甘草、甘菊花等祛风益水明目。五倍丸方"治眼见黑花，去翳明目"，药用巴戟天、枸杞子、甘菊花、旋覆花、蜀椒等去翳明目，《圣济总录纂要》中亦引用此方；蜀椒丸方"治眼见黑花"，药仅蜀椒、玄参两味；甘露汤方仅以葳蕤单味药"治眼见黑花，赤痛昏暗"。另载有"治一切眼时见黑花，经年不愈，羞明"的神效散方及"治一切眼疾，青盲黑花，赤脉热泪"的黄连丸方。

3）清肝热，补肾阴：《银海精微》言："蝇翅黑花……治之须用猪苓散，顺其肝肾之邪热，次用黑参汤以凉其肝，则胆经清净之廓，无邪热之所侵，后用补肾丸，黑花自消。"猪苓散药用木猪苓、车前子、木通、大黄、栀子、滑石、萹蓄等清肝肾邪热。黑参汤用黑参、黄芩、生地、赤芍药、菊花、青葙子、白蒺藜等药清肝滋阴，祛风明目。补肾丸用药为石菖蒲、枸杞子、白茯苓、人参、山药、泽泻、菟丝子、肉苁蓉等清肝热补肾阴以去翳明目，著者以黑参汤凉肝，补肾丸补肾以达到标本同治，消除黑花。

4）养肝血，填肾精：《秘传眼科龙木论》云："飞蝇散乱……黑花散乱者，乃精血虚……最宜用和血壮气……只宜服收花平补之药也。"此方以养血填精之补法来收花明目。

5）滋肝肾，调阴阳：《御药院方》言还睛丹可"治肾虚眼见黑花飞蝇，见花或黑或白或红"，本方可治疗由肾虚引起的眼前可见多色飞蝇之证。药用苁蓉、巴戟、枸杞子等补肾益精以治黑花。《圣济总录》以宿鸠丸方"治肝肾气虚，眼生翳晕，及见黑花"，以通明丸方"治肝肾气虚，眼目昏暗，时见黑花飞蝇"，元代日本梶原性全《覆载万安方》引用此方。上述两方均主补肝肾以治疗肝肾气虚所致黑花。另以干地黄丸方"治肾虚眼见黑花"，以磁石丸方"治肾脏风虚，眼生黑花"，清代程林《圣济总录纂要》引用此方。上述两方均主治由肾虚之眼见黑花。《奇效良方》以羚羊羌活汤"治肝肾俱虚,眼见黑花,或作蝇翅",药用羚羊角屑、羌活、黄芩、附子、人参、泽泻、秦艽、山茱萸、车前子、青葙子、决明子、柴胡、黄芪、甘草等滋补肝肾以治黑花。《张氏医通》云:"云雾移睛……黑者胆肾自病,补肾磁石丸。"本方引用《证治准绳》中对云雾移睛肝肾不足这一病机的论述,自创补肾磁石丸补肝肾以治疗本病。

(3)补脾益肾:《圣济总录》以磁石汤方"治脾肾风虚,下元久冷,眼生黑花,或时昏暗,补诸不足",药用磁石、菖蒲、覆盆子、熟干地黄益肾明目,配以黄芪、人参、当归补脾益气,伍以附子、干姜、桂枝等助阳温中散寒,且以补骨脂、肉苁蓉等补肾益精,此方从滋补脾肾亏虚方面论治本病,共奏祛黑花以明目之效。

(4)温补肝血:《圣济总录》以防风汤"治肝虚寒……并生黑花",药用防风、细辛、川芎祛风散寒,配以人参等补气养血,伍以炙甘草、白茯苓、独活、前胡等共奏温补肝血之功以治黑花。

2. 其他疗法

(1)点眼法:宋代苏颂《本草图经》在"獭"下记载:"胆,主……黑花飞蝇上下……入点药中。"以单味药獭胆治疗本病,首创点眼法治疗本病。《圣济总录》中治疗此病的点眼法较多,例如,黄柏浆方"治……或如蝇翅,或似游丝",方用黄柏、鹅梨、黄连、黄芩、竹叶等清热解毒之药,每夜以铜箸点眼,点去因热而生之蝇翅、游丝。点眼白蜜黄连膏方"治风毒攻眼,黑花不见物",药用黄连、淡竹叶清热解毒,配以白蜜、大枣缓和之性,煎如稀汤,逐夜点眼中三两滴,此方治风毒攻眼所致黑花;杏子膏方"治眼中……时见黑花",本方以单味杏仁制成膏方以点黑花。《奇效良方》以白龙粉"治肾水衰虚,肝经邪热……眼见黑花,或如蝇飞",药主用硝,故亦名玄明粉,制法特殊,为"上用硝三斗,于二九月造,一大罐热水浸开,以绵滤过,入银器或石器内,煎至一半。以上就锅内放温,倾银盆内,于露地放一宿,次日结成块子,于别水内洗净,再用小罐热水划开,熬入萝卜二个,切作片子同煮,以萝卜熟为度,倾在瓷器内,捞萝卜不用,于露地露一宿,次日结成块子,去水,于日中晒一日,去尽水光,入好纸袋盛,放于透风日处挂晒,至风化开成用,逐旋于乳钵内晒研极细",此法可治由肾虚肝热所致黑花飞蝇。

(2)摩顶法:《圣济总录》以摩顶膏"治肝肾虚风上攻,眼生黑花",药用空青、青盐、槐子、木香、附子、牛酥、鹅脂、龙脑、丹砂、旱莲草,共十味药,其制法特殊,为"将草药捣罗为末,先以莲草汁牛酥鹅脂银器中熬三五沸,下诸药末,煎减一半即止,盛瓷器中。临卧用旧铧铁一片,重二三两,蘸药于顶上,摩三二十遍,令入发窍中",后服决明丸,内外合治。《奇效良方》中引用此方,此方可治肝肾阴虚风动所致眼见黑花。《奇效良方》载有另一摩顶膏,"治眼前见花,黄黑红白不定",用药较上述摩顶膏减去空青、槐子、旱莲草,制法上亦有所不同,"将前药末,同酥脂,以慢火熬成膏。每用少许,不拘时顶上摩之",本方可治眼前见黄黑红白不定之花。《审视瑶函》中引用此方。上述两方虽同命名为摩顶膏,但方药和功效均不同。

(3)情志疗法:《审视瑶函》言:"治眼花见物法,有患心疾,见物皆如狮子形,伊川教之,若见其形,即以手向前捕执之,见其无物,久久疑疾遂去,愈。"该法从患者情志上进行疏导治疗。

综上所述,历代医家对云雾移睛一病认识繁多,辨证思路与治法各异,现考究其源流,整理如上,以期能对此病的认识和治疗有所帮助。

(何 伟 王佳柔)

暴盲源流考

"暴盲"一词首见于汉代华佗著、唐代孙思邈编撰的《华佗神方》，记载其为脚气病之或然证，明代王肯堂《证治准绳》首次将暴盲作为一个独立的疾病进行详细论述，尔后历代医家不断探求，暴盲之病因病机及治法方药渐成体系。对历代重要医籍中暴盲之相关病证论述进行整理研究，考察其学术脉络和规律，临床意义重大。

（一）病名

纵观历代古医籍，"暴盲"多指眼外观端好，猝然单眼或双眼视力急剧下降，甚至失明的严重内障眼病，患眼外观虽无明显异常，但瞳内病变却多种多样。历代医家多将暴盲之名综合论述，或作为一种单独的疾病，或作为某种病的一种症状表现，如金元医家张从正《儒门事亲》曰："戴人女僮，至西华，目忽暴盲不见物。"其提及暴盲之名，并指出其症状为忽然失明不见物。明代王肯堂《证治准绳》首次将暴盲作为一个独立疾病，专篇对其进行详细论述且较为详细地记载了相关医案，并论述本病较为准确之特点，其曰："平日素无他病，外不伤轮廓，内不损瞳神，倏然盲而不见也。"

（二）病因病机

暴盲之病因病机复杂，古代医家对其论述颇多，多认为其与气、血、痰、火有关，气逆、气郁、气滞、气虚、血虚、血瘀、血热和痰火均可致眼络阻塞，系猝病而成暴盲，而情绪波动、过度劳累，发热、饮酒和药物毒性反应为暴盲之常见诱因。《证治准绳》对暴盲之病因病机概括较为全面，其曰："病致有三，曰阳寡，曰阴孤，曰神离，乃痞塞关格之病。病于阳伤者，缘忿怒暴悖，恣酒嗜辣，好燥腻，及久患热病痰火人得之，则烦躁秘渴。病于阴伤者，多色欲悲伤，思竭哭泣太频之故，患则类中风、中寒之起。伤于神者，因思虑太过，用心罔极，忧伤至甚，惊恐无措者得之，患则其人如痴騃病发之状，屡有因头风痰火、元虚水少之人，眩晕发而醒则不见。"后世多沿用此说。经整理概括，分别论述如下。

1. 外感湿邪，（脾）胃阳受困

湿邪困阻胃阳，无力运化水谷精微，精气乏源不能上达于目，目失所养则目不见物。《证治准绳》曰："一男子五十五岁，九月间早起，忽开眼无光，视物不见，急就睡片时，却能见人物，竟不能辨其何人何物，饮食减平时之半，神思极倦，脉之，缓大四至之上，重按则散而无力。朱作受湿治。询之，果因卧湿地半个月得此证。"此病患即为外感湿邪所致。清代许克昌、毕法合撰《外科证治全书》云："有因受阴湿之气，胃阳受困，忽然视物不见，或有时略见而不明，其人必食减神倦，脉缓大无力。"沿用王氏观点，认为暴盲可因感受阴湿之气所致。

2. 恣酒嗜辣，热壅血滞

《证治准绳》载医案一则，其乃饮酒所致，其曰："一男子四十余岁，形实，平生好饮热酒，忽目盲脉涩，此因热酒所伤胃气，污浊之血，死在其中而然也。"平素恣酒嗜辣，湿热内生，热灼血液而致血凝内阻，气血无法上荣于目，故而目暴盲。傅仁宇《审视瑶函》言："缘忿怒暴悖，恣酒嗜辛，好燥腻。"《外科证治全书》曰："有平素好饮热酒，胃气受伤，污浊之血，积其中而然者，必其形实脉涩。"可见，恣酒嗜辣确为暴盲诱因。

3. 郁怒伤肝，气逆上冲

张从正《儒门事亲》云："怒气所至，为呕血……为目暴盲。"其认为因怒气伤肝，而致肝血受损，肝开窍于目，肝血少则目不明，则为目暴盲。元代医家朱丹溪《脉因证治》曰："怒为呕血……目暴盲。"同样认为怒气伤肝，气逆上冲，目络受累而致暴盲。明代杨继洲继承张从正、朱丹溪对本病之认识，其在《针灸大成》中有类似论述，"抑尝考其为病之详，变化多端，如怒气所致，为呕血……为目暴盲"。此外，明代孙一奎、万全、董宿分别在其著作《赤水玄珠》《保命歌括》和《奇效良方》中有相似叙述，皆认为暴盲乃怒气伤肝所致。明代傅仁宇《审视瑶函》云："《经》曰：肝者将军之官，故主怒。怒则肝伤气逆，气逆则血亦逆，故血少，眼者肝之窍。又曰：目得血而能视。今肝伤血少，故令目暗。"其论述肝与目之关系，进一步解释此病由肝及目之机制，认为怒伤肝，肝伤血少，目不得血故而导致目暗不得视。清代魏之琇《续名医类案》记载医案："窦材治家中女婢，忽二目失明……良由性急多怒。有伤肝脏。故经脉不调所致。"其所记载症状与暴盲极为相似，说明善怒确实容易导致暴盲等眼睛忽然失明之目系疾病。

4. 忧思太过，伤及心神

思虑太过，耗伤心神是导致暴盲的原因之一。《证治准绳》云："伤于神者，因思虑太过，用心罔极，忧伤至甚，惊恐无措者得之。"清代黄庭镜《目经大成》对此理解为"神安于其舍而目明"，心神失守，则眼不见物而为暴盲。此外，《审视瑶函》《张氏医通》中均有类似论述。

5. 相火过盛，灼伤精气

《儒门事亲》曰："戴人女童，至西华，目忽暴盲不见物。戴人曰：此相火也，太阳阳明气血俱盛。"肝为藏血之脏，内寄相火，开窍于目，脏腑的精气皆上注于目而为精明之用，若相火过盛则热邪炎上，可致目无所见即为暴盲。

6. 阴虚水少，目窍失养

《证治准绳》言："病于阴伤者，多色欲悲伤，思竭哭泣太频之故，患则类中风、中寒之起。"其认为色欲太过而致阴虚，哭泣太频而致津少，阴精不能上荣于目，是导致暴盲的原因之一。《审视瑶函》有相似记载。清代张璐《张氏医通》进一步发挥，指出此多见于阴虚水少之人，其曰："病于阴伤者，多嗜色欲，或悲伤哭泣之故，患则类中风中寒之起……屡见阴虚水少之人，因头风痰火眩晕发后，醒则不见。"上述医家均继承王肯堂之思想，认为阴虚水少是导致暴盲的原因之一。清代陈善堂《眼科集成》云："三因于水亏火炎，风邪内作，致眼目昏眩，忽然不见人物。"其进一步论述水亏则火无以制,阴虚生风,风邪内作而致暴盲。

(三)证候分类

历代医家对暴盲证候分类的表述:①外感湿邪;②肝郁气滞;③气血瘀滞;④火热炽盛;⑤气血亏虚;⑥肾脾两虚。

(四)治疗

暴盲分类较多,其治法亦纷繁浩渺,整理古代医籍文献之相关记载,概括为以下七类,兹分述如下。

1. 辨证论治

(1)通阳散寒:因寒凝气滞所致的目暴盲需通阳散寒。清代黄庭镜《目经大成》云:"干姜、附子、葱白(去葱入甘草,即四逆汤)少阴下利,目暴盲,两手脉俱沉濡,此方主之。"方用葱白通阳气,干姜、附子散阴寒,寒散则阳复,通者塞而塞者通矣。此外,《目经大成》中亦有"温经益元散……损虚成瘠,阴凑为寒,眩惕暴盲,此方主之",用温经益元散来温阳散寒,治疗因虚损寒凝而致的暴盲,书中言:"不用桂、附、归、杞、枣仁、姜汁温其经,参、芪、术、茸、丁香、醇酒益其元,身虽健在,瞳子其不兴欤。"肉桂、附子、当归、枸杞子、酸枣仁、姜汁皆有温经散寒之效,配伍应用,其温经之力愈强,继而用人参、黄芪、白术、丁香等配伍,温补元气,补虚固元,诸药合用,寒凝散,虚损补,目得以所见。

(2)温阳燥湿:因气候潮湿,或涉水淋雨,或水中作业,或久居湿地,感受湿气,湿遏阳气而致的目不见物,应治以温阳燥湿之法。《证治准绳》言:"以白术为君,黄芪、茯苓、陈皮为臣,附子为佐,十余帖而安。"《张氏医通》中亦有相同论述,皆以燥湿健脾之白术为君,配伍温阳益气之药,湿得以化,气得以补,则气血通行无阻,视物得以恢复。

(3)疏肝降气:明代万全《保命歌括》引张子和言,其曰:"子和云:怒气所致,为呕血……为目暴盲……此皆肝病,乃怒则气上之症,法宜降之,所谓高者抑之也。"书中虽未提及用药,但提到怒气所致暴盲以"法宜降之"为基本治则,即疏肝降气。《审视瑶函》言:"加味逍遥散,治怒气伤肝,并脾虚血少,致目暗不明……东方常实,故肝脏有泻而无补。即使逆气自伤,疏之即所以补之也。"柴胡能升,可达其逆;芍药酸收,可损其过;丹、栀能泻,可伐其实,合乎"疏之即所以补之"之意。

(4)清热解毒:时气病后,余热残留,服补药过多,反致内热壅盛,耗伤津液,进而导致眼忽失明,两鬓脉掣,头痛憎寒,应治以清热解毒之法。唐代王焘《外台秘要方》中记载鼢鼠土膏,用以"疗眼疼,脉掣连耳热,疼不可堪"。宋代医家对此进行了继承与发展,宋代官修《圣济总录》中言:"治时气后,服补药过多,致目忽失明……鼢鼠土膏方:田中鼢鼠土(三升)、木香(一两)、大黄(锉,炒,五两)、白敛(一两)、凝水石(六两)。"

(5)活血导滞:《证治准绳》云:"一男子四十余岁,形实,平生好饮热酒,忽目盲脉涩,此因热酒所伤胃气,污浊之血,死在其中而然也。遂以苏木作汤,调人参膏饮之。服二日,鼻内两手掌皆紫黑。曰:此病退矣,滞血行矣。以四物加苏木、红花、桃仁、陈皮煎,调人参末,服数日而愈。"方中以四物养血,苏木、红花、桃仁活血,使精血充足,血行通畅,则暴盲得以治愈。

（6）固元补虚：因气大虚而导致的暴盲应急救其虚，如《证治准绳》所载："丹溪治一老人病目，暴不见物，他无所苦，起坐饮食如故，此大虚证也。急煎人参膏二斤，服二日，目方见。一医与青礞石药。朱曰：今夜死矣。不悟此病得之气大虚，不救其虚，而反用礞石，不出此夜必死，果至夜半死。"此证须医者仔细辨治，若此时不投以益气补虚之药而用金石镇坠之药，则会导致患者神气浮散难以救治。《审视瑶函》言："独参汤治元气离脱，致目无所见。"《目经大成》言："是症暴逢，无论为阴、为阳、为神，关格，急煎独参汤数钱，乘热顿服。"气大虚多因气随血脱而致，然有形之血不能速生，所以应急服独参汤以固元气。《张氏医通》言："暴盲者……气大虚者，急服大剂人参膏。血虚者，大剂黄芪、当归煎汤，调服人参膏。患湿者，白术为君，黄芪、茯苓、陈皮为臣，附子为佐。"书中对此解释："三者治目暴盲，皆为气病，故用参、术；即血虚者，亦须人参，方有阳生阴长之功，经谓气脱者目不明，即其证也。"人参大补元气，固元补虚，用于气脱暴盲，峻补元气；黄芪补气，当归补血，两者煎汤配以人参膏，治疗气脱血虚之暴盲无不奏效；白术补气健脾，燥湿利水，臣以黄芪增其补气之力，茯苓、陈皮利湿理气，佐以附子温里，诸药合用，共奏补气利湿之效。此外，书中亦云："是忌金石镇坠之药，以其神气浮散于上，犯之必死。"提醒医家仔细辨证，避免失治误治。

2. 其他疗法

（1）针刺疗法：《儒门事亲》云："刺其鼻中，攒竹穴与顶前五穴，大出血，目立明。"因相火过旺、气血俱盛而致之暴盲，可以针刺鼻中攒竹穴与顶前五穴，泻其火则目立明。

（2）情志疗法：元代朱丹溪《脉因证治·七情证》中提及："怒为呕血……目暴盲，耳暴闭，筋缓。怒伤肝，为气逆，悲治怒。"提示应用情绪刺激协助治疗因怒而致之暴盲。

综上所述，历代医家对暴盲的见解不一，辨证各具特色，遂整理如上，以期为当今临床提供参考。

（庞 华 乔 羽）

风牵偏视源流考

风牵偏视又名目偏视，"目偏视"一名首见于隋代巢元方《诸病源候论》，后世诸位医家对其发病、治疗进行了多角度、多方面的探索与研究，对其源流进行考证，故从病名、病因病机、证候分类及治疗方面入手，总结历代医家经验，临床意义重大。

（一）病名

风牵偏视是以眼珠卒然偏斜，转动受限，视一为二为主症的外障目病，难以治疗，可因失治、治疗不及时而造成患者病情加重，甚至失明。历代医家将此病称为"坠睛""视珠将反""神珠将反""瞳神反背""眼废""目偏视"等，近代学者对于各家论述观点进行总结，最终以

"风牵偏视"为名。

《灵枢·大惑论》曰："邪中于项……精散则视歧，视歧见两物。"《秘传眼科龙木论》，专门设有"风牵㖞偏外障"一节；宋代官修《太平圣惠方》将此病称为"坠睛"，其曰："夫坠睛眼者，有眼中贼风所吹故也。风寒入贯瞳人，攻于眼带，则瞳人牵拽向下，名曰坠睛也。"并指出其发病与风邪有关。明代王肯堂《证治准绳》中称之为"视珠将反"，其曰："神珠将反，目珠不正，人虽要转而目不能转。乃风热攻脑，筋络被其牵缩紧急，吊偏珠子，是以不能运转……血分有滞者，目亦赤痛。失治者，有反背之患。"进一步指出其为风热攻脑所致。清代张璐《张氏医通》沿用上说，载有相似论述，其曰："神珠将反者，谓目珠不正，虽欲转而不能转，乃风热攻脑，筋络牵急，吊偏神珠，是以不能运转。"清代医家黄庭镜《目经大成》称其为"眼废"；《证治准绳》中称此病为"瞳神反背"，其曰："今人但见目盲内障，或目损风水二轮，坏而膏杂，白掩黑者，皆呼为瞳神反背，谬矣。"并指出："夫反背，实为翻乌珠向内。"以上著作对于此疾病的描述，是今日"风牵偏视"命名之基础。

（二）病因病机

风牵偏视常因外感风邪之后而发，"风为百病之长"，风邪致病易侵袭人体上部，无论是兼夹寒还是兼夹热，均可导致此病，其病因病机复杂，诸多文献中均有记载。如《临证指南医案》曰："倘精液有亏，肝阴不足，血燥生热，热则风阳上升，窍络阻塞，头目不清。"故脏腑亏虚，肝肾阴液精血亏损，肝阳亢奋无制，亦可导致本病的发生。总览历代医家关于该病发病机制之论述，陈述如下：

1. 风邪中络，入客于目

或为风寒，或为风热，中于经络，气血不通，可致本病。《太平圣惠方》曰："夫坠睛眼者，由眼中贼风所吹故也。风寒入贯瞳人，攻于眼带，则瞳人牵拽向下，名曰坠睛也。"其认为本病由风寒之邪入眼所致，盖因风性主动，寒邪收引，故牵拽目睛向下。明代傅仁宇《审视瑶函》曰："风兮风兮祸何多。未伤人身先损目……有致偏歪并振搐。"此外，《证治准绳》将其归因于风热，其曰："谓目珠不正，人虽要转而目不能转，乃风热攻脑，筋络被其牵缩紧急，吊偏珠子，是以不能运转……血分有滞者，目亦赤痛。"认为本病多为风热之邪攻于脑，滞于血分，而又失治所致。

2. 脏虚血亏，血虚生风

《诸病源候论》曰："人脏腑虚，而风邪入于目，而瞳子被风所射，睛不正则偏视。"其指出疾病的发生与脏腑虚损相关，加之瞳子、目睛外受风邪而致此病。《秘传眼科龙木论》发扬五轮学说，用比类取象法，将目窍以风、血、肉、气、水五轮，分属于五脏，并指出本病与脾胃、肾、肝之不足息息相关，其曰："此眼初患之时，皆因肾脏虚劳，房事不节，脾胃壅毒，夜卧多涎，肝气不足，致使不觉中风，口眼㖞斜，睑中赤痒，时时颓之牵动，宜令火针出泪。"宋代官修《圣济总录》继承巢氏《诸病源候论》的观点，认为脏腑虚损、气血不足是疾病发生之关键，其曰："论曰目偏视者，以腑脏虚而风邪牵睛，其睛不正，则瞳子亦斜侧，故其视偏也，固有自幼小而得之，亦有长大方病者，率由气血亏而复受风邪也。"《银海精微》曰："风充入脑，眼带吊起。"明代傅仁宇《审视瑶函》曰："此症谓目视一物而为二也。乃光华耗衰，偏隔败坏矣。病在胆肾，胆肾真一之精不足，而阳光失其主倚，故错乱而渺视为二。"其指出本病病位在胆肾，因精血不足而视物错乱。

（三）证候分类

历代医家对风牵偏视证候分类的表述：①风邪中络；②肝风内动；③风痰阻络；④脾虚气陷；⑤肾阴不足，精血不足；⑥肾阳不足，脉络失畅。

（四）治疗

纵观自古诸医家对本病治疗之相关记载，其均顺应中医学整体观念的重要原则，不拘泥于局部，强调治病求本。从内而言，则补脾胃肝肾、益气血；从外而言，则祛风除湿、透邪，切莫使患者造成失治"反背"，加重病情。现将历代医家经验及具体治法总结如下。

1. 辨证论治

（1）祛风散邪，活血通络：《太平圣惠方》将风邪所致此病分为风热、风毒两种，分别治以细辛散及菊花散；严重患者，渐渐导致失明时，使用犀角散方和槐子丸方治疗；久不愈者，使用羌活散治疗，其曰："治坠睛眼，风热牵瞳人向下，宜服此细辛散方。"细辛散方中细辛、荆芥、升麻三药解表祛风用以通目窍，兼以莽草祛风、消肿和胡桐泪清热，化痰，软坚。亦云："治坠睛，风毒牵瞳人向下，眼带紧急，视物不明，宜服菊花散方。"菊花散方以散风清热、平肝明目的菊花为君药；佐以白蒺藜、羌活、木贼、蝉蜕以理肝气风毒，眼目赤肿，昏暗羞明。亦云："治坠睛眼失明，眼睛牵陷，或时发疼，视物散乱，宜服犀角散方。"犀角散方用犀角屑、黄芩疏风散热，人参、茯神、龙齿、麦冬滋阴安神，甘草调和诸药。《圣济总录》对风牵偏视伴有多泪患者提出使用防风散治疗，其曰："治目偏视，冲风多泪，防风散方。"防风散方用防风祛风散邪，栀子仁、黄芩、黄连清热，葳蕤滋阴，甘草调中；亦云："治目偏视，冲风泪出。点眼杏仁膏方。"杏仁膏方用杏仁、铜青、胡粉、干姜末、青盐以祛风活血。元代医家危亦林《世医得效方》曰："正容汤治口眼㖞斜，仪容不正，服此即能正之。"祛风以羌防、化痰须星夏，生甘草清热，秦艽荣筋，纠正面部㖞斜需白附、僵蚕，筋舒急资木瓜、松节，姜散风邪，酒行药势，诸药配伍，可使眼偏回正，仪容矫正。明代官修《普济方》曰："双目㖞斜、泪出频频、却无翳膜，不痒不痛。宜服消风散、荆芥汤下。"荆芥汤用荆芥穗疏散风热而去性存用、桔梗引药上行透表、炙甘草和中。清代沈金鳌《杂病源流犀烛》言："邪中脑项之精，精散视岐，见一为两也（宜驱风一字散）。"其认为风邪侵袭脑项，致使脑窍精气失散，而发为眼睛视物视一为二，故治疗药用川乌祛风除湿、温经止痛，羌活散表寒、祛风湿、利关节、止痛，防风祛风解表、胜湿止痛、止痉，川芎、荆芥以祛风邪，养脑窍，组方驱风一字散。

（2）健脾补气，养血疏络：《圣济总录》曰："治眼风牵痛如针刺，视物不能回顾，黄芩汤方。"针对风牵偏视伴有刺痛患者，使用黄芩方治疗，方用黄芩清热泻火，大黄泻下攻积，桔梗引药上行，知母润燥而除烦，玄参清热凉血，马兜铃清热解毒，防风祛风解表、胜湿止痛，以活血凉血，疏风散热。金元时期，李东垣《兰室秘藏》曰："不理脾胃，及养血安神，治标不治本，是不明正理也。"其认为脾胃生化之气是治疗此病之本，脾胃之气正，气血生化有源，对于此病治疗有良好的效果，如不关切脾胃之气，则无法纠正其疾病根源，医者需明此理。

（3）平肝息风，滋肾益阴：《素问·至真要大论》云："诸风掉眩，皆属于肝。"《临证指南医案》载华岫云按："倘精液有亏，肝阴不足，血燥生热，热则风阳上升，窍络阻塞，头目不清，眩晕跌仆，甚则痿痱痉厥矣。"可知肝肾亏虚引动内风，不养清窍而至所病，目窍亦通此理。故《秘传眼科龙木论》专设"风牵偏外障"一节，对本病治疗方法进行了详尽描述，提出使用羚羊角饮子治疗此病，其曰："若无胬肉，不宜钩割，只服羚羊角饮子……诗曰，偏风牵动口斜，泪出还应不奈何，汤饮去除风毒了。"方以羚羊角平肝息风、清肝明目、散血解毒，人参大补元气、复脉固脱、补脾益肺、安神益智，茯苓利水渗湿、健脾、宁心，大黄、天冬、黑参、黄芩、车前子祛风泻热、滋肝补肾。宋代《圣济总录》曰："治风牵眼偏斜，羚羊角汤方。"方用羚羊角屑平肝息风、清肝明目、散血解毒，防风祛风解表、胜湿止痛，芍药滋阴柔肝，蕤仁祛风润燥，麦冬养阴润燥，地骨皮清热除烦，决明子清肝火，炙甘草调和诸药，茯神宁心、安神、利水以宁肝疏风、滋阴补肾。《太平圣惠方》曰："治眼偏视，风邪攻肝，牵射瞳人，致目不正，宜服独活散方。"药用独活祛风除湿、通痹止痛，防风祛风解表、胜湿止痛，羚羊角平肝息风、清肝明目、散血解毒，酸枣仁养心安神，茯神宁心、安神、利水，细辛祛风、散寒、行水、开窍，甘菊花疏散风热，蔓荆子疏散风热，决明子清肝明目、利水通便，前胡疏散风热，桑白皮泻肺平喘、利水消肿，甘草调和诸药以平肝息风。《奇效良方》曰："治肝虚，风邪所攻，致目偏视。"治用槐子丸，方中槐子仁凉血止血、清肝泻火，酸枣仁养心安神，覆盆子益肾、固精、缩尿，柏子仁润肠通便，车前子利尿通淋，蔓荆子疏散风热，芜蔚子活血调经、清肝明目，牛蒡子疏散风热、宣肺透疹、消肿解毒，蒺藜子平肝解郁、活血祛风、明目、止痒，诸药合用药以滋肝疏风。清代沈金鳌《杂病源流犀烛》曰："肝肾虚而视一为两也（宜肾气丸）。"此乃从肝肾论治。

2. 其他疗法

（1）针刺疗法：《秘传眼科龙木论》专列"风牵偏外障"一节，其中记载本病之针刺疗法，其曰："偏风牵动口斜，泪出还应不奈何……承泣睛明须是穴，风牵睑动莫针他。"承泣主散风清热、明目止泪，属足阳明胃经，为阳跷、任脉、足阳明之交会穴。睛明主泻热明目，祛风通络，属足太阳膀胱经，为手足太阳、足阳明、阴跷、阳跷五脉的交会穴。故睛明、承泣合用乃风牵偏视要穴。

（2）拨治法：《证治准绳》曰："瞳神反背，因六气偏胜，风热拶急，其珠斜翻侧转，白向外而黑向内也。药不能疗，只用拨治，须久久精熟，能识其向人何眦，或带上带下之分，然后拨之，则疗在反掌。否则患者徒受痛楚，医者枉费心机。"若患者眼珠斜翻侧转活动受限，则宜先用拨法，后予药物疗法。拨治法适用于患者症状较重，风热转急，眼珠翻转偏视等较重风热症候，需拨治其风热之邪，后以药物驱之。若非如此则疗效较差。

总结以上历代医家对于风牵偏视的认识与思考，在辨证与治疗上各家意见不一，遂撷英整理如上，以供诸家参考指正。

（杨思琦　乔　羽）

雀目源流考

    "雀目"病名首见于《诸病源候论》，主要表现为昼视通明，夜视不清，日久周边视野逐渐缩窄，甚至全不见物。《世医得效方》分为高风雀目和肝虚雀目，高风雀目多因先天禀赋不足所致，肝虚雀目多责之于后天失养。治疗遵循辨证论治原则，但自古至今对本病的治疗仍有难度，疗效亦不甚理想，故整理古医籍对雀目有关论述如下，以期对雀目的深入研究有所裨益。

（一）病名

    由于不同时期医家对雀目疾病的认知程度不同，对其称谓亦不尽相同，如《目经大成》载道："《瑶函》名此证曰'高风障'，义不可解……此症世呼鸡盲，一名雀目，本经曰阴风障。"可见本病名具有繁多且杂的特点。考历代医籍文献，其有"雀盲""鸡盲""雀目内障""雀目昏睛""鸡蒙眼""阴风障""高风雀目""肝虚雀目"等病名，现从病状及病因病机两个方面将其进行分类命名，整理如下。

1. 以病症特点分类命名

    因雀目暗适应差，暗处不能辨别物体的病状特点与鸟雀、家禽入暮后不能见物的情况相似，故历代医家又多将其以家禽鸟雀命名，如"雀盲""鸡盲""鸡蒙眼"等，又因其有视野缺损的特点，如障物在眼前遮挡，故亦常谓之雀目内障、高风内障、高风障症、阴风障等。

    "雀目"一名始载于隋代巢元方《诸病源候论·目病诸候》，其云："人有昼而睛明，至暝则不见物，世谓之雀目。言其如鸟雀，暝便无所见也。"此处首次具体描述了雀目的临床特点，尔后历代医家均有详细论述。我国现存最早的眼科专著《秘传眼科龙木论》首提高风雀目内障之名，此名对后世影响颇大，一直沿用至明清时期，其言："（高风雀目内障）此眼初患之时……与前状不同。见物有别。惟见顶上之物。"其认为其除夜视不明外，还有视野缺失，称"惟见顶上之物"。高风雀目内障比较完善，其包含了本病的"入暮不见"和"唯见顶上之物"两大主症。鸡盲、鸡蒙眼等同属雀目别名范畴，但历代医家的描述中大多只突出鸟雀鸡禽"入暮不见"之特征，而少有关于视野缺失的描述，如《中医辞典》定义雀目病证范围："（雀目）出《诸病源候论》，又名雀目内障、鸡盲，俗称鸡蒙眼，即夜盲症。有先后天两种，先天者称高风雀目……后天者多属肝虚雀目。"唐代孙思邈《备急千金要方》中将此病称为雀盲或雀目，其在第六卷"上窍病"篇提出"治雀盲方，地肤子五两，决明子一升"，又提到："治雀目术，令雀盲人至黄昏时看雀宿处，打令惊起，雀飞，乃咒曰：紫公紫公，我还汝盲，汝还我明。如此日日暝三过作之，眼即明，曾试有验。"北宋王怀隐《太平圣惠方》称其为高风雀目，并提出了高风雀目渐变内障的方药，其言："治高风雀目。渐成内障。还睛丸方。"《银海精微》曰："（黄昏不见）人之两目，至日落之时，渐渐不见，亦系内障，俗谓之鸡蒙眼也。"该书因雀目"日落之时，渐渐不见"的病状特点称其为黄昏不见，亦提及其俗称鸡眼蒙。至元代危亦林《世医得效方》，将高风雀目内障之名精练为高风雀目，更为简洁明了，学者一目了然，因此可谓本病所命名中最为确切者。《明目至宝》云："高风雀目证同前，形状其间有异偏。才到黄昏昏不见，经年童子似珠圆。"其将本病称为高风雀目。明代王绍隆《医灯续焰》云："或视物渐觉不明，或遇晚即为曚瞀（俗名鸡盲，亦名雀目）。"王氏在其著作中论述雀目症状特点，并提出雀目俗名鸡盲。袁学渊《秘传眼科七十二症全书》又对高风雀目内障进行论述，并阐明其与鸡盲、雀目症状的不同之处，其言："高风雀目内障……黄昏易物至点灯，全不见物，渐渐昏朦，视物惟见直上之物。"高风雀目内障亦属雀目，皆有天昏不明的症状特点，但高风雀目内障多由先天禀赋不足引起，除了夜视不清之外还有"视物惟见直上之物"的特点，即视野缺失。王肯堂《证治准绳》将其称为高风内障，云："高风内障之证，两眼至天晚不明，天晓复明……能视顶上之物，不能下视注物，至天晓阳长，而眼复明矣。"王氏认为主要是由于患者先天禀赋不足，加之肝脾受损，在肝脾肾虚弱的基础上，兼有脉道瘀塞，致神珠气血失养而致本病。傅仁宇在《审视瑶函》中提到"转光丸治肝虚，雀目、青盲"，将高风障症作为雀目的总称。清代何英辑《文堂集验方》记载关于治疗雀目验方时言："雀目即鸡盲，至夜不见物，谷精草（一两）、羊肝一具，勿犯铁器，入瓦罐内，水煮熟，食羊肝，以好为度。"再次明确提出雀目亦可称为鸡盲，雀目即是鸡盲。黄庭镜《目经大成》言："此症世呼鸡盲，一名雀目……至晚不见，晓则复明，盖元阳不足之病。"同样认为雀目与鸡盲同为一病。其亦言："（阴风障）大道行不去，可知世界窄。未晚草堂昏，几疑天地黑。"并对雀目视野缩窄的症状做了更为形象的描述。吴谦等《医宗金鉴·眼科心法要诀》载"雀目内障歌"曰："雀目内障多痒涩，暮暗朝明与雀同。"其明确说明雀目暮暗朝明的症状特点与鸟雀相同。

2. 以病因病机分类命名

由于雀目独特的症状特点，其病名大多以症状特点进行分类，仅疳、阳衰不能抗阴之病、黄风雀目和肝虚雀目可作为病因病机分类命名。《明目至宝》将小儿雀目患者称作"疳"："雀目生来甚脑情，小儿患此曰疳名。肝脏虚劳为此病，点灯时分没光明"，其提出小儿肝脏虚劳致雀目的病因病机，疳字恰与为小儿慢性虚损相贴切，故命之疳名。元末倪维德《原机启微》将本病命名为"阳衰不能抗阴之病"，其曰："或问曰：人有昼视通明，夜视罔见。虽有火光月色，终为不能睹物者，何也？答曰：此阳衰不能抗阴之病，谚所谓雀目者也。"其明确阐明了雀目的病因病机为阳不抗阴，故称其为"此阳衰不能抗阴之病"。明代诸医家如傅仁宇、王肯堂等亦接受此观点。后来清代黄朝坊《金匮启钥》"明阳衰不能抗阴病治论"篇再提倪氏所论，强调阳衰不能抗阴之病作为体现雀目阳不抗阴病因病机的病名。

在历代医家著作中黄风雀目与肝虚雀目常同时出现，将两者对比论述，但尤其以后者论述较多。通过查阅梳理文献，从宋徽宗赵佶敕撰《圣济总录》开始，到明代李时珍《本草纲目》、朱橚等《普济方》、缪希雍《本草单方》，再到清代汪讱庵《本草易读》、钱峻《经验丹方汇编》皆提及肝虚雀目病名，但大多论述其治法及方药，未有明确定义和其他描述。《秘传眼科龙木论》将肝虚雀目内障单独列为一篇进行详细论述，其言："（肝虚雀目内障）此眼初患之时。爱多痒或涩，发歇。时时暗也。后极重之时。惟昏黄不见。"其阐释了肝虚雀目内障即肝虚雀目重时"惟昏黄不见"的症状特点。《银海精微》提出"泻肝散治肝虚雀目，恐变成内障"。由方可推测其病因病机离不开肝失疏泄，肝血亏虚。《明目至宝》中画有肝虚雀目暗图，可见元代亦有肝虚雀目之名。明代李梴《医学入门》将"肝虚雀目"与"黄风雀目"合并一起共同论述，其曰："又肝虚雀目，晓明晚暗，乃所禀血虚有火也，年深则盲。黄风雀目者，木衰土盛，终当变黄胀而死，宜平胃散以平土气，四物汤以补肝虚。"此处明确阐释了两者的病机，并给出方药，肝虚雀目为雀目肝血虚衰者，黄风雀目则是由肝虚太过，木衰土盛所致雀目者。后来武之望《济阳纲目》又引李氏所言，再提肝虚雀目和黄风雀目之名。清代沈金鳌《杂病源流犀烛》云："肝虚雀目，雀目者，日落即不见物也，此由肝虚血少，时时花起，或时头痛，久则双目盲，此则有初时好眼，患成雀目者。"其明确了所谓肝虚雀目即为雀目肝虚血少者。肝虚雀目、黄风雀目，实为同病异机，正因为病机不同，其症状或有细微差别，治法也不尽相同，如清末日本医家浅田宗伯《先哲医话》载："其他如黄风雀目、肝虚雀目，不知其辨动误治。盖黄风者，白睛中生细皱发黄色，用滋阴明目汤、八味丸，单杨抱术等效。肝虚者，乌睛白睛如常，但觉昏暗，故为难治。"书中将两者进行深入鉴别，并提出相应方药。

（二）病因病机

关于雀目的病因病机，历代医家的认识有所不同。雀目病机较为复杂，但总体离不开阴阳失衡，肝肾亏虚，导致津亏血少，不能濡养目睛而发为本病。现整理归纳如下：

1. 禀赋不足

古代医家认为先天禀赋不足是雀目的主要病因病机，《银海精微》曰："此乃肾之虚也，眼虽属于窍门，乃归肾而为主，肾虚则眼目昏，或贪淫乐恣酒过度，使肾脏衰惫，禀性天真不全，精神短少，致瞳仁肾水不清，故目之无光也。"其中"禀性天真不全"即说明先天禀赋不足是引起本病的原因之一，此认识一直沿用至清代，如清代沈金鳌《杂病源流犀烛》谈及雀目，言："亦有生成如此，并由父母遗体……不必治，治亦无效。"沈氏认为雀目生来就有，由先天禀赋不足引起，且不易治愈。沈氏在《沈氏尊生书》中亦提及上述观点并阐明先天禀赋不足是引起本病的原因，同时反映雀目因先天禀赋不足所致者，疗效不佳。黄庭镜《目经大成》曰："如雀目、近视、残风、天旋、与夫处子血怯、小儿肾虚，皆造化使之也。"其也强调包括雀目在内的诸多眼科疾病皆先天禀赋使然，即"皆造化使之也"。

2. 肝热肾虚

雀目肝热肾虚的病因病机实指肝中积热，兼有肾水亏虚，历代医家对其描述较少，宋元时期《秘传眼科龙木论》首载雀目肝热肾虚证，其云："（高风雀目内障）此眼初患之时，肝有积热冲，肾脏虚劳，亦兼患后风冲，肝气不足，置患此疾。"其明确提出雀目主要因"肝有积热冲"，再兼肝肾不足引起。明代朱橚等著《普济方》中又引此言，亦遵其旨。《秘传眼科七十二症全书》曰："高风雀目者，乃肝中积热，肾水衰不能制伏肝火。"其明确肝中积热，肾衰无以制肝火之致病机制。徐春甫《古今医统大全》在论述眼科病七十二证候病机时不仅提到肾虚肝旺损目的病因病机，并置处方，其曰："（高风雀目）此因脏腑热极，肾水不滋，金不制木，肝气损目，久则变为青昏不见，宜服泻肝散。"王肯堂《证治准绳》亦载："高风内障之证，两眼至天晚不明，天晓复明，缘肝有积热，肾经虚损……能视顶上之物，不能下视注物，至天晓阳长，而眼复明矣。"同样继承该病肝热肾虚的病因病机特点。清代《医宗金鉴·眼科心法要诀》又转王氏之言，后又补充"雀目内障歌"曰："雀目内障多痒涩，暮暗朝明与雀同，黄昏视下难视上，肝风邪火障双瞳。"突出强调"肝风邪火"，即指肝中积热之说。

3. 血虚脉闭

雀目病至后期，因虚致瘀，脉络闭塞，气血失养可导致病情加重变为青盲重症，或为金黄色内障而失明。《素问·阴阳应象大论》云："诸脉者皆属于目，目得血而能视。"此处提出精血对眼睛生理功能的重要影响，后世上承经旨，多有发挥。金代张从正《儒门事亲》云："《内经》曰：目得血而能视。此一句，圣人论气血之常也。后世之医不达其旨，遂有惜血如惜金之说。"其强调了《内经》中关于"目得血而能视"理论的重要性，后人多崇此说。《秘传眼科龙木论》载："小儿蕴积于热，风邪客于肝经，肝血凝滞于不散，阴阳不和。"其认为小儿雀目可由气血凝滞不通，双目失养所致，亦突出脉闭血虚的病因病机。《圣济总录》用人体卫气日行于阳、夜行于阴的理论，阐释肝脏受邪，阴血凝滞，至暮则甚不能上承以养目神的病因病机，其言："卫气昼行于阳，夜行于阴，阴血受邪，肝气不能上行于目，肝受血而能视，今邪在于肝，阴血滞涩，至暮则甚，故遇夜目睛昏，不能睹物。"明代孙志宏《简明医彀》强调气血顺畅，目受于血的重要性，其云："经曰：诸脉者，皆属于目。目得血，睛能视……气血不至，成雀目、盲瘴之形。"其提出雀目血虚经闭"气血不至"的病因病机。吴勉学《河间六书》曰："人之眼耳鼻舌……能为用者，皆由升降出入之通利也，有所闭塞者，不能为用也，若目无所见。"其亦提出人体官窍以通为用的观点，血瘀脉闭亦可导致官窍不用。

4. 阳不胜阴

《素问·生气通天论》载："阳气者，一日而主外，平旦人气生，日中而阳气隆，日西而阳气已虚，气门乃闭……阳不胜其阴，五脏气争，九窍不通。"经历代医家继承发挥，认为雀目的主要病因病机为阳不胜阴，阴阳是万物之本、天地之道，只有阴阳调和才能目视睛明。若元阳衰微，阳虚不能抗阴，阳气下陷于阴中，故每至暗处不能视物。宋代《太平圣惠方》云："既受忧思恐怒劳役饥饱之伤，而阳气下陷，遇天阴盛阳衰之时，我之阳气既衰之时，不得不应之而伏也，故夜视罔见也。"上述所云看似指出雀目是由饮食情志所伤，实则其根本的病因病机是"我之阳气既衰"不得胜阴所导致的阴阳失衡。金元时期李杲《东垣试效方》曰："目者，五脏六腑之精，营卫魂魄之所常营也……是故瞳子黑眼法于阴，白眼赤脉法于阳，故阴阳合德而睛明也。"李东垣再次强调了阴阳二气消长变化及动态平衡对"睛明"的重要影响，为后世医家阐释阳不胜阴、阴阳失衡所致雀目夜不明打下理论基础。明代《秘传眼科七十二症全书》秉承《黄帝内经》"阳不能抗阴"理论进一步论述，其云："问曰：阳何为而不能抗阴也。答曰：人之有生，以脾胃中州为主也……阳气既衰，则于四时一日五脏六腑之中，阴气独盛。阴气既盛，故阳不能抗阴也。"若人有阳气虚衰，遇白昼天之阳，则昼视通明；遇夜晚天之阴，阳虚不能抗阴，故入夜不能视物。傅仁宇《审视瑶函》言："（雀目）至晚不明，至晓复明也。盖元阳不足之病，或曰既阳不足。"元阳不足非乃单纯的肾阳虚衰，实指人体阳气不足，阴气相对旺盛，致阴阳失衡，"阳不胜其阴，九窍不通"导致雀目。后王肯堂《证治准绳》亦有"盖元阳不足之病，或曰既阳不足"之说，可见其遵傅氏之理，认为雀目发病机制为元阳不足，阴阳失衡。时至清代，医家对雀目"阳不胜阴"的病因病机认识更为深入完善，黄庭镜《目经大成》从病名、病因病机、方药等方面对雀目进行详尽论述，论及病因病机时云："平旦阳气生，景午阳气隆，日西阳气息，气门乃闭。人而阳不胜阴，则气必下陷，阳气下陷则阴气上腾，纵有不光月色，终不能睹。"将雀目昼明夜黑症状的原因机制与阴阳失衡相联系，并加以说明，并强调阳虚不能制阴是其病机关键。

5. 肝肾亏虚

因肝肾同源，肝、肾之间互为影响，肝虚可致肾衰，反之同理；又肝藏血，肾藏精，精血同生，若肝肾亏虚，则精血不足，阴阳不济，阳气不用，阴盛蔽阳而夜视不明，导致雀目。早在《素问·金匮真言论》中便载有"东方色青，入通于肝，开窍于目""瞳神属肾"之说，说明瞳神疾病的发生发展与肝肾密切相关。宋代《太平圣惠方》有云："何故夜视盲见？答曰：目为肝，为足厥阴也，神水为肾为足少阴也，肝属木，肾属水，水生木，盖亦相生而成也。况怒伤肝，恐伤肾，肝肾所伤亦不能生也，昼为阳，天之阳也；昼为阳，人亦应之也。"后世医家进一步阐明了肝、肾与目睛之间的密切关系，同样认为雀目夜盲是因肝肾亏损导致。如《银海精微》曰："（黄昏不见）俗谓之鸡蒙眼也……此乃肾之虚也。"其认为眼为窍门，归肾而主，肾脏衰惫，精神短少可致"瞳仁神肾水不清，故目之无光也"，将雀目的病因归为肾虚。金代张从正《儒门事亲》言："雀目不能夜视及内障，暴怒大忧之所致也，皆肝主目，血少。"张氏则认为雀目可由大怒所致，暴怒伤肝，使肝虚血少，不能上充于目而致雀目。后世医家多承其说，如元代《世医得效方》论肝虚雀目的病因病机："因肝虚血少……小儿疳得之。"其说明只有精血上注于目，则目能视万物，若精血虚少，则病发雀目。明代《秘传眼科七十二症全书》亦继承肝虚致病的说法，其曰："肝虚鸡盲者乃肝虚也。"因肝肾同源，故雀目发病的脏腑基础主要是肝肾亏虚。清代沈金鳌《沈氏尊生书》也对雀目肝虚的病因病机做了描述："雀目者，日落即不见物也，此由肝虚血少。"沈氏认为目者肝之窍，妄以作劳，肝血亏损，不能气化，精气不能上输于目，目失润养。精气虚衰，不能生血，阴血不能归于肝，则肝气不和，不能辨五色，而生本病。

（三）证候分类

历代医家对雀目证候分类的表述：①脾肾阳虚；②肝肾阴虚；③肾阴亏耗；④气血不足；⑤气虚血瘀；⑥病延日久，脉道闭塞（血脉枯涩，脉道不通）；⑦肝肾脾虚血滞；⑧禀赋不足，命门火衰。

（四）治疗

雀目作为中医眼科重要疾病之一，其治法除辨证施治外还包括针灸、外用点眼及食疗等中医眼科特色疗法，在古代文献中皆有较详细系统的论述，现将此整理归纳，兹述如下。

1. 辨证论治

（1）清肝明目：肝开窍于目，肝阳上亢或肝火上炎可影响眼睛的正常生理功能，导致雀目。历代医家对清肝明目法有所提及，但内容较少，且多述以方药，少有理论说明。宋代王怀隐《太平圣惠方》载："治小儿青盲，及雀目，菊花散方。"该方由菊花、牯牛胆、寒水石、雌鸡肝组成，其中菊花为君药可清肝目明，牯牛胆、寒水石合用清热降火镇肝明目，并以鸡肝引诸药达肝，达到清肝镇肝、降火明目的效果。明代王肯堂《证治准绳》提出"决明夜灵散治目至夜则昏，虽有灯月，亦不能睹。"该方由石决明、夜明砂、猪肝组成，猪肝可引药入肝，石决明可平肝潜阳，除热明目，关于夜明砂，清代张秉成《本草便读·夜明砂》载："夜明砂即蝙蝠屎……故能治雀目退翳膜，辛苦咸寒之性，无非入肝以破血消滞为用耳。"其认为夜明砂为蝙蝠的粪便，有清肝明目、破血逐瘀的作用。王氏以夜明砂、猪肝、石决明三者相配，共奏清肝镇肝、明目退翳之功。历代医家著作中夜明砂与动物肝脏多相须为用，清肝明目治疗雀目。其两者可单独运用，亦或配蛤粉，或伍谷精草，或兼井泉砂，且动物肝脏不拘泥于猪肝、羊肝、鸡肝亦有记载，清代张璐《本经逢原》载蚌治雀目，其言："蚌生淡水，色苍，入肝，故有清热行湿治雀目夜盲之力。盖雀目则肝肾之病也。"由此亦体现清肝明目治法。

（2）滋养肝肾：《素问》中"肝开窍于目"与"瞳神属肾"之说，明确说明眼睛与肝肾两脏关系密切，后世医家多崇此说，认为雀目多由肝肾亏虚，精血不能上承养目所致，由此历代医家治疗雀目以滋养肝肾为主，且有相对较多论述，宋代唐慎微《证类本草》载集验方"治雀目如神"。其方为"黄蜡不以多少，器内熔成汁，取出，入蛤粉相和得所成球。每用以刀子切下二钱，以猪肝二两批开，掺药在内，麻绳扎定。水一碗，同入铫子内煮熟，取出乘热熏眼。至温，冷并肝食之，日二，以平安为度"，方中以蛤蚧补肾生精，猪肝补肝血、引药入肝经，以平补黄蜡塑形为球，此方共成滋补肝肾、填精养血之功。《银海精微》曰："（鸡蒙眼）治之须有还睛补肾，看人老少虚实，斟酌药饵以平之，饮食以补之，戒色断怒，使会阴水自然明矣。"其提出用还睛补肾丸补肾温阳、祛风明目，治疗本病，同时强调饮食、情志调养。金元时期张从正《儒门事亲》明确提出补肝养肾的治法，其言："雀目不能夜视及内障，暴怒大忧之所致也，皆肝主目，血少，禁出血，止宜补肝养肾。"明代丁毅《医方集宜》云："雀目眼障每至黄昏赌三光不明如物遮蔽乃肝肾之虚也。"丁氏强调了雀目"肝肾之虚"的病机，并提及用镇肝丸、羊肝丸、菟丝子散、夜明砂散四方滋补肝肾。皇甫中《明医指掌》提及治疗雀目以"壮水滋阴法"，言："若久病昏暗，雀目不能远视，及内障目蒙，五色花翳，迎风出泪，头昏目眩，皆血虚之候，宜壮水滋阴可也。"武之望《济阳纲目》言："黄风雀目者，木衰土盛，终当变黄胀而死，宜平胃散以平土气，四物汤以补肝虚。"其提出黄风雀目"木衰土盛"的病机特点，治当补肝虚，以平土气，同样强调补肝虚的重要性。杨希洛、夏惟勤整理的《明目至宝》又提出治疗肝虚雀目，以"补肝散、补肾丸"补肾养肝。李时珍《本草纲目》记载以淫羊藿"同蚕蛾、甘草、射干末，入羊肝内，煮食"，治小儿雀目。淫羊藿补肾生精，加羊肝滋养肝血，引药入肝，亦是肝肾同补之意。清代喻嘉言《喻选古方试验》亦提及淫羊藿治疗小儿雀目，其言："小儿雀目，淫羊藿根、晚蚕蛾各半两，炙草、射干各二钱半，为末，羊肝一枚……以汁送下。"李用粹《证治汇补》提出雀目肝虚者治法——"补肝肾之不足"，其曰："雀目乃肝虚之候……宜四物汤补肝肾之不足。"沈金鳌《杂病源流犀烛》提出以鲜地黄、炒猪肝作为食疗治疗雀目，言："（肝虚雀目）此由肝虚血少……宜雀目散，鲜地黄炒猪肝食亦炒。"地黄可填肾精，猪肝可养肝血，两者相配肝肾同补，精血同养，使目承精血充沛而昼夜皆可视。陈复正《幼幼集成》曰："小儿生下数月之内，目不见物，谓之雀目，由肝虚也。六味地黄丸，常以猪肝煮熟压药。"陈氏认为小儿初生不久即见雀目，多因肝虚而致，提出以六味地黄丸加熟猪肝治之，由此方不难看出滋补肝肾之法。

2. 其他疗法

（1）针灸疗法：除辨证施治外，针灸治疗雀目亦受众多医家推崇，历代诸多方书及针灸著作对此多有论述，《太平圣惠方》提到治雀目可取左右两侧睛明穴，并详述针刺手法，此法多为后世沿用，堪称经典之法，其曰："雀目者，宜可久留十呼许，然后速出针。"书中"具列四十五人形"亦载灸法治疗雀目，其曰："小儿雀目，夜不见物，灸手大指甲后一寸，内廉横文头白肉际，各一壮，炷如小麦大。"琼瑶真人在《针灸神书》载："睛明目内眦，折分才半是，雀目冷泪流。停针行妙计。"书中再次提出针刺睛明穴可治疗雀目，可见睛明穴对于治疗雀目的重要性。元代王国瑞《扁鹊神应针灸玉龙经》提出"青盲，雀目，视物不明：丘墟（灸，针泻）、足三里、委中（出血）"的针灸治法。明代《普济方》曰："治雀目……少气，灸五里，右取左，左取右。"高武《针灸聚英》言："观其雀目肝气，睛明行间而细推。"其提出细推睛明穴与肝经行间穴可治雀目。《针灸聚英》曰："小儿雀目不见物，手拇指甲后一寸，宜在内廉外纹头，白肉际各一壮稳。"杨继洲《针灸大成》阐明针刺睛明穴治疗雀目的具体操作方法，并强调注意禁灸，其曰："雀目者，可久留针，然后速出针。禁灸。"张介宾《类经图翼》亦强调治疗雀目"可久留针，然后速出之"的针刺手法。其又言："行间，可治雀目汗气。"吴崑《针方六集》载肝俞穴治疗雀目："肝俞二穴，主肝中风，踞坐不得低头目，额青胁痛不得息，目眩泪出，吐血，咳逆口干，疝气，小腹痛，多怒，衄血，鼻酸，雀目夜眩。"《古今医统大全》载："神庭、上星、囟会、百会、前顶，上五穴，宜用三棱针，刺出血，以盐涂之。专治雀目不能夜视。"又有"肝俞二穴，在背脊九椎两旁，各开二寸半是穴。灸七壮，治肝风客热，迎风冷泪，雀目亦治"之述。楼英《医学纲目》亦载："雀目不能夜视：神庭、上星、前顶、百会（各出血，以盐涂之，立愈。）又法：照海、肝俞。"清代廖润鸿对针灸治疗雀目有较多的记载，且内容详尽，在灸法方面，其在《针灸集成》中有"大人小儿雀目，肝俞七壮，手大指甲后第一节横纹头白肉际，各灸一壮""雀目，手大指甲后第一节内横纹头白肉际各一壮，肝俞九壮""手大指甲后第一节横纹头白肉际，兼肝俞各灸一壮，治大人小儿雀目"的记载，廖氏在《勉学堂针灸集成》中承前人治法，再次强调睛明穴治疗雀目，提出"可久留针然后速出之"的操作手法，并补充"治眼若未效，并合谷、光明不可缺。兼行间，可治雀目肝气"。李守先《针灸易学》言："雀目：睛明、行间。"日本俊笃士雅《眼科锦囊》亦载灸法，其言："小儿疳眼，及雀目者，不容、天枢，七八九十一之椎，灸之，皆有效。"

（2）点眼法：在我国古代治疗目疾外用点眼法是不可或缺的，关于雀目外用点眼法历代文献资料亦有记载，宋代《证类本草》载："珍珠合鲤鱼胆、白蜜，点肝虚雀目。"其认为珍珠与鲤鱼胆、白蜜混合成汁点眼可治雀目，书中亦有"雀头血点雀目""鼠胆点青盲雀目"的记载。《证类本草》亦载："肘后方：疗雀目。鲤鱼胆及脑敷之，燥痛即明。"明代《医学入门》载治雀目能早视不能晚视方，提到外用点眼法治疗雀目，其言："外取白犬初生时乳汁点眼有，小犬眼开，而人眼亦见。"其后在《济阳纲目》中亦有记载。《医方集宜》曰："治雀目至晚视物不见取老鼠肝汁点之。"其提出老鼠肝汁点眼治疗雀目。《普济方》有"取鼠点之，治雀目术""以生雀血敷目，可多作之。又一方，用雄雀头点之"之述。李时珍《本草纲目》也有用雀血滴眼治雀目的记载，其曰："雀盲，乃人患黄昏时无所见，如雀目夜盲也。日二，取血点之。"

（3）食肝疗法：食用动物肝脏治疗雀目的记载在历代医家著作当中屡见不鲜，其既可作食疗之品单独食用，也可作为药引，或配合其他食物或药物共同食用，以增强疗效，是治疗雀目的必备之物。对于所用何种动物肝脏，各医家所述略有差异，但总体来看以羊肝、猪肝和鸡肝最为多见。清代罗国纲《罗氏会约医镜》载："肝，入肝，明目。"其明确提出动物肝脏作为食物可入肝经，具有明目的作用。其又言"将胆汁渍肝，湿纸包煨熟食，最清目热，同夜明砂作丸，治夜不能睹名雀目者"，动物肝脏可煨熟入药，治疗雀目。宋代王衮《博济方》载："小儿患疳眼雀目，用白羊子肝一枚，以竹刀子批开，内药二丸，在羊肝子内，以麻缕子缠定，用淘米泔水内，煮令熟，空腹吃下，仍令乳母常忌毒鱼大蒜鸡鸭猪肉等。"其提出用淘米水煮白羊肝脏作为药引。明代《本草纲目》有"石膏去风热。雀目夜昏，同猪肝煮食""蜂蜜目肤赤胀。肝虚雀目，同蛤粉、猪肝煮食""蚌粉雀目夜盲，同猪肝、米泔煮食，与夜明砂同功"及

"蛤粉雀目，炒研，油蜡和丸，同猪肝煮食"之述，提出猪肝与别药配合同食可治疗雀目。《本草纲目》对动物肝脏治疗雀目的记载较为丰富，同时提及羊肝、猪肝配伍他药共同治疗雀目，其载："雀目不见：真紫芥菜子，炒黑为末，用羊肝一具，分作八服。每用芥末三钱，捻肝上，笋箨裹定，煮熟冷食，以汁送下""雀目夜眼：乌贼骨半斤为末，化黄蜡三两和，捏作钱大饼子。每服一饼，以猪肝二两，竹刀批开，掺药扎定，米泔水半碗，煮熟食之，以汁送下""雀目夜盲：遇夜不能视物。用建昌军螺儿蚌粉三钱，为末，水飞过，雄猪肝一叶，披开纳粉扎定，以第二米泔煮七分熟，仍别以蚌粉蘸食，以汁送下。一日一作，与夜明砂同功"。清代《寿世编》言："（雀目）黑羊肝蒸熟，常食自愈。"其提出用黑羊肝蒸熟食用治疗雀目的食疗方法。《眼科锦囊》载："鸡肝丸，治小儿疳雀目。"鸡肝丸由鸡肝一具、珍珠、黄连、莲肉、夜明砂组成，可见鸡肝作为药引将诸药引入肝经，共奏养肝明目之功。

雀目作为中医眼科常见疾病，严重影响患者生活质量，故历代医家对其较为重视，且认识繁多，辨证思路亦多种多样，遂整理如上，考镜源流，以冀启迪。

（乔　羽）

眼外伤源流考

占医籍中并未提到"眼外伤"之名，但经整理古代医家相关论述，发现其多为异物入目、撞击伤目等所致，《太平圣惠方》较早载有"眯目"之论，后世医家多有发挥。总览古代医籍，整理历代医家对眼外伤一病之相关论述，总结其学术脉络和规律，以期为临床提供参考。

（一）病名

眼外伤是指眼球及周围组织受到外物损伤或外力击打而致意外伤害的疾病。历代医家论述眼外伤的疾病时根据不同临床表现载有多种别称，主要有以下三种命名方式：

1. 以病因病机分类命名

宋代官修《太平圣惠方》曰："夫眯目者，是飞扬诸物，尘埃之类，入于眼中，粘睛不出，遂令疼痛难开也。"此书提出"眯目"之名。《秘传眼科龙木论》曰："此眼初患之时，皆因风吹尘物入眼，贴在睑皮，粘在睛上，疼痛隐涩难开。"此书载有眯目飞尘外障之论。明代《银海精微》曰："飞尘入眼者，此病全然无事，误被物或飞尘飞丝入眼者，此外伤也。"其指出飞尘入眼归外伤之属。明代王肯堂《证治准绳》言："因出行间风吹沙土入目，频多揩拭，以致气血凝滞而为病也。"较早提到眯目飞扬之病名，亦于"飞丝入目证"一条中云："谓风扬游丝偶然撞入目中而作痛也。"其在"物偶入睛证"一条中又云："谓偶然被物落在目中而痛也。"其提及飞丝入目和物偶入睛之名。《明目至宝》言："眯目飞尘证要明，风拂飞尘入眼睛。"此书载有目飞尘一病。清代黄庭镜《目经大成》言："大道匪荆棘，风起沙尘竞。眯目不能行，泪障烟雨并。安得松滋侯，一洗群嚣靖。"上述均为飞尘入目所致者，以此命名。

2. 以病症特点分类命名

宋代官修《圣济总录》认为"论曰：目为外所伤，轻者因物撞击，胞睑肿痛，重者或致目睛突出，但眼带未断，即内睑中"，指出了目为外所伤，有轻重两种症状表现。《证治准绳》曰："惊振外障证：目被物撞触而结为外障也……惊振内障证：因病目再被撞打，变成内障……振胞瘀痛证：谓偶被物撞打，而血停滞于睑睥之间，以致胀痛也……触伤真气证：乃被物撞打而目珠痛，痛后视复如故，但过后渐觉昏冥也。"其论述了撞击伤目的不同伤情并各自命名；亦言："谓被物触打……若粗厉之物，伤大而深及缺损神膏者，虽愈亦有瘢痕。"此句指出若外伤较重则会留有瘢痕。明代傅仁宇《审视瑶函》曰："物损真睛症，伤之在目轮，白黄两般病，黄急白迟行，若然伤得重，损坏及瞳神，纵然医得速，终必欠光明。此症谓目被物触打，迫在风轮之急者，故曰物损真睛。"此句说明物损真睛之严重后果，甚则失明。清代吴谦等《医宗金鉴·眼科心法要诀》曰："被物撞破者，或因打扑，或因撞损，睛珠胀痛，眼胞青紫，肿闭难开。"其载有被物撞破之名。

（二）病因病机

此病分为三种类型：异物入目、撞击伤目及真睛破损。撞击伤目之病因病机可总结为火扰清窍、经络瘀滞两种；真睛破损则为受较严重之外伤所致。其中异物入目病势最轻；撞击伤目病势较重；真睛破损最重，虽有伤及深浅之分，但若不及时得当处理，可能导致失明。纵观历代医家关于此病病因病机之相关论述，分述如下：

1. 撞击伤目

（1）火扰清窍：《证治准绳》曰："初撞目时，亦有珠疼涩胀之苦，为其伤轻而瘀自潜消，故痛虽止而不戒禁，有所触发其火，致水不清，气滞络涩而生外障。有撞虽轻反不知害，有所触犯，遂为外障者。"其指出眼部受撞击轻伤后不能及时调养，气滞郁络，化火上扰清窍则生外障。

（2）经络瘀滞：《证治准绳》曰："谓偶被物撞打，而血停滞于睑睥之间，以致胀痛也。缓而失治，则胀入珠内，瘀血灌睛……盖胀如杯覆，因火从内起而后壅滞。此因外触凝滞，脉道阻塞而后灌及神珠。"其载有眼部受外伤后瘀血壅滞于眼目，而致胀痛之论；亦曰："盖打动珠中真气，络涩滞而郁遏，精华不得上运，损及瞳神，而为内障之急。"其指出外伤较重，使眼目经络受损，精不上承，而生内障。

2. 真睛破损

对于此病，历代医家均认为由于重伤击打或尖物入目，可致眼球破损。《审视瑶函》曰："物损真睛症，伤之在目轮，白黄两般病，黄急白迟行。若然伤得重，损坏及瞳神，纵然医得速，终必欠光明。"《目经大成》曰："此泛言目忽被金、被木打伤、跌伤，迫在轮廓之甚者。"

（三）证候分类

历代医家对眼外伤证候分类的表述：
（1）异物入目：①火扰清窍；②瘀血壅滞；③络脉受损。
（2）撞击伤目。

（3）真睛破损。

（四）治疗

1. 异物入目

经整理发现，异物入目所致眼外伤的治疗方式以外治法居多，内治法主要为健脾除湿养阴，现整理如下。

（1）健脾养肝：《秘传眼科龙木论》曰："若有翳膜生上，急服退翳车前散，补肝丸。"补肝丸方中人参、山药补脾益气，茯苓、泽泻利水渗湿，远志、菖蒲化湿豁痰，生地、知母滋阴清热，防风祛风胜湿，此方虽名为补肝，实为健脾以化生气血，肝血充则目明。指出异物入目之后，若变证生出翳膜，则应治以健脾养肝，明目退翳。

（2）外治法：对于异物入目历代医家的治法主要为点眼法。《秘传眼科龙木论》引《备急千金要方》言："治飞丝入目，磨浓墨点之，即出。"较早提出了用墨点眼治疗异物入目的方法。元代倪维德《原机启微》云："《千金》：治稻麦芒入眼，以新布覆眼上，将蛴螬从布上摩之，其芒自着布上。"提及稻麦芒入眼的特殊治法。明代李时珍《本草纲目》引《世医得效方》言："飞丝入目。石菖蒲捶碎，左目塞右鼻，右目塞左鼻，百发百中。"提到以石菖蒲碎后塞鼻从而治疗异物入目法；亦曰："飞丝入目。刮爪甲末，同津液点之，其丝自聚拔出也。"提出用指甲末混合唾液可将异物引出；引《普济方》言："飞丝入目：白菜揉烂帕包，滴汁三二点入目，即出。"载有白菜治疗异物入目之论。《审视瑶函》云："飞丝入目，以火麻子一合，捣碎，井花水调一碗浸搅，却将舌浸水中，涎沫自出，立效。"提出用火麻子和清晨初汲之水治疗此病之法。《证治准绳》云："凡人被物入目，不可乘躁便擦，须按住性，待泪水满而擦，则物润而易出。如物性重及有芒刺不能出者，急令人取出，不可揉擦，擦则物愈深入而难取。"指出异物入目后忌揉擦。至清代，徐大椿《药性切用》云："蔓菁：一名芜青，即诸葛菜……叶：利五脏，绞汁点飞丝入目。"《异授眼科》云："眼有野外忽然飞丝入目，疼痛不已，何法治之？答曰：可以服糖煎散，点玉露霜，一二次即愈。或用京墨汁点。如麦稻芒屑入目内，大麦煮汁洗之。尘物入目，用食盐冲水洗之。又天丝入目，用鳝鱼血点入，以灯心卷出即愈。"指出不同异物入眼之后的治疗方法。喻嘉言《喻选古方试验》引《物类相感志》言："用头上白屑少许，揩之，即出。"提出用头屑治疗之方法。吴其濬《植物名实图考》言："按《本草纲目》：叶下红主飞丝入目、肿痛，同盐少许绢包，滴汁入目。"罗国纲《罗氏会约医镜》云："飞丝入目，用茶叶捣汁点之，即墨点之亦出。"程鹏程《急救广生集》云："飞丝入目，用新笔于眼内运搅，即收在笔上。"以上为历代医家对异物入目点眼法的整理总结。

2. 撞击伤目

（1）辨证论治

1）疏风清热：《太平圣惠方》云："夫眼忽被物撞打着……至瘥后，长服治风热药，镇养五脏。不尔，则热冲上。"指出撞击伤目疾病的愈后调养。《圣济总录》曰："治目伤睛损，木通汤方。"则治以疏风清热之法。《原机启微》言："故伤于目之上下左右者，则目之上下左右俱病，当总作除风益损汤主之。"提出伤及眼目应当治以疏风清热养血。

2）活血化瘀：《太平圣惠方》亦云："治眼撞打着疼痛，宜服赤芍药散方……治眼忽被撞打着，肿涩疼痛，宜服生干地黄散方……治眼撞打着，瞳仁不损，白睛有瘀血不散，疼痛不可忍，宜服琥珀散方。"提出了眼部被撞打后的活血化瘀疗法。《证治准绳》曰："乃被物撞打而目珠痛……内宜调畅气血，无使凝滞。"指出撞击伤目后应当调畅气血，以防气血壅滞。

3）滋阴养血：《圣济总录》曰："治目撞刺，赤肿痛，生障翳，退热，人参汤方。"提出了益气滋阴兼利湿清热的治疗思路；明代武之望《济阳纲目》曰："石决明散……或被物撞打。"《证治准绳》曰："因病目再被撞打，变成内障……宜补肝丸、补肾丸、石决明丸及皂角丸，合生熟地黄丸。"以上指出目被撞打后应治以滋补肝肾，濡养眼目。

（2）外治法：《太平圣惠方》云："夫眼忽被物撞打着，睛出眼带未断，当时纳入睑中，但勿惊触，可四畔摩膏，及以生地黄。"此处提出撞击伤目几种情况之外治方法。《太平圣惠方》又云："治眼为他物所伤，三胆点眼方……"记载此病之点眼方。元代危亦林《世医得效方》云："被物撞打五十：目被撞打，疼痛无时，瞳仁被惊，昏暗蒙蒙，眼眶停留瘀血。用地黄膏贴去血，次服前决明散。"指出贴敷地黄膏以去除瘀血的治疗方法。

3. 真睛破损

（1）辨证论治

1）疏风清热：《秘传眼科龙木论》曰："此眼初患之时，忽然被物误有打撞，眼胞青，珠疼痛，恶肿难开，宜令镰洗出血后，以烂捣地黄绵裹封眼，然后宜服除风散、压热饮子。"治以疏风清热。《目经大成》曰："初患必赤肿痛涩，急进救睛散、黑神散。稍瘥，始现伤痕，或黄或白。白者害迟，黄者速而险。有赤障头疼，症必变。再用紫泥金，看效否。"提出了病症初期和产生变症后之治疗方式。

2）滋阴养血：《审视瑶函》云："宜服……《局方》黑神散。"黑神散药用熟地、蒲黄、归尾、干姜、赤芍、肉桂、甘草梢共为细末，并强调以童便、生地汁，相和多寡调服以滋阴养血。又曰："经效散。治眼因撞刺生翳，疼痛无时，经久不安，复被物之所击，兼为风热所攻，转加痛楚，不能睁开见物等症。"经效散药用柴胡、犀角、赤芍、当归尾、大黄、连翘、甘草梢，诸药共奏滋阴清热养血之功。

（2）外治法：《审视瑶函》曰："大凡此症不论大小黄白，但有流泪赤障等病者，急而有变。珠痛头疼者，尤急也。宜服：加味四物汤。治打损眼目。"此处意为物损真睛之证应当治以疏风养血活血。又曰："一绿散……芙蓉叶、生地黄各等分。上二味，共捣烂，敷眼胞上。或为末，以鸡蛋清调匀敷亦可。"此方治跌仆伤损，眼胞赤肿疼痛。《医宗金鉴·眼科心法要诀》言："被物撞破者，或因打扑，或因撞损，睛珠胀痛，眼胞青紫，肿闭难开。先宜劖洗散瘀，外敷捣烂生地黄膏，内服生地黄散。"指出此病应先刮去瘀肉，后兼以外敷内服法进行治疗。

综上所述，眼外伤之病致病原因不一，治疗方式各异，总结如上，以供参考。

（李俊锋　王佳柔）

近视源流考

近视属中医"能近怯远"的范畴，古代医籍对本病早有记述，称为目不能远视，又名近怯远症。近视之名首见于清代医家黄庭镜所著《目经大成》，但对近视相关症状的描述，最早可追溯到《素问》的"目能近视不能远视"。隋代《诸病源候论》载"目能近视不能远视"。明代王肯堂《证治准绳》称之为"能近怯远症"，明代傅仁宇《审视瑶函》称之为"近觑"，至《目经大成》始称"近视"。溯古迄今，关于近视的论述洋洋洒洒，蔚为壮观。此病之病机涉及多个脏腑，临床症状纷繁复杂，故从病名、病因病机、证候分类及治疗方面入手，对历代重要医籍中近视的相关病证论述进行整理研究，对于本病的学术脉络及其发展演变规律的探究意义重大。

（一）病名

近视古时称之为"目不瞑"，即能近而怯远，故自古迄今的医家多以症状表现来界定其含义、规定其病名：

明代龚廷贤《济世全书》云："目能近视而不能远视，有水而无火也。"指出阴液充足而阳气亏虚导致的能观近处，观远处视物模糊的现象为近视。傅仁宇《审视瑶函》云："怯远，肝经血不足，肾经光华口咫尺，视物模糊精气衰，神光阳焊医治。"提出实为近视的怯远现象。方谷《医林绳墨》云："所以视植物为动物，视近物为远物，不能真知，乃神光之不足也，俗呼为近视眼。"生动指出近视者视物模糊等特征。清代邵同珍《医易一理》云："世有近视者，因黑珠凸出小珠较远，故艰于远视，用镜宜凹透光于外也。"提出因黑珠凸出造成视物落于视网膜之前的一种疾病为近视。

自明清以来，随着一代代中医学者的不断努力和完善，至清末时近视病名已有较完整的表述，基本符合现代疾病规范。

（二）病因病机

近视的病因病机复杂繁多，历代医家均有详细论述。归纳起来，不外乎以下几个方面。

1. 气血两虚

隋代巢元方《诸病源候论》云："夫目不能远视者，由目为肝之外候，若劳伤脏腑，肝气不足，兼受风邪，使精华之气衰弱，故不能远视。"首次提出因肝气亏虚导致近视的病因病机。《银海精微》曰："问曰：能近视，不能远视者何也？答曰：血虚气不足也。"其运用肝开窍于目，肝藏血、体阴而用阳的经典思维指出近视的病机关键在于气血两虚。《备急千金要方》载："其读书博弈等过度患目者，名曰肝劳。"这里的肝劳通常指视疲劳。撰人不详，约宋元间人编集的《秘传眼科龙木论》云："目不能远视者何也？答曰：此乃荣伤于五脏六腑之间，目者肝之外使，风邪客之，使精华之府衰弱。"承前人之述，同样认为肝开窍于目，肝虚则气虚目不明，导致近视。明代虞抟在《苍生司命》中提出了心血亏虚说，本质上亦归于气血两虚范畴，其云："目能近视，不能远视者，心血不足也。"首次提出心血不足导致近视的病因，其后汪机《医学原理》云："如能近视，不能远视者，乃水盛火亏……盖火亏者，乃心血不足也。"汪氏继承心血不足发病理论的同时，提出本病与火相关。

2. 阴虚阳盛

元代倪维德《原机启微》云："能近视不能远视者，阳气有余，阴气不足也，乃血虚气盛。血虚气盛者，皆火有余，元气不足。"提出阴液不足导致火盛灼阴，以致元气亏损，无以化精上注于目而致不能远视。明代张介宾《景岳全书》言："近视不能远视者，阳气有余，阴气不足也，乃血虚气盛也。血虚气盛者，皆火有余，元气不足也。火者，元气之贼也。"其中指出近视的根本原因在于阳盛阴衰，导致火有余而元气伤。至清代，龚自璋《家用良方》云："治近视眼凡目不能远视，但能近视，或并不能视，乃阴气不足也。"李用粹《证治汇补》云："能近视不能远视者，属肾虚，阳气有余，阴气不足也。"指出肾阴不足可致近视。

3. 阳虚阴盛

明代傅仁宇《审视瑶函》云："此症非谓禀受生成，近视之病不治者，盖言平昔无病能远视，忽目患能近视而不能远视者。阳不足，阴有余，病于火少者也。无火，是以光华不能发越于远，而拘敛近视耳。治在胆肾，胆肾足则神膏厚，神膏厚则经络润泽，经络润泽则神气和畅，而阳光盛矣。夫气之所用谓之火，在身为远用，在目为神光。若耽酒嗜燥，头风痰火，忿怒暴悖者，必伤神损气，神气弱必发用衰，发用衰则经络涩滞，故阴胜阳衰，而光华不能及远矣。"傅氏此论，言及近视非先天禀赋不足生成，乃后天生活习惯造成。指出突发之近视病，其病因病机在于阳气不足而阴气有余，阳不足则光华不能照向远处，必须挤眼以聚敛光芒，故发为近视，疾病的根本在于胆肾阳虚。同时，过度饮酒、头风或暴怒可使气血逆乱而气虚受损，最终造成阳虚阴盛的近视。傅氏用大量篇幅概述了近视的发病机制和脉络走势，为阳虚型近视提供了一条清晰的辨治思路。

这里我们列出了截然相反的两种认知观点，一些医家认为近视为阳虚阴盛所致，另一些医家认为近视为阴虚阳盛所致。为何会有这样的情况出现？首先因为各医家分析问题的角度不同。

明代王肯堂《证治准绳》、赵献可《医贯》，清代林之翰《四诊抉微》、张璐《张氏医通》、程杏轩《杂证汇参》，五书皆载："东垣曰：能近视不能远视者，阳气有余，阴气不足也。海藏曰：目能远视，责其有火；不能近视，责其无水。目能近视，责其有水；不能远视，责其无火。"言此二人所持观点相反。又载："先儒谓金水内明而外暗，日火外明而内暗。然内明者利于近，外明者利于远。故凡不能远视者，必阴胜阳也；不能近视者，必阳胜阴也。由此言之，则海藏是而东垣非矣。愚见则但当言其不足，不必言其有余。不能远视者，阳气不足也。"得出结论为近视乃阴盛阳所致。明代张三锡在其书《治法汇》中也提出："能近视不能远视，属阳气不足。"杨希洛等整理的《明目至宝》亦载："三十九问曰：眼不能远视而能近视者，何也？答曰：此因劳伤脏腑，风邪客之，使精华之气衰弱，肝经不足，盖有水而无火也，故不能远视而能近视也。"亦提出近视的原因在于阴不亏而阳不足。清代刘若金《本草述》云："盖不能远视者，病于无火。"所述之观点与前一致，均以海藏之论与李杲之论作对比，指出李杲说法欠妥而海藏之论可参，并加以解释，认为近视者病因为阴胜于阳而非阳胜于阴，提出近视病机来自阳虚。故明清以后医家多采用阳虚阴盛之说。

至清代，马化龙《眼科阐微》从脏腑角度阐述了近视的病机，其曰："大肠冷而近视，胃冷视物不明。"陈士铎《辨证奇闻》云："一近视不能远视，人谓肝血不足，谁知肾火微乎……必补肾火为主。"林珮琴《类证治裁》云："能近视，不能远视，阳气不足也，治在胆肾（加味定志丸，或八味丸）。"黄庭镜《目经大成》始将"能近怯远症"称为"近视"，其云："火之源，命门真阳是也。水之主，两肾真阴是也。真阳之气犹风日，真阴之形等月露。风日培于外，月露渥于内，内外相资，则阴阳和钧。远近发用，各得其宜。"阐述水火相资，阴阳相合，方能远近得宜。又曰："根于中者，命曰神机，神去则机息；根于外者，名曰气立，气止则化绝，斯可尽二症之理。"言明真阴真阳的协调配合对人体生理运转的重要意义。此外，黄氏《目经大成》亦载："双睛近觑是生来，不是生来却祸胎……此症目禀赋无恙。忽尔只见近，而不见远者也……盖阳衰过阴，病于火者。火病则光华倦敛，安望继晷传薪。"阐述近视为阳衰过阴。又云："火之所用即气，在身为风仪，在目为神威。乃纵恣嗜欲，丧其元阳，则云埋雾蔽，肾中真水仅足以回光自照，尚能健运清液，以滋胆汁，而使木中之火远布于空明耶。治之当何如？益火之源，以消阴翳。"言近视病机在于过度消耗致肾阳亏虚，肝胆不足，治疗当助肾中之阳。李冠仙《知医必辨》云："能近视不能远视，责其无火。夫目乃水精之光，无水则任意滋水可也。而书称目无火不病，又称眼病无寒，设以不能远视之故而任意补火，能无损目乎？凡人生而近视者甚多，往往不受热药。"其在书中也提出：远视者因无水所致，根据情况滋补阴津即可。而近视原因在于无火，即阳气亏虚。若此时使用热药补阳，则会损伤眼络而致病，他指出近视难治的原因在于阳气亏虚又不能擅自采用热性药物补阳。

（三）证候分类

历代医家对近视证候分类的表述：①禀赋不足；②心阳不足；③肝肾阴虚；④肝肾两虚；⑤气血两虚；⑥肾阳虚损。

（四）治疗

近视治法繁多，经过古代医籍文献的整理，现执简驭繁，将治法概括为益气滋阴、温阳明目、养血明目、补肾益心，兹分述如下。

1. 益气滋阴

元代朱丹溪《丹溪手镜》及明代胡正心、胡正言《万病验方》、卢和《丹溪纂要》、薛立斋《医宗撮精》《疬疡机要》《薛氏医案》均有"治不能远视，能近视，此除风热"之述。明代胡文焕《胡刻医书》亦载："远视弗克近却明，此阴气虚宜地芝。"王纶《明医杂著》云："能近视不能远视……故东垣先生云：五脏六腑之精气，皆禀受于脾，上贯于目。脾者，诸阴之首也；目者，血脉之宗也。故脾虚则五脏之精气皆失所司，不能归明于目矣……地芝丸治目不能远视，能近视，或妨近视，乃阴气不足，阳气有余也，宜用此方。"董宿《奇效良方》载："万寿地芝丸，治目能近视，不能远视。"万寿地芝丸方中生姜温中发散；天冬、甘菊养阴清热；枳壳理气防滋腻，治疗阴气虚损型近视。薛立斋《内科摘要》载地芝丸治目不能远视，能近视，或妨近视："生地黄、天门冬、枳壳、真甘菊花，上为末，炼蜜丸，桐子大，每服百丸，清茶或温酒下。"给出了地芝丸的药物组成和煎服方法。李盛春《医学研悦》做过简单记载："不能远视因血少，天冬芒壳菊花良。"运用滋阴清热行气药治疗近视。

2. 温阳明目

清代刘清臣《医学集成》中载有养火汤与定志丸："目难远视，养火汤……或定志丸……蜜丸。"养火汤以巴戟天、肉桂温肾助阳；熟地、枸杞子、麦冬、玉竹滋补肝肾，养阴清热；枣皮、五味子收敛固涩。定志丸以人参、黄芪、肉桂补气温阳；茯神、远志、菖蒲养心安神。

两方同起助阳复明之功。陈士铎《辨证奇闻》载养火助明汤："熟地、葳蕤五钱，枣皮、麦冬、枸杞三钱，巴戟天一两，肉桂一钱，北五味子三分。一月渐远视。一年远近俱能视。但必坚忍色欲，倘服兴阳以图善战，且有病，戒之。"书中不仅指出治疗近视应当温阳，还告诫患者需时时注意戒色以护阳。刘若金、杨时泰《本草述钩元》根据肝开窍于目的理论记述了用羊肝治疗近视的方法，其曰："试观目病失明，与不能远视，多用羊肝为主。缘不能远视者，病于无火，不能近视者，病于无水，补气所以益火也。"吴谦等《医宗金鉴》中有治疗"能近祛远症"的歌诀，其曰："近视清明远视昏，阳光不足被阴侵，定志丸用菖蒲远，朱砂人参白茯神。（注）能近怯远者，非生成近视，谓平昔无此证，忽视物斤则明了，远则昏暗也。由其人阴气偏盛，阳气不足，阳被阴侵，是以光华不能发越于远也。宜定志丸补心壮神，神足则自能远视矣。"亦从补阳角度阐明了治疗近视的治法。

3. 养血明目

明代吴正伦《脉症治方》载四物菊花汤："能近视，不能远视，乃气盛血虚。"方用四物汤、枸杞子滋阴养血；甘菊花、防风、黄连、白扁豆疏风清热，化湿明目。其记述了采用养血明目法专治热盛血虚之近视。

4. 补肾益心

金代刘完素《素问病机气宜保命集》云："能近视不能远视，万寿地芝丸。"此方在张介宾《景岳全书》中亦有使用，其言："治目不能远视，但可近视，或并不能，乃阴气不足也，宜用此方。"专指阴气不足证者宜使用地芝丸治疗。元代王好古《此事难知》云："治目不能远视，能近视，或亦妨近视，或脉风成疬，地芝丸主之。目能近视，责其有水；不能远视，责其无火，法当补心。补肾，补足少阴。补心，补手少阴。补肾，六味地黄丸加牡蛎。补心，定志丸加茯苓。"王好古在刘完素的辨治思想上进一步将此法概括为补肾益心法，并运用六味地黄丸加牡蛎治之。朱丹溪《脉因证治》记载了治不能远视、近视的地黄丸："此大除风热。生地、天门冬各四两，炒枳壳、甘菊各二两，蜜丸，茶、酒任下。"及至明代，虞抟承朱丹溪补益心血的方法，其《苍生司命》亦云："丹溪曰：目病属风热，血少，劳神，肾虚……目能近视，不能远视者，心血不足也，定志丸加茯苓主之。"心主血脉，心主神明，书中沿用朱丹溪的学术思想，对近视采用补心益肾之法。用定志丸加茯苓治疗近视。明代孙笙《医学权舆》、施沛《祖剂》、傅仁宇《审视瑶函》载定志丸，其言："能近怯远症，宜服定志丸……远志（去心）、石菖蒲各二两，人参、白茯神各一两，为细末，炼蜜为丸，如桐子大，以朱砂为衣，每服三十丸，米饮送下，食后临卧，日靳三服。"方中以远志、石菖蒲、朱砂安神定志，祛痰宁心；人参、白茯苓补气化湿。其言补肾磁石丸："石决明、甘菊花、磁石、肉苁蓉、菟丝子各一两，为细末，用雄雀十五只，去毛嘴足，留肚肠，以青盐二两，水三升，同煮，令雄雀烂，水欲尽为度，取出先捣如膏，和药末为丸，如桐子大，每服三钱，空心温酒送下。"补肾助阳，清肝明目。龚廷贤《济世全书》载："目能近视而不能远视……补心定志丸加茯苓主之。"清代吴仪洛《成方切用》引用《太平惠民和剂局方》定志丸治疗近视，其云："治目不能远视，能近视者（海藏曰：目能近视，责其有水。不能远视，责其无火，法当补心）。常服益心强志，能疗健忘。"张璐《张氏医通》载能治近视的加味定志丸："大远志、石菖蒲各二两，人参四两，茯苓三两，蜜炙黄芪四两，肉桂一两。蜜丸，梧子大，每服百丸，空心米汤、温酒任下。"顾锡《银海指南》中提出以定志丸治疗近视。周振武《人身通考》对近视的治疗原则有所阐述，其曰："能近视而不能远视者，当培其火；能远而不能近者，当滋其水。"黄庭镜《目经大成》云："《外台秘要》以远视责其无水而滋肾，似矣，近视责其无火以补心；赵氏《医贯》以八味丸益火，似矣，以六味丸壮水，均所谓差之毫厘，失之千里。"黄庭镜在《目经大成》中引用了《外台秘要》和《医贯》的论点，赞成补阳之说，但同时认为两人在此方法上有所缺失。"益火须椒、附、桂、茸、故纸、肉蔻、阳起石，益之无益。此阳衰随阴下陷，譬日夕则光威渐靡。不思锐进，增入麦冬、石斛、茯苓、草、石决，视愈短。壮水以归、地、枣、杞、河车、苁蓉、龟鹿胶，壮而不壮。是阴寒弗受滋渥，譬河冻得春阳乃解。不加峻补，改用丹、泻、黄柏、犀、羚角，命必倾。"他认为如果不用专责补阳之药，则无益于阳虚所致的近视，阳虚会随阴虚继续衰惫。若此时用滋阴之法治疗，则会加重近视导致"视愈短"，此时应予以补阳，好比冰冻之水得温煦而化解。如予清热滋阴，必定造成危象难以挽回。其辨治思路与法用益肾补心的前人一脉相承。此外，也有用古方治疗近视者，如齐秉慧《齐氏医案》云："能近视而不能远视者，八味地黄丸。"

综上所述，历代医家对近视的认识自金元始，多集中于明清时期，对其病因病机及治疗的分析思路丰富，作为中医眼科常见疾病，整理分析如上，以丰富其病因病机，发展其治法，对现代临床治疗本病有一定指导作用。故而整理归纳，以期帮助同道认识查阅此病源流。

（石伯伦　乔　羽）

远视源流考

远视为中医眼科学中常见疾病，早在唐代王焘《外台秘要》中便有"故光发见散乱而能收敛近视"之记载，并对本病病因病机做出阐释。明清时期，医家对于本病的认识日益丰富，著书记载称谓略异，病因病机亦有不同，治法方药各具特色，其中清代黄庭镜《目经大成》称本病为"远视"，视为现代病名的最早表述。现从病名、病因病机、证候分类及治疗入手，对历代重要医籍中远视的相关病证论述进行整理研究，从而考察其学术脉络和规律。

（一）病名

纵观历代医家对本病之称谓，总以按照病症特点来命名。《银海精微》中有"能远视不能近视"之描述；金代刘完素《素问病机气宜保命集》、元代倪维德《原机启微》中亦称本病为"能远视不能近视"。明代傅仁宇《审视瑶函》言："能远怯近症，怯近症兮远视明……此症谓目能远视，而不能近视也。"将能看清远处，而不能视近者命名为"能远怯近症"。清代医家亦沿袭此法命名，张璐《张氏医通》称本病为"不能视近"，黄庭镜《目经大成》将本病命名为"远视"，为现代病名最早表述，后世医家多沿袭此名，其曰："近看模糊远看明，虚阳发外损阴精……双睛自昔远通灵，近列与薪数不能……此症目渐次昏昧，能远视而不能近视者也。""远视"涵盖了视远处清晰而近处模糊之特点，指出只有远、近视物同时表现出各自的症状并伴"目渐次昏昧"方可定义为"远视"。清代郑玉坛《大方脉》中亦将本病称为"能远不能近视"。由此不难看出历代医家对本病之命名大同小异。

（二）病因病机

中医学认为本病病因病机为本虚标实。病位责之于心、肝、肾三脏。本虚多指"阴虚"，由禀赋不足、肝肾亏虚而致阴液不足，阴主敛，阴精亏损则目中光华不能收敛视近。标实包括阴虚不能敛阳，致使阴阳失和，虚火上炎；又因肾水亏虚则心火亢盛，心肾不交；津血同源，血虚无以载气，致气旺血虚，皆为阳盛发越而致远视。

1. 阴损及血，气旺血衰

《银海精微》云："问曰：能远视不能近视者何也？答曰：气旺血衰也。"由此说明了远视与气血之间的关系，因血衰，无以载气，气无所托则浮越聚旺，即阴血亏虚则阳气旺盛而发病。

2. 阴阳失和，虚火上炎

《审视瑶函》对于阴阳失和所致远视阐述甚详，其言："夫血之所化为水，在身为精液，其轻清之血，升上在目为膏汁。若贪淫恣欲，饥饱失节，形体甚劳，极其悲泣，皆斩耗阴精，阴精亏而阳火盛。火性炎而发见，阴精之水，不能制伏乎，故火发越于外而远照""盖阴精不足，阳光有余，病于水者，故光华发见散乱而不能收敛近视"。上述皆说明由于阴精亏虚、阳火亢盛，致阴水不能制伏阳火，阳火发越于上，从而使人远视。《目经大成》有云："火之源，命门真阳是也。水之主，两肾真阴是也。真阳之气犹风日，真阴之形等月露。风日培于外，月露渥于内，内外相资，则阴阳和钧。远近发用，各得其宜。"指出水火者藏存于肾，本于阴阳，阴阳调和，内外相资，则目睛适常，远近和宜。此论为后世医家运用调和阴阳法治疗本病提供借鉴。

金元时期，个别医家认为本病由于阳气不足，阴气过盛所致。如李东垣在所著的《东垣试效方》中提到："能远视不能近视者，阳气不足阴气有余也，乃气虚而血盛也。"其认为远视是由阴气过盛、气虚血盛导致。此观点出自李氏阴火理论，但难以受到后世医家的普遍认同，后世多沿用其治疗近视滋阴降火之"地芝丸"来治疗远视。可见医家对于疾病的认识是不断发展革新的。

3. 水亏火盛，心肾不交

唐代王焘《外台秘要》中明确提到："阴精不足，阳光有余，病于水者，故光发见散乱而能收敛近视，治之在心肾，心肾平则水火调，而阴阳和。"由于心肾不交导致水火失调，肾水不能上济心火，使阳光发越而致远视。清代张秉成《成方便读》言："目能近视，责其有水，不能远视，责其无火。"指出火盛是形成远视的必要条件，与之相反，近视则为水盛所致，水火调节，权之于心肾。

（三）证候分类

历代医家对远视证候分类的表述：①阴阳失和；②心肾不交；③气旺血衰；④肝肾不足。

（四）治疗

因远视之本为阴虚，故当以滋阴敛阳、调和阴阳为基本治疗原则。阴阳失和，虚火上炎者当滋阴降火；水亏火盛，心肾不交者当交通心肾；阴损及血，气旺血衰者当补益肝肾。同时运用针灸疗法，随证治之，以达协同。具体治疗方法分为以下几个方面，兹述如下。

1. 辨证论治

（1）滋阴敛阳：阴阳失调是导致远视的重要因素，调和阴阳，滋阴敛阳，使亢进之阳气得退，则远视可有缓解。清代汪昂《医方集解》载李东垣之"地芝丸"治疗本病，吴谦等编修的《医宗金鉴·眼科心法要诀》载："近视昏蒙远视明，阳光有余损阴精，须用地芝丸枳壳，菊花生地共天冬。能远怯近者，谓视物远则能见，近则昏蒙也……宜用地芝丸养阴，久服则目自愈。地芝丸方：枳壳（去穰）、菊花、生地黄（焙干）、天门冬（去心）。上为细末，炼蜜为丸，桐子大，每服百丸，食后茶清送下。"亦提出了用"地芝丸"以养阴降阳的治疗方法。对于"地芝丸"之方解，汪昂在《医方集解》中做出注释，其言："此足少阴药也。生地凉血生血，天冬润肺滋肾，枳壳宽肠去滞，甘菊降火除风。"上四药共达滋阴敛阳降火之功。

（2）交通心肾：远视的产生与心肾水火的失调关系密切，调节心肾水火，使目中阴阳平和，则远视可有所改善。唐代王焘《外台秘要》中明确提到："阴精不足，阳光有余，病于水者，故光发见散乱而能收敛近视，治之在心肾，心肾平则水火调，而阴阳和。"提出远视当调心肾，心肾相交，水火既济，故而阴阳调和，虽未详载方药，但对于治疗本病有一定借鉴意义。明代龚廷贤在《万病回春》中有云："目能远视、不能近视者，火盛而水亏也。六味地黄丸加牡蛎。"亦是用六味地黄丸补阴法，并加入牡蛎收敛，补水降火，交通心肾，治疗远视。明代杨希洛、夏惟勤整理《明目至宝》中载："问曰：目不能近视而能远视者，何也？答曰：盖有火而无水也。故不能近视而能远视，当补肾。宜服地黄丸。地黄丸服不效，可服定志丸。"亦是此法，若不效，则配合服用定志丸，以宁心安神。两方共达滋肾水降心火之目的。

（3）补益肝肾：《银海精微》中云："问曰：能远视不能近视者何也？答曰：气旺血衰也。经云：近视不明，是无水也。治宜六味地黄丸，加补肾丸。"提出了用六味地黄丸与补肾丸来治疗远视，六味地黄丸配合补肾丸可滋补肝肾阴液，同时达到阳中求阴、固护先天之效。壮水之主，以治阳光，滋补肝肾之不足，津血同源，亦可生血，血生则气有所载，气收则目中远近平衡，改善远视。此外，本书亦提及"诸补阴药皆可主之"，扩大了用药范围，为后世医家治疗本病用药方面提供了广泛而可行的临床实践思路。

2. 针灸疗法

针灸疗法亦是治疗眼科疾病的重要方法，通过针刺、艾灸来疏通经络，调和眼部阴阳水火，从而使疾病得愈。历代医籍多记载采用针灸治疗以"远视䀮䀮"即视物不清为表现的病症，而直接明确记载治疗远视者少之又少，根据《素问·脏气法时论》"肝病者……虚则目䀮䀮无所见""肾足少阴之脉……是动则病坐而欲起，目䀮䀮如无所见"之表述，可知肝肾亏损均能引起视力减退，目视䀮䀮。其多与本病病因相近，遂举他例，以供参考。晋代皇甫谧《针灸甲乙经》提出用承泣穴以治疗，其言："目不明，泪出，目眩瞀，瞳子痒，远视䀮䀮……刺承泣。"北宋王怀隐、王祐等编写的《太平圣惠方》云："天府二穴，在两腋下三寸宛宛中，是穴，手太阴脉气所发，主理头眩目瞑，远视䀮䀮。针入四分，留七呼。"提出取手太阴肺经之天府二穴，此二穴对于五官科疾病有所疗效，尤以治疗视物不明、目眩者为佳。北宋官修医书《圣济总录》中言："瞳子髎二穴，在目外眦五分，手太阳手足少阳之会，治青盲目无所见，远视晄晄，目中肤翳白膜，头痛，目外眦赤痛，可灸三壮，针入三分。"提出用眼周穴位瞳子髎二穴来治疗，瞳子髎具有降浊去湿之功，针灸并用，疗效协同。元代危亦林《世医得效方》曰："青盲无所见，远视晄晄，目中淫肤白膜覆瞳子，巨髎主，其穴在鼻孔下侠水沟旁。"提出了针灸巨髎穴的治疗方法。清代廖润鸿《针灸集成》中提到："胁堂，在腋下骨间陷中，举腋取之，主治胸腋气满、哕噫、喘逆、目黄、远视晄晄，可灸五壮。"提出了艾灸胁堂穴以治疗目黄、视物不清的方法。

综上所述，历代医家对远视的认识繁多，辨证治疗思路多样，作为眼科常见疾病之一，本病虽以老年患者为多，但幼儿由于先天禀赋之故亦可患此，且随着年龄增长而凸显，其调养方式多以补肾填精、调和阴阳之法为主。遂整理如上，对现代临床起到重要的借鉴和指导作用，具有一定意义。

（于存玥　李超琳）

第二篇 耳科疾病

耳疔源流考

耳疔是以外耳道局限性红肿疼痛为主症的耳部疾病，该病在历代古籍中病名较多，相关病因病机、证候分类和治疗方法的记载也很多，故将这些重要的论述进行整理分析研究，探其本源，辨其本质，使读者能够更直观地了解本病并指导临床实践。

（一）病名

关于"耳疔"历代古籍中出现较多的名称是"耳疖"和"耳疔"，最早出现在全国高等医药院校试用教材《中医耳鼻喉科学》中，从历代医家对"疖"和"疔"发展转归的论述来看，"疔"一般容易走黄，而"疖"常局限在局部，本病发生走黄者少之又少，故常称之为"耳疖"。下面从两个方面对其病名进行整理分析。

1. 以病症特点分类命名

古时"丁"通"疔"，所以历代各家记载本病时有写作"黑疔"者，也有写作"黑丁"者，"黑丁"一名最早见于东汉华佗《中藏经》，其载："黑丁者，起于耳前，状如瘢痕，其色黑，长减不定，使人牙关急，腰脊脚膝不仁，不然即痛，亦不出三岁，祸必至矣，不可治也。"指出黑疔有色黑，形似瘢痕，大小不一的特征表现，且可伴牙关紧闭，腰以下麻木不仁或疼痛的症状，若不及早治疗可能危及生命。明代陈实功《外科正宗》云："毒发于肾经者生为黑靥疔，其患多生耳窍、胸腹、腰肾偏僻软肉之间，其发初生黑斑紫泡，毒串皮肤，渐攻肌肉，顽硬如疔痛，彻骨髓。"将本病命名为"黑靥疔"，且除发于耳部外，还可发于胸腹腰部软肉处。清代陈士铎《洞天奥旨》亦言："如肾疔者，俗名黑靥疔，多生于肾经部络，或耳窍，或胸腹腰肾偏僻之间，或生于足之小趾涌泉等穴，初生黑斑紫泡，毒串皮肤，渐攻肌肉，顽硬如石，痛入骨髓，其症寒热不常，日轻夜重，面色㿠黑，重则手足青紫，惊悸沉困，软陷孔深，目睛透露，此乃发于肾经之病也。"不仅指出肾疔之俗名，并着重指出本病之轻重转归，除发病之疔黑外，其面色亦黑。《医宗金鉴·外科心法要诀》曰："黑疔暗藏耳窍生，色黑根深椒目形，痛如锥刺引脑腮，破流血水火毒攻。"许克昌与毕法合撰《外科证治全书》言："耳疔，一名黑疔，生耳窍暗藏之处，色黑，形如椒目，疼如锥刺，有关及腮脑，破流血水。"指出本病常生于耳窍暗处，除色黑外，形状像花椒粒，刺破流血水，可危及腮部、脑部。

2. 以病位分类命名

"耳疔"一名首见于宋代窦汉卿《疮疡经验全书》。明代王肯堂《证治准绳》载："耳疔生于耳中，亦名黑疔，连腮赤肿。"认为耳疔发生时常会红肿连腮。清代吴杖仙《吴氏医方汇编》云："若寒热大作，痛楚难禁者，当作耳疔论。"表述了发生本病时可出现寒热大作、疼痛难忍之表现。同时期张镜之《刺疔捷法》中亦提出"耳门疔"一名，即是长于外耳道的疔疮。肾开窍于耳，若肾经发生病变，常常会在耳窍处表现出异常，正所谓"有诸内必形诸外"，所以发于耳部的疔疮，多由肾经火毒所致，如清代吴谦等所著《医宗金鉴·痘疹心法要诀》言："肾疗色黑，起于地阁、后颈、耳窍、背窬、腰脊、阳茎之处。"李经纬《简明中医辞典》亦言："多由肾经火毒所发，故又名肾疗。"可见，长于肾经所行之地的疔疮，皆可称作"肾疗"。

（二）病因病机

疔的发生多由外感风邪与内郁之湿热相合，蕴阻熏蒸肌肤所致；或汗出不畅，湿热毒邪闭阻肌肤而发；或阴虚内热，虚火上炎而成。发在耳部，与病邪入侵耳窍相关经络有关，火性炎上，耳窍又居于上位，遂郁发于耳部。现将历代医籍中对本病病因病机的记载进行整理，概括为外邪上袭及火毒熏蒸两类，分述于下：

1. 外邪上袭

平素嗜食辛辣刺激之物或素有湿热者，偶感风邪，极易蒸腾肌肤而发为疔。因风为阳邪，常侵犯人体的上位，而耳窍居上，故感受风邪，夹杂素有湿热邪气上犯耳窍，发为耳疔。如清代《新刻图形枕藏外科》曰："黑疔，膀胱虚热，肾受风邪，外攻两耳端，初起黑色，麻木，硬如铁石，紫黑，呕吐神昏，心惊恍惚，困倦多睡。"肾经受风，风邪挟热循经攻入耳端，发为本病。亦有在夏秋季节感受暑湿热毒，上犯熏蒸耳部肌肤而成者。

2. 火毒熏蒸

清代吴谦等《医宗金鉴·外科心法要诀》言："由肾经火毒所发，亦有因服丹石发药，积毒而成者。"人体内若有湿浊瘀血之邪郁于肾经，久而化火或因久服丹石、发物积为火毒，循肾经上攻耳窍，即发为本病。清代田间来是庵纂辑《灵验良方汇编》中亦言："毒气发于肾经者，生为黑靥疔。"还有清代郑玉坛《外科图形脉证》载："黑靥疔……此属肾经毒火而成也。"均指出肾经火毒上攻耳窍而发为本病。

除此之外，东汉华佗《中藏经》云："黑疔起于耳前……皆由肾渐绝也，宜慎欲事。"指出耳疔发病亦有肾阴亏损之因，肾阴将绝，虚火循肾经上冲耳窍为病，应节制行房。

（三）证候分类

历代医家对耳疔证候分类的表述：①风热上袭；②湿热毒蕴；③阴虚内热。

（四）治疗

耳疔的治疗方法有多种，这是在历代医家不断努力实践下形成的，经过对古代医籍文献的整理，现驭繁执简，将治法分述如下：

1. 辨证论治

（1）祛风清热解毒：清代吴谦等编著《医宗金鉴》载："色黑根深，形如椒目，疼如锥刺，痛引腮脑，破流血水，急服蟾酥丸汗之。"指出治疗耳疔时可先服蟾酥丸发汗祛风，再服黄连消毒饮及黄连解毒汤清热解毒，达尽数驱邪之目的，以治疗由于风热上袭导致之耳疔。蟾酥丸由"蟾酥（酒化）二钱，轻粉、铜绿、枯矾、寒水石（火煅）、胆矾、乳香、没药、麝香各一钱，朱砂三钱，雄黄二钱，蜗牛二十一个"组成，其制作以蜗牛研烂和诸药之末捣为丸如绿豆，服时用葱白五寸，令患者嚼烂，吐于手心内，男用左手，女用右手，将药丸裹入葱泥内，用无灰热酒一茶盅送下，被盖约人行五六里路，病者出汗为度。甚者，再用一服。鲍相璈《验方新编》亦记载以蟾酥丸和黄连消毒饮治愈本病，共奏祛风清热解毒之功。

（2）清热解毒利湿：清代吴谦等所撰《医宗金鉴》针对毒邪过盛而应用蟾酥丸发汗已无功者提出治法论述，其曰："毒甚者以黄连消毒饮疏解之，黄连解毒汤清之即瘥。"黄连消毒饮中黄芩、黄柏、黄连清热、泻火、解毒，知母清热泻火、滋阴润燥，连翘泻热解毒，黄芪补气固表、托毒排脓、利尿，人参大补元气，陈皮理气健脾、燥湿化痰，桔梗祛痰镇咳，生地益气生津，苏木行血、破瘀、消肿、止痛，甘草调和诸药，藁本散寒、除湿、止痛，防己利水消肿、祛风止痛，防风解表疏风散邪，诸药共奏解毒散邪之效。而黄连解毒汤中黄连、黄芩泻上焦心肺之火；黄柏泻下焦肾火；栀子通泻三焦之火，四药同用，苦寒直折，功专力猛，可顿挫火势，令脓消痛除。魏之琇《柳洲医话》亦载："耳疔，夏枯草、甘菊、贝母、忍冬、地丁，大剂饮之。"夏枯草清肝泻火、明目、散结消肿，甘菊疏风、清热、平肝、明目、解毒，贝母润肺清热化痰，忍冬清热解毒、散风，地丁清热、消肿。

2. 其他疗法

（1）针灸疗法：针灸作为中医不可或缺的组成部分，一直为临床各科广泛应用，治疗耳疖当然也不例外。针灸分为针法和灸法。外科"正宗派"陈实功言："黑疔生于耳窍之内，黑硬腐烂，破流血水，疼及腮颧，以上之症，俱先针刺。"现代临床一般采用远端取穴之法，多以泻少阳经为主，或配以肾经之穴位。灸法最著名的古籍便是《外科大成》，其载："黑疔……一灸后溪穴七壮。"后溪为手太阳小肠经腧穴，手足太阳同名经气相通，又为八脉交会穴之一，通督脉；可行气血，通经脉，疗耳疾。

（2）外敷法：明代李时珍《本草纲目》载："（《经验后方》）痘毒黑疔：紫草三钱，雄黄一钱。为末，以胭脂汁调，银簪挑破，点之极妙。"即先用银簪将黑疔挑破，放出脓血后点上紫草和雄黄的粉末进行治疗。张景岳《景岳全书》收录了四圣丹（牛黄钱二分，儿茶钱七分，朱砂八分，珍珠二分）治黑疔，法亦同上。清代王维德《外科证治全生集》云："无脓宜消散，有脓当攻托。"这是外科疮疡类疾病的治疗总纲。脓乃皮肉之间热盛肉腐蒸酿而成，虽是气血所化生，但一旦成脓，便是能够腐化血肉的毒邪，宜及时排出，同时以清热解毒的药液或药面点涂伤口，使毒邪加速排出以促进伤口愈合。张璐《张氏医通》言："有黑疔，挑出恶血，内服犀角消毒饮，外以珍珠散涂之。"此法局部挑刺放血，兼以内服外涂，法亦出群。陶承熹等《惠直堂经验方》载："荔枝烧灰存性，麻油调涂，兼治诸毒奇妙。如生耳疔或鼻疔，涂外面即愈。"提出一个极为简便的治疗方法，即以麻油调荔枝灰外敷。《纲目拾遗》云麻油解热毒、食毒、虫毒；荔枝烧灰存性以益血，理气，止痛。姚俊《经验良方全集》亦记载内外同治之法以治疗耳疔，其载："用鲜寄生草一握，酒煎服，渣遏患处。寄生草生在桑树孔内妙，庄树孔内次之。"其以煎汤内服，余渣外敷，有效利用药材，同时指出药材品质之优次，为后世医家提供优质选择。

（3）滴耳法：主要用于生于耳内较深部位的疖疮。清代顾世澄《疡医大全》中记载窦汉卿治疗本病的方法，其曰："耳疔，以烧酒滴疔根上，方得脱，随用苦茶洗，解去酒毒。"烧酒甘苦辛温，有毒；通血脉，御寒气，行药势。苦茶水可清解热毒。此法极为便捷，烧酒一味即可除疔，但其后需用苦茶洗耳以去酒毒。其后林珮琴《类证治裁》云："耳疔生耳窍暗藏处……以蟾酥丸，水调浓滴耳内。"蟾酥可解毒、消肿、止痛。故此提出将蟾酥丸水调后滴耳。

除以上疗法之外，清代罗越峰《疑难急症简方》论及耳疖之治疗时有言："用蔡烟或黄烟油熏之。"《纲目拾遗》云烟油涂之治恶疮顽癣。在预防方面，除了控制房事外，还应避免污水入耳，若已入耳当及时清洗干净，患脓耳者应及时处理脓液，防止脓液长期反复浸渍耳道，腐蚀肌肤，致使耳部生出疖疮。

综上所述，历代医家对耳疖的病名、论治纷繁，治疗方法多样，遂整理编写如上，体现中医药防治本病的优势，其中部分疗法尚有待进一步考究。

（孙奥博 张 献）

耳疮源流考

耳疮作为病名最早见于《诸病源候论》中，但对于本病的描述可以追溯至《黄帝内经》时期，其作为耳鼻喉科常见病、多发病，发病率极高，以夏秋为最，虽然治疗本病方法多种多样，但疗程长短各异。历代医家对于本病论述极为丰富，病因病机涉及脏腑、经络、气血等多方面，内治外治方法多样，本书从病名、病因病机、证候分类及治疗方面入手，整理研究相关古籍重要论述，对于诊疗本病具有重要临床意义。

（一）病名

关于本病描述最早见于《灵枢·厥病》，其曰："耳痛不可刺者，耳中有脓。"但仅记载症状，并未明确病名，且对于本病病因病机认识、治疗及与其他耳部疾病鉴别亦未详述。"耳疮"真正作为单独疾病命名见于隋代巢元方《诸病源候论》中"耳疮候"，自其始而沿于今，同时巢氏列有"小儿耳疮"等论述，历代医家对此认识较为统一。根据历代医家所述可知，其命名主要以病症特点分类，有"耳生疮""耳内生疮""耳肿""耳卒痛""耳肿痛"等描述。

晋代葛洪所著《肘后备急方》曰："耳卒痛，蒸盐熨之。痛不可忍，求死者。菖蒲、附子各一分，末，和乌麻油。炼点耳中，则立止……疗耳卒肿，出脓水方。"可见晋代就有了关于耳卒痛、耳卒肿及耳中脓血出的治疗记录。《诸病源候论》不仅确定了耳疮病名，并且详细论述了耳疮等耳部疾病的病因，其曰："足少阴为肾之经，其气通于耳。其经虚，风热乘之，随脉入于耳，与气血相搏，故耳生疮。"其后唐宋元时期基本沿用巢氏的论述，文献记载亦不详细，病因病机认识及治疗未有明显发展。宋代官修《太平圣惠方》曰："夫耳内生疮者，为足少阴，是肾之经也，其气通于耳，其经虚则风热乘之，随脉入于耳，与气血相搏，故令耳内生疮也。"严用和所撰《济生方》曰："心气不平，上逆于耳，亦致……耳痛、耳痒、耳内生疮。"提出心气不平之致病理论。明代薛己《薛氏医案》明确称为"耳疮"，其曰"耳疮属手少阳三焦经"，并有"耳内作痛出水""耳内作痛或肿胀，恶寒发热"及"耳根赤肿，寒热交作"等论述。孙文胤《丹台玉案》曰："大耳疮……并肾家虚火妄动而成疮者，是也。"提出"大耳疮"及肾中虚火妄动发病理论，丰富了耳疮病机。王肯堂《证治准绳·耳疮》、楼英《医学纲目·耳疮耳冻疮》、赵献可《医贯·耳疮论》、张景岳《景岳全书·耳疮》均为耳疮专论，论述病机的同时并列治法。至清代，"耳疮"一名又废而不用，而多以症状描述为名，如张璐所著《张氏医通》曰"耳内痛，生疮"，程国彭《医学心悟》载"耳内生疮"，沈金鳌撰《杂病源流犀烛》云"湿疮肿痛""耳内外生疮"等。

综合分析历代医家认识，对于耳疮记载有广义和狭义之分，狭义耳疮指外耳道弥漫性红肿、灼热疼痛或溃烂流脓为主要病症的耳部疾病，广义耳疮除狭义耳疮外还包括耳疖、耳疔、旋耳疮、脓耳等其他耳部疮肿。本书论述的耳疮为狭义范围，其他耳部疮肿另列篇目详述。

（二）病因病机

历代医家对于耳疮病因病机认识较为统一，巢氏最先认识到风热发病的理论，其后以《薛氏医案》记载最为全面，其发病与脏腑经络、阴阳气血关系密切，书中提出："耳疮属手少阳三焦经，或足厥阴肝经血虚风热，或肝经燥火风热，或肾经虚火等因。"张景岳《景岳全书》又丰富肝肾不足学说。而后经过不断发展，本病病因病机认识逐渐完善，现整理概括为风热邪毒，侵袭耳肤；心气不平，上逆耳窍；肝胆湿热，上蒸耳肤；肝肾相火，上炎耳窍；气血亏虚，邪毒滞留。分述如下。

1. 风热邪毒，侵袭耳肤

本证多因挖耳损伤耳道肌肤；或因污水入耳；或因脓耳之脓液浸渍，以致风热湿邪乘机侵袭，与气血相搏，结聚于耳道肌肤以致局部红肿、疼痛，形成耳疮之症。早在隋代巢氏《诸病源候论》中就记载肾开窍于耳，肾经经气亦通于耳，若肾经气血不足，感受风热邪毒，随经脉循行即可上侵耳窍，致气血运行不畅，发为耳疮。《诸病源候论》又云："疗疮者，风邪毒气于肌肉所生也。"阐释疗疮之疾，皆由风热邪毒侵袭肌肤，气血相搏而发。宋代官修《圣济总录》曰："论曰足少阴为肾之经，经虚则风热邪气乘之，与津液相搏，故耳内生疮，世俗治耳疮，多以敷渗塞耳等药，以谓邪气出外，专为外医，殊不知服药以治肾经之为善也。"其继承巢氏思想，并对本病病因病机提出新的见解，认为本病由肾经气血亏虚，外感风热邪毒，灼伤津液及耳肤所致，故治疗上不应只着眼于祛邪，更要扶正固本，滋阴养肾。风热邪毒外袭理论影响极其深远，直至清代赵氏所撰《医贯》中仍然完全延承其说。李学川编撰《针灸逢源》曰："耳疮属三焦经，若发热焮痛，风热所致。"进一步提出兼有外感发热症状，同时疼痛明显为外感风热之象。

2. 心气不平，上逆耳窍

古代医家认为心与耳窍亦息息相关，如《素问·至真要大论》云："诸痛痒疮，皆属于心。"《素问·缪刺论》亦提出："手足少阴之络，在耳中交会。"提示耳部疮肿与心有密切关系。唐代孙思邈《备急千金要方》中亦载："心气寄窍于耳，其华荣于耳。"至宋代严用和明确提出心气不平、心火亢盛与耳疮发病的关系。其在论著《严氏济生方》中云："心气不平，上逆于耳，亦致……耳痛、耳痒、耳内生疮。"明代张介宾所著《类经》在《内经》基础上进行发展，"热甚则疮痛，热微则疮痒。心属火，其化热，故疮疡皆属于心也"，认为疮痛是由于热甚，疮痒是由于热微，但均由心之邪火灼血伤津而生。

3. 肝胆湿热，上蒸耳肤

肝喜条达，胆性刚强，肝胆失调多由情志不舒、气机郁结而致。肝胆的病变多为火热上灼或兼夹湿邪。肝胆火热或湿热循经上犯，蒸灼耳道，壅遏经脉，逆于肌肤而致耳道漫肿、赤红、疼痛、出脓、渗液。清代程氏《医学心悟》云："足厥阴肝，足少阳胆经皆络于耳。"从经络角度分析耳疮与肝胆关系。陈士铎《辨证录》云："肝为肾之子，肾气既通于耳，则肝气未尝不可相通者。"从乙癸同源，五行相生角度揭示耳窍与肝之密切联系。两者皆十分重视耳部疾病与肝胆的密切关系，同时高秉钧所著《疡科心得集》云："《大全》红棉散，治耳内生疮流脓，乃肝经郁火所结。"肝经郁热多夹湿，湿热循经上犯可出现红肿疼痛及流脓之症，并提出用红棉散治疗。

4. 肝肾相火，上炎耳窍

《薛氏医案》提出耳疮可由肾经虚火引发，张景岳《景岳全书》中又补充肝肾不足之发病学说，丰富了肝肾亏虚、相火上炎而致病的理论基础。孙文胤所撰《丹台玉案》在总结继承前人经验基础上，提出肾家虚火妄动理论。其曰："大耳疮，皆缘三焦湿火，肝经风热，并肾家虚火妄动而成疮者，是也。"指出耳疮发病与三焦湿热上蒸，肝经风热，以及肾虚相火妄动有关。陈文治在《疡科选粹》中云："厥阴肝经，血虚风热，或肝经燥火风热，皆能致耳生疮，必内热痒痛……若寒热作痛，属肝经风热……若内热口干，属肾经虚火……若发热掀痛，属少阳厥阴风热。"总结丰富了前人对本病病因病机之认识，并列方药，提出耳疮内热痒甚者，为肝经血虚风热所致；寒热作痛者，为肝经风热所致；内热口干者，为耳疮肾经虚火所致；发热痛甚者，为少阳厥阴风热所致。其明确提出本病不同证候表现，有助于本病的辨证分型，为系统诊治耳疮提供了全面思路。

5. 气血亏虚，邪毒滞留

血虚化燥风热邪恋，可致本病瘙痒疼痛，迁延不愈。若湿热稽留久而不去，耗伤气血，耳肤失养，亦可使本病经久不愈。《灵枢·邪气脏腑病形》曰："十二经脉，三百六十五络……之别气走于耳。"《景岳全书》亦指出："凡七窍之灵……无非血之用也。"可见耳窍功能与气血关系极为密切。《薛氏医案·外科枢要》提出："耳疮……或足厥阴肝经血虚风热，或肝经燥火风热。"提出肝经血虚，或者肝经郁热、感受风热邪毒、循经上犯之病机变化，丰富补充了气血亏虚，风热毒邪侵袭理论。陈文治在《疡科选粹》中提出"厥阴肝经，血虚风热，或肝经燥火风热，皆能致耳生疮，必内热痒痛"，常以耳内痒痛，少见渗液，反复发作，不易痊愈为主要特点，提示气血亏虚，邪毒滞留的病机特点。

（三）证候分类

历代医家对于耳疮证候分类的表述：①风热侵袭，郁滞耳肤；②肝经血虚，风热外袭；③肝经燥火，风热侵袭；④肾精亏虚，虚火上炎；⑤肝肾阴虚，相火妄动；⑥肝胆湿热，上蒸耳肤；⑦血虚化燥，耳窍失养；⑧气血不足，邪毒滞留。

（四）治疗

耳疮证候分类有八种之多，其治疗方法又有内外之别，疗效亦各有不同，内治法以明代王肯堂为代表，总结较为详尽，外治法散见于各家论著，本书经过整理研究，总结归纳治疗方法如下，简要分为辨证论治、外治疗法及养生调护三个方面。

1. 辨证论治

（1）疏风清热，解毒消肿：王肯堂所撰《证治准绳》曰："因若发热焮痛属少阳厥阴风热，用柴胡栀子散。"又载："柴胡栀子散，一名栀子清肝散。治三焦及足少阳经风热，耳内作痒生疮，或出水疼痛，或胸乳间作痛，或寒热往来。"柴胡栀子散组成为柴胡、栀子、牡丹皮、茯苓、川芎、芍药、当归、牛蒡子、甘草，共奏疏风清热、解毒消肿之功；同时提出"若寒热作痛属肝经风热，用小柴胡汤加山栀、川芎"，针对寒热往来、耳疮疼痛者，用小柴胡汤和解少阳，同时加入山栀等清热解毒之品。同时此书另载有生犀丸、犀角饮子、解热饮子来治疗耳肿痛，可为治疗本病提供参考。孙一奎在《赤水玄珠》进行了甄别补充，其认为："若寒热作痛，或作呕吐，乃肝火伤脾，用益脾清肝散。"对于耳疮兼见肝火伤脾之呕吐，应采用益脾清肝散，载本方"治肝经之症，寒热体痛，脾胃虚弱。人参、白术（炒）、茯苓（各一钱）、炙甘草、柴胡（各五分）、川芎、川归、黄芪（各一钱）、丹皮（七分），水煎服"。益脾清肝散方中柴胡疏肝解郁，专入肝经；当归养血和血；川芎活血行气；人参、黄芪补气健脾；白术、茯苓健脾祛湿；牡丹皮清热；炙甘草调和诸药。全方共奏解郁清热、补气健脾之功。陈文治在《疡科选粹》中云："厥阴肝经血虚风热，或肝经燥火风热……用当归川芎散、柴胡清肝散、栀子清肝汤、逍遥散选用。若寒热作痛，属肝经风热，用小柴胡汤加山栀、川芎……若发热焮痛，属少阳厥阴风热，用柴胡栀子散。"与王氏所述同中有异，方剂选用亦略有增。

（2）清热祛湿，清泻肝胆：《医贯·耳疮论》曰："耳内生疮者……故令耳门生疮也，曾青散主之，黄连散亦可，内服黍粘子汤。"黍粘子汤组成为昆布、苏木、生甘草、蒲黄、龙胆草、黍粘子、连翘、生地、当归梢、黄芩、炙甘草、黄连、柴胡、黄芪、桔梗、桃仁、红花以清热祛湿、清泻肝胆的同时又补气养血，清热解毒，活血化瘀。罗国纲《罗氏会约医镜》载大芦荟丸："治……耳疮目翳……胡黄连、黄连、芦荟、白芜荑（炒）、白雷丸（破开，赤者不用）、胆草、鹤虱（各一两）、广木香（四钱），为末，蒸饼为丸，白汤下一钱。"胡黄连、黄连清热解毒；芦荟专清肝热，配龙胆草清利湿热；白芜荑、白雷丸、鹤虱消积除湿，杀虫；广木香健脾行气。其认为小儿发病与肝脾有热有关，多与疳证伴随出现，故用清肝泻热、除湿健脾、杀虫之品。

（3）补益气血，解毒祛邪：《景岳全书》曰："薛氏所治耳证，凡气虚者，以补中益气汤加山栀、黄芩。血虚者，用八珍汤加柴胡、丹皮。肝火血虚者，用栀子清肝散。怒动肝火者，用加味逍遥散。肝脾受伤者，朝用加味归脾汤，暮用加味逍遥散。"治疗耳疮时当重视气血，同时认为肝脾在本病发生中有着重要作用，因肝主藏血，而脾胃为气血生化之源，肝脾功能异常，均会导致气血亏虚，外加邪毒侵袭耳窍滞留不去而发耳疮，迁延不愈。书中用补中益气汤加山栀、黄芩治疗脾虚气陷型耳疮，同时用八珍汤加柴胡、牡丹皮治疗血虚型耳疮，血虚肝火盛者以栀子清肝散，肝脾不调者用加味归脾汤合加味逍遥散。《赤水玄珠》载孙氏治疗耳疮时"若月经先期为血热，用加味逍遥散。过期为血虚，用八珍汤。食少体倦为郁火，加味归脾汤。恶寒发热，肢体倦怠，为气血俱虚，用十全大补汤。慎不可专治其外，复伤气血也"，亦十分重视气血，强调补益气血的重要性，再次强调治疗上不可仅以祛邪。《证治准绳》曰："若内热痒痛属前二经血虚，用当归川芎散。"当归川芎散组成为当归、川芎、柴胡、白术、芍药、山栀、牡丹皮、茯苓、蔓荆子、甘草，诸药共用，补气养血，清热祛邪。

（4）滋养肝肾，清热降火：宋代王衮《博济方》载烧肾散，"治肾虚上攻耳内生疮，虚鸣及聋者……上四味，捣罗为末，每服用猪石子一个，去筋膜，细切，葱白薤白各一分，细切，入药末一钱，盐一字，搅和令匀，以十重湿纸裹，于煻灰内烧熟，空心，细嚼，酒解，粥下，十日内见效。"其组成为磁石一两，烧赤，醋淬十遍，细研，水飞过；附子一两，炮制，去皮脐；巴戟一两；川椒一两，去目，及开口者，微炒去汗。磁石重镇潜阳，以疗耳鸣；附子、巴戟天、川椒温肾；猪石子温肾纳气；入盐少许以入肾经，加酒以行药力。详细论述了其方药制作方法，引火归元以治肾中虚火上炎所致耳疮，虽仍是运用辛散温热之品，但已是从肾论治耳疮之先河。《圣济总录》曰："耳内生疮，世俗治耳疮，多以敷渗塞耳等药，以谓邪气出外，专为外医，殊不知服药以治肾经之为善也。"批判部分医家多重其标，忽视其本的错误认识，载有方剂菖蒲汤，"菖蒲（米泔浸一宿锉焙三分）、附子（炮裂去皮脐）、五味子、熟干地黄、白茯苓（去黑皮）、防风（去叉）、人参（各半两）、磁石（醋淬七遍一两一分）、木通、玄参、杜仲（去粗皮锉炒各一分）、黄芪（三分），上一十二味，咬咀，每服三钱匕，以水一盏，入生姜三片，大枣二枚劈破，同煎至七分，去滓温服"，熟地滋阴益肾，茯苓健脾祛湿，附子温补命门，菖蒲化湿祛痰，人参、黄芪、五味子、玄参益气养阴，防风祛邪，木通利湿，杜仲平补肝肾，生姜、大枣调和脾胃。诸药合用，滋养肝肾，祛风化痰。清代张志聪等撰《本草崇原》解释道："主耳聋、痈疮者，言耳不能听而为耳痈、耳疮之证，菖蒲并能治之。"方剂冠以菖蒲之名，以菖蒲治耳疮为主要药物，同时重视滋阴补肾，温阳益气。但宋以后医家认识不一，多从滋养肝肾、清热祛火角度治疗耳疮。《赤水玄珠》则曰："若口干足热，为肝肾阴虚，用益阴肾气丸。"以益阴补肾，清热降火法治疗，治法与前人有异，亦为后世沿袭，世谓正法。《证治准绳》云："若内热口干，属肾经虚火，用加味地黄丸，如不应，用加减八味丸，余当随证治之。"《疡科选粹》亦用同法，采用加味地黄丸、加减八味丸治疗耳疮。《医贯》亦强调："又有耳痛、耳鸣、耳痒、耳脓、耳疮，亦当从少阴正窍，分寒热虚实而治之者多，不可专作火与外邪治。"在耳疮治疗中重视滋阴补肾，不可单一从火论治。顾靖远在《顾松园医镜》曰："八仙丸、左归丸饮、保阴煎，肾虚、耳中潮声、蝉声，无休止时，妨害听闻者，选而用之。耳疮……属肾经虚火者，亦并选用。"认为滋阴养肾清热方剂八仙丸、左归丸饮、保阴煎均可用于肾经虚火耳疮的治疗，拓宽治疗思路与方药。《张氏医通》和沈氏《杂病源流犀烛》中都载到，用六味地黄丸治疗肾经虚火的耳内生疮。姚俊《经验良方全集·小儿杂症》专论小儿耳疮，其曰："治小儿禀赋肾经虚热，耳内生疮，肌肉消瘦，骨节皆露，解颅不合，牙齿不生，腿软难行。用六味地黄丸加鹿茸、牛膝各一两，五味子四两。"全方阴阳并补，滋养肾精。

2. 其他疗法

（1）纳耳：《太平圣惠方·治耳内深疮诸方》载有方药六首，如用黄连、枯矾研末纳耳；用川大黄、黄连末、龙骨末研末，绵裹纳耳中；符合耳疮病机，当为有效之法。《圣济总录》亦载大黄散方、黄连散方、治耳有疮方，均是纳药耳中外治法，方药记载详细，制法详备，如"治耳有恶疮，塞耳，大黄散方：大黄（半两）、黄连（去须）、龙骨（各一分），上三味，为细散，每用少许绵裹枣核大，塞耳中"；又如"治耳有恶疮，黄连散方：黄连（去须半两）、矾石（三分烧汁尽研），上二味，捣研为细散，每以少许绵裹内耳中，兼疗耳痛有脓"。其亦曰："治耳有疮方：羊屎（曝干），上一味，研为末，每以少许绵裹塞耳中。"明代《普济方》曰："用胆矾一钱，麝香一字，上同研令细，用少许掺于耳内，治小儿耳疮。"用胆矾、麝香研末纳耳中，治疗小儿耳疮。同时载有"用大蒜研令烂，涂之……耳内有疮，汁出不止方"。治疗耳疮流脓不止，亦载有"用胡桃捣肉取油，以滴耳内即止"。并有铁液酒一方，"治小儿十岁以上，耳聋并脓耳，及耳后生疳疮，以铁烧令赤，投酒中服之，以好磁石塞耳内。大人亦治。又雄黄硫黄为末，绵裹塞耳内"。此法可治疗小儿成人耳疮。《医贯》载有曾青散："曾青（五分）、雄黄（七分半）、黄芩（二分半），有脓水搓胭脂拭干，细末一分，裹绵纳耳中。"同时亦载有黄连散方，与《圣济总录》所载无二。《奇效良方》又载："用商陆生者，洗净，以竹刀子削如枣核大，塞耳中。亦治耳内生疮。"清代鲍相璈《验方新编》曰："用生川乌，水泡透，削如枣核，塞耳，日夜换三次，即愈。得新鲜者更妙。"清代龚自璋辑《家用良方》载："生地切断，纸包火煨，塞耳频易之。"上述三者皆是单味药外用，纳药耳中，为耳疮治法。

（2）涂耳：《圣济总录》载有治耳疮，土马鬃涂方："土马鬃、井中苔（等分），上二味，捣研为末，以灯盏内油，调涂之。"宋代唐慎微《证类本草》有载："马头骨，微寒……烧灰敷头、耳疮佳。"可以将马头骨烧灰存性，外敷治疗头面、耳疮。《普济方》曰："三物散：治耳肿热痛，及暴觉肿者。赤小豆、大黄（各半两）、木鳖子仁（一两），上为末，再同研匀。每服少许，以生油旋调，涂耳肿处。"另有"五倍子方：治耳疮肿痛，并耳疮癣痛或生疮。用五倍子为细末，冷水调涂，湿则干糁""矾石散：治耳卒肿""以菟丝子绞取汁，涂之，治头耳疮""以大笋壳叶，烧为灰，量疮大小，用灰调生油敷，入少腻粉，佳，治头耳疮"，皆是外用涂敷之法。明代李时珍《本草纲目》曰："耳疮唇疮：东壁土和胡粉敷之。"其载："东壁土主治：下部疮……摩干、湿二癣，极效。"同时记载"小儿疳疮，肾疳鼻疳、头疮耳疮、久不瘥者。石绿、白芷等分，为末。先以甘草水洗疮，拭净敷之，一日愈"，认为甘草清热解毒，可合石绿、白芷外用，清热解毒散邪共疗耳疮。《单方验方》亦载有五倍子末水调涂、马头骨煅灰存性研末敷等法，同时提出"又鸡粪白敷之佳"。清代黄元御《玉楸药解》云："绿矾：味酸，性凉……消痈化积，止血平疮……治痰涎疟痢，积聚胀满，喉痹牙虫，耳疮眼疼，亦外用，未可轻服。"提出用绿矾外用治疗耳疮，同时提出外用尚可，内服宜慎。民国吴克潜所撰《儿科要略》载有："立效散：外用。治鬓疮，耳疮，疮疥。定粉（即粉锡）、松香、黄柏、黄连、枯矾（各一两）研为细末，用清油调搽。"方以立效，言其见效迅速。

（3）吹耳：《普济方》曰："以竹蛀屑，入麝香少许，用杖子缴入耳中，或加胚子即胭脂膏少许，一方白矾为末同吹，治耳疮黄脓出。"记载以竹蛀屑，入麝香少许，加上白矾研为末，吹入耳中治疗耳疮流脓。《丹台玉案》云："珍奇散：治耳疮，并耳内流脓。"以珍珠、炉甘石、紫草茸、麝香、枯矾，研为细末吹入耳内。清代徐春甫《古今医统大全》载："耳疮方：黄连、蛇床子（各一钱）、轻粉（一字），为末，搽疮或吹入耳。"以黄连、蛇床子、轻粉研为末，擦涂或吹入耳中。

历代医家对于耳疮外治法记载极为丰富，经过后代医家逐渐发展，又有滴耳、敷耳、针刺、放血等疗法，简单便捷，疗效亦彰。

3. 养生调护

早在明代陈实功所著《外科正宗》中便有"小儿胎热或浴洗，水灌窍中，亦致耳窍作痛生脓"之述，指出小儿素有胎热或浴洗过程中，不慎将水灌入耳窍，再加之护理不当，可致耳窍疼痛生脓。可见生活中，如体质素有郁热、洗浴污水入耳、外物损伤耳窍等，均可导致耳疮发生，故生活中体质调养、耳部护理均十分重要。

整理研究历代医家重要典籍中耳疮相关记载，丰富病因病机认识，为本病的辨证论治提供更多思路，充分挖掘中医药外治特色疗法，为临床诊治本病开拓治疗思路。

（任鹏鹏　李文昊）

旋耳疮源流考

中医对于"旋耳疮"的认识源远流长，隋代巢元方的《诸病源候论》以"月食疮""月食"的称谓最早论述其病因病机、临床特点，其后历代医家对本病的阐发更是积厚流光。清代吴谦等编撰《医宗金鉴》正式提出"旋耳疮"病名，并沿用至今。本病病名及分型诸多，病因病机复杂，故从病名、病因病机、证候分类、治疗方法四个方面切入，整理研究相关论述，梳理学术脉络，总结前贤对本病的理论研究和临证施治经验。

（一）病名

历代医家对于本病之称谓各异，巢元方《诸病源候论》称本病为"月食疮""月食"；唐代王焘《外台秘要》中则有"小儿头疮月蚀"之论述；宋代王怀隐《太平圣惠方》称之为"月蚀疮""浸淫疮"，明代则有"月蚀疳疮""月蚀疮""黄水疮"的相关记载。直至清代始倡"旋耳疮"病名，并沿用至今。综合分析旋耳疮诸多称谓的历史，以发病部位、病症特点归类的分类方式对其病名进行梳理，并按照时间纬线来归纳，以总结中医对本病由浅入深的认知过程。

1. 以发病部位分类命名

《医宗金鉴》首次明确了"旋耳疮"的病名，其言："旋耳疮生于耳后缝间，延及耳折，上下如刀裂之状，色红，时津黄水。"指出本病生于耳后缝间，具有蔓延之势，如刀割之状旋于耳上。

2. 以病症特点分类命名

《诸病源候论》中载："月食疮生于两耳……月初则疮盛，月末则疮衰，以其随月生，因名之为月食疮也。"以其随时间的发展来命名，以月初月末病情盛衰似月之盈亏取类比象，可见当时已经认识到本病发病反复、缠绵难愈的特点。宋代王怀隐等所创的《太平圣惠方》将本病称为"浸淫疮"，其曰："夫浸淫疮者……发于肌肤也。初生甚小，先痒后痛而成疮，汁出浸溃肌肉，浸淫渐阔，乃至遍身。"充分描述出了本病外在的发展情况，即由少及多，由狭及广，先痒后痛，汁出浸淫肌肤，甚者遍及全身。明代陈实功《外科正宗》有"黄水疮"之称："黄水疮生于头面、耳项，忽生黄色，破流脂水，顷刻沿开，多生痛痒。"记载了本病疮汁的颜色并以此命名，并形象地描述出疮破汁流、汁水众多的特点。明代朱橚等编著的《普济方》有"面上耳边生浸淫疮，有黄水出，久不愈"的记载，称其为"浸淫疮"，指出其生于耳部，有黄色汁水流出，病程长的特点。申斗垣《外科启玄》亦言："耳边有疮能蚀者，名曰月蚀疮。"因本病生于耳边，侵蚀耳周，创面形似月亮而得名"月蚀疮"。亦言："一名滴脓疮，疮水到处即成疮。"以滴脓成疮之特点来命名本病。清代祁坤《外科大成》云："耳镟者生耳后缝间，延及上下，如刀裂之状，随月之盈亏，故名月蚀疮。"指出本病生于耳后间隙，定位更为具体，并如刀器所伤的形态，称为"月蚀疮"。又云："如初生之黍，次烂如鸦啗之状，名鸦啗疮。"形如鸦雀啄伤其貌难看的样子，称为鸦啗疮。清代陈士铎《洞天奥旨》言："黄水疮，又名滴脓疮，言其脓水流到之处，即便生疮，故名之也。"承袭申氏之说命名本病。

（二）病因病机

旋耳疮之病因病机复杂，因其黄水淋漓，浸淫成疮，多由风热湿邪或嗜食肥甘所致，如巢元方《诸病源候论》认为本病是"风湿搏于血气所生"。《普济方》提出嗜食肥甘，荣卫不清，风热毒邪之气蕴蓄脏腑的病因病机。另认为由于病情缠绵，血虚伤阴而导致本病。清代陈士铎《外科秘录》言本病乃足阳明胃经、少阳胆经湿热所致。许克昌等《外科证治全书》与余景和《外证医案汇编》提出肝胆湿热的病理。综前贤之所述，本病外因为风、湿、热，内因为脾胃、肝胆功能失调。病因病机可概括为感受外邪，饮食不节，久病伤阴，至于腹内虫祟，胎元不足，房室不节等亦各有发挥。现分别详述：

1. 风热湿邪，上犯于耳

《诸病源候论》载："疮生于小儿两耳，时瘥时发，亦有浓汁，此是风湿搏于气血所生，世亦呼之为月食疮也。"首次提出本病病因病机为风热湿邪侵及耳部，伤于气血，并阐明小儿易感、缠绵难愈的特点，为后世医家对于本病的认识提供了宝贵的经验。《太平圣惠方》曰："夫浸淫疮者，是心家有风热，发于肌肤也。"指出风热之邪犯及心君亦可导致本病浸淫肌肤而发。明代朱橚等编撰《普济方》亦言："夫小儿耳疮者。疮生于两耳。时瘥时发。亦有脓汁。如此是风湿搏于血气所生。"又言："夫月蚀多小儿有之。盖由嗜甘肥，荣卫不清，风热毒热之气，蕴蓄脏腑。"将本病称为"月蚀"，既说明儿童易患本病，也指出其病因病机为饮食不节、风热毒邪蕴结脏腑。明代王肯堂《证治准绳》曰："月蚀疳疮，生小儿耳窍之旁，虽曰指月而生，恐未必然。大抵风湿热毒成疳耳。"可见当时有些人认为本病是由小儿顽皮用手指指月亮而发为此病，而王氏否认此类错误观点，表明了中医对本病认识的科学性，并已到达一个新的阶段。清代冯鲁瞻《冯氏锦囊秘录》曰："若风湿相搏则生耳疮……遂使两耳之后生疮者，名曰月蚀疮。"认为本病由风湿之邪感于人体，与机体气血相互搏结而成。

2. 湿热内蕴，侵及耳窍

辛辣炙煿厚味太过、小儿服食乳制品，使脾胃湿热内蕴，或肝胆郁热内盛，熏蒸耳可导致本病的发生。宋代赵佶《圣济总录》论曰："月蚀疮小儿多有之，盖由嗜甘肥，营卫不清……蕴蓄腑脏，其疮多生于两耳，及鼻面间，并下部诸孔窍侧侵蚀之，甚则溃烂黄赤汁，流达于筋骨。"指出嗜食肥甘厚味导致脾胃运化失司，久而湿热蕴积、上侵耳窍而致本病。《外科启玄》认为本病"亦是脾经有湿热"所致。明代陈实功《外科正宗》载："黄水疮……此因日晒风吹，暴感湿热，或因内餐湿热之物，风动火生者有之。"指出本病既是由于外感湿热所致，又是由于内食不当之物所生，叙述颇为全面。清代名医陈士铎《外科秘录》言："此疮小儿生俱多，然是阳明胃经无湿热与足少阳胆经无郁气则不生此疳也。"强调本病可由阳明胃经与少阳胆经蕴结湿热所致。《医宗金鉴》中关于"黄水疮"的产生，其认为："由脾胃湿热，外感风邪，相搏而成。"对于旋耳疮亦言："旋耳疮生于耳后缝间……由胆脾湿热所致。"其总结了前人的记载，并指出脾胃湿热、胆脾湿热皆可致病，进一步丰富了各医家对于本病的认识。清代易凤翥《外科备要》言："月蚀疮……由胆、脾、三焦湿热所致。"

3. 胎毒未尽，上熏于耳

孕母饮食失节，过食肥甘之品，酿湿生热，内结于胎儿，加之育母进食脂腻，婴幼儿脾胃娇弱，运化失职，湿毒浸淫，复感风热湿邪，上攻耳窍发为本病。如清代易凤翥《外科备要》中有关治疗小儿胎毒所致旋耳疮的记载："鸡腰膏敷之神效……治小儿胎毒旋耳疮、秃疮，并治一切湿疮。"说明胎毒可以导致旋耳疮的产生。

4. 血虚生风，耳窍失养

脾为后天之本、气血化生之源。脾气虚弱，病程日久，脾失健运，阴血耗伤，兼之余邪滞留，渗液淋漓不干，津液耗伤，导致血虚生风，风盛化燥，耳部肌肤失于滋润，以致耳部皮肤粗糙、脱屑、皲裂、缠绵难愈。如《医宗金鉴》载："旋耳疮迁延日久，血虚化燥生风，身体或耳内生疮如粟米，瘙痒无度，疮面粗糙，上覆痂皮或鳞屑，心烦便秘，夜不得寐。"指出本病日久伤及阴血，化燥生风，致患处瘙痒粗糙，甚则导致便秘不寐之症。

另外，泪水、汗水、脓耳之脓液或邻近部位之黄水疮蔓延至耳部，亦可致病。如唐代孙思邈《千金月令》言："小儿患聤耳出脓，耳外成疮污。"说明耳内出脓延及耳周，可发为旋耳疮。宋代郭思《千金宝要》认为："凡日月蚀时忌食饮，腹中生虫，及房室生子不具足，必患月蚀疮。"指出除饮食不节，腹有虫邪外，胎元不足也可引发本病。《洞天奥旨》言："此疮生在皮毛之外，不在肌肉之内。虽脾经湿热，亦由肺经干燥，脾来顾母，本以湿气润母也，谁知此湿有热，热得湿而生虫。"亦认为本病是由湿热生虫，外发于皮肤所致。

（三）证候分类

历代医家对旋耳疮证候分类的表述：①风热湿邪犯耳；②胎毒未尽浸耳；③血燥耳窍失养；④血虚生风化燥。

（四）治疗

关于旋耳疮的治疗方法，历代医家对其有诸多论述，因医家对于本病的病因病机及病状特点了解颇深，所以在治疗上形成了比较成熟的内服、外治相结合等方法。内治法根据发病特点，汉代《华佗神医秘传》言："治黄水疮神方，内服除湿清热之药，佐以凉血之剂。"其所言可为辨治本病的有效法则，故以清热利湿，疏风止痒；解毒燥湿，祛风止痒；养血滋阴，祛风止痒为主要治法，并结合针灸疗法及局部外治法来治疗本病。

1. 辨证论治

（1）疏风清热，利湿止痒：风邪夹湿热之邪侵袭人体，上犯清窍，蒸灼耳窍，产生本病。明代陈实功《外科正宗》中载消风散治风邪偏重痒甚者，其言："治风湿浸淫血脉，致生疮疥，瘙痒不绝，及大人小儿风热瘾疹，遍身云片斑点，乍有乍无并效。当归、生地、防风、蝉脱、知母、苦参、胡麻、荆芥、苍术、牛蒡子、石膏（各一钱），甘草、木通（各五分）。"方中重用荆芥、防风、牛蒡子、蝉蜕以疏风透表止痒；苍术、苦参、木通以利湿；石膏、知母清热泻火；生地、当归、胡麻以养血活血，滋阴润燥。《医宗金鉴》中对于内有脾胃湿热，外感风邪而成本病者，用升麻消毒饮或消风散治疗。如"升麻消毒饮方：当归尾、赤芍药、金银花、连翘（去心）、炒牛蒡子、生栀子、羌活、白芷、红花、防风、生甘草、升麻、桔梗，小剂各一钱；中剂各一钱五分；大剂各二钱。主治黄水疮。形如粟米而痒兼痛，破流黄水，浸淫成片"。升麻消毒饮方中羌活、升麻、白芷、防风、桔梗疏风除湿，清热止痒；赤芍药、金银花、连翘、炒牛蒡子、生栀子清热凉血；当归尾、红花活血生肌；生甘草清热解毒，调和诸药。清代医家陈莘田《陈莘田外科方案》论治一幼儿，其云："风邪湿热，上乘头面，黄水疮作痒，痒为痈肿痛，曾有寒热，欲蒸脓象。拟清散法。羚羊角、炒牛蒡、荆芥、淡芩、通草、赤苓、霜桑叶、黑山栀、赤芍、枳壳、连翘、淡竹叶。"方中列以清热凉血、祛风利湿之药，体现其应用"清散法"治疗本病之思想。

（2）清利湿热，调和肝脾：因嗜食肥甘厚味，饮食失调，导致脾胃运化失司，水湿之邪内积，久而酿生湿热导致本病。《洞天奥旨》言："治法内服除湿清热之药，而佐之凉血之味。血凉而热退，热退而水更清，亦易行也，湿热两除。"载岐天师之方"安体散"治疗本病，方中茯苓、苍术、半夏健脾燥湿；荆芥、防风胜湿消疮；黄芩、蒲公英、当归清热凉血，使湿热去，脾胃和，诸症可消。另外，因肝胆湿热，使其实火上炎耳窍亦发本病，《外科备要》载"内服柴胡清肝汤"之说，应用柴胡清肝汤，以条达肝气，清热利湿。

（3）养血滋阴，祛风止痒：症状反复发作，阴血耗伤，气血亏虚，耳窍失于滋养，致使皮肤干枯粗糙。《医宗金鉴》中对于日久火燥血短者用地黄饮。其言："生地黄、熟地黄、何首乌（生），当归、丹皮、黑参、白蒺藜（炒，去刺）、僵蚕（炒）、红花、甘草（生）。主血风疮、旋耳疮迁延日久，血虚化燥生风。"地黄饮方中熟地、何首乌、当归养血；生地、丹皮、玄参、红花凉血活血；白蒺藜、僵蚕祛风；甘草调和诸药，诸药共奏凉血润燥、祛风止痒之效。清代许克昌《外科证治全书》中载四物消风饮治疗血虚风燥证，虽未提及专治本病，但其养血祛风之法亦适用于本病，方载："生地黄、归身、赤芍、荆芥、薄荷、蝉蜕、柴胡、川芎、黄芩、生甘草。治素体血虚，风热外客，皮肤游风，瘾疹瘙痒；及劳伤冒风，身热口燥。"方中四物凉血养血，滋阴润燥；荆芥、薄荷、蝉蜕、柴胡祛风止痒；黄芩清上焦余热；甘草清热解毒，调和诸药。上方均体现出"治风先治血，血行风自灭"之治则。

2. 其他疗法

（1）针灸疗法：根据清代医家陈士铎《外科秘录》言："此疮小儿生俱多，然是阳明胃经无湿热与足少阳胆经无郁气则不生此疳也。"强调经络受病循经传变，阳明胃经与足少阳胆经蕴结湿热可导致本病。因此采用对经治疗、随证治之的原则。因古代医家对于本病外治很少采用针灸疗法，故后世医家根据相应临床实践得出一些配穴组合：对于风热湿邪犯耳者，可取手太阴、足少阳、足厥阴经穴，如曲池、听会、行间、膝关等除外风，清脾胃与肝胆湿热；血虚生风化燥者，取足阳明、足太阳经穴，如足三里、三阴交、血海、膈俞、大都、郄门等来助脾胃运化，生化气血。

（2）涂敷法：中医对于外涂药敷治疗本病的方剂繁多，清代医家更是推陈出新，如清代祁坤《外科大成》载有："宜穿粉散搽之、盐汤洗之，清蛤散搽之。"后世医家多采用穿粉散外搽治疗本病。《医宗金鉴·外科心法要诀》载"穿粉散搽之，即可成功"之说，以轻粉、穿山甲、铅粉、黄丹四药共为细末，香油调敷。清代名医尤乘《寿世青编》治秃疮、肥疮、黄水疮、旋耳疮四方："雄黄、枯矾、松香、五倍子各等分，为末，香油调搽，神效""轻粉、猪骨髓捣匀，搽之，过夜即愈""甜瓜叶捣汁，涂头数次，发自生""桑椹子入瓷瓶内，埋地下，取出用汁扫头上，痂落发生"。其所载四方可谓疗效颇佳。清代易凤翥《外科备要》中对于旋耳疮的涂敷法记载甚多，如"月蚀疮……外搽穿粉散（称）。若不效，腐烂延及头额，急用束毒膏如法贴洗（淡），后用鹅黄散（奈），加银朱收功。一方，丹桂子研碎敷""鸡腰膏敷之神效鸡腰膏方，方用：大雄鸡腰子一对（蒸熟去皮）、枯矾（三分）、头梅片（一分），共捣融敷之。能治小儿胎毒旋耳疮、秃疮，并治一切湿疮"，列举穿粉散、鹅黄散、鸡腰膏方外涂于患部以治疗本病。清代太医院《太医院秘藏膏丹丸散方剂》载白粉散："轻粉（一两）、冰片（五分）共研细末。"此药专治月食、黄水、薄皮、伤手等疮。

本书对于旋耳疮的命名、病因病机、证候分类及治疗方法等做了梳理汇总。以上是历代医家关于本病的叙述，不仅确定了中医药治疗旋耳疮的理论基础，而且至今仍对我们在临床治疗本病及相关病证中起着重大的指导作用。

（赵术志 任鹏鹏）

耵耳源流考

《黄帝内经》载有"耵耳"相关论述，称之为"耵聍"，隋代巢元方《诸病源候论》提到其形成原理为"耳中津液结聚"，自此后世医家阐述日深，著述颇多，故本文总结诸医家对耵耳之论述，从病名、病因病机、证候分类及治疗方面入手，对耵耳的源流加以探析，以期为当今临床提供参考。

（一）病名

纵观历代有关耵耳的论述，"耵耳"在古代医书中含义主要指因耵聍栓塞耳道所致的以耳胀闷闭塞或听力减退等为主要表现的外耳疾病。综合分析耵耳诸多称谓的历史，可归纳为两种分类命名。

1. 以病位分类命名

清代沈金鳌《杂病源流犀烛》根据病位不同，载有"耳耵右胀""左耳耵痛"等论述，其曰："有风温之邪上郁，耳耵右胀者……有左耳耵痛，舌白脉数，由体质阴虚，挟受暑风，上焦气郁。"此言该病病位在耳，且左右耳皆可发病。

2. 以病症特点分类命名

秦汉时期，《黄帝内经》称本病为"耵聍"，《灵枢·厥病》曰："若有干耵聍，耳无闻也。"耵聍俗称耳垢、耳屎，其状或如麸片，或如油状，若干耵聍过多阻塞耳道，可致耳闻不清。晋代皇甫谧《针灸甲乙经》亦有相似记载，可见当时已认识到耳道内可形成"耵聍"，并且可引起"耳无闻"等症状，后世医家在此基础上进一步发挥，认为若耵聍过多，凝结成核，阻塞外耳道，致耳窍不通，引起症状者，是谓耵耳。故临床上以量之多少及是否引起症状加以区分：量少、不引起症状者为耵聍；量多积堵于耳道，引起耳聋、耳鸣等症状者为耵耳，即耵聍栓塞。隋代巢元方在《诸病源候论》中有云："耳耵聍者，耳里津液结聚所成。人耳皆有之，轻者不能为患。"提到耳耵聍人皆有之，轻者不病之病症特点。宋代官修《太平圣惠方》亦称本病为"耵聋"，认为"耵聋"是对其耳胀闷闭塞或听力减退等主要表现的概括。宋代官修《圣济总录》称之为"干聋"或"耵聍耳聋"。杨士瀛在《仁斋直指方论》中云："人耳间有津液，轻则不能为害，若风热搏之，津液结聊成核塞耳，亦令暴聋，谓之耵耳。"

（二）病因病机

耵耳常伴发于多种疾病的发病过程中，其病因病机多而复杂，经整理概括为风热邪毒、暑热上郁、少阳火郁、阴虚风温等多个方面，现分别论述：

1. 风热邪毒

本病病因病理，历代医家所述略同，多认为是风热之邪乘虚侵袭，外犯耳窍，与耵聍相交，集结成块，阻塞耳道，使血流不畅，邪毒乘隙入侵而成；亦有因耳道狭窄，或有肿物等影响耵聍排出，堆积而成。《诸病源候论》云："耳耵聍者，耳里津液结聚所成。人耳皆有之，轻者不能为患；若加以风热乘之，则结硬成丸核塞耳，亦令耳暴聋。"明确提出风热之邪为致病之主要病机。《圣济总录》指出："风热搏于经络，则耳中津液结聚，如麸片之状，久则丸结不消，或似蚕蛹，致气窍不通，耵聍为聋。"认为耳垢是生理性分泌物，但风热邪毒乘虚外侵，则耵聍分泌过多，排出受阻，结聚成丸成核，阻塞耳窍而致病。宋代杨士瀛在《仁斋直指方论》中有云："人耳间有津液，轻则不能为害，若风热搏之，津液结聊成核塞耳，亦令暴聋，谓之耵耳。"同样指出耳垢乃正常生理现象，遇风热之邪侵袭则发病致聋。明代孙志宏《简明医彀》云："又有邪热乘虚随脉入耳，作耵耳、脓耳之证，亦皆热候。"亦认为邪热乘虚入侵可致耵耳。但清代沈金鳌《杂病源流犀烛》则认为："耵耳由来，亦复有辨，不止风热相搏一端也。"

2. 暑热上郁

《杂病源流犀烛》言："有暑热上郁，耳耵作胀，咳呛气热当清者。"提到暑热上郁，与耳耵搏结，可致耳胀。

3. 少阳火郁

因少阳之火上郁，或由体阴素虚，虚火上浮，循经蒸腾，煎炼耳窍津液，致使耳道皮肤失其津液荣养，皮肤脱落过多，并与耵聍黏液扭结，集成硬块，阻塞耳窍。《杂病源流犀烛》曰："有头重，耳耵胀，缘少阳相火上郁。"

4. 阴虚风温

《杂病源流犀烛》载："有风温之邪上郁，耳耵右胀者。有左耳耵痛，舌白脉数，由体质阴虚，挟受暑风，上焦气郁。"指出其病因病机为阴虚之人，复感暑热风邪，上焦气机郁滞，而生此病；该篇亦载有"耵耳胀痛"之述，其曰："有先起咳嗽，继而耵耳胀痛，延绵日久不愈，由本阴亏，风温相触，未经清理外因，伤及阴分，少阳相火陡起，至入暮厥痛愈剧。"提到素体阴亏，又因风温相触，可使疼痛加剧。

（三）证候分类

历代医家对耵耳证候分类的表述：①风热袭经；②暑热上郁；③少阳郁火；④阴虚风温。

（四）治疗

对于耵耳的治疗，历代医家多以外治法为主，多用灌耳法、塞耳法、吹耳法、滴耳法四种方法，但亦有部分医家治以疏风清热或滋肾通耳法。经整理概括古代医籍中相关文献，兹分述如下：

1. 辨证论治

（1）疏风清热：明代孙志宏《简明医彀》云："又有邪热乘虚随脉入耳，作耵耳、脓耳之证，亦皆热候……两耳聋，脓耳，耵耳，上焦痰火，并宜凉膈散、神芎丸、当归龙荟丸、防风通圣散。"以疏风清热，使邪气去，耳窍通。凉膈散方中连翘轻清透散，长于清热解毒，清透上焦之热，故为君药。黄芩清透上焦之热，清透胸膈之热；栀子清利三焦之热，通利小便，引火下行；大黄、朴硝泻下通便，故为臣药。薄荷清利头目、利咽；竹叶清上焦之热，故为佐药，诸药合用，共奏泻火解毒、清上泻下之功；神芎丸清热解毒，攻下积滞，方中三黄泻心汤清热泻火，解毒通便，三黄配伍则使火热毒邪迅速从二便而解；滑石气寒味淡，质重滑利，善清热利湿；牵牛子辛开苦降，泻下积滞；薄荷味辛气凉，清香走窜，上行头目，能疏风清热、清利头目；川芎辛散温通，味清气雄，能行气开郁、活血止痛，与薄荷相伍，则头目清利。诸药合用，则火毒泻、湿热除而诸症悉除。当归龙荟丸清泻肝胆，泻火通便，方中龙胆草、芦荟泻肝胆实火为主药；栀子、黄芩、黄连、黄柏泻三焦之实热，大黄泻火通便为辅药；火旺则易伤阴血，故以当归养血为佐；热盛则气滞窍闭，故用木香、麝香行气开窍为使。诸药合用，共奏清泻肝胆实火之效。防风通圣散中防风、荆芥、麻黄、薄荷疏风解表，使风邪从汗而解；大黄、芒硝泻热通便，配伍石膏、黄芩、连翘、桔梗清解肺胃之热；山栀、滑石清热利湿，使里热从二便而解；更以当归、川芎、白芍养血活血，白术健脾燥湿，甘草和中缓急。诸药合用，共奏疏风解表、泻热通便之功。

（2）滋肾通耳：明代方贤《奇效良方》曾载"白龙散"一方治疗耵聍。白龙散方中硼砂、滑石、轻粉清热祛湿，敛疮生肌；乌贼鱼骨收敛止血，收湿敛疮；寒水石清热泻火、利窍消肿。清代沈金鳌《杂病源流犀烛》载："滋肾通耳丸：酒洗生地……柴胡（各七分）；柴胡聪耳汤……再一沸，食远服。"滋肾通耳丸方中生地滋补肾阴；当归、川芎养血活血；白芍敛阴柔肝；知母、黄柏滋阴降火；白芷散风祛温；香附疏肝调气；柴胡清肝解郁；黄芩凉肝泻火，全方调节心肾，滋补肝肾，补养气血，补中兼清改善耳聋的同时使整体脏腑功能得到调节。柴胡聪耳汤疏肝活血，清热通窍。柴胡、连翘清解郁热，人参、炙甘草补中益气，当归身、水蛭、虻虫、麝香活血通窍。

2. 其他疗法

（1）灌耳法：《圣济总录》曰："治久聋耵聍，灌耳桂心膏方：桂（去粗皮，二两），野葛（一两），上二味细锉，以铜器盛，入成炼鸡肪五两，微火煎三五沸，去滓密贮，勿令泄气，以小竹筒盛，枣核大，火炙令热，仰倾灌耳中，十日耵聍自出。久聋者不过二十日差，乃以发裹膏深塞之，勿使泄气，五日后去之。"阐述了用桂心膏方灌耳治疗久聋耵聍的方法，方中桂心引血化脓，消瘀生肌；野葛生津敛疮。宋代郭思《千金宝要》曰："耳聋干，耵聍不可出，三年酢灌之最良。"认为以三年之酢灌耳，可愈。《葛氏方》载有"治耵聍塞耳而强坚不可得挑出方"，其曰："捣曲蚯蚓，取汁以灌耳中，不过数灌，摘之皆出。"取蚯蚓疏通经络之功。官修《圣济总录》载："治耵聍塞耳，坚强不可挑，灌耳，葱液膏方：葱汁（三合），细辛（去苗叶），附子（炮裂，去皮脐各一分），上三味，捣罗细辛、附子为末，以葱汁调令稀，灌入耳中。"亦载"黄连散方"以治"耵聍塞耳聋，强坚不得出"，药用黄连（去根须半两）、附子（炮裂去皮脐一分），以上两味药，捣以为散，每次以少许渗入耳中，数数灌之，轻挑自出；亦载"灌耳地龙汁方"以治"耵聍塞耳聋，强坚不可挑"，单用地龙一味，湿者五七条，研而取汁，滴入耳中，挑即自出，记载灌耳法三方，以软化耵聍。

（2）塞耳法：《太平圣惠方》曰："生猪脂一合，釜下墨半两细研，上件药，和调如膏，捻如枣核大，绵裹一丸，塞耳中，令濡润后，即挑之。"上述两药合用，调成膏状，可软坚润滑，塞入耳中，耳中濡润即可挑。《圣济总录》载"矾石膏方"以治"耵聍塞耳"，药用矾石（熬，令汁尽，三分）、附子（炮裂，去皮脐，一两）、菖蒲（半两）、杏仁（汤浸去皮尖，双仁，炒黄，三两别研）、蓖麻仁（二两半别研），松脂、胭脂（各三分）捣碎而和入膏，以绵裹，大小约如枣核大，塞入耳中，时时相续，以差为度。方中矾石敛疮燥湿；附子助阳通络；菖蒲开窍，其余诸药皆为油性滋润药物，共奏软坚润滑之功；记载了通过塞耳法治疗耵聍二方。《证治准绳》云："葱涎膏：治耵聍塞耳聋，不可强挑。"葱涎膏方中葱汁、细辛、附子一同通经温阳以开耳窍。"附子丸：治耳聋出脓疼痛，及耵聍塞耳……一方，治耵聍，不用黄蜡，只捣成膏，绵裹如枣核大，塞耳"。以葱涎膏、附子丸治耵聍塞耳聋，用附子丸治疗耵聍及耳聋出脓疼痛。附子丸组成与上述《圣济总录》所载"矾石膏方"相同；明代医家胡濙《卫生易简方》曰："治小儿耵耳，用硫黄为末，掺耳中，日一夜一即差。"记载了用硫黄治疗小儿耵耳。

（3）吹耳法：清代易凤翥《外科备要》曰："诸般耵耳出脓水且臭，宜穿山甲烧存性，麝少许，研末吹之，日三四次愈。"穿山甲活血通经，消肿排脓；麝香活血散结，消肿止痛。治疗耵聍出脓水。

（4）滴耳法：《本草纲目》引《李楼奇方》，其曰："耳中有核（如枣核大，痛不可动者。以火酒滴入，仰之半时，即可钳出）。"用火酒滴耳治疗耳中有核。丁尧臣《奇效简便良方》载："耳中有核如枣核大，痛不可忍，烧酒滴入，侧卧半时，即钳出。"记载了用白酒、烧酒滴耳治疗耳中耵聍。清代汪切庵《本草易读》言："耳中有核，白酒二百十八，验方五。"又言："烧酒，耳中有核大痛，滴入半时，可钳去。"白酒、烧酒有活血通经的作用，同时可以软化耳中硬核。

以上历代医家关于耵耳之相关论述，逐步确立了中医药治疗耵耳的理论基础和治法方药，对后世医家有效治疗及预防耵耳起到了重要的启迪与昭示作用。

（赵雨婷　王金贺）

断耳疮源流考

"断耳疮"之名首见于隋代巢元方《诸病源候论》，其中关于断耳疮的论述较具体、详尽。

断耳疮虽病位较局限，易辨证施治，但发病急速，如不及时治疗，预后较差。故从病名、病因病机、证候分类及治疗方面入手，对历代重要医籍中断耳疮的相关病证论述进行整理研究，以期能全面而系统地认识断耳疮。

（一）病名

"断耳疮"一词，自隋代沿用至今，有"耳轮生疮""耳发""耳发疽"等别称。纵观历代相关诸多论述，"断耳疮"在古代医书中含义专指生于耳轮部的痈肿疮疡，虽有诸个别称，皆以患病部位及证候特征命名，现分别论述如下：

1. 断耳疮

隋代巢元方《诸病源候论·断耳疮候》最早提出断耳疮之名，其云："断耳疮，生于耳边，久不瘥，耳乃取断……以其断耳，因以为名也。"对本病的病位、证候特点、预后及命名方式都有较明确的认识。

2. 耳发

明代万全在《万氏秘传外科心法》曰："耳发，生于耳门边。"清代吴杖仙所编撰的《吴氏医方汇编》曰"生于耳轮者，为耳发"，此处"耳发"与"断耳疮"异名同病，亦以病位名之。清代医家许克昌、毕法合撰的《外科证治全书》载："红肿曰痈，白塌曰疽，部位既殊，称名亦异……耳折间连耳轮通肿为耳发。"将痈疽按所生部位进行分类，生于耳轮者则为"耳发"。

3. 耳发疽

清代沈金鳌《杂病源流犀烛》曰"有耳轮生疮，名耳发疽"，此处"耳发疽"为"断耳疮"又一别名。明代王肯堂《证治准绳》载有耳发、耳轮生疮、耳发疽等称谓，其曰"或问耳轮生疮何如？曰：是名耳发疽"，皆认为该病的本质为耳轮部的疮疡。

（二）病因病机

纵观历代古籍，整理概括断耳疮之病因病机分以下四类：风湿热毒，侵袭耳廓；三焦风热，邪滞耳廓；肝胆火炽，燔灼耳廓；心肾湿热，邪扰耳廓，现分别论述。

1. 风湿热毒，侵袭耳廓

《诸病源候论》曰："断耳疮，生于耳边……此疮亦是风湿博于血气所生"耳廓外伤或耳壳痰包妄行切开，致风热邪毒侵袭耳部经脉，阻碍经气，壅遏气血而成。

2. 三焦风热，邪滞耳廓

纵览历代医家著作，认为断耳疮病因病机在于三焦风热者居多。《证治准绳》载："或问：耳轮生疮何如？曰：是名耳发疽，属手少阳、三焦经风热所致。"此处所载"三焦风热"为内生之邪而非外感。《吴氏医方汇编》云："生于耳轮者，为耳发，属三焦风热。"沿用明代王肯堂之说。至清代，沈金鳌《杂病源流犀烛》载有"有耳轮生疮，名耳发疽，属手少阳三焦经热者。"也认为此病因邪热困遏于三焦所致。吴谦等所著《医宗金鉴·外科心法要诀》曰："耳发三焦风热成，初椒渐若蜂房形，赤肿疼痛生轮后，黄脓属吉紫血凶。"不仅论述了断耳疮之病机，同时对其预后和转归进行了详尽论述。祁坤《外科大成》亦载几近相同论述，其曰："痛疽，生于耳轮，初起如胡椒，渐大如蜂房，紫赤肿痛，由三焦经风热所致。"易凤翥《外科备要》曰："耳发，生耳摺间，连耳轮通肿，甚则脓串耳窍，属手少阳三焦风热相搏而成。"认为风热循手少阳三焦经搏结耳廓而发病。

3. 肝胆火炽，燔灼耳廓

素嗜辛辣厚味，火热蕴积于内，复感邪毒，内应于肝胆，内外合邪，上灼耳壳；或断耳疮早起失治，邪毒壅盛，入侵肝胆，内外热毒燔灼耳廓，火炽肉腐，发为本病。明代申斗垣《外科启玄》曰："耳发疽，乃足少阳胆经，其经多气少血，其疽发于鬓下耳旁近脸，悬厘、主客二穴上，不五六日渐长蜂窝，皮紫焰热如火灼痛。"胆经气郁化火，上灼耳廓发为断耳疮。明代医家孙志宏所著《简明医彀》曰："《经》曰：耳为肾之外候。又曰：肾通窍于耳。亦因大怒，动厥阴肝经，风热燥火，疮生耳轮，作热痛痒。"认为此种疾病的病因病机在于情志过极，暴怒伤肝，气机郁滞化热生风，疮生于耳轮，文中转述《黄帝内经》有关耳与肾关系的论述，可知作者认为此病的发生应与肾脏有关。

4. 心肾湿热，邪扰耳廓

《万氏秘传外科心法》载有："耳发生于耳门边，乃心肾湿热所生。其病有三：曰箪耳，曰痔耳，曰湿耳。"提出断耳疮乃因心肾湿热而致。

（三）证候分类

历代医家对断耳疮证候分类的表述：①风热外袭；②三焦风热；③肝胆火炽；④心肾湿热。

（四）治疗

历代中医著作，尤其外科古代医籍多载此病之治法方药。因本病发病急骤，故应及时采用大剂量清热解毒之药，攻专力猛，内外同治，以迅速控制病情，免遗后患，因此概括总结各家所述治疗之法，对临床此类疾病的治疗和学术研究有较大的意义。现将治法概括分述如下：

1. 清三焦风湿热邪

各代医家将断耳疮病因病机归属于"三焦风热"者十之八九，所以治疗也多数从清三焦风湿热邪论述。《吴氏医方汇编》载有："生于耳轮者，为耳发……疼痛彻心，以芩连消毒饮主之。"本方以《外科正宗》方"七星剑"与《医宗金鉴》方"五味消毒饮"、《外台秘要》方"黄连解毒汤"化裁制方。芩连消毒饮以芩连为君，直折上焦心火；金银花合野菊花为治疗之圣药，连翘清上焦诸热，解毒疗疮；紫花地丁入心肝二经，凉血解毒，清热消肿，合半枝莲消解疗毒，力专功宏，以苦寒之品速清三焦风湿热邪。《外科大成》曰："生于耳轮，初起如胡椒，渐大如蜂房，紫赤肿痛，由三焦经风热所致。宜卫生散或加升麻、桔梗，壮者贵金丸之下之。"卫生散以琥珀、天竺黄、钩藤、毛慈菇、朱砂、僵蚕、红参、千金子霜、重楼、牛黄、大戟、五倍子、雄黄、麝香、珍珠等，辟秽，清热解毒，解痉镇静。贵金丸以大黄、白芷清肺胃实热。不仅提出清三焦湿热之"卫生散",还对原方进行了加减以增其疗效,同时考虑到患者体质这一因素而因人制宜。《外科备要》有言:"属手少阳三焦经热者,宜凉膈散。"提到可用凉膈散疗三焦经热。凉膈散方中连翘轻清透散,长于清热解毒,清透上焦之热,故为君药。黄芩清透上焦之热,清透胸膈之热,栀子清利三焦之热,通利小便,引火下行,大黄、朴硝泻下通便,故为臣药。薄荷清利头目、利咽,竹叶清上焦之热,故为佐药。诸药合用,以清热解毒,泻火解毒,清上泻下。《万氏秘传外科心法》云:"耳疮发生于耳门边,乃心肾湿热所生……俱先用清肝流气饮,后用定痛降火饮。"清肝流气饮以前胡、枳壳、桔梗、甘草、白芷、石膏、羌活、芍药、荆芥、薄荷、防风、黄芪清热解毒,消除疮疡。不仅叙述了断耳疮心肾湿热的病机,并提到以"清肝流气饮""定痛降火饮"治疗,两方均含有柴胡、前胡、防风、甘草、白芷、羌活、升麻,诸药合用升清降浊、透邪外出,以清利湿热。

2. 其他疗法

纵观历代医家所述,外敷法为治疗断耳疮之重要辅助疗法。《医宗金鉴·外科心法要诀》载"二味拔毒散方"以治疗断耳疮,其曰:"此散治风湿诸疮,红肿痛痒,疥癣(癣音费)等疾,甚效。"又载:"明雄黄、白矾(各等分)为末,用茶清调化,鹅翎蘸扫患处,痒痛自止,红肿自消。"方以雄黄、白矾解毒疗疮。易凤翥《外科备要》亦载"二味拔毒散",其曰:"外敷二味拔毒散,其余治法同上耳根毒。"均为外敷治疗断耳疮之相关记载。

总览历代医籍中关于断耳疮之论述,可知其与环境气候、饮食习惯、情志喜怒皆息息相关,以上整理概括历代重要医籍中关于断耳疮之病名、病因病机及治法方药,为后世医家治疗此病提供重要思路,为当今临床提供参考。

(汤丹月　王晨彤)

耳根毒源流考

金代窦汉卿《疮疡经验全书》载有"耳根痈"之述,而耳根毒作为病名首见于明代王肯堂《证治准绳》,其中载有较多耳根毒之相关病案,认为耳根毒之发病与胆经及三焦经有关。耳根毒之临床表现均以耳下肿痛为主,但因其病因病机不同,治法方药亦不尽相同,故整理概括各代医家之精粹,以期为当今临床提供借鉴。

(一)病名

"耳根毒"一词自明代沿用至今,历代医家在不同阶段对耳根毒有着不同的认识和记载,但均认为其是以耳根红肿疼痛为主要表现的一类耳部疾病,外观亦可见耳根部痰核或结核。

历代医家对于耳根毒病名之记载,主要因病位不同而有所差别。金代窦汉卿《疮疡经验全书》言:"耳根痈受在肾经络,怒气伤心,凝滞肝经。"认为其病位在肾经,波及心肝,名为耳根痈。与窦汉卿不同,明代王肯堂《证治准绳》曰:"是名耳根毒。状如痰核,按之不动而微痛,属足少阳胆经,兼三焦经风热所致。"指出病位在胆经兼三焦经者,名为耳根毒。明代龚居中《外科活人定本》云："耳根痈……此症生于耳珠之下，牙根之上，乃少阳阳明火旺而然。"认为耳根痈亦可由"少阳阳明火旺"所致。万密斋宗龚氏之说，于《万氏秘传外科心法》言："耳根痈生于耳根下牙根上，乃少阳阳明火甚而然。"

（二）病因病机

总览历代医家关于耳根毒病因病机之诸多论述，可见其因多种因素导致，如外感邪气、情志失调、久病体虚等，均为耳根毒发病之重要因素。耳根毒有虚实之分，实证者多由风热毒邪侵犯肝胆，或怒而化火，肝胆郁热，热邪壅盛，循经上攻，毒聚耳周所致。虚证者多因劳倦损气，气衰则火旺，或正气不足，邪热乘虚而入所致，即所谓"正气存内，邪不可干；邪之所凑，其气必虚"。可见，外因、内因皆可致耳根毒，现分别论述。

1. 经络有邪，热毒壅盛

窦汉卿《疮疡经验全书》言："耳根痈受在肾经络，怒气伤心，凝滞肝经，风热壅盛成毒也。"认为肾经，并连及心肝二经风热壅盛导致耳根痈。明代王肯堂《证治准绳》云："是名耳根毒。状如痰核，按之不动而微痛，属足少阳胆经，兼三焦经风热所致。"认为耳根毒是因其胆经兼三焦经有风热而致。龚居中《外科活人定本》曰："此症生于耳珠之下，牙根之上，乃少阳阳明火旺所致。"初步对耳根痈之发病部位加以描述，且认为其产生乃少阳、阳明火旺所致。明代万密斋《万氏秘传外科心法》亦有相似论述。此后，清代医家大多受王肯堂影响，认为耳根毒由胆、三焦二经风热壅盛所致。郑玉坛《郑氏彤园医书四种》言："耳根毒，生两耳垂后偏上缝中，属三焦风火兼胆经怒气凝结而成。"吴谦等于《医宗金鉴》中亦提及："耳根毒初痰核形，肿如伏鼠焮赤疼，三焦风火胆怒气，暴肿溃速非疽痈。"指出耳根毒初成形如痰核，状如伏鼠，焮赤疼痛，暴肿速溃。祁坤《外科大成》亦从王肯堂之说。吴杖仙《吴氏医方汇编》曰："生于耳根，状如核桃，重按而微痛者，为耳根毒，属三焦、胆二经。"上述医家皆认为耳根毒病位在胆经与三焦经，由胆与三焦二经热毒壅盛所致。

2. 情志刺激，肝郁化火

耳根毒多可由郁怒而致。明代王肯堂《证治准绳》在论述耳根毒时记载有："一妇因怒，耳下肿痛……一妇因怒，耳下焮痛，头痛寒热。"此外亦有言："肝内主藏血，外主荣筋，若恚怒气逆，则伤肝，肝主筋，故筋蓄结而肿，须要自加调摄，庶可免患，否则肝逆受伤，不能藏血，血虚则难瘥矣。"认为郁怒导致人体气机逆乱而伤肝，一则肝郁而化火，火热循经上攻耳下，发为耳根毒；二则使肝主筋功能失调，耳根部筋脉蓄结发为红肿；三则使肝藏血功能受损，不能藏血以致血虚，血虚则耳根毒难以治愈。清代祁坤《外科大成》亦有类似描述，曰："耳根毒生于耳根……盖肝者，内主藏血，外主荣筋，怒则气逆，故筋蓄结肿。"习承王肯堂之说。

3. 劳伤虚损

《证治准绳》曰："一人劳倦，耳下焮肿，恶寒发热……一人远途劳倦，发热，脉大无力，耳下患肿，此劳损也……夫劳倦损气，气衰则火旺，火乘脾土，故倦怠而热，此元气伤也。"指出过度劳累会导致脏腑气血受损，阴阳失和，使正气亏损，邪热乘虚而入，或气血受损，气衰火旺，热毒壅聚耳周发为耳根毒。

（三）证候分类

历代医家对耳根毒证候分类的表述：
（1）实证：①热毒攻耳；②肝胆郁热；③气血壅滞。
（2）虚证：①气血两虚；②中气不足。

（四）治疗

耳根毒分类较少，其治法在历史著作中多见反复论述，为尽量还原原貌，经古代医籍文献的整理，现将治法概括为以下几类，兹分述如下。

1. 辨证论治

（1）发汗解表：若正气不足而又感受毒热之邪，邪气闭于体表，以致营卫不通而生痈肿，可通过发汗之法调营卫、和阴阳。明代《证治准绳》以乌金散或荆防败毒散发汗解表，使营卫调，阴阳和，则痈肿消。清代高秉钧《疡科心得集》有言："耳根痈，初起根盘坚肿……斯时疏解散邪，得汗则消。"书中虽未提及具体用方，却亦认为可以用发汗法疏解散邪，治疗耳根毒。吴谦等《医宗金鉴·外科心法要诀》载："耳根毒生在耳垂后偏上缝中……初起寒热往来，宜服荆防败毒散汗之。"亦以荆防败毒散发汗治疗耳根毒，方中荆芥、防风、羌活发散风寒，柴胡疏散退热，独活祛风湿解表，橘皮、枳壳、川芎理气，前胡、桔梗化痰，茯苓利湿，诸药合用，共奏疏风解表、败毒消肿之效。

（2）和解少阳：《证治准绳》有言："一人每怒耳下肿，或胁作痛，以小柴胡汤加青皮、红花、桃仁四剂而愈。一女性急好怒，耳下常肿痛，发寒热，肝脉弦急，投小柴胡加青皮、牛蒡子、荆芥、防风而寒热退，更以小柴胡汤对四物数剂而肿消。"指出耳根毒兼有胁肋作痛或往来寒热，宜用和解少阳之小柴胡汤治之。清代高秉钧《疡科心得集》言："耳根痈……如寒热无汗，即用小柴胡汤加制蚕、角刺攻透之。"方中君药柴胡苦平，入肝胆经，透泄少阳之邪，并能疏泄气机之郁滞。

（3）清热解毒：外感风热毒邪，上攻头面，气血壅滞，毒聚耳周，乃致耳下肿痛，发为痈肿，因此，耳根毒的治疗尤其重视清热解毒。明代龚居中《外科活人定本》云："耳根痈，此证生于耳珠之下……宜泄二经之热，用清热消毒饮治之。"认为感受风热毒邪引起的耳根毒，须以清热消毒饮清热解毒，泻少阳、阳明二经之热，方中柴胡入少阳，疏散退热，升麻清热解毒，黄连、黄柏清热燥湿，泻火解毒，石膏清热泻火，白芷、防风、羌活解表散风，玄参、生地清热凉血，配以川芎活血行气，祛风止痛。明代万密斋《万氏秘传外科心法》亦有相似论述。

（4）通里攻下：《证治准绳》曰："壮实者，一粒金丹下之。"以一粒金丹治疗因营气壅滞引起的耳根毒。方中巴豆霜用量最大，用以峻下，沉香、木香、乳香各五分以行气止痛。清代祁坤《外科大成》言："耳根毒……或贵金丸下之。"方中以一斤大黄为君药泻下攻积，配以白芷十两消肿排脓，亦以下法治疗耳根毒。

（5）散结消痈：《证治准绳》言："是名耳根毒……用活命饮加升麻、柴胡，水酒煎服。"同样《医宗金鉴·外科心法要诀》亦论述："发热痛甚者，仙方活命饮消之。"此方消清并举，寓清热解毒于散结消肿、活血行气、透脓溃坚之中，罗美称"此疡门开手攻毒之第一方也"。方中金银花清热解毒，消痈散结；防风、白芷祛风除湿，排脓消肿；当归尾、赤芍、乳香、没药活血散瘀，消肿止痛；贝母、天花粉、陈皮清化痰热以散结消肿；穿山甲、皂角刺溃脓消肿；甘草清热解毒。诸药相合使热清、瘀化、痰消，则痛肿可消。清代祁坤《外科大成》云："耳根毒生于耳根……宜卫生散，或加升麻、柴胡。"卫生散以羌活、防风、白芷解表散风，消肿排脓；穿山甲、僵蚕溃脓散结；蝉蜕疏散风热；乳香、没药活血消肿生肌；石决明平肝明目；大黄清热泻火，活血祛瘀；配以沉香行气止痛，可用于外科一切疮证，不论阴阳表里虚实，未成已成者。

（6）补中益气：明代王肯堂《证治准绳》曰："一人劳倦，耳下焮肿，恶寒发热，头疼作渴，右脉大而软，当服补中益气汤……一人远途劳倦，发热，脉大无力，耳下患肿，此劳损也，宜补中益气、养荣汤，自然热退肿消。"以补中益气汤补中益气，方中重用黄芪为君，补中气、固表气，臣以人参大补元气，炙甘草补脾和中，君臣相伍，如《医宗金鉴》谓"黄芪补表气，人参补里气，炙草补中气"，可大补一身之气，对于治疗因劳损气虚火旺引起的耳根毒效果显著。

（7）托里透脓：清代吴谦等《医宗金鉴·外科心法要诀》言："耳根毒……脓成者服透脓散，虚者服托里透脓汤。"透脓散方中重用黄芪，甘温益气，托疮生肌；当归活血行血；川芎活血行气，化瘀通络；穿山甲、皂角刺善于消散穿透，软坚溃痈，诸药配伍，扶助正气，托毒透脓。托里透脓汤中以人参、黄芪益气补脱，以穿山甲、白芷溃疡排脓，益气外托与活血溃脓同用。对于因气血两虚，不能托毒外透而成疮痈脓成难溃者，治疗以补益气血，活血行滞，溃坚排脓为法，以扶助正气，托毒透脓。

（8）补虚敛疮：《医宗金鉴·外科心法要诀》载："耳根毒……若遇虚者，脓水清稀，或疮口敛迟，即服香贝养荣汤补之，自敛。"香贝养荣汤方中人参、白术、茯苓、甘草为四君子汤，以之补气；熟地、当归、白芍、川芎为四物汤，以之养血，气血两补，扶助正气；佐以桔梗、茯苓、贝母化痰凝，散积滞；以香附、陈皮行气消肿；生姜、大枣调和脾胃。此方适用于耳根毒溃后，毒邪虽去，但气血不足，阴阳亏虚，久不生肌收口之证。

2. 其他疗法

（1）艾灸疗法：艾灸是常用的外治法之一，对于治疗耳根毒颇有成效。明代龚居中《外科活人定本》曰："耳根痈……用艾灸颊车、肩井二穴，各灸三壮，甚妙。"认为耳根毒初起时灸颊车、肩井二穴，促进痈肿消散。

（2）敷贴疗法：是应用中草药制剂，施于皮肤、孔窍、腧穴及病变局部等部位的治病方法，以达到调营卫、和气血的功效，尤适用于老幼虚弱之体，攻补难施之时或不便服药之症。明代万密斋《万氏秘传外科心法》曰："耳根痈生于耳根下牙根上……初起用神仙敷毒失笑饼。"认为耳根毒初起时贴敷神仙敷毒失笑饼（黄泥一大团，连根葱一大把，蜂蜜一钟，雄黄一钱）可使之消退，用时上四味"共为末，捣成泥饼，敷毒上，如干即换之，能治男女一切痈疔肿毒。初起用此敷贴，消肿退热，神效"。清代吴谦等《医宗金鉴·外科心法要诀》云："此证生于耳后……溃后外撒红灵药，贴太乙膏；脓尽换搽生肌玉红膏，生肌敛口。"太乙膏方用大黄、土木鳖、阿魏、轻粉等消肿散结，乳香、没药、当归、赤芍、白芷等活血止痛，共奏清火消肿与拔毒生肌之功。生肌玉红膏中白芷消肿排脓，甘草补脾和中，当归身活血止痛，血竭敛疮生肌，轻粉攻毒敛疮，合以紫豆、白蜡、麻油，用以生肌止痛，解毒消肿。两方可用治耳根毒溃后及脓尽后敷贴疮口来促其速溃和生肌敛口，促进愈合。

（3）手术疗法：清代高秉钧《疡科心得集》云："耳根痈……俟开刀出脓，肿消热退而安。"

首次提出用手术法开刀出脓，现代治疗本病多主张手术治疗，以"切开排脓，引毒外泄"。

综上所述，历代医家对耳根毒一病论述言简意赅，本文论述了耳根毒的病名、病因病机、证候分类及辨证论治，对临证治疗有着重要的意义。

（庞　华　王晨彤）

耳鸣源流考

早在秦汉时期《黄帝内经》中即有耳鸣之相关论述，但晋代以前，诸医家仅将其作为症状描述。隋代巢元方《诸病源候论》列"耳鸣候"，自此"耳鸣"始为一病，该书指出肾虚或风邪外袭为其致病机制；至唐代，耳鸣之辨证论治始有发展，宋至金元时期，其病机治法逐渐完善，迨至明清，渐成体系。纵观历代古籍，关于耳鸣之论述颇多，现从病名、病因病机、证候分类及治疗等方面进行整理研究，考察其学术脉络和规律，颇有意义。

（一）病名

耳鸣是指以外界无声源而患者自觉耳中鸣响为病症特点的一种耳病，可发生于单侧或双侧，患者自觉鸣响来自头颅内部者，称为"颅鸣"或"脑鸣"，多由双侧耳窍同时耳鸣，音调相同，频率一致所致。

秦汉时期《黄帝内经》载有"耳鸣""耳数鸣""耳中鸣""脑转耳鸣"之述，但其仅为一种症状，如《素问·脉解》云："所谓耳鸣者，阳气万物盛上而跃，故耳鸣也。"提到阳气上跃所致者为耳鸣。《灵枢·决气》亦云："液脱者，骨属屈伸不利，色夭，脑髓消，胫酸，耳数鸣。"将耳鸣作为液脱所致之症状。晋代王叔和《脉经·胃虚》称之为"虚鸣"，其曰："右手关上脉阳虚者，足阳明经也……虚鸣。"皇甫谧《针灸甲乙经》载有耳鸣相关论述，但未将耳鸣与耳聋截然分开，其曰："耳聋鸣，头颔痛。"以上历代医籍均将耳鸣作为一种症状描述。隋代巢元方《诸病源候论》列"耳鸣候"，自此"耳鸣"始为一病。宋代杨士瀛《仁斋直指方论》称之为"虚鸣"。金元时期，朱丹溪《丹溪心法》沿用此说，但称耳鸣为"虚聋"，明代董宿《奇效良方》将"虚聋"改称"虚鸣"。清代沈金鳌《杂病源流犀烛》亦沿用丹溪之论。

（二）病因病机

耳鸣常伴发于多种疾病的发病过程中，其病因病机多而复杂，但当先分虚实。但耳鸣之发，有如风动之象，故无论其病机何如，均与风邪有关。耳为宗脉之所聚，风为百病之长，入于经脉，随脉入耳，与气相击，发为耳鸣。总览历代医籍关于耳鸣之相关论述，现就其诸多病因病机，撷述如下。

1. 外感风邪，风气相击

素体正虚，风邪乘虚外袭，风气相击，可致耳鸣。秦汉时期，《素问·六元正纪大论》曰：

"厥阴司天之政……天政布，风乃时举，民病泣出，耳鸣掉眩。"指出厥阴司天之时，风病行于上可致耳鸣。隋代巢元方《诸病源候论》云："小儿头脑有风者，风入乘其脉，与气相击，故令耳鸣。"亦云："小儿耳鸣及风掣痛……其风染而渐至，与正气相击，轻者动作儿微，故但鸣也。"综上可见，耳为宗脉之所聚，正气亏虚，风邪随脉入耳，风气相击，可发耳鸣。唐代王焘《外台秘要》及宋代官修《太平圣惠方》中亦有"风邪乘虚，随脉入耳"而致耳鸣之相关记载。宋代杨士瀛《仁斋直指方论》曰："耳触风邪，与气相搏，其声嘈嘈，眼或见光，为之虚鸣。"金元时期，朱丹溪《丹溪心法》曰："耳触风邪，与气相抟，其声嘈嘈，眼见光，为之虚聋。"

2. 肾气亏虚，或加风邪外袭

隋代巢元方《诸病源候论》云："肾气通于耳，足少阴，肾之经，宗脉之所聚。劳动经血，而血气不足，宗脉虚，风邪乘虚随脉入耳，与气相击，故为耳鸣。"宋代官修《圣济总录》在前人基础上进一步提出肾气亏虚，加之风邪外袭，则气脉内结，发为耳鸣之论，其曰："肾气既虚，风邪干之，复以思虑劳心，气脉内结，不得疏通，则耳内浑焞与气相击而鸣。"明代戴思恭《秘传证治要诀及类方》曰："肾经久虚，耳中潮声、蝉声无休止时。"以潮声、蝉声为喻，形象生动。清代沈金鳌《杂病源流犀烛》沿用巢元方之观点，亦有风邪乘虚而入而致耳鸣之记载，其曰："肾气虚，宗脉虚，风邪乘入而鸣。"

3. 痰火内蕴

痰火内蕴，上扰耳窍，可致耳鸣。金元时期，朱丹溪《丹溪心法》曰："多饮酒之人耳鸣。"亦曰"耳鸣因酒过者"，意为酒家多饮，日久则成痰热体质，痰热上扰耳窍，则发为耳鸣。明代王纶《明医杂著》载"痰火上升，郁于耳中"之耳鸣，其曰："耳鸣证，或鸣甚如蝉，或左或右，或时闭塞，世人多作肾虚治，不效。殊不知此是痰火上升，郁于耳中而为鸣，郁甚则壅闭矣。"李梴《医学入门》曰："痰火，因膏粱胃热上升，两耳蝉鸣，热郁甚，则气闭渐聋，眼中流火。"提到嗜食肥甘厚味，则胃热亢盛，热郁耳窍，则致耳鸣，甚者为聋。赵献可《医贯》亦沿用王纶观点。

4. 肝胆火热

肝失条达，郁而化火，或肝阳上亢，上扰耳窍，均可导致耳鸣。《素问·六元正纪大论》曰："少阳所至，为喉痹耳鸣。木郁之发，为耳鸣旋转，目不识人。"肝主疏泄，为将军之官，若肝失条达，郁而化火，上扰清窍，致耳鸣眩转。明代王纶《明医杂著》曰："多先有痰火在上，又感恼怒而得，怒则气上，少阳之火客于耳也。"认为素有痰火，怒则气上，火随气升，客于耳窍，发为耳鸣。清代陈士铎《辨证录》中进一步提出，胆火、风火相兼，风乘火势，火助风威，发为耳鸣，其曰："其内如沸汤之响，或如蝉鸣，此少阳胆气不舒，而风邪乘之，火不得散，故生此病……盖胆受风火之邪，烁干胆汁，徒用祛风泻火之汤，则胆汁愈干，胆火益炽，火借风威，愈肆焚烧，而其病转甚矣。"并指出徒用祛风泻火之品可加重病情。

5. 肝气上逆

清代喻昌《寓意草》曰："不知阴气至上窍，亦隔一膜，不能越出窍外，止于窍中汩汩有声，如蛙鼓蚊锣，鼓吹不已。以故外入之声，为其内声所混，听之不清。若气稍不逆上，则听稍清；气全不逆上，则听全清矣。"以蛙鼓蚊锣为喻，形象生动地描绘了耳鸣之象，并指出其肝气上逆之机制。

6. 肺胃气虚

晋代王叔和《脉经》载有"手太阴与阳明俱虚"而致"耳鸣"之论，其曰："右手寸口气口以前脉阴阳俱虚者，手太阴与阳明经俱虚也。病苦耳鸣嘈嘈。""阴阳俱虚"即浮取、沉取皆脉来虚弱，即肺胃俱虚之义，而肾开窍于耳，肾水相声，肺气虚则水生不足，胃气虚则气血生化乏源，耳窍失养，故为耳鸣。

7. 脾胃气虚

《灵枢·口问》曰："耳者，宗脉之所聚也，故胃中空则宗脉虚，虚则下溜，脉有所竭者，故耳鸣。"《素问·通评虚实论》曰："头痛耳鸣，九窍不利，肠胃之所生也。"脾胃为水谷之海、气血生化之源，若脾胃虚弱，则脉中气血亏虚，不足以上濡耳窍，则可发为耳鸣，此亦即《灵枢·口问》所云"上气不足，脑为之不满，耳为之苦鸣"之意。晋代王叔和《脉经》云："右手关上脉虚者，足阳明经也。病苦寒……虚鸣。"右手关上脉，候脾胃之气，其脉虚，则脾胃不足，可致虚鸣。金元时期，李东垣《脾胃论》认为耳鸣可因脾胃虚弱，上焦之气不足，胃脾之气下溜所致。

8. 肾精不足

先秦至隋，诸多医家认为耳鸣乃肾精不足所致。《灵枢·海论》曰："髓海不足，则脑转耳鸣。"《灵枢·脉度》亦载："肾气通于耳，肾和则耳能闻五音矣。"由此可见，肾藏精，开窍于耳，肾主骨生髓，肾精通于脑，因此肾精亏虚，耳无所养，可致脑髓消、耳鸣。隋代巢元方《诸病源候论》载有五风生五虫，五虫伤五脏，虫入骨髓，食人肾，则肾虚耳鸣之述，其云："凡风病，有四百种。总而言之，不出五种，即是五风所摄……所谓五种风生五种虫，能害于人……此五种风，皆是恶风，能坏人身，名曰疾风。入五脏，即与脏食。人虫生，其虫无量，在人身中，乃入骨髓，来去无碍……食人肾，耳鸣啾啾，或如雷声。"并记载两种耳鸣之状，有似啾啾，有似雷声，即或低或高，生动形象。《诸病源候论》亦云："寒食药得节度者，一月转解，或二十日解……其失节度者……或耳鸣如风声，汁出，坐自劳出力过矣，房室不节，气迸奔耳故也。"指出寒食入胃，失治或误治，加之过劳体虚或房室不节而致耳鸣。《诸病源候论》亦云："肾与膀胱合，病苦耳鸣。"此外，此书亦提及"肾气不足"可致耳鸣之论，其曰："肾气不足……耳鸣苦聋，是为肾气之虚也。"明代王纶《明医杂著》曰："若肾虚而鸣者，其鸣不甚，其人多欲，当见在劳怯等症。"综上可见，房室不节，或劳伤气血，则肾精亏虚，耳窍失养，均可导致耳鸣。

9. 虚火上炎

迨至金元时期，朱丹溪《丹溪心法》载："耳内哄哄然，亦是阴虚。"自此，诸医家逐渐认识到肾阴亏虚亦可导致耳鸣。刘完素《素问玄机原病式·六气为病》曰："耳为肾窍，交会手太阳、少阳、足厥阴、少阴、少阳之经。若水虚火实，而热气上甚，客其经络，冲于耳中则鼓其听户，随其脉气之微甚而作诸音声也。经言：阳气上甚而跃，故耳鸣也。"提到肾水亏虚，水不制火，火热上扰耳中，与脉气相搏而作声，发为耳鸣。明代虞抟《医学正传》曰："夫肾之为脏，水脏也……其或嗜欲无节，劳役过度，或中年之后，大病之余，肾水枯涸，阴火上炎，故耳痒耳鸣，无日而不作也。或如蝉噪之声，或如钟敲之响，甚为可恶，早而不治，渐而至于龙钟，良可叹哉！"提到肾为水脏，又寄相火，若肾水不足，相火携君火上攻，则耳痒或耳鸣，并以蝉噪之声、钟敲之响为喻，生动形象地描述耳鸣发作之声。赵献可《医贯》云："耳中哄哄然，是无阴也。"即肾阴亏虚所致耳鸣。《景岳全书》详细阐释肾阴不足所致耳鸣之机制，其曰："故人于中年之后，每多耳鸣，如风雨，如蝉鸣，如潮声者，是皆阴衰肾亏而然。经曰：人年四十而阴气自半。半，即衰之谓也。"清代陈士铎亦持虞抟之观点，进一步提出水火不能既济，心肾不交之耳鸣，其在《辨证录》中曰："倘肾火大旺，则心畏肾炎，而不敢下交；心火过盛，则肾畏心焰，而不敢上交矣。二者均能使两耳之鸣。"并载有"心不交肾耳鸣轻，肾不交心耳鸣重"之论。

10. 肾阳亏虚

明代赵献可《医贯》载有阳虚耳鸣之状，其曰："耳中潮声蝉声无休止时，妨害听闻。"张景岳《景岳全书》以《易经》解释肾阳亏虚所致耳鸣之机制，其曰："《易》曰：坎为耳。盖坎之阳居中，耳之聪在内，此其所以相应也。今老人之耳，多见聪不内居，而声闻于外，此正肾元不固，阳气渐涣之征耳。欲求来复，其势诚难，但得稍缓，即已幸矣。"即肾元不固，阳气渐涣，则耳鸣即作。

（三）证候分类

历代医家对耳鸣证候分类的表述：①风寒闭耳；②风热侵耳；③风热外袭；④痰火壅耳；⑤痰火壅结；⑥肝火犯耳；⑦肝火上扰；⑧肝阳扰耳；⑨阳盛内热；⑩血虚血瘀；⑪血瘀耳窍；⑫脾气虚弱；⑬脾胃气虚；⑭心脾两虚；⑮心血不足；⑯肾精不足；⑰肝肾阴虚；⑱肾阳亏虚；⑲肾元亏虚。

（四）治疗

晋代之前，诸医家多以针刺、导引等法治疗耳鸣。葛洪《肘后备急方》载有塞耳之外治法。隋至金元，随着对耳鸣病因病机认识的加深，其治法亦逐渐丰富，诸医家多以内治法为主，外治法为辅，从肝火、肾虚、脾虚、血瘀等方面论治耳鸣。明代赵献可在《医贯》中提出耳鸣有虚火上浮与实火上攻之别，其曰："午前甚者，阳气实热也。"又曰："午后甚者，阴血虚也。"为后世医家以虚实论治耳鸣奠定基础，至明清时期，形成较为完善的辨证论治体系。现将其治法加以总结归纳，陈述如下：

1. 辨证论治

（1）疏风宣肺，散邪通窍：宋代杨士瀛《仁斋直指方论》载有"芎芷散"，其曰"治风入耳虚鸣"，以白芷、紫苏茎叶等祛风解表，苍术、陈皮、半夏以燥湿散邪，伍厚朴以宽中，石菖蒲开窍，佐以桂枝、细辛散寒，甘草调和诸药。后明代《普济方》亦引用杨氏观点，并沿用至今。

（2）疏风清热，散邪通窍：东晋陈延之《小品方》有云："远志汤，心气不定，惊悸，言

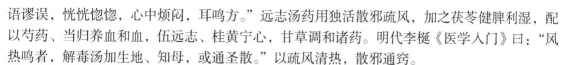

语谬误，恍恍惚惚，心中烦闷，耳鸣方。"远志汤药用独活散邪疏风，加之茯苓健脾利湿，配以芍药、当归养血和血，伍远志、桂黄宁心，甘草调和诸药。明代李梃《医学入门》曰："风热鸣者，解毒汤加生地、知母，或通圣散。"以疏风清热，散邪通窍。

（3）疏泄肝胆，祛风泻火：清代陈士铎《辨证录》以"疏胆祛风泻火"之法治疗"耳内如沸汤之响，或如蝉鸣"，方用润胆汤，陈氏认为，胆病肝必病，平肝则胆亦平，故药用当归、白芍，养血滋阴柔肝胆，柴胡、栀子亦疏肝胆，肝血自旺，胆汁自濡，加之天花粉逐痰，则风火无党。用菖蒲通耳中之窍，引玄参以退浮游之焰，自然风火渐祛，上焦清凉，而耳病随愈；此书亦载止鸣丹，其曰："此症用止鸣丹亦效。"止鸣丹方中柴胡、白芍以柔肝滋阴，生地、麦冬更能滋阴降火，加之炒栀子屈曲下行，菖蒲开耳之窍，茯苓、半夏以祛痰，诸药合用，疏风平肝，滋阴降火，与润胆汤有异曲同工之效。

（4）补肾益气，疏风散邪：宋代《圣济总录》载有以牛膝煎丸治"肾气虚弱，风邪干之，上攻于耳，常作耳鸣，以至重听"。以牛膝、海桐皮、五加皮、骨碎补等相配伍，补肾之虚，且引火下行，伍防风、独活、麻黄等解表、祛风，配当归、乳香、没药、赤芍等以活血通络，伍地龙、赤箭等以祛风通络，佐以少量理气、温阳之品，共奏补肾益肾、疏风散邪之功。清代沈金鳌《杂病源流犀烛》云："肾气虚，宗脉虚，风邪乘入而鸣，须先祛邪下气，宜五苓散加枳、橘、姜、苏。"提倡先以五苓散加枳、橘、姜、苏祛其邪。

（5）清热化痰，和胃降浊：金元时期，朱丹溪《丹溪心法》有云："耳鸣因酒过者，大剂通圣散加枳壳、柴胡、大黄、甘草、南星、桔梗、青皮、荆芥。"以疏风清热，化痰通窍。此外，朱氏亦载行气泻热法治疗饮酒所致耳鸣，其曰："多饮酒之人耳鸣，木香槟榔丸。"木香槟榔丸药用大黄苦寒泻热，配以枳实行气化滞，神曲消食，伍黄连、黄芩清热燥湿，茯苓、泽泻甘淡渗湿、加之白术健脾燥湿，诸药合用，共奏清热祛湿、消食导滞之功。明代王纶《明医杂著》治疗耳鸣，载有"清痰降火"之法，其曰："耳鸣证，鸣甚如蝉，或左或右，或时闭塞，世人多作肾虚治，不效。殊不知此是痰火上升，郁于耳中而为鸣，郁甚则壅闭矣。若遇此症，但审其平昔饮酒厚味，上焦素有痰火，只作清痰降火治之。"李梃《医学入门》有云："痰火鸣甚，当归龙荟丸。"以清肝泻火，清热化痰。清代沈金鳌《杂病源流犀烛》则在其基础上加入胆南星、青皮之类，以增其理气化痰之效，其曰："痰火上升而鸣，须理痰清火，宜加减龙荟丸、通明利气汤、复聪汤。"

（6）活血化瘀，清热通窍：金元时期，朱丹溪《丹溪心法》曰："气实，入槟榔丸或神芎丸下之。"明代王肯堂《证治准绳》云："耳鸣耳聋，内有污血，宜柴胡聪耳汤。"以疏肝活血，清热通窍；亦云："若午前甚者，阳气实热也，小柴胡加黄连、山栀。"以疏肝理气，清热凉血。

（7）健脾益气，升清通窍：金元时期，李东垣《脾胃论》曰："耳聋耳鸣，目中流火，视物昏花……嗜卧无力，不思饮食，调中益气汤主之。"以补益脾胃，理气健脾。明代王肯堂《证治准绳》在《脾胃论》"补中益气汤"基础上加升举阳气之品，使耳窍得养，耳鸣可愈，其曰："阳气虚，用补中益气汤加柴胡、山栀。"《医学入门》曰："挟湿，神芎丸，或青木香丸。"以健脾祛湿，理气通窍。

（8）清肝泻火，滋肾益阴：清代喻嘉言《寓意草》载有"清肝滋肾"法治疗耳鸣，其曰："阴气走下窍，而上入于阳位，则有窒塞耳鸣之候。故人当五十以外，肾气渐衰于下，每每从阳上逆。而肾之窍开于耳，耳之聪司于肾。肾主闭藏，不欲外泄。因肝木为子，疏泄母气而散于外，是以谋虑郁怒之火一动，阴气从之上逆，耳窍窒塞不清。"方中大意，以磁石为主，以其重能达下，性主下吸，又能制肝木之上吸故也，伍地黄、龟甲胶滋阴之药辅之，更用五味子、山茱萸之酸收之，令阴气自旺于本宫，不上触于阳窍，耳鸣即止。陈士铎《石室秘录》曾载"止喧丹"治疗"肾水耗尽，又加怒气伤肝"所致"耳中闻蚂蚁战斗之声者"，方中纯是补肾平肝之药，熟地、山茱萸补肾滋肾，白芍、麦冬养肝肾之阴，配以白芥子化其痰，使补而不滞，诸药合用，补肾固精，平肝滋阴。叶天士《临证指南医案》云："如心肾两亏，肝阳亢逆，与内风上旋蒙窍而为耳鸣暴聋者，用熟地、磁石、龟甲、沉香、二冬、牛膝、锁阳、秋石、山萸、白芍，味厚质重之药，壮水制阳，填阴镇逆，佐以酸味入阴，咸以和阳为主。因症施治，从虚从实，直如疱丁之导窾矣。"每获良效。

（9）补肾法

1）补益肾气：《诸病源候论》曰："肾气不足……耳鸣苦聋，是为肾气之虚也，宜补之。"即补肾气以治耳鸣。《太平惠民和剂局方》曰："耳鸣者，黄芪丸立效。"以治肾气虚衰、耳窍失养之耳鸣。《圣济总录》云："治肾气虚弱，气奔两耳作声，甚则成聋，磁石散方。"金元时期，《丹溪心法》载"小菟丝子丸"可治"肾气虚损，目眩耳鸣"。小菟丝子丸药用石莲肉、菟丝子、山药以补肾益精，配以白茯苓淡渗利湿，共奏补肾益肾之功。明代戴思恭《秘传证治要诀及类方》曰："肾经久虚，耳中潮声、蝉声无休止时，妨害听闻者，常坠气，补肾正元饮，咽黑锡丹，间进安肾丸。"均为补益肾气以疗耳鸣之论述。

2）补肾助阳：唐代孙思邈《备急千金要方》曰："治肾虚寒，腰脊苦痛，阴阳微弱，耳鸣焦枯方。"此方中羊肾、杜仲、桂心补肾益精，温补肾阳，生地汁、生天门冬汁养阴滋肾，伍当归以和血止痛，加白术、麦曲、干姜、地骨皮、五味子等，诸药合用，补肾助阳，滋而不腻。宋代王怀隐《太平圣惠方》云："治肾脏虚损，头昏耳鸣……骨萎不能行立，宜服石斛丸方。"石斛丸方药用石斛、汉椒、硫黄、杜仲、楮实、柏子仁、补骨脂、续断、鹿茸、桂心、巴戟天、附子，以温肾壮阳，兼滋养肾阴。《圣济总录》云："治肾劳虚后，耳常闻钟磬风雨之声，补肾，鹿茸丸方。"亦云："治肾虚耳内作声，或如蝉噪，或如风水声，诊其左手尺脉微而细，右手关脉洪而大，是其候也，石斛丸方。"以补肾壮阳。

3）滋肾益阴：《圣济总录》云："治肾虚热毒，乘虚攻耳，致耳内常鸣如蝉声，不可专服补药，龙齿散方。"龙齿散方药用龙齿、人参、远志、白茯苓、麦冬、丹砂、铁粉、龙脑、牛黄、麝香，以滋肾益阴，解其热毒。金元时期，李东垣《兰室秘藏》载"补益肾肝丸"以治"目中流火，视物昏花，耳聋耳鸣"。补益肾肝丸方中柴胡疏肝清热，生地滋肾益阴，羌活、苦参、防己清热祛风，佐以附子、肉桂，微微之火，以生肾气，当归养血和血。《丹溪心法》亦沿用此说。明代虞抟《医学正传》曰："大补丸，治耳鸣欲聋。"此处大补丸即大补阴丸，治疗肾阴不足之耳鸣。清代《辨证录》曰："忽然耳闻风雨之声，或如鼓角之响，人以为肾火之盛也，谁知是心火亢盛之极乎。"方用两归汤，以熟地、麦冬等补肾水，黄连、茯神等泻心火，心肾之气既交，上通于耳而耳鸣得止。

2. 其他疗法

（1）针灸疗法：针灸治疗耳鸣源远流长，效果显著。《黄帝内经》已有针刺治疗耳鸣之记载，并提出"燔针劫刺""缪刺""巨刺"等多种刺法，如《灵枢·厥病》曰："耳鸣，取耳前动脉。"《灵枢·经筋》曰："耳中鸣，痛引颔……寒热在颈者，治在燔针劫刺之，以知为数，以痛为输。"即"燔针劫刺"之法。《灵枢·口问》曰："上气不足，脑为之不满，耳为之苦鸣……补足外踝下，留之。"提到针刺昆仑穴并留针以治疗脾胃气虚所致耳鸣。晋代，耳鸣之针灸疗法进一步发展，《针灸甲乙经》曰："耳聋鸣，头颔痛，耳门主之……侬侬嘈嘈若蝉鸣，脸颊鸣，听宫主之。"与《黄帝内经》相比，穴位更加丰富，并增加局部取穴之理论。如《针灸甲乙经》有云："耳痛聋鸣，上关主之，刺不可深。"在此还提到不可深刺之注意事项；并运用五输穴调气血，疗疾病，其曰："耳聋鸣，下关及阳溪、关冲、液门、阳谷主之。"同时根据脏腑经络辨证选穴，如"耳鸣无闻，肩贞及腕骨主之"。此外，还提到针刺耳门、口禾髎、听宫、百会、颔厌、颅息、天窗、大陵、偏历、前谷、后溪、商阳、偏历等诸多穴位，涉及督脉、手三阳经、足少阳胆经、足厥阴肝经等多条经脉，对耳鸣进行全面调治；此外，皇甫谧在《素问》缪刺法的启发下提出"耳鸣取手中指爪甲上，左取右，右取左，先取手，后取足"之观点。宋代王执中《针灸资生经》认为针灸治耳鸣亦必须辨证，其曰："人之耳鸣，医者皆以为肾虚所致，是则然矣。然亦有因气而得者，用心而得者，不可一概论也。"其在《针灸甲乙经》基础上，对取穴有所增删，如其曰："商阳主耳中风聋鸣，刺一分，留一呼，灸三壮，左取右，右取左。"亦曰："耳门治耳鸣如蝉声。"明代徐凤《针灸大全》曰："耳鸣腰痛先五会，次针耳门三里内。"

（2）塞耳法：《肘后备急方》中载有绵裹丸剂塞耳、绵裹膏剂塞耳、绵裹散剂塞耳、单味药塞耳等，如"耳中常鸣……生地黄切，以塞耳，日十数易"。《备急千金要方》曰："治耳鸣如流水声，不治久成聋方，生乌头掘得，乘湿削如枣核大，内耳中，日一易之，不过三日愈。"用生乌头塞耳以疗耳鸣。《太平圣惠方》载有塞耳法与纳药法配合使用以治疗耳鸣之论，其曰："磁石、菖蒲、通草、薰陆香、杏仁、蓖麻、松脂，捣，筛为末，分等，蜡及鹅脂和，硬和为丸，稍长，用钗子穿心为孔。先去耳塞，然后纳于药。"以开耳窍，止耳鸣。《丹溪心法》曰："耳鸣方，草乌（烧），石菖蒲，上等份为末，用棉裹塞耳，一日三度。"亦载："耳鸣暴聋方，川椒、石菖蒲、松脂（各二钱半），山豆肉（半钱），上为末，溶蜡丸如枣核大。塞入耳。"上述方药均有通窍之功。《辨证录》曰："而外用：龙骨一分，雄鼠胆汁一枚，麝香一厘，冰片三厘，研绝细末为丸，分作三丸，绵裹塞之。"

（3）滴耳法：《小品方》有云："治风聋耳中鸣方。但用鲤鱼脑，竹筒盛塞头，蒸令烊，以灌耳即愈。"《丹溪心法》曰："鼠胆汁滴入耳中，尤妙。"上述均为滴耳法之记载。

（4）其他外治法：东晋葛洪《肘后备急方》载有一法，将患耳枕于甄蒸热的盐上，用于"治卒得风，觉耳中恍恍者"之外治方法。

（5）运动疗法：《诸病源候论》曰："或耳鸣如风声……勤好饮食，稍稍行步，数食节情即止。"明代高濂《遵生八笺》记载鸣天鼓法，其曰："天鼓者，耳中声也。举两手也，掩蔽耳门，指击其脑户。"用以防治耳鸣。

综上所述，历代医家对耳鸣的认识颇多，辨证思路亦是多样，遂整理如上，考镜源流，以期为临床提供参考。

（乔 羽）

耳聋源流考

对于耳聋的记载最早见于《左传·僖公二十四年》，其言"即聋从昧"，又有"耳不听五声之和为聋"之述。关于耳聋的论述，古代医籍记载十分复杂，病机涉及多个脏腑，临床常见，故从病名、病因病机、证候分类及治疗入手，对历代重要医籍中耳聋的相关病证论述进行整理研究，考察其学术脉络和规律，兹述如下。

（一）病名

综观历代医籍，耳聋之病名多种多样。由于历代医家对耳聋的理解各不相同，故不同时期对本病的称谓亦有所区别，现从病因病机、病症特点、病情轻重缓急程度及地域四个方面整理历代先贤所述，将本病病名归纳如下。

1. 以病因病机分类命名

历代医家多根据耳聋不同的病因病机将其进行分类命名，如晋代葛洪《肘后备急方》将耳聋分为五种：风聋、劳聋、干聋、虚聋、亭（聤）聋。唐代孙思邈《备急千金要方》载："劳聋、气聋、风聋、虚聋、毒聋、久聋耳鸣方。"现具体分述如下：

气聋，晋代皇甫谧《针灸甲乙经》提出了"卒气聋"，唐代孙思邈《备急千金要方》又提出"气聋"，原书未做注解，宋代朱佐《类编朱氏集验医方》载："气壅于上，头目不清，耳常重听。"元代危亦林《世医得效方》则提出"气壅耳聋"。明代吴崑《医方考》曰："气聋者，经气滞塞于听户也。"明代李梴《医学入门》亦指出："气聋，因脏气厥逆，上壅入耳，痞塞不能，必兼眩晕。"风聋，指风邪外犯所导致的耳聋，一般发病较急，属于暴聋范畴。隋代巢元方《诸病源候论·耳病诸候》对耳聋进行了粗略的分类，提出"风聋"等名称。厥聋，《素问·通评虚实论》曾提出"暴厥而聋"，《诸病源候论·耳病诸候》"耳聋候"也提到了"厥""厥而聋""五脏六腑、十二经脉，有络于耳者，其阴阳经气有相并时，并则有脏气逆，名之为厥。厥气相搏，入于耳之脉，则令聋"，提出"厥而聋"的名称。卒聋，北宋王怀隐等《太平圣惠方》指出："夫卒耳聋者，由肾气虚，风邪所乘，搏于经脉，随血脉上于耳，正气与邪气相击，故令耳卒聋也。"卒聋即暴聋之别名。元代朱震亨《丹溪心法》将"厥"改为"厥聋"。厥聋，一部分属于暴聋范畴，另有部分属于晕厥、中风、神经性聋等范畴疾病。湿聋，元代朱震亨《丹溪心法》又提出聋病有属"湿痰"者。明代李梴《医学入门》提出了"湿聋者，因雨水入耳浸渍，必耳内肿痛"的论点。湿聋者属暴聋者多，属渐聋者少，但因其兼有耳内肿痛，故多属外部原因所致的听力障碍，与暴聋有别。毒聋，明代吴崑《医方考》曰："毒聋者，脓血障碍，妨于听户也。"故毒聋者乃指脓耳一类疾病致聋者，非属今之暴聋范畴。闭，明代张介宾《景岳全书·耳证》称耳聋为"闭"，其证有五：火闭、气闭、邪闭、窍闭、虚闭。其中，火闭、气闭、邪闭、窍闭多为暴聋，虚闭则属渐聋。风耳、热耳、气耳，其中热耳亦相当于热聋。气耳为"气怒厥逆耳聋"，相当于气聋。

2. 以病症特点分类命名

早在春秋时期，左丘明《左传》就根据耳聋的病症特点将其称为"耳不听"或"耳不别"。梁代陶弘景《补辑肘后方》根据耳聋病症特点将其分为五类，并阐明特点。其曰："聋有五种，风聋者，掣痛；劳聋者，黄汁出；干聋者，耵聍生；虚聋者，萧萧作声；亭聋者，脓汁出。"宋代官修《圣济总录》在陶氏所言基础上再一次提出五种耳聋别名，其云："论曰五聋不同，曰风聋、曰干聋、曰劳聋、曰虚聋、曰聤聋是也。"清代王念孙《广雅疏证》亦承前所述，载：

"聋、聤、聩、眈、聤，聋也。"林屋山人《痧症指微》载："（耳锁痧）耳内响如钟，鸣鸣，久则聋。"将耳鸣耳聋共称为耳锁痧。

3. 以病情轻重缓急程度分类命名

《黄帝内经》根据耳聋的轻重程度，载有"耳无闻""无闻""微闻""聋"等不同的别名。"卒聋""暴聋"形容耳聋病势急，发病突然，有猝然发聋之意，其中"卒聋"之说最早出自晋代葛洪《肘后备急方》，而"暴聋"之名首出于《黄帝内经》。

4. 以地域分类命名

华夏九州，地缘广袤，中国古代不同地区医家对耳聋一病的称谓亦有所不同。如西汉杨雄《方言》载："聋、聤、聋也。半聋，梁益之间谓之聤。秦晋之间，听而不聪，闻而不达，谓之聤。生而聋，陈楚江淮之间，谓之聋。荆扬之间及山之东西，双聋者谓之聋。聋之甚者，秦晋之间谓之聩。吴楚之外郊，凡无有耳者，亦谓之聩。其言聩者，若秦晋中主谓堕耳者聉也。"书中详尽阐明了当时各个区域对耳聋的不同称谓。晋代吕忱《字林》云："秦晋听而不聪，闻而不化曰聤。"耳聋在先秦时期因地域不同而叫法各异，有聋、聤、眈、聤、聋等不同名称，也用"不听五声"表达。清代段玉裁《说文解字注·耳部》曰："益梁之州，谓聋为聤；秦晋，听而不闻，闻而不达，谓之聤。从耳，宰声。"其又言："聩，吴楚之外，凡无耳者谓之聩。言若断耳为盟，从耳，阒声。"段氏在《方言》所述基础上又进一步将耳聋别名按地域不同进行归类。

（二）病因病机

耳聋既是多种耳病的常见症状之一，又是一种独立的疾病。耳聋有虚实之分。实者多因外邪、肝火、痰饮、瘀血等实邪蒙蔽清窍所致；虚者多为脾、肾等脏腑虚损、清窍失养所致。因其病机多而杂，经整理概括为外邪侵袭、肝气上逆、痰火郁结、气滞血瘀、肾精亏损，现分别论述。

1. 外邪侵袭

《黄帝内经》对外邪侵袭引发耳聋的病因病机多有描述，如其言："伤寒……三日少阳受之……耳聋。"明确提出外邪侵袭少阳经可致耳聋。《素问·热论》亦云："其不两感于寒者……九日少阳病衰，耳聋微闻。"同为此理，再次强调少阳经脉受外寒侵袭而致耳聋的病因病机。汉代张仲景《伤寒杂病论》曰："伤寒脉弦细，头痛发热者，属少阳。"又言："少阳中风，两耳无所闻。"仲景上承经旨，认为耳聋与少阳经关系密切，亦指出少阳中风则耳聋的病因病机，为后世外邪侵袭致耳聋奠定了理论基础。晋代葛洪《肘后备急方》载"风聋"病名，即因外受风邪所致之耳聋，亦属外邪侵袭致病范畴。宋代杨士瀛《仁斋直指方论》从脉诊来判断耳聋的病因病机，即"风则浮而盛，热则洪而实，虚则脉涩而濡"，提出若脉浮而盛则为外受风邪所致。隋代巢元方《诸病源候论·耳病诸候》论述风聋病因病机时言："足少阴肾经，宗脉之所聚，其气通于耳，其经脉虚，风邪乘之，风入于耳之脉，使经气痞塞不宣，故为风聋。"强调若少阴脉虚，易外受风邪，风邪寻经而入于耳道，则易引发耳聋。明代张介宾《景岳全书》认为"风寒外感，乱其营卫"可致暴聋，提出外受风寒之邪，导致营卫失调而突发耳聋的病因病机。清代王孟英《温热经纬》云："肺经之结穴在耳中，名曰龙葱，专主乎听，金受火烁则耳聋。凡温热暑疫等证耳聋者，职是故也。"提出外感温热暑疫导致耳聋。吴鞠通《温病条辨》言："温毒……耳前耳后肿，颊肿……甚则耳聋，俗名大头温。"吴氏认为"大头温"发病时可伴耳聋症状，并阐明其外感温热毒邪而致发病的病因病机。

2. 肝气上逆

《素问·脏气法时论》明确提出肝气上逆引发耳聋的病因病机，其言："肝病者气逆则头痛，耳聋不聪。"《素问·厥论》亦有"少阳之厥，则暴聋颊肿而热"及"厥阴之胜，耳鸣头眩"之述，提出耳聋与厥阴肝经密切相关。南宋杨士瀛《仁斋直指方论》言："盖十二经脉上络于耳，其阴阳诸经适有交并，则脏气逆而为厥，厥气搏入于耳，是为厥聋，必有时见眩晕之证。"杨氏阐述厥聋病因病机时，认为脏气上逆入耳可致厥聋。明代李梴《医学入门》言："厚味动胃火，则左右俱聋；忿怒动胆火，则左耳聋；色欲动相火，则右耳聋。三者忿怒为多。"提出导致耳聋的三种病因，其中以暴怒伤肝，肝气上逆最为多见。张三锡《医学准绳·六要》载："妇女郁悒既久……暴怒气逆，则耳卒聋，皆相火客于本经而然，不独肾也。"提出妇女郁怒伤肝，气逆入耳，发为耳聋的病因病机。赵献可《医贯》道："若怒便聋而或鸣者，属肝胆经气实。"明确提出耳聋是由于肝经邪实气机逆乱上逆所致。

3. 痰火郁结

《灵枢·热病》提出阳明热盛，邪热犯于耳道可致耳聋，其言："热病不知所痛，耳聋不能自收，口干，阳热甚，阴颇有寒者，热在髓，死不可治。"明代李梴《医学入门》言："新聋多热，少阳阳明火多故也，宜散风热，开痰郁之剂。"其在《灵枢》所论之基础上，进一步提出痰火互结致聋的病因病机，亦提出使用开化痰郁之剂以治之。徐春甫《古今医统大全》载："痰火郁结，壅塞而成聋。"痰邪与火热之邪郁结在一起，堵塞耳部的经脉，必致耳聋。徐春甫《古今医统大全》曰："耳聋证，乃气道不通，痰火郁结，壅塞而成聋也。"古代医家多认为酒食厚味导致痰火郁结，气逆于上，壅塞耳窍而成聋。王纶《明医杂著》曰："耳鸣证或鸣甚如蝉，若遇此证，但审其平昔饮酒厚味，上焦素有痰火，只作清痰降火治之。"饮食不节，过食肥甘厚腻，碍于脾胃；或情志不调，思虑过度，伤及脾胃，运化失司，水湿内停，聚而生痰，痰湿久蕴，久而化火，痰火互结上塞清窍，导致耳聋。

4. 气滞血瘀

《素问·脉解》云："所谓浮为聋者，皆在气也。"首先提出了气机不畅可致耳聋的病因病机。明代王肯堂《证治准绳》云："暴聋之病，与阴阳隔绝之未甚，经脉欲行而未通。"承《素问》之旨，明确了"经脉欲行而未通"可致耳聋。赵献可《医贯》载："耳鸣耳聋，内有污血。"首次提及瘀血内阻可致耳聋。清代王清任《医林改错》言："两耳通脑，所听之声归于脑，耳窍通脑之道路中，若有阻滞，故耳实聋。"这里的"阻滞"即指瘀血，又云："耳孔内小管通脑，管外有瘀血，靠挤管闭，故耳聋。"明确了耳聋气滞血瘀的病因病机。

5. 肾精亏损

《素问·生气通天论》云："阳气者，烦劳则张，精绝……耳闭不可以听。岐伯曰：精脱者，耳聋；肾以主耳，故精脱则耳聋。"《灵枢》亦有"髓海不足，则脑转耳鸣"及"精脱者，耳聋……脑髓消，胫酸，耳数鸣"之述。耳为肾之外窍，为十二经脉所灌注，内通于脑。若肾精亏损，则髓海空虚，不能上荣于耳，故可致耳聋。隋代巢元方《诸病源候论》云："其肾病精脱耳聋者，候颊颧，其色黑。"认为肾脏虚损，精脱不固，耳失濡养可致耳聋。明代张介宾《景岳全书》载："若精气调和，肾气充足，则耳目聪明，若劳伤气血，精脱身惫，必致聋聩。"强调若想使耳聪目明，必须使气血充足以养耳道，而气血充足与否，取决于肾精是否旺盛。清代林珮琴《类证治裁》曰："精脱失聪治在肾，气逆闭窍治在胆。"林氏此处虽谈及治法，但不难看出耳聋与肾精失守外脱密切相关。

此外，因脾为后天之本，气血生化之源，若脾气虚弱，气血化源不足，耳道失于充养，亦可致耳聋。明代李东垣《脾胃论·脾胃虚实传变论》言："九窍者，五脏主之，五脏皆得胃气乃能通利……胃气一虚，耳、目、口、鼻，俱为之病。"

（三）证候分类

历代医家对耳聋证候分类的表述：①外邪侵袭；②肝气上逆；③气滞血瘀；④痰火郁结；⑤肾精亏损；⑥肺气亏虚；⑦气血亏虚；⑧脾气虚弱。

（四）治疗

耳聋之病，病因病机复杂，且历代医家对其认识又有所不同，因此在不同时期，针对不同的证型，古代医家总结出一系列治疗大法，现执简驭繁，将其概括如下。

1. 辨证论治

（1）清肺泻火：金元时期刘完素《素问病机气宜保命集》言："耳者，盖非一也，以窍言之是水也，以声言之金也……假令耳聋者肾也，何以治肺？肺主声，鼻塞者，肺也。"首提耳聋当从肺论治，多数人只知耳开窍于肾，故耳聋多从肾论治。而刘氏却强调肺主气，且肺气贯于耳，故耳病当治肺。清代王孟英《温热经纬》在此基础上进一步完善补充，提出温热之邪上犯于肺，肺失宣肃所致耳聋，当清肺泻火以治之，其载："坎为耳，故耳为肾水之外候，然肺经之结穴在耳中，名曰龙葱，专主乎听，金受火烁则耳聋。凡温热暑疫等证耳聋者，职是故也。"

（2）疏肝理气：元代朱震亨《丹溪心法》云："盖十二经脉上络于耳，其阴阳诸经适有交并，则脏气逆而为厥，厥气搏入于耳，是谓厥聋……耳者，宗脉之所附。脉虚而风邪乘之，风入于耳之脉，使经气痞而不宣，是谓风聋……流气饮治厥聋，治聋皆当调气。"阐明了耳聋与脏腑气机逆乱相关，并提出治疗"风聋"当调肝理气。明代张介宾《景岳全书》载："气闭者，多因肝胆气逆，其证非虚非火，或因恚怒，或因忧郁，气有所结而然。治宜顺气，气顺心舒而闭自开也。"张氏上承朱丹溪之言，进一步阐释气闭耳聋重当顺理气机，气机顺畅则耳聋自愈。清代王清任《医林改错》载通气散"治耳聋不闻雷声"。通气散能够疏肝理气，辛散通窍，以通为用。方中柴胡入少阳耳之所居，直达病所，疏肝解郁，升举阳气，通气开窍；香附乃气病之总司，疏肝之要药；配以川芎血中气药，上行耳窍，理气散瘀，通达气血。

（3）活血化瘀：瘀血不去，新血不生，明代赵献可《医贯》载柴胡聪明汤，认为治疗耳聋当活血祛瘀，通利耳窍。清代王清任《医林改错》阐明耳聋瘀血阻滞耳窍的病因病机，并提出以通窍活血汤活血通窍治之。

（4）补肾填精：清代俞根初《重订通俗伤寒论》载耳聋左慈丸，是治疗肾虚型耳聋耳鸣的经典方，具有补肾益精、滋阴潜阳的作用。方中以熟地、磁石为君药，熟地滋阴养血，补肾填精、磁石平肝潜阳，补肾益阴，聪耳明目。臣以山茱萸补益肝肾；山药健脾补肾；石菖蒲通利耳窍；五味子益气生津、补肾宁心、收敛固精。佐以茯苓、泽泻、牡丹皮、茯苓配山药渗脾湿；泽泻配熟地泻肾浊；牡丹皮配山茱萸泻肝火。诸药配合，共奏滋肾平肝之功，适用于耳鸣耳聋，头目眩晕属肾精亏虚证者。

2. 其他疗法

（1）针灸疗法：针灸是治疗耳聋的重要方法，发挥作用十分迅速。《黄帝内经》中有关运用针灸治疗耳聋的记载十分丰富。《灵枢·厥病》言："耳聋无闻，取耳中。"耳中穴属经外奇穴，具有清热利湿、升清降浊作用，直刺可治耳聋。《灵枢·杂病》曰："聋而不痛者，取足少阳；聋而痛者，取手阳明。"将耳聋按伴随症状细分为两型，分别取足少阳及手阳明经穴。《素问》亦有"耳聋，刺手阳明，不已，刺其通脉出耳前者""热病先身重骨痛，耳聋好瞑，刺足少阴，病甚为五十九刺"之述。上述均记载治疗耳聋相关穴位及针刺手法。《针灸穴名释义》载："能开通耳目壅塞之气，如人身上部之窗牖也。"唐代孙思邈《千金翼方》亦言："耳聋耳鸣，取上官、听会、耳门三穴。通耳灸，每日五壮至七壮止，十日后还依前灸之。"

（2）外治法：纵观历史文献，治疗耳聋历代医家亦多采用外治法。如晋代葛洪《肘后备急方》载纳药法、蒸熨法与点药法治疗耳聋，其言："葛氏，耳卒聋。取鼠胆，纳耳内，不过三……治三十年老聋。"又言："若卒得风，觉耳中恍恍者。急取盐七升，甑蒸使热，以耳枕盐上，冷复易。亦疗耳卒疼痛，蒸熨……胜金方，治耳聋立效。以干地龙，入盐，贮在葱尾内，为水，点之。"梁代陶弘景《补辑肘后方》提出五聋，还记载了许多治卒聋的方剂，如八豆丸、菖蒲散等，为较早的外治塞耳药方。

综上所述，历代医家对耳聋的认识繁多，辨证思路丰富，遂整理如上，以飨同道。

（王金贺 李 岩）

耳眩晕源流考

耳眩晕之记载首见于《黄帝内经》，其后医家关于耳眩晕的论述颇多，但多归属于眩晕病范畴，未明确提出"耳眩晕"病名，而作为耳鼻喉科常见疾病之一，本病常起病突然，反复发作，经久不愈，严重者影响日常起居生活，其病因病机又涉及多个方面，临床表现纷繁，故从病名、病因病机、证候分类和治疗方面入手，对历代重要医籍中耳眩晕的相关病证论述进行整理研究，考察其学术脉络和规律，对于临床诊治本病颇有意义。

（一）病名

"耳眩晕"是因耳窍功能失调引起的眩晕，其起病突然，自觉天旋地转，站立不稳，多伴随恶心呕吐、耳鸣耳聋等症状，属祖国传统医学所论"眩晕"的范畴，是"眩晕"的一种特殊证候。然而历代医家均未明确提出"耳眩晕"之名，有关眩晕的描述，多包含耳眩晕，且有研

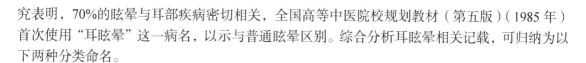

究表明，70%的眩晕与耳部疾病密切相关，全国高等中医院校规划教材（第五版）（1985年）首次使用"耳眩晕"这一病名，以示与普通眩晕区别。综合分析耳眩晕相关记载，可归纳为以下两种分类命名。

1. 以病症特点分类命名

本类方法多根据其伴有独特症状命名，如《素问·至真要大论》言："厥阴之胜，耳鸣头眩，愦愦欲吐，胃膈如寒。"将其称为"耳鸣头眩"，既是病名也是症状描述，说明耳眩晕可导致耳中鸣响，头晕目眩，伴有心烦及胃中冷凉呕吐的表现。另有《灵枢·大惑论》言："脑转则引目系急，目系急则目眩以转矣。"可见《黄帝内经》早已注意到了耳眩晕与耳鸣、呕吐、目系急等症状并见的临床特点。唐代孙思邈《备急千金要方》中有"头眩屋转，眼不得开""风眩倒屋转，吐逆，恶闻人声""头目眩运，屋转旋倒"等描述，将其称为"头眩""风眩""眩运"，从中可知发病时均有如屋倒旋之感。宋代严用和《严氏济生方》曰："所谓眩晕者，眼花屋转，起则眩倒是也。"又曰："目眩晕转，如在舟车之上，耳内蝉鸣，或如风雨之声。"将其概指眩晕，并强调了可闻及耳内蝉鸣或如风似雨的耳鸣症状。宋代杨士瀛《仁斋直指方论》言："眩言其黑，运言其转，冒言其昏。眩运之与冒眩，其义一也。其状目闭眼暗，身转耳聋，如立舟舡之上，起则欲倒。"分别对"眩""运""冒"做出解释，并指出眩运与冒眩其义相同，均有头晕目眩、耳聋身转的症状特点。元代朱丹溪《丹溪心法》亦载："眩者，言其黑晕旋转，其状目闭眼暗，身转耳聋，如立舟船之上，起则欲倒。"后世论眩晕，多引朱氏之言。根据本病病势轻重归纳，如明代方隅《医林绳墨》有"真眩运"之称，"其症发于仓卒之间，首如物蒙，心如物扰，招摇不定，眼目昏花，如立舟舡之上，恶心冲心，呕逆奔上，得吐少蔗，此真眩运也"，指出"真眩运"来势急促，病情严重。

2. 以病因病机分类命名

历代关于耳眩晕的病因病机命名论述较少。隋代巢元方《诸病源候论》曰："风头眩者，由血气虚，风邪入脑，而引目系故也。"认为气血虚弱则外风乘袭导致的眩晕为"风头眩"。

（二）病因病机

朱丹溪《丹溪心法》提出"无痰不作眩"的观点，承仲景之思，并对后世有深刻影响。明代张介宾强调正虚可导致眩晕，如《景岳全书》中提出"无虚不作眩"，当以治虚为主而酌兼其标。陈修园综合各家之说，阐明了其相互关系，认为病根属虚，病象如实，理本一贯。综合归纳，耳眩晕的病因有外感内伤，病机有虚有实，风、痰、瘀、火、水、虚相兼为患，与肝、脾、肾三脏密切相关，实者多为外邪、痰浊、气滞血瘀、肝阳上亢与寒水上泛；虚者多为脾肾、气血亏虚。经整理概括为风邪外袭、痰浊中阻、气血瘀滞、肝阳上扰、气血不足、寒水上泛、肾精亏虚七类，下以分别论述：

1. 风邪外袭，上扰清窍

外邪多为风邪为患，风性主动，善行数变，若因其后变化，或起居失常，遭致风邪外袭，引动内风，上扰清窍，则可致平衡失司，发为耳眩晕。如《灵枢·大惑论》曰："邪中于项，因逢其身之虚，其入深，则随眼系以入于脑，入于脑则脑转，脑转则引目系急，目系急则目眩以转矣。"认为外风侵袭于项，导致颈项不适之症，若不及时治疗，则病久入脑，扰动清窍，产生目眩及耳旋，导致眩晕，"无风不作眩"的观点对后世影响深远。隋代巢氏《诸病源候论》曰："风头眩者，由血气虚，风邪入脑，而引目系故也。五脏六腑之精气，皆上注于目，血气与脉并于上系，上属于脑，后出于项中。逢身之虚，则为风邪所伤，入脑则脑转而目系急，目系急，故成眩也。诊其脉，洪大而长者风眩。又得阳维浮者，暂起目眩也。风眩久不瘥，则变为癫疾。"认为血气虚，则风邪乘虚而入，易入脑络而成眩，在继承发展因风致眩的同时，提出虚为本，风为标，丰富了病机认识。宋代官修《圣济总录》又曰："风头旋者，以气体虚怯，所禀不充，阳气不能上至于脑，风邪易入，与气相鼓，致头晕而旋也。"指出禀赋不足易招外风侵袭而致眩。明代虞抟《医学正传》云："风木太过之岁，亦有因其气化而为外感风邪而眩者。"认为眩晕可由岁气太过、外风作乱所致。清代钱俊《经验丹方汇编》云："故风则有汗、寒则掣痛、暑则烦闷、湿则重滞，此四气乘虚而眩晕也。"指出风寒暑湿外邪皆可乘虚致眩。

2. 痰浊中阻，蒙蔽清窍

饮食不节，或思虑过度、劳倦伤脾，致使脾失健运，不能运化水湿，水湿内停，积聚成痰。痰浊阻遏中焦，清阳不升，浊阴不降，清窍为之蒙蔽，发为耳眩晕。"因痰致眩"始于张仲景所述，如《金匮要略·痰饮咳嗽病脉证并治》认为"心下有痰饮，胸胁支满，目眩""心下有支饮，其人苦冒眩"，说明饮停中州，阻碍气机，清阳不升，浊阴不降，浊阴上蒙清窍则头昏目眩，弥漫于胸胁则支撑胀满。"假令瘦人，脐下有悸，吐涎沫而癫眩，此水也"则为饮停下焦，气化不利，水饮逆动上泛清窍而致眩，皆为水饮痰湿致眩。后世医家十分重视张仲景痰饮致眩的理论。至元代朱丹溪认为眩晕"属痰者居多，盖无痰不能作眩也。虽有内风者，亦必有痰"，力倡"无痰不作眩"之说。直至明清，仍十分重视此观点。如明代刘全德《考证病源》云："无痰不作眩晕。"清代沈金鳌《杂病源流犀烛》言："眩晕者，痰因火动也。"提出痰火上扰理论。朱时进《一见能医》亦云："眩晕者，无痰不作。"诸多医家均强调痰饮与眩晕发病有密切关系。

3. 气血瘀滞，闭塞耳窍

跌仆坠落，头颅外伤，血溢脉外，气滞血瘀，或病久气虚血瘀，或痰瘀交阻，致脑络痹阻，耳窍闭塞，气血不能荣养清窍，导致眩晕时作。或瘀血停于胸中，蒙闭心窍，闭塞耳窍，皆可发生耳眩晕。如宋代杨士瀛《仁斋直指方论》云："瘀滞不行，皆能眩晕。"后世医家承其理论，明代虞抟在《医学正传》中载："外有因坠损而眩运者，胸中有死血迷闭心窍而然，是宜行血清经，以散其瘀结。"对跌仆外伤致眩晕已有所认识，并指出瘀血可使心窍迷闭，气血失养导致耳窍闭塞，发为眩晕。明代李中梓《医宗必读》则谓："瘀血停蓄，上冲作逆，亦作眩晕。"亦指出了瘀血致眩的理论。清代王清任则在《医林改错》中提出用通窍活血汤治疗眩晕，指出若元气既虚，血气不畅也会发生"瞀闷"。清代唐容川《血证论·瘀血》有"瘀血攻心，心痛头晕，神气昏迷，不省人事"等记述。上述理论都在不同程度上反映了这种病机变化。

4. 肝阳上亢，扰乱清窍

肝为风木之脏，内寄相火，体阴而用阳，喜条达而主升发，主疏泄，赖肾精以充养，若情志不遂，易致肝气郁结，气郁化火，肝阴暗耗，阴不制阳，风阳上扰清窍，则眩晕；若素体阴虚，水不涵木，则肝阳上亢，扰乱清窍，亦可致眩。《素问·至真要大论》言："诸风掉眩，皆属于肝。"肝属木，木生风，肝为风脏，风气通于肝，肝病可以生风，从而引发眩晕。《素问·六元正纪大论》曰："木郁之发……甚则耳鸣眩转，目不识人，善暴僵仆。"认为肝木郁滞日久，化火伤阴，致风阳升动，上扰清窍产生眩晕。明代张三锡《医学六要》中有"眩晕悉数虚火"之说，指出眩晕与虚火相关，在肝阳上亢的基础上，进一步提出因火作眩的理论。清代杨乘六所辑《医宗己任编》言："眩晕之病，悉属肝胆两经风火。"指出眩晕的发生与肝胆二经之火有密切关系。清代何书田在《医学妙谛》中说："精液有亏，肝阴不足，血燥生热，热则风阳上升，窍络阻塞，头目不清，眩晕跌仆。"指出风、火是致眩之标，而肝虚阳亢才是致眩之本。

5. 气血不足，耳窍失养

若久病不愈，耗伤气血，或失血之后，虚而不复，心血不足，或肺脾气虚，脾之运化失常，气血化生之源不足，升降失常，清阳不升，而致上气不足，气血亏虚，耳窍失养导致本病。如《灵枢·口问》言："上气不足，脑为之不满，耳为之苦鸣，头为之苦倾，目为之眩。"说明上气不足，清阳不升可致眩。李东垣则认为脾胃虚弱、元气不足可致头目昏眩。严用和认为"疲劳过度，下虚上实……皆令人眩晕"。张景岳提出"无虚不作眩"的观点，在《景岳全书》中指出："眩运一证，虚者居其八九，而兼火兼痰者，不过十中一二耳。"明代周之干在《慎斋遗书》中指出："头晕有肾虚而阳无所附者，有血虚火升者，有脾虚生痰者，有寒凉伤其中气，不能升发，故上焦元气虚而晕者，有肺虚肝木无制而晕者。"在总结前人认识耳眩晕病因病机基础上，对"因虚致眩"理论做了较深入的发挥。明代王绍隆《医灯续焰》曰："清阳出上窍，而目在其中。清阳者气也，气不足则不能上达，以致头目空虚，而眩晕时时作矣。"认为气虚是眩晕发病的根本病因。清代李用粹《证治汇补》又有"眩晕生于血虚也"之论。

6. 脾肾阳虚，寒水上泛

脾肾阳虚，脾阳虚则土不能治水，肾阳虚则气化失司，水液停聚，火衰则阴寒内生，以致寒水互结，上泛清窍，平衡失司，发为本病。张仲景《伤寒论》言："太阳病发汗，汗出不解，其人仍发热，心下悸，头眩，身瞤动，振振欲僻地。"盖水之制在脾，水之主在肾，脾阳虚则湿难运化，肾阳虚则水不化气而致水湿内停。水湿中阻，清阳不升，则头眩。宋代成无己在《伤寒明理论》中说："伤寒头眩，责其虚也，起则头眩与眩冒者，皆发汗吐下后所致，是知阳虚也。"认为伤寒头眩之人伤及阳气，水饮不化而致眩晕形成。明代秦景明《症因脉治》又有"真阳不足，虚阳上浮，亦令人头目冒眩之症"的论述，说明脾肾真阳虚衰，虚阳上浮亦可引发眩晕。

7. 肾精亏虚，髓海不足

肾主藏精而生髓，脑为髓之海，如果先天禀赋不足，后天失养，或房劳过度，耗伤肾精，则肾精亏虚，髓海空虚，不能濡养清窍，耳窍失养，而发为耳眩晕。如《灵枢·海论》言："髓海不足，则脑转耳鸣，胫酸眩冒，目无所见，懈怠安卧。"指出肾精暗耗，生髓不足，不能上充于脑，则脑转耳鸣。《灵枢·卫气》又有"上虚则眩"之说，对后世影响亦为深远。张仲景《金匮要略·血痹虚劳病脉证并治》云："夫失精家，少腹弦急，阴头寒，目眩，发落。"即为虚劳失精，阴阳两虚之眩晕。明代武之望《济阳纲目》载："若淫欲过度而眩晕者，此肾虚气不归源也。"清代日本学者丹波元坚《杂病广要》亦言:"淫欲过度,肾家不能纳气归元,使诸气逆奔而上,此眩晕之出于气虚也明矣。"皆指出房劳过度导致肾精不足,脑窍失养而致眩。

(三)证候分类

历代医家对耳眩晕的证候分类表述:①风邪上扰;②痰浊中阻;③痰浊内蕴;④气血瘀滞;⑤肝阳上亢;⑥寒水上泛;⑦气血亏虚;⑧上气不足;⑨髓海不足;⑩肾精不足。

(四)治疗

本病发作期以实证多见,如风邪外袭,痰浊中阻,肝阳上亢,亦可见于虚中挟实,如寒水上泛;缓解期以虚证多见,如髓海不足,气血亏虚。治疗上有内治法与针灸疗法,针对不同情况辨证论治。

1. 辨证论治

(1)疏风散邪,清利头目:风性主动,外风侵入人体,引动内风,上扰清窍,产生眩晕,如坐舟车,恶心呕吐并伴外感表证,如发热恶风、鼻塞流涕等表现。医家针对此种表现创出多种方剂治疗本病。唐代王焘《外台秘要》载有治风头眩方剂九首,治头风旋方剂七首,从风邪立论,如疗头风目眩耳聋之小三五七散,取自孙思邈《备急千金要方》,方中精选三药,天雄祛风散寒、独断风路,山茱萸、薯蓣补益肝肾,扶助正气。宋代官修《圣济总录》载有治风头眩方剂二十四首,且大多方剂中应用防风、川芎、前胡、独活,如"治风头晕倒眼旋。脑项急痛。枳实汤方:枳实、防风、麻黄、芎、杏仁……入竹沥半合""治风头眩、眩晕欲倒。防风散方:防风、芎、山芋、人参、白术、远志、独活、桂、茯",多以解表之剂为基础,兼有随证加减,可见此时期十分重视风邪在眩晕致病中的重要作用。清代吴鞠通《温病条辨》创辛凉轻剂桑菊饮,方中桑叶、菊花疏风解表,宣透风热;桔梗、甘草、杏仁清咽利膈,止咳化痰;连翘清热解毒,苇根清热生津。诸药配伍同用,共奏疏风清热、宣肺止咳、清利头目之功。

(2)燥湿健脾,涤痰止眩:痰浊为患,可见头脑胀重,胸闷不舒,恶心、呕吐等。汉代张仲景对耳眩晕一证并未有专论,但根据其病机的传变,拟定出相应的治法方药。例如,苓桂术甘汤、小半夏加茯苓汤、泽泻汤等治痰饮眩晕,为后世论治痰浊眩晕奠定了基础。金代李东垣《兰室秘藏》指出用半夏白术天麻汤治疗脾胃气虚,痰浊上逆之眩晕,其言:"足太阴痰厥头痛,非半夏不能疗;眼黑头眩,风虚内作,非天麻不能除,其苗为定风草,独不为风所动也。"治疗仍从脾胃着眼,重在祛痰。朱丹溪《丹溪心法》力倡"无痰不作眩",治疗上认为"头眩,痰,挟气虚并火。治痰为主,挟补药及降火药。无痰则不作眩,痰因火动。又有湿痰者,有火痰者。湿痰者,多宜二陈汤。火者,加酒芩。挟气虚者,相火也,治痰为先,挟气药降火",并创丹溪治湿痰方,认为"祛痰须用苍白术",二术既能健脾胃,助运化,又能燥湿土,祛湿邪。其亦强调:"大凡治痰用利药过多,致脾气虚则痰易生而多。"说明对于泽泻、猪苓、车前子等利水之品,不可过服、久服,否则耗伤肾气,亦可影响脾胃运化。明代周文采《医方选要》言:"半夏白术天麻汤:治头旋恶心,烦闷气喘短促,心神颠倒,兀兀欲吐,目不敢开,如在风云中;若头痛眩晕,身重如山,不得安卧,并皆治之。"亦用半夏白术天麻汤涤痰止眩。

(3)活血祛瘀,通窍除眩:气血瘀滞所致眩晕,多伴有耳鸣、耳聋、耳窍阻塞等表现。王清任《医林改错》中首创活血逐瘀五方,唯通窍活血汤善治血瘀头眩,其言:"耳孔内小管通脑，管外有瘀血，靠挤管闭，故耳聋。"通窍活血汤方中赤芍、川芎、桃仁、红花为活血祛瘀之佳品；老葱、生姜以升发助阳；姜枣合用，调营卫，固脾胃，兼补血；麝香一味行气力强，与川芎共达活血行气之功。其活血化瘀之法一直沿用至今，疗效显著。

（4）平肝息风，滋阴潜阳：肝阳上亢所致耳眩晕，多因情绪波动、恼怒烦闷发作或加重。对于此种眩晕，历代医家对其治疗阐述颇多。清代俞根初《通俗伤寒论》中创羚角钩藤汤，凉肝息风，方中羚角片、双钩藤、霜桑叶、滁菊花息风止眩；草川贝、茯神木平肝风；鲜生地、生白芍、生甘草酸甘化阴，以滋耗上阴液；淡竹茹则为通脑窍脉络。清代张锡纯《医学衷中参西录》融贯中西，自创名方镇肝息风汤，其载："治内中风证（亦名类中风，即西人所谓脑充血证），其脉弦长有力（即西医所谓血压过高），或上盛下虚，头目时常眩晕，或脑中时常作疼发热，或目胀耳鸣，或心中烦热。"本方具有镇肝息风、滋阴潜阳之效。后世医家胡光慈编写《杂病证治新义》，其中天麻钩藤饮具平肝息风、清热活血、补益肝肾、止眩之功。

（5）温壮肾阳，散寒利水：仲景《伤寒论》载真武汤为治寒水上泛之眩晕的重要方剂。其言："心下悸，头眩，身瞤动，振振欲擗地者，真武汤主之。真武汤方：茯苓，芍药，生姜（切）各三两，白术二两，附子一枚（炮，去皮，破八片）。"真武汤方中附子温肾壮阳；白术、茯苓利水渗湿；生姜散寒利水，芍药和血益阴，以防附子辛热截阴之弊。明代董宿《奇效良方》载参附汤治眩，其言："治真阳不足，上气喘急，自汗盗汗，气短眩晕，但是阳虚气弱之证，并宜服之。人参（去芦，五钱），附子（炮，去皮脐，三钱）。上作一服，水二盏，生姜十片，煎至一盏，不拘时服。"说明参附汤能壮补元阳，以化痼冷。

（6）补益气血，健脾止眩：气血不足，则见劳倦而发或加重，发作时面色苍白，神疲思睡，耳鸣耳聋。宋代严用和《济生方》以归脾汤治气血不足。后世清代陈梦雷《古今图书集成医部全录》强调依证施治："头目眩运，若右寸关脉浮而无力，脾肺气虚也，用补中益气汤……血虚者，四物汤加参苓白术；气虚者，四君子汤加当归黄芪……脾气虚弱者，补中益气汤。"多是补气养血方剂，气血充足，则眩自止。

（7）滋阴补肾，填精益髓：髓海不足多见眩晕屡发，耳鸣耳聋，鸣声细尖，入夜尤甚。明代张景岳《景岳全书》言："凡精髓内亏，津液枯涸等证，俱速宜壮水之主，以培左肾之元阴，而精血自充矣，宜此方主之""左归丸方：大怀熟（二两），山药（炒，四两），枸杞子（四两），茱萸肉（四两），川牛膝（酒洗，蒸熟，三两，精滑者不用），菟丝子（制，四两），鹿胶（敲碎，炒珠，四两），龟胶（切碎，炒珠，四两，无火者，不必用）"。左归丸方中鹿胶、龟甲胶为血肉有情之品，大补肾阴；熟地、山药、枸杞子、茱萸肉补益肝肾；菟丝子益精填髓。清代董西园《医级宝鉴》中载杞菊地黄丸治疗本病，方中六味地黄丸滋肾壮水；枸杞子、菊花养肝益血明目。诸药共奏滋阴补肾、填精益髓之功。

2. 针灸疗法

《内经》中载有针刺法，为治疗眩晕病的主要方法，或明确指出治疗穴位，或提示治疗之经络。如《灵枢·口问》曰："上气不足……补足外踝下留之。"足外踝下为足太阳经的昆仑穴，针用补法，可培补正气，缓解眩晕。《灵枢·五邪》曰："邪在肾……时眩。取之涌泉、昆仑……邪在心……时眩仆，视有余不足而调其腧也。"涌泉和昆仑分别为足少阴经的井穴和足太阳经的经穴，当病在心、肾时分别取相关腧穴施以补泻。至汉代张仲景不仅有较多治疗眩晕的著名方剂，亦重视应用针刺之法治疗眩晕，《伤寒论》云："太阳与少阳并病，头项强痛，或眩冒……当刺大椎第一间、肺俞、肝俞，慎不可发汗""太阳、少阳并病，心下硬，颈项强而眩者，当刺大椎、肺俞、肝俞，慎勿下之"。指出邪在太阳少阳两经时，针刺大椎、肺俞外解太阳之邪，针刺肝俞和解少阳之邪，方是正治之法。

魏晋时期皇甫谧《针灸甲乙经》根据眩晕伴随症状的不同，应用足少阳胆经、手太阳小肠经、足太阴脾经、足阳明胃经、足厥阴肝经、手少阳三焦经、任脉、督脉等多个经脉取穴。如"风眩目眩，颅上痛，后顶主之""头痛目眩，颈项强急，胸胁相引不得倾侧，本神主之"。除此之外，尚在书中叙述了针灸部位深浅及补泻等手法，治疗遵从"热盛则泻之，虚则补之，不盛不虚，以经取之"的原则。唐代孙思邈《备急千金要方》亦有对眩晕病的针灸疗法。孙氏在治疗风眩中提到了可依年龄的状况决定灸的壮数，并指出"火气引上其数处回发者，则灸其近当鼻"之法，发灸法治疗眩晕之先河。

宋金元时期亦有大量关于针灸治疗眩晕的记载。如"完骨，疗风眩项痛头强寒热""当阳、临泣疗卒不识人，风眩鼻塞"等。张从正《儒门事亲》曰："诸风掉眩，皆属于肝木……可刺大敦，灸亦同。"明代是针灸学术发展之高潮，理论研究深化，继承了金元时期各个流派的不同特点而又推陈出新。杨继洲《针灸大成》取中脘、鸠尾等穴，治疗"眼目黑瞽""以疏其痰"。徐凤《针灸大全》则取脾经络穴公孙，配膻中、中魁、丰隆，治疗"呕吐痰涎，眩晕不已"。

纵观历史长河，汇各家先贤精粹，本书对于耳眩晕的命名、病因病机、证候分类及治疗方法等加以梳理汇总，以供广大读者熟悉参详，指导临床诊治。

（赵术志　李文昊）

第三篇 鼻科疾病

鼻疮源流考

东晋葛洪《肘后备急方》载有"口鼻生疮"之治法，隋代巢元方《诸病源候论》首载"鼻生疮"之论，并指出其病因病机为"肺脏有热，气冲于鼻"，明代吴正伦《脉症治方》载有"鼻疮"之述，后世医家进一步发挥，逐渐形成较为完善的辨证论治体系。本文将从古代文献入手，溯源澄流，整理前人的精粹，理清其脉络，以期对临床有所参考，对后世有所启迪。

（一）病名

"鼻疮"在多部医籍中均被作为正名使用，且含义明确，历代医家有关鼻疮的论述颇多，其含义多为以鼻部起疮，状如粟粒，甚则鼻外色红发肿、痛如火炙、痒烂为主要表现的疮疡性疾病。通过对鼻疮这一称谓的综合分析，该病多以病症特点与病因病机结合而分类命名。

《诸病源候论》有云："鼻生疮者，鼻是肺之候……其脏有热，气冲于鼻，故生疮也。"首次将该病病位与发病特点联系起来，此后诸多医家均沿用此说，如北宋官修《圣济总录》中"心肺有病，鼻为之不利……甚则成疮也"，指出心肺有病，发于鼻而成疮。后至明代吴正伦《脉症治方》有云："盖肺气通于鼻……邪热伏留不散，为鼻疮矣。"进一步指出鼻疮乃因肺热伏留不散而成。明代皇甫中《明医指掌》亦沿用此说，其曰："鼻为肺之窍……鼻疮……肺热所致。"清代吴谦等《医宗金鉴》云："鼻疮……由肺经壅热，上攻鼻窍……致成此疮。"清代顾世澄《疡医大全》中曰："鼻乃肺之窍……或肺火亢甚，是以鼻窍生疮。"上述均以此法对该病命名。

（二）病因病机

鼻疮作为一种外科疮疡疾病，可单发或继发于其他疾病，其病因病机多种多样，经整理概括为以下几类，现分别论述如下。

1. 肺气亏虚，风湿外袭

明代龚廷贤《寿世保元》云："一论小儿鼻疮，热壅伤肺，肺主气，通于鼻，风湿之气乘虚客于皮毛，入于血脉，故鼻下两傍疮湿痒烂。"认为鼻为肺窍，鼻疮乃热壅伤肺，风湿之气又乘虚客于皮毛，入于血脉所致。

2. 肺热生疮，气冲于鼻

《诸病源候论》有云："鼻生疮者，鼻是肺之候……其脏有热，气冲于鼻，故生疮也。"认为鼻是肺候，肺有热，鼻亦受热，而化为疮。《明医指掌》有云："鼻为肺之窍……鼻疮、鼻痔、鼻痈者，皆肺热所致，但有浅深之不同。"指出鼻为肺窍，鼻疮乃肺热所致。虞抟《苍生司命》有云："鼻疮、鼻痔、鼻痈皆肺热所致。"《医宗金鉴》云："鼻疮……由肺经壅热，上攻鼻窍，聚而不散，致成此疮。"指出鼻疮为肺经壅热上攻鼻窍所致。《疡医大全》云："鼻乃肺之窍，肺有蕴热……是以鼻窍生疮，燥裂作痛，多起赤屑。"认为鼻为肺窍，肺有蕴热可生鼻疮。此外，清代沈金鳌《杂病源流犀烛》有云："鼻内生疮者，由脾胃蕴热，移于肺也。"指出鼻疮起因于脾胃蕴热，邪热移肺，亦可发为鼻疮。

3. 心肺蕴热，气血壅滞

《圣济总录》云："心肺有病，鼻为之不利，盖心肺在膈上，肺开窍于鼻，心肺壅热，气熏于鼻间，蕴积不散，其证干燥而痛，甚则成疮也。"认为心肺同属上焦，鼻又为肺窍，上焦心肺有热，则易向上熏灼，先消铄肺窍之中津液，甚者鼻中热盛肉腐，化为疮疡。杨士瀛《仁斋直指方论》有云："或气血壅滞，上焦生热，邪热之气，留伏不散，则为鼻疮。"认为上焦气血壅滞，郁而化热，邪热向上熏灼，未得消散，鼻中热盛肉腐，可为疮疡。明代薛铠《保婴撮要》云："其患疮痍者……鼻间属胃经，发热饮冷，大便黄硬者为实热，用泻黄散；发热饮汤，大便青白者为虚热，用异功散。"指出热证所致者有虚实二端。《脉症治方》有云："盖肺气通于鼻，清气出入之道路。或因饮酒，气血壅滞上焦，邪热伏留不散，为鼻疮矣。"指出鼻为肺窍，主通行清气，若因饮酒致上焦气血壅滞，郁而化热，邪热未得消散，鼻亦受邪，血肉皆腐，化为疮疡。

4. 湿热生疮

清代景东旸《嵩崖尊生全书》云："鼻疮，是脾家湿火浸淫于肺。"指出鼻疮乃中焦湿热而后上淫于肺所致。清代唐宗海《医学见能》记载："鼻中生疮，无论肿痛塞痒者，肝肺经痰火也。"指出鼻疮是由肝肺经痰火上炎所致。

5. 疳证所致

明代王纶《明医杂著》有云："若鼻疮……此肝经内外疳也。"明确指出疳证可导致鼻疮。明代孙志宏《简明医彀》有云："小儿油腻生冷，乳食太过，则脾胃不能运行，疳疾之证成矣。或因缺乳，饮食太早而成。则……耳鼻生疮。"指出小儿发育未全，中焦未壮，运化不及之特点，倘若因饮食难以运化、暴饮暴食，或辅食添加过早等，则易形成疳证，继发鼻疮。

6. 虫证所致

北宋刘昉《幼幼新书》有云："自永徽四年，有鸟焉自西域而来……夜出撮蚤毛翅，有毒虫如毫末遗于衣上，入肌肤毛孔中……作疾状类疳。若襁褓婴儿不慎于衣服或洗或浴，夜张于檐楹，则致虫毒而作是疾……又有寒温不常，乳食不节，传作疳疾……头鼻生疮。"提出寄生虫感染或饮食、寒温等可导致疳证，然后继发鼻疮的观点。明代朱橚《普济方》有云："三虫在人身中……口鼻生疮。"指出三虫即蛔虫、蛲虫、寸白虫，可导致鼻疮。

（三）证候分类

历代医家对鼻疮证候分类的表述：①上焦火热；②肺热生疮；③湿热生疮；④瘀血生疮；⑤肺脾两虚；⑥败疮不敛；⑦疳证所致；⑧虫证所致。

（四）治疗

鼻疮作为疮疡之一，基本治法为清热消疮，活血生肌。经过对古代医籍文献的整理，现将治法概括为以下几类，并分述如下。

1. 辨证论治

（1）宣肺清热：南宋陈直《养老奉亲书》记载："治老人春时，诸般眼疾发动，黄芪散。兼治口鼻生疮。"黄芪散方中黄芪补气、止汗、利尿消肿、排脓，川芎活血祛瘀、行气开郁、祛风止痛，防风发表、祛风、除湿，白蒺藜平肝潜阳、祛风止痒、散结祛瘀，甘菊花平肝疏肺、清上焦之邪热；治目祛风，禀金水之精，益阴滋肾，甘草清热解毒、调和诸药。春天，发陈之际，此时眼疾发动，多为肝气升发不利所致，故方中多用风药走窜，兼清肺中邪热，如此施治，肝气条达，眼疾可愈。至于鼻疮亦能得治。《圣济总录·肺气面目四肢浮肿》有云："治肺脏积壅，气滞不通，面目浮肿，两鼻生疮，杏仁散方。"杏仁散方中杏仁降肺气、止咳，葶苈泻肺平喘、利水消肿，马兜铃清肺降气、止咳平喘，柴胡疏散退热，麻黄发汗散寒、宣肺平喘、利水消肿，射干清热解毒、消痰、利咽，贝母化痰止咳、清热散结。指出肺气瘀滞所致鼻疮，法当宣肺理气，兼清郁热，再加宣通鼻窍之对症药，共奏宣肺清热之功。明代张洁《仁术便览》录有："消风散，治面鼻生疮，粉刺，去肺风毒。"认为肺风毒可致鼻疮，治以清热解毒、宣肺疏风。消风散方中黄连清热燥湿、泻火解毒，黄芩泻实火、除湿热，黄柏清热燥湿、泻火除蒸，栀子泻火除烦、清热利湿、凉血解毒、消肿止痛，薄荷疏散风热、清利头目、利咽、透疹、疏肝行气，葛根解肌退热、生津止渴，枳壳理气宽中、化痰消积，天花粉清热泻火、生津止渴，川芎活血祛瘀、行气开郁、祛风止痛，枇杷叶清肺止咳，柴胡疏散退热，桔梗宣肺、利咽、祛痰、排脓，防风疏风、清热、解表，甘草调和诸药。

（2）清热泻火：东晋葛洪《肘后备急方》记载："龙骨汤，又疗伤寒已八九日至十余日，大烦渴若胜而三焦有疮者多下，或张口吐舌，呵吁目烂，口鼻生疮，吟语不识人，除热毒止痢方。"全方只以龙骨一味，煎取后沉之井底令冷，频服。沉之井底，得井水辛寒之气，辛能发散，寒能解热，兼以龙骨甘淡，镇静安神，一药而有多用。元代危亦林《世医得效方》中录有："如圣汤，治身热如火，头痛，颊赤面红，呵欠，鼻疮，疮疹已未出时，宜服。"认为鼻疮因热证所致者，以清热泻火为治疗大法，且在用药时应气血兼顾。方中白芍敛阴止汗、柔肝止痛、平抑肝阳，升麻清热解毒、发表透疹、升阳举陷，紫草清热解毒、凉血止血，干葛升阳解肌、透疹止泻、除烦止呕，木通清心火、利小便，甘草调和诸药。本方无明显苦寒之品，而兼以辛散之味，能清热消疮于无形之中。明代龚廷贤《云林神彀》云："肺经若火盛，右寸脉洪数，嗽血鼻疮肿，喉痛如火烙，黄芩汤。"对于肺经一派热证，认为当治以黄芩汤对症治疗，方中桔梗止咳祛痰，山栀子泻火除烦、凉血止血，荆芥祛风、解表、透疹、止血，薄荷发汗解热、疏肝理气、利咽止痛、止痒，桑白皮泻肺平喘、利水消肿。该方与上方有异曲同工之妙，均在清热泻火药中加入辛散解表药，此举其意有二：一则辛能发散，配合寒凉药，给热邪以出路；二则行气活血，方能促进疮疡愈合。上述两方表明：对于热证，尤其是继发疮疡的治疗中，清热泻火并不是单以苦寒直折，而是要适当加入辛散之品，加强疗效。王绍隆《医灯续焰》载："金朱饮，本名天竺黄散，治惊壮热，伤寒伏热，上焦虚热重舌，口鼻生疮，赤眼。"金朱饮方中天竺黄清热豁痰、清心定惊，川郁金活血止痛、行气解郁、清心凉血，马牙硝泻热通便、润燥软坚、清火消肿，朱砂清心镇惊、安神、明目、解毒，蝉壳宣散风热、透疹利咽、退翳明目、祛风止痉，麝香开窍醒神、活血通经、消肿止痛，炙甘草调和诸药。本方以寒凉镇惊之药气血两入，再伍少许辛散之品，待火邪散去，疮疡自能恢复。清代张璐《张氏医通》言："鼻疮内服甘露饮加犀角、胡连、柴胡。"方中犀角清热定痉，胡连苦寒清热燥湿、善除胃肠湿热，柴胡疏肝解郁、升举阳气。虚者，加人参大补元气。外用黄柏清热燥湿、苦参清热解毒、槟榔消食化积为末，猪脂调敷。或以青黛凉血消斑、泻火定惊，槐花凉血止血，杏仁止咳平喘、润肠通便，轻粉杀虫、攻毒、敛疮，枯矾解毒研敷。鼻疮若因火热之邪灼伤血肉，不论内治外治，均以清热为大法，内服处方以温病派清热泻火方药为主。《医宗金鉴》云："鼻疮……可服黄连解毒汤加紫花地丁等。"所述当为火毒炽盛之证，故在处方遣药时苦寒直折，顿挫其热，再加清热解毒消疮之品，不用辛散药，表明在治疗鼻疮属火热重症时，用药应单刀直入，只宜苦寒直折，方能救人于危难。清代赵学敏所著铃医专著《串雅内外编》记载："红雪，治风热，消宿食，解酒毒，开三焦，利五脏，除热破积滞，治伤寒狂躁，胃烂发斑，湿瘴脚气，黄疸，头痛目昏，口鼻疮，喉痹、重舌、肠痈等症。"红雪又名通中散，全方川厚朴泻下攻积，羚羊角清热定痉，川升麻清热解毒，黄芩清热泻火，枳壳破气、行痰、消积，赤芍药行瘀、止痛、凉血、消肿，人参大补元气，淡竹叶清热利尿，甘草调和诸药。共奏清热解毒、凉血散瘀、芳香理气之功，但仍以清解热毒为主，热毒一去，诸疮自已。清代沈金鳌《杂病源流犀烛》云："鼻内生疮者，由脾胃蕴热，移于肺也，宜凉膈散、消风散。"认为鼻疮是标，肺胃热盛乃是本，论治当从本论治，用凉膈散、消风散清热泻火，疏散风热，脾胃之热一去，鼻疮自能愈合。

（3）清利湿热：湿热向来为外科疮疡常见病因，其黏滞不爽、如油入面之性，使处方用药都显困难。《圣济总录》记载："治鼻生疮，痒痛不止，地黄煎方。"以清热燥湿为大法，主用鲜地汁凉血清热，次以苦参燥湿杀虫，两药并用，共奏清热利湿之功。元代朱丹溪《丹溪心法》云："鼻疮……宜一味淅二泔，食后用冷饮……或以枇杷叶拭去毛，锉，煎汤候冷，调消风散食后服。"指出鼻疮一病，或因上焦邪热所致，或由饮酒湿热蕴结所致，治疗均当以清热为大法，湿盛者兼以化湿、祛湿、燥湿。清代蒋示吉《医宗说约》记载："鼻疮方鼻下两旁，疮湿痒烂，脓流处即又成疮，最为可厌。宜用泽泻、郁金、山栀仁、炙甘草等分，共为细末，食后白汤调下一钱。"采用利湿化浊法，予泽泻利湿，郁金凉血散瘀，栀子清热燥湿，可加速疮疡愈合。清代江涵暾《笔花医镜》有云："鼻赤鼻疮……黄芩清肺饮加葛花主之。"明确指出该病的病机为湿热，治以清热燥湿，方用黄芩清肺饮加葛花。

（4）活血化瘀：外科疮疡久不愈合，不论是否经过治疗及是否顽固，都伴随瘀血病机。针对这一情况，《普济方》记载："鼻疮，桃仁（五十枚去皮尖及双仁）、苦酒（二升）、盐（一合），上煮取六合。去滓，尽服之。"以桃仁为主药，与苦酒、盐合用，共奏软坚活血化瘀之功。

（5）消疮生肌：鼻疮有久治不愈者，多因用药不当或拖延病情所致。此时疮已深大，气滞血瘀较重，而邪气往往不盛，在治疗时除常规应用理气活血药外，尤应注意消疮生肌。如明代龚廷贤《鲁府禁方》记载："鼻疮久患不已，脓极臭者，用百草霜，研细。每服三钱，冷水调，卧服。"鼻疮久患不已脓极臭，是邪气顽固，气血皆腐所致，气血愈发耗损，病情更加顽固。百草霜一味，能治恶疮，燥湿祛腐，活血生新，用治此病极为贴切，冷水调服，是取兼清余热之用。

（6）补益脾肺：肺气虚弱不能上养所致之鼻疮，可用补脾益肺之法。正如清代吴澄《不居集》记载："肺疳，气喘，口鼻生疮，当补脾肺，益黄散主之。"方中白芍养血柔肝、缓中止痛、敛阴收汗，升麻清热解毒、升阳举陷，甘草调和诸药，紫草凉血、活血、解毒透疹，干葛升阳解肌、透疹止泻、除烦止温，木通利水渗湿，诃子涩肠止泻、敛肺止咳，陈皮理气健脾、调中。诸药合用，可补益脾肺，气足上养，疮可愈合。

（7）消疳去积：适用于疳证所致之鼻疮。北宋官修《太平圣惠方·治小儿干疳诸方》记载:"治小儿干疳,面青日涩,脑热鼻疮,眼生障膜,毛发焦黄,肌肤羸瘦,蜗牛丸方。" 蜗牛丸方中蜗牛清热解毒,谷精草祛风散热、明目退翳,夜明砂清热明目、散瘀消积,干蟾消肿解毒,瓜蒂泻水湿停饮,雄黄燥湿、祛风、杀虫、解毒,麝香通窍散瘀,以上诸药配伍具清热解毒、通窍散瘀之功,可通治干疳所致鼻疮。又载:"故为一切疳也治小儿一切疳,腹肚胀满,手脚枯细,眼目口鼻生疮,身体壮热,痢下泔淀,日渐羸瘦,面无光泽,青黛散方。"本方以青黛为君药,清热泻火、凉血解毒,黄柏为臣,助青黛清热泻火解毒,并有燥湿止痒之效,滑石、石膏共为佐使,清热、祛湿、解毒、生肌敛疮。诸药合用,共奏清热解毒、燥湿止痒、生肌敛疮之功。方中多用金石药清热消积,再辅以草木药理气活血,使疳消而疮愈。疳证发病较急者,病情尚轻,即便有疳疮,亦多为气血不和所致。选用对证的清热去积之品即可奏效。《圣济总录·小儿诸疳》曰:"治小儿诸疳诸痢……齿烂鼻疮,丁奚潮热等疾。牛黄煎方。"牛黄煎方中牛黄息风止痉、清热解毒、化痰开窍,麝香开窍醒神、活血通经、消肿止痛,龙脑通诸窍、散郁火、去翳明目、消肿止痛,大蚵蚾解毒消肿。总览全方,方中多用清热解毒、软坚化积之品,通治诸疳诸痢之齿烂鼻疮。又载:"治小儿惊疳……口鼻生疮……乳香丸方。"乳香丸方中取乳香、木香、白芷、麝香芳香之气,加清热、润燥、解毒之猪胆,治疗惊疳急症所见之鼻疮,芳香与苦寒并进,寓有清热开窍之功效。亦载:"小儿疳痢久不瘥方:治小儿疳痢,或黄或青,项细腹胀,口鼻生疮,日加羸瘦。蝉蜕丸方。"蝉蜕丸方中蝉蜕宣散风热、透疹利咽、退翳明目,麝香开窍醒神、活血通经、消肿止痛,方中用大量血肉有情之品,开窍去积,补血润燥,再辅以金石药清热解毒,凉肝定惊,泻实而不伤正。

明代汪机《外科理例》载:"外科附方芦荟丸,治下疳溃烂或作痛及小儿疳积发热,口鼻生疮,或牙龈蚀烂。"芦荟丸方中芦荟、白芜荑、白雷丸、鹤虱草具有杀虫之功,胡黄连、黄连起清热之效,取木香、青皮芳香之气,故本方杀虫、清热、芳香并用,适用于疳积偏虫证者。《明医杂著》有云:"若鼻疮,目烂,体瘦,疮癣,或耳前后、项、腋、小腹、内股、玉茎、阴丸肿溃,小便不调,摇头,侧目,白膜遮睛,羞明,畏日,肚大青筋,口渴,下痢。此肝经内外疳也,用地黄、芦荟二丸主之。"指出该病的症状体征可发于肝经循行部位,症状多发是其特点,能发于内外上下全身各处,方中地黄清热生津,凉血止血;芦荟泻火杀虫,化瘀解毒。明确指出用清热消积、凉血润燥之法通治疳证及其并发、继发的官窍皮肤诸疮疡。又云:"治小儿鼻疳,羸瘦壮热,口鼻生疮,宜服此方。"方中胡黄连、人粪、天灵盖、莨菪子,加入砒霜一味,破泻腹中诸毒,再辅以清热去积之品,共奏消疳之功,既可内服,又可外用。明代王肯堂《证治准绳》记载:"理小儿五疳八痢,腹胀羸瘦,头发焦干,口鼻生疮。"本方杀虫清热皆用黄连、白芜荑、夜明砂等寻常之品,一改古方峻攻之习,适用于轻证患儿。《保婴撮要》云:"其患疮痏者……鼻间属胃经,发热饮冷,大便黄硬者为实热,用泻黄散;发热饮汤,大便清白者为虚热,用异功散。"指出该病有寒热及虚实二端,可根据伴随症状进行鉴别,并与凉泻、温补之不同方剂予以对症治疗。明代张景岳《景岳全书》记载:"大芦荟丸,治肝火下疳溃烂,或焮肿作痛,或治小儿疳膨食积,口鼻生疮,牙龈蚀烂等疮,并虫蚀肛门痒痛。"大芦荟丸方中芦荟泻下通便、清肝泻火、杀虫疗疳,胡黄连退虚热、除疳热、清湿热,黄连泻火解毒、清热燥湿,木香健脾消食导滞,白芜荑消积杀虫,青皮疏肝破气、消积化滞,白雷丸杀虫消积,鹤虱草杀虫消积,麝香开窍、活血、散结、止痛。本方专用于肝火所致疳证及官窍诸疮疡。明代秦昌遇《幼科折衷·疳积》云:"肺疳,一名气疳,喘嗽气促,口鼻生疮,用益黄散。按仲阳此论皆补其母也,亦当参看。"指出疳证及肺者会出现肺病症状,当用益黄散治疗。

2. 其他疗法

（1）针灸疗法：鼻疮的针灸治疗，文献素有记载。明代高武《针灸聚英》记载："足太阳膀胱经：曲差，神庭旁一寸五分，入发际。《铜人》：针三分，灸三壮。主目不明、鼽衄鼻塞、鼻疮……承光后一寸半。《铜人》：针三分，留七呼，灸三壮。主瘿气、鼻衄，鼻疮……瘿瘤。"对症选穴。《针灸问答》记载："问：鼻息、鼻鼽、鼻衄、鼻疮，当取何穴？答：迎香，禾髎，内关，外关，少商、中冲、关冲。"将局部选穴与对症选穴结合。迎香疏散风热、通利鼻窍，禾髎疏风清热、通鼻利窍，内关主手中风热、矢志、心痛，外关疏风清热、活血止痛、通经活络，少商、中冲、关冲有清热泻火之功。针刺诸穴，共奏清热泻火之效，以疗鼻疮。

（2）外治法：是治疗疮疡的一种特色疗法。《太平圣惠方》载："用蒜如皂荚子大研，和少许散，纳入鼻中，若外有疳疮，以猪脂和散涂之，立瘥……治小儿急疳，口鼻生疮，时痒不止，宜用此方。"皂荚子具有润肠通便、祛风散热、化痰散结之功效，可祛急疳之热邪。专治小儿急疳所致的口鼻生疮。宋代刘昉《幼幼新书》有云："治小儿走马疳口鼻生疮，牙龈肿烂，诸药不能治者方。槲叶（十片，干者）、麝香（少许）。上以芦荟为末，水调涂叶上，炙干又涂、又炙，凡涂炙数遍为末。疮湿干掺。"麝香辛温辟秽、活血化瘀，治各种恶疮，槲叶具有止血活血、通淋的作用，加强了对症治疗的效果。

再如《普济方》记载："鼻塞气息不通（附论）：白雄犬胆（一枚）、地胆（二十枚）。上先捣地胆为细末，纳犬胆中以绳系定三日，乃于日出时，令病人西首卧中庭，以鼻孔向日，旁人以故笔粘药，涂入鼻孔中，一日一度，至五六日，当鼻孔里近眼痛，此是欲落。更候三四敷之，渐渐嚏之，即落。落后，急以绵塞之，慎风。（铛墨散出危氏方）治鼻窒塞，气息不通。亦治久患鼻疮，脓极臭者。"其中白雄犬胆具有清肝明目、止血消肿作用。治风热眼痛，目赤涩痒；吐血，鼻衄；聤耳，疮疡。地胆清热解毒、利尿消肿，故可治疗鼻疮。又载："鼻疮酒齄（附论）：石亭脂（一钱）、当归、轻粉（各半钱）、脑子（少许）、槟榔（三钱）。上为细末，用绢袋盛了，于鼻内闻之。至夜用津唾湿疮，将药于鼻疮上搽磨，天明用水洗去药，仍以苍耳草五月五日午时采取，阴干，用酒浸，九蒸九曝，研为末，炼蜜和丸，如弹子大。每服一丸，食后温酒化下。日进三服，半月除之。（白龙散出危氏方）。治酒齄鼻，并面上肺风疮。"原方中石亭脂又名石硫赤、石硫丹、石硫芝，有杀虫、消疮、止痛之功效，主治赤鼻作痛。当归活血调经，轻粉杀虫、攻毒、利水、通便，槟榔消积、下气、行水、截疟。诸药合用，鼻疮得疗。又载："疳虫蚀鼻生疮（附论）：石亭脂、轻粉、鸡心槟榔（各一两）、片脑（半钱）。右为细末。相合用唾津搽于面上，临卧涂之。大有神效。如圣散，治疳虫蚀鼻生疮，及鼻下赤烂。乌香散，治鼻疳疮侵蚀鼻柱。草乌头（烧灰）、麝香（研等分），上同研细，以少许贴疮上。青金散，治疳虫蚀鼻生疮，及鼻涕淹溃：铜青、白矾（生研等分）。上同研为散，每用少许敷疮上，小儿亦可用。"方中石亭脂有杀虫、消疮、止痛之功效，轻粉可杀虫、攻毒、利水、通便，槟榔可消积、下气，片脑又名冰片，可通诸窍、散郁火、去翳明目、消肿止痛。乌头为散寒止痛要药，麝香镇痛、消肿，铜青明目退翳、吐风痰、解毒祛腐、杀虫止痒，白矾杀虫止痒，以上药物相互配伍，皆可治疗鼻疮。又载："治疳虫蚀鼻生疮，上烧牛骨灰末，以腊月猪脂和敷之，瘥。"上方皆以利湿化浊、清热通窍为思路。又载："上用白杨梅，浆水煎，和盐含之。一方：取嫩枝铁上烧，取汁涂。"白梅可治死肌恶肉，蚀疮祛腐，酸能敛疮，故用此一味治之。

《丹溪心法》云："鼻疮……外用硫黄入大菜头内煨，碾涂之。若鼻尖微赤及鼻中生疮者，辛夷碾末，入脑麝少许，绵裹纳之……一方以白盐常擦妙。又以牛、马耳垢敷，妙。"外用硫黄取其攻毒、杀虫、止痒之功；鼻尖微赤，取辛夷祛风寒、通鼻窍之功；鼻中生疮，取龙脑和麝香芳香通鼻窍之功。若明代张时彻《急救良方》有云："治鼻疮，用杏仁研乳汁和敷，或以乌牛耳垢敷。"杏仁理气活血，能治疮疡；乌牛耳垢解毒散肿，亦能治疮疡。清代吴杖仙《吴氏医方汇编》有云："齿鼻疮疳：粪中尾蛆（炒焦为末，一钱）、蝎子灰（五分）。和匀敷之。"用两味虫类药，独取其走窜活血、祛风解毒之效，烧灰存性，加强燥湿效果。《张氏医通》云："鼻疮，外用黄柏、苦参、槟榔为末，猪脂调敷，或青黛、杏仁、槐花、轻粉、枯矾研敷。"黄柏清热燥湿、泻火解毒；苦参清热、燥湿、杀虫；槟榔杀虫消积、降气行水截疟；三药为末主取其清热燥湿、行气活血之功。青黛清热、凉血、解毒；杏仁理气活血；槐花凉血止血；轻粉杀虫、攻毒、利水、通便；枯矾燥湿、止血；以上五味药研粉外敷，共奏清热燥湿、理气活血之功。故主用清热燥湿、理气活血之法。清代许克昌、毕法合撰《外科证治全书》云："鼻疮，外用辰砂定痛散搽鼻内，如干燥者，以麻油频润之。"取金石药解毒止痛之效，兼以麻油润燥。《医宗说约》记载："鼻疮方……外用甘草汤洗净，敷疳火三物丹。"先洗后敷。清代沈金鳌《杂病源流犀烛》云："鼻内生疮者……外以辛夷末入冰麝少许，绵裹塞之。"取辛夷通鼻，冰麝开窍活血。

综上所述，历代医家对鼻疮认识全面，辨证思路多样，遂从病名、病因病机、证候分类、治疗等方面整理如上，以期对临床起到参考、指导作用。

（杨　波　李超琳）

鼻疔源流考

"鼻疔"作为病名首见于东汉华佗《中藏经》，称为"白丁"。关于鼻疔的论述，较为繁杂，历代医家对鼻疔均有不同阐释，但其病机涉及多个脏腑，临床表现多样，故历代医家各抒己见。遂本篇从病名、病因病机、证候分类及治疗方面入手，对历代重要医籍中相关鼻疔的论述进行整理研究，考察其学术思想、临床表现及辨证规律，追本溯源，以供临床参考。

（一）病名

"鼻疔"一病，在历代书籍中曾以"鼻疔""白丁""白疔""白刃疔""鼻尖疔""鼻梁疔""穿鼻疔""鼻环疔""鼻柱痈""鼻疽""刀马毒"等多种名称形式存在。纵观历代有关鼻疔的诸多论述，"鼻疔"在古代医书中含义略有区别，据现有历史总结，是指发生在鼻尖、鼻翼、鼻前庭部位的疔疮疖肿，以局部红肿，呈粟米状突起，坚硬胀痛，有脓为特征的鼻部外疡疾病，而据历史记载则略有不同。综合分析鼻疔诸多历史称谓，可归纳为以下两种分类命名。

1. 以病位分类命名

王肯堂《证治准绳·幼科》曰："红肿曰痈，白塌曰疽，部位既殊，称名亦异……于鼻为鼻痈、鼻疔。"言痈疽病位在鼻者称为鼻疔。《证治准绳·疡医》云："鼻疔生于鼻内……黑色者不治。"言鼻疔生于鼻内。并述鼻疔逆证。祁坤《外科大成》云："鼻疔生鼻内……甚则唇腮俱肿。"述鼻疗生于鼻内。《医宗金鉴·外科心法要诀》言："鼻疗生在鼻孔之内焮痛异常。"时世瑞《疡科捷径》云："鼻疗生于鼻孔中。"吴亦鼎《神灸经纶》言："鼻疗，生于鼻内，痛引脑门，不有运气。"亦言及鼻疗生于鼻内。

《中藏经》曰："五丁者……蓄其毒邪，浸渍脏腑，久不掳散，始变为丁……一曰白丁。"首次提出"白丁"这一病名。《秘方集验》曰："疗疮，此症有十三种，而有青黄赤白黑……盖取五色以应五脏也。"认为白疗乃因五色应五脏而命名，病位在肺。《文堂集验方》亦言及《秘方集验》之五色以应五脏一说。龚信《古今医鉴》曰："《内经》以白疗发于颈鼻……盖取五色以应五脏，各有所属部位而已。"

《外科正宗》言："其发初生白泡，顶硬根突，破流脂水，痒痛骤然，易腐易陷；重则腮损咽焦，毛耸肌热，咳吐脓痰，鼻焮气急。"其认为白刃疗乃属肺经感毒而致，并详述病状。书中命名五疗为火焰疗、紫燕疗、白刃疗、黑靥疗、黄鼓疗，亦皆与五脏相应。祁坤《外科大成》云："白刃疗……多生于手指鼻窍胸膛等处。"认为白刃疗属肺经，可生于鼻窍、胸处。田间来《灵验良方汇编》、清代吴谦等《医宗金鉴·外科心法要诀》亦提及《外科正宗》中白刃疗属肺经。《外科学话义》言："四曰白疗，多生于鼻孔及两手臂膊之处，及太阴肺经所过之地。"首次将白刃疗称为白疗，同样论述其生于鼻孔与双臂之处。

2. 以病症特点分类命名

《外科大成》云："火珠疗，生鼻孔内，圆塞喷火，面赤眼红。"言鼻疗亦称为火珠疗，如"圆塞喷火"。清代冯兆张《冯氏锦囊秘录》言及火珠疗曰："鼻息梗痛兮，火珠圆实（凡鼻内疼痛，肿梗者，此必火珠疗填，塞于中耳）。"认为凡鼻内肿痛如梗者，如火珠圆实，均属火珠疗。《医宗金鉴·外科心法要诀》亦言："火珠疗生鼻孔内，圆塞喷火面赤红。"论述简易方歌。《青囊全集秘旨》言："火珠疗……赤红针破，服泻金散用黄连膏，入片滴孔内。"黄氏因其病状如火珠，故将鼻疗称为火珠疗。《外科备要》云："火珠疗，生于鼻孔内，圆塞喷火，面赤眼红。"亦因病状称之为火珠疗。

（二）病因病机

鼻疗病因病机繁杂，既有外感，又有内伤，且兼有逆急危证。经过整理可分为冷风伤脏，肺气壅滞；风热相搏，热毒蕴肺；肺经感毒，火毒蕴结；肺经郁火，气血壅滞；肺火肠风，热乘虚入；忧伤肺脾，毒气传经；饮食失节，湿热内蕴；房欲传肾，火乘金位；鼻疗逆证。共九类，兹述如下。

1. 冷风伤脏，肺气壅滞

宋代官修《太平圣惠方》曰："夫肺主气，其经手太阴之脉也，其气通于鼻，利则知于臭香。风冷伤于脏腑，而邪气乘于太阴之经，其气蕴积于鼻者，则津液壅塞，鼻气不通，故不知香臭。鼻塞而为痈也，治鼻痈，窒塞不通气息，宜服羚羊角丸方……治痈鼻梁起，疼痛胀闷，宜用纳鼻甘草丸方。"认为"冷风伤于肺脏"亦可致鼻疗。

2. 风热相搏，热毒蕴肺

《医方集宜》言："疗疮者，皆由脏腑积受热毒邪风相搏于经络之间，以致血气凝滞注于毛孔手足头面，各随五脏部分而发也。"认为疔疮乃因热毒邪风相搏于经络之间所致。

3. 肺经感毒，火毒蕴结

明代陈实功《外科正宗》曰："此等出于肺经之病也""此肺经感毒发为白刃疔也"。陈氏指出白刃疔乃属肺经感毒所致，并列举客医误将疔疮之证诊为风热疙瘩，而致二十二岁妇人死亡，以此来论述白刃疔一病之严重性。《医宗金鉴·外科心法要诀》云："鼻疔生在鼻孔中……由肺经火毒，凝结而成。"认为鼻疔乃属肺经火毒凝结而成。清代李学川《针灸逢源》云："白刃疔……此肺经毒火也。"亦认为白刃疔乃属于肺经毒火所致。清代易凤翥《外科备要》亦载有："白刃疔……此属肺经毒火而成也""鼻疔……由肺经火毒凝结而成"。与他家说法相同。《外科学话义》言："四曰白疔……初生仅一白泡顶硬根突，麻痒疼痛，破流脂水，易腐易陷，重则腮肿咽焦，咳吐痰涎，鼻燉气急等症，皆见此属肺脏火毒而成他。"将白刃疔称为白疔，亦言及其属肺脏火毒而致。

4. 肺经郁火，气血壅滞

隋代巢元方《诸病源候论》曰："鼻是肺之候，肺气通于鼻。其脏有热，气冲于鼻，故生疮也。其汤熨针石，别有正方。"认为是肺脏有热上冲于鼻而致病。《太平圣惠方》曰："夫鼻者，肺之窍，故肺气通于鼻也，若脏腑不调，阴阳否塞，气血壅滞，荣卫不通，则上焦生邪热之气，伏留不散，上攻于鼻，故令鼻中生疮也。"认为鼻疔可由气血壅滞致邪热之气上攻于鼻所致。《医宗金鉴·外科心法要诀》曰："鼻疽生于鼻柱间，肺经郁火发督原，坚硬色紫常木痛……由肺经郁火凝结而成。"认为鼻疔乃因肺经郁火凝结而成。《外科图形脉证》言："鼻疽，生鼻梁中，属督脉与肺经，由肺蕴郁火，结聚而成。"认为鼻疔乃因肺蕴郁火而成。《疡科捷径》云："肺经积热自成功。"认为鼻疔乃因肺经积热而成。《外科备要》亦提及《医宗金鉴·外科心法要诀》中鼻疔乃属肺经郁火结聚一说。

5. 肺火肠风，热乘虚入

宋代窦默《疮疡经验全书》言："白丁者，大肠虚热，根在肺。"认为鼻疔乃由大肠虚热所致，其病根在肺。《新刻图形枕藏外科》曰："白疔，肺火肠风，热乘虚入，初起白色，外晕泡，咳唾连声，痰涎稠粘，口鼻干，咽喉燥。"认为鼻疔乃属肺火肠风、热乘虚入所致。

6. 忧伤肺脾，毒气传经

清代顾世澄《疡医大全》引申斗垣言："鼻疔乃忧郁太过，劳伤太重，脏腑毒气传于经脉而成。"言及申氏认为鼻疔乃因忧郁太过，劳伤太重，脏腑毒气传于经脉而成。又言："鼻疔生于鼻窍之中，乃忧郁伤肺。"认为鼻疔或由忧郁伤肺而成。

7. 饮食失节，湿热内蕴

《疡医大全》言："鼻疽乃肺经蕴积热邪……或过食五辛，嗜饮炙煿而成。"认为鼻疔或因蕴热嗜饮，饮食失节而成。

8. 房欲传肾，火乘金位

《疡医大全》曰："鼻疔生于鼻窍之中……或房欲传肾，火乘金位，燔灼而成。"认为鼻疔或由房欲传肾，火乘金位，燔灼而成。

9. 鼻疔逆证

清代祁坤《外科大成》云："鼻肿如瓶者逆。"论鼻疔如鼻肿如瓶者属逆证。《医宗金鉴·外科心法要诀》言："此证初起之时，须当速治，迟则毒气内攻，以致神昏、呕哕、鼻肿如瓶者逆。"认为鼻疔如贻误治疗可致逆证。清代顾世澄《疡医大全》引用申斗垣《外科启玄》对鼻疔的叙述，谓"鼻疔……二三日神思困倦，筋骨疼/酸痛，四五日寒热交作，毒气攻心，头面肿大，八九日呕逆昏迷，痰升气促，十难救一"，并指出"医者不可不察"，要重视这一逆证的出现。《外科图形脉证》亦言及"鼻疔治迟，毒气内攻，神昏呕哕，鼻肿如瓶者，难救"这一鼻疔逆证。清代吴亦鼎《神灸经纶》言："鼻疔……牙闭不开，鼻大如瓶，色黑者，不治。"认为牙闭不开，鼻大如瓶，色黑者属鼻疔逆证。清代易凤翥《外科备要》亦载有鼻疔逆证一说："鼻疔……此症初起须当速治，迟则毒气内攻，以致神昏，呕哕，鼻肿如瓶者逆。"

（三）证候分类

历代医家对鼻疔证候分类的表述：①冷风伤肺；②风热相搏；③肺经感毒；④肺经郁火；⑤肺火肠风；⑥忧伤肺脾；⑦湿热内蕴；⑧房欲传肾；⑨鼻疔逆证。

（四）治疗

鼻疔之治法较为繁杂，涵盖解表、清里、泻火、消肿排脓、顾护脾胃、利水、解毒、化腐生肌等多种治法，甚者可出现危急重症救治之法，并载记大量针灸、外治等治疗之法。经历代医家文献可观，古治法与今治法或有不同，非现有临证经验所能阐清其义，史上记载多种偏方皆为现代罕见，可为今人探索研磨，遂整理古代医籍文献，概括其治法，兹阐释如下。

1. 辨证论治

（1）疏风解毒，辛凉泻肺：清代时世瑞《疡科捷径》云："桑丹清毒宜初服。"认为鼻疔初期当以桑丹清毒饮治之。又云："火珠疔发鼻中生，眼赤颧红灼热蒸。内服辛凉先泻肺，黄连膏擦自当应。"认为火珠疔当内服以辛凉泻肺，外用黄连膏治之。清代黄廷爵《青囊全集秘旨》言："火珠疔……赤红针钩破，服泻金散用黄连膏，入片滴孔内。"认为火珠疔当先以赤红针钩破，再以泻金散辛凉泻肺，佐以黄连膏外涂之。《外科备要》云："火珠疔……亦用银针钩破，用黄连膏阚，加冰片滴入鼻孔，内服泻金散：犀角、牛蒡子、红花、生地、桔梗、赤芍、紫苏、生甘草，水煎服。"亦提及泻金散治疗火珠疔一法，并详载有泻金散方。泻金散方中以犀牛角、牛蒡子凉血消肿；红花、生地、赤芍滋阴活血；桔梗清宣引药上行；紫苏宽中畅肺；并佐以甘草调和诸药。全方共奏辛凉泻肺、清宣通畅之功。

（2）清热解毒，宣肺泻火：《证治准绳》言："火珠疔……外要钩破，随将药点入眼角，再服泻金汤，则愈矣……再服泻金汤二剂，自然毒尽得安宁。泻金汤歌曰：乌犀桔梗鼠粘行，芍药甘稍伏火青，生地红花通紫草，合煎服后自消疔。"认为火珠疔需先外钩破，再点药入眼、口服泻金汤宣肺泻火治之；同时亦提及火珠疔被误认为息肉圆塞，不知挑剔而易致枉死。《外科大成》亦提及《证治准绳》中的火珠疔外治兼泻金散宣肺泻火之法，并详述其方："服泻金散，犀角、牛蒡子、桔梗、芍药、生地、红花、紫苏、甘草。煎服。"方中犀牛角清热定惊，凉血解毒；牛蒡子、桔梗、紫苏宣肺解表、清热解毒；芍药养血和营、缓急止痛、敛阴平肝；生地清热凉血、养阴生津；红花活血通经、散瘀止痛；甘草清热解毒，调和诸药。《医宗金鉴·外科心法要诀》亦提及《证治准绳》中的火珠疗外治兼泻金散宣肺泻火之法。清代顾世澄《疡医大全》曰："如忧思内伤而成者，又当保固肺脾为主。败毒清凉损气伤脾之药，均不可滥施也。治法于痈疽门中采择用之，毋庸另立主方。"认为忧思内伤而致鼻疔者，当以保固肺脾治法。《疡医大全》又言："因蕴热嗜饮而成者，当用银花甘草汤加麦冬、花粉、贝母、赤芍、当归，以清肺热，稍分其炎燔之势。"银花甘草汤方中仅用金银花、甘草，两者皆具清热解毒功效，为治阳性疮疡要药，麦冬、花粉、贝母、赤芍、当归皆为滋阴润肺、养血活血之品，以驱邪不伤正。清代陈莘田《陈莘田外科方案》一篇言一医案，曰："范，右。暑邪郁踞肺胃，结为鼻疔，肿痛，身热形寒，舌白脉数。症势方张，慎防转重。羚羊角，白杏仁，淡芩，江枳壳，地丁草，甘中黄，牛蒡子，黑山栀，连翘，苦桔梗，土贝母，白茅根。复诊，原方去黑栀、杏仁，加花粉、桑皮、知母、地骨。"方中载以清热解毒、宣肺透热之法治疗鼻疔，羚羊角平肝息风，散血解毒；淡黄芩、白茅根清热凉血；白杏仁、苦桔梗宣肺气，行气血；江枳壳理气；连翘、地丁草、土贝母、黑山栀、甘中黄清热解毒、消肿止痛。复诊去以利气苦杏仁、清上焦热黑山栀，佐以化痰滋阴之味辨证调之，随证加减。清代朱费元编著的《临证一得方》言："白刃疗……赤芍，象贝母，桑白皮，枳壳，桔梗，黑山栀，连翘，炒知母，地丁草，鲜竹叶。"朱氏认为白刃疗当以清热解毒宣肺法治之。方中赤芍清热凉血，活血祛瘀；象贝母、桑白皮、桔梗宣利肺气，清热祛痰；枳壳理气；黑山栀、连翘、炒知母、地丁草、鲜竹叶清热解毒。

（3）清热泻火，凉血散瘀：《华佗神方》言："先以：大黄一斤，白芷十两。共为末，水丸之，每服三五钱。五更时用连须葱大者十余根，陈酒一碗，煮葱烂，取酒送药，覆被取汗，汗过二三时，行一二次立效。别以：治鼻疗蟾酥丸噙之。"认为鼻疗需内服以大黄、白芷泻火排脓，佐以蟾酥丸治之。蟾酥丸方中蟾酥、雄黄、枯矾、寒水石可清热解毒，消肿止痛；乳香、没药为活血止痛之良药；麝香、朱砂亦为活血化瘀之品，诸药合用，共奏解毒消肿、活血化瘀止痛之功。清代郑玉坛《外科图形脉证》言："鼻疽……初起坚硬色紫，时觉木痛，即服千金漏芦汤（见五卷洪字号），以便利为度。次服仙方活命饮（见五卷天字号），加栀子、木通、桔梗、薄荷。若肿痛不减，势欲成脓及已溃脓后，内外治法同耳部耳根毒。"认为肺蕴郁火之鼻疗当先以清热活血排脓之千金漏芦汤，继以清热解毒、消肿散结、活血止痛之仙方活命饮治之。

（4）保肺固脾：《疡医大全》曰："如忧思内伤而成者，又当保固肺脾为主。败毒清凉损气伤脾之药，均不可滥施也。治法于痈疽门中采择用之，毋庸另立主方。"认为忧思内伤而成鼻疗者，当以保肺固脾治法。

（5）清热利湿，解毒消肿：《中藏经》曰："治白疗增寒喘急昏冒方。葶苈、大黄，桑白皮、茯苓，槟榔，郁李仁，汉防己……以疏下恶物为度。"方中以葶苈子、桑白皮、茯苓、槟榔、防己泻肺利水；郁李仁润下通便。全方共奏泻肺利水之效，用以治疗鼻疗逆证。清代陶承熹、王承勋《惠直堂经验方》云："又方：盐酸草，酒煎服汁，渣罨立愈。"盐酸草有清热利湿、解毒消肿之功效，酒可引药上行，酒煎盐酸草可治疗鼻疗。

（6）攻毒敛疮，开窍救逆：清代许克昌《外科证治全书》言："鼻疗生鼻孔内，肿胀痛引脑门，寒热交作，甚则唇腮俱浮肿。"提出鼻疗逆证当服夺命丹，须速治。夺命丹方中轻粉攻毒敛疮；麝香、蜗牛清热解毒，消肿镇痛；白砒、白矾止血化腐；辰砂、寒水石安神解毒，清热泻火；血竭祛瘀定痛、止血生肌；雄黄、铜绿攻毒杀虫，祛风定惊、燥湿祛痰；蟾酥解毒止痛、开窍醒神；乳香、没药活血化瘀，消肿止痛。

2. 其他疗法

（1）针灸疗法：明末清初傅山之《傅氏杂方》言："穿鼻疔须刺关冲，地合天庭地仓逢，面岩印堂与厉兑，尾闾一诀最能松""鼻环疔向尾骶诀，百劳一节至四节，地合印堂两颊车，关冲穴与外龙舌"。又云："鼻尖疔向人中诀，地合印堂两龙舌。"论及穿鼻疔、鼻环疔、鼻尖疔针刺治法。清代祁坤《外科大成》云："腕骨穴，治鼻疔。（穴在手外侧腕前。起骨下陷中）。"言可外灸腕骨穴治疗鼻疔。清代顾世澄《疡医大全》云："陈实功曰：鼻疔生于鼻内，痛引脑户，不能运气，胀塞鼻窍。甚者唇腮俱肿，先宜针刺，次照疔疮治法（《外科正宗》）。"言及陈氏曰鼻疔当先针刺，后依疔疮治法。清代吴亦鼎《神灸经纶》言："腕骨，穴在掌末侧陷中，灸七壮炷，如绿豆大。"亦提及腕骨艾灸之法可治疗鼻疔。

（2）外治法：《中藏经》曰："又取白疔方。铅霜（一分），胆矾、粉霜（各一钱），蜈蚣（一条）。上件为末，先刺令血出，内药米心大，以醋面饼封口，立愈。"首次提出鼻疔的外治疗法，需先以针刺出血，再纳外敷药即愈。白疔方中铅霜、胆矾、粉霜镇惊、止血、解毒敛疮，蜈蚣活血通络止痛。《太平圣惠方》曰："治风热，鼻内生疮，滴鼻栀子仁煎方。栀子仁、苦参、木通锉，以上各一两。上件药，细锉，以好酥四两，煎令香，去滓，倾入瓷合中，旋以少许，滴入鼻中。"认为鼻疔可滴鼻栀子仁煎治之，并载以多种外置偏方治之。栀子仁煎方中栀子仁、苦参清热利湿，消肿止痛；木通锉清热利尿，活血通脉。明代吴崑《医方考》言："紫草、雄黄、巴豆（各等分）。共为细末，油胭脂调用……痘疔之色有二，紫疔、白疔也……紫草解毒利窍，雄黄解毒利气，巴豆化毒拔疔，乃挑疔之捷剂也。"可以解毒拔疔法治疗鼻疔。明代王肯堂《证治准绳》言："外要钩破，随将药点入眼角，再服泻金汤，则愈矣……按：此痘疔患于小儿们，人昧以为息肉阗塞，不知挑剔，屡致枉死，惯治者允宜详验眼翻气急，手足乱撒候，则是矣，或以田螺水滴入者，未善。"认为火珠疔当先外钩破，再点药入眼，口服泻金汤治之；同时亦提及火珠疔被误认为息肉阗塞，不知挑剔而易致枉死。泻金汤本文上有论述。田螺水为田螺纳冰片而制，田螺性寒，清热利湿；冰片清热解毒、防腐生肌。清代陶承熹、王承勋《惠直堂经验方》云："荔枝烧灰存性，麻油调涂，兼治诸毒奇妙。如生耳疔或鼻疔，涂外面即愈。"提及麻油调涂荔枝灰可治疗鼻疔。荔枝灰可消肿解毒，止血止痛；麻油起到软坚润滑作用。清代赵学敏《本草纲目拾遗》曰："慈航活人书：花盆中青螺二三个，同盐捣涂，立效。"载一鼻疔外治法。青螺清热解毒，消肿散结；盐清热解毒，凉血止血。清代郑玉坛在《幼科心法集解》中云："火珠疔，生于鼻孔内，填塞喷火，面红眼赤，急用银钩钩破，放尽恶血，频涂黄连膏……搅冷成膏听用。"认为火热炽盛之火珠疔当先以银钩钩破，后以黄连膏外涂清热解毒治之。方中黄连、黄柏清热燥湿，泻火解毒；姜黄、归尾活血定痛；生地清热凉血，养阴生津；麻油软坚润滑。清代程鹏程《急救广生集》曰："鼻疔，荔枝肉烂，黄鸡粪同打烂，涂上即愈（《种福堂方》）。"其言《种福堂方》一书中载有荔枝肉、黄鸡粪同捣外涂可治鼻疔，荔枝肉解毒消肿；黄鸡粪清热利湿解毒。清代时世瑞在《疡科捷径》中亦言："离宫锭子治诸疔，漫肿无头凉血倾。血竭朱砂为细末，胆矾蟾射墨须京……凉水为锭。"亦提及离宫锭子治疗鼻疔，并编撰简便歌诀以传后世。血竭活血止痛，化瘀止血，敛疮生肌；朱砂、胆矾、蟾酥祛腐解毒止痛，京墨止血；麝香活血消肿止痛。清代文晟《慈幼便览》曰："鼻疽破烂：用杏仁，去皮尖，捣碎，以纸包压去油，以成白粉为度，每杏仁末一分，对真轻粉一分，和匀吹患处。"提及鼻疔破烂一外治法，以杏仁软坚润燥；轻粉攻毒敛疮。清代罗越峰在《疑难急症简方》中云："唇疔（耳目）、鼻疔（丁氏），荔枝（烧研），麻油调敷。耳疔鼻疔（《玉历》），用蔡烟或黄烟油熏之。鼻内疗，烂黄鸡屎、荔枝肉，同捣烂涂上，即愈。"录有史载之鼻疗外用方，新添《玉历》一书中载"用蔡烟或黄烟油熏之"可治疗鼻疗，烟油有解毒敛疮之用。

综上所述，历代医家对鼻疗的认识繁多，且非见疗皆为火之述，临证当辨别表里根本，审因论治，内外治法兼修，以求标本兼治，遂整理如上，公诸同好。

（乔　羽）

鼻疳源流考

早在隋代巢元方《诸病源候论》中就已谈及，并提出"疳鼻"之名。而唐代孙思邈首先将本病归为"疮"类，有"治疳虫蚀鼻生疮方"的记载。北宋王怀隐等著《太平圣惠方》，其载："其候，鼻中赤痒，壮热多嚏，皮毛焦，肌肤消瘦，咳嗽上气，下痢无恒，鼻下连唇，生疮赤烂，故名鼻疳也。"其不仅提出"鼻疳"之名，还详细描述了本病的症状，并收集了许多内服和外治的方药。此后，历代医家亦多有将鼻疳、鼻疮混称者。由此观之，历代医家对鼻疳的认识纷繁多样，故从病名、病因病机、证候分类及治疗入手，对历代重要医籍中鼻疳的相关病证论述进行整理研究，考察其学术脉络和规律，颇有意义。

（一）病名

"鼻疳"一名，历经数代而沿用至今。然而由于历代医家对前人临床经验、理论认知的程度、方式不同，在理解上也各有其历史局限性，故不同时期鼻疳学术含义有所不同。纵观历代有关鼻疳的诸多论述，"鼻疳"又有"鼻䗖疮""鼻䗖""䗖鼻""疳虫蚀鼻""月食疮""气疳""淫沥疮""鼻疮"等多种称谓。综合分析鼻疳诸多历史称谓，现从病变部位、临床特点、病因三个方面对其进行分类命名。

1. 以病状分类命名

隋代巢元方《诸病源候论》载："小儿耳鼻口间生疮，世谓之月食疮，随月生死，因以为名也。"日本丹波康赖《医心方》进一步补充，其言："《病源论》云：小儿耳鼻口间生疮，其谓月食疮，其疮随月生死，因以为名也。世云：小儿见月初生，以手指指之，则令耳下生疮，故呼为月食疮也。"认为本病有反复发生，缠绵难愈，时轻时重，状如月亏的特点，故称其为"月食疮"。宋代唐慎微《证类本草》言："小儿鼻下两道赤者名曰䗖，亦名赤鼻疳。"认为鼻疳之症状特点为小儿鼻下两道赤，故以"赤鼻疳"命名。明代徐春甫《古今医统大全》曰："其疮有不痛者，疮汁流处却又成疮，名淫沥疮。"认为其有疮不痛，疮汁流处却又成疮的特点，故提出"淫沥疮"一词。明代龚廷贤《寿世保元》曰："小儿鼻疮，热壅伤肺，肺气通于鼻，风湿之气，乘虚客于皮毛，入于血脉，故鼻下两旁疮湿痒烂，是名鼻䗖，其疮不痛，汁所流处又成疮。"认为本病有鼻下两旁疮湿痒烂，疮不痛，汁所流处又成疮的特点，故将本病以"鼻疮"相称。除此之外，亦有诸多医家将鼻疳与鼻疮混称，且两者多互为不分。如董宿《奇效良方》载："或气壅滞于上为邪热，留伏不散，则为鼻疮，久则变为疳，腐溃汁臭，鼻之为病不过风热而流。"指出邪热留伏不散的病机，并强调初为鼻疮，久则变为鼻疳。清代张昶《小儿诸证补遗》言："身热肌瘦，鼻疮赤烂，名曰鼻疳。"

2. 以病位分类命名

"疳"原意为疳病或疳积，是指小儿脾胃虚弱的疾病，"疳"也包括其他疾病，其命名方式亦不尽相同。有的以五脏分类命名，如心疳、肺疳等；有的以症状命名，如疳热、疳钙等；也有以病变部位命名者，如鼻疳。东汉《颅囟经》提出本病属"疳"，指出"孩子鼻流清涕或鼻下赤痒，此是脑中鼻中疳极"。而宋代王怀隐等著《太平圣惠方》首先使用"鼻疳"一词，其言："夫肺气通于鼻，鼻者肺之候……令疳虫上蚀于鼻也。其候，鼻中赤痒，壮热多嚏……故名鼻疳也。"指出此病病位在鼻，故名"鼻疳"。宋代刘昉《幼幼新书》又言："夫小儿气疳者，由乳食不调，内有壅热，伤于肺也。故名气疳也。"指出本病伤于肺，故名气疳也。及至明代，王肯堂《医镜》亦承刘昉所述，指出"气疳"之名，其言："疳症……在肺则为气疳……因伤气而成，所谓气疳是也。"同时期，明代鲁伯嗣《婴童百问》言："肺疳即气疳，亦名鼻蟹，外证咳嗽喘逆，壮热恶寒，皮肤粟生，鼻痒流涕，咽喉不利，颐烂唾红，气胀毛焦，泄利频并是也。"提出"肺疳"一词，指出本病与肺密切相关。

3. 以病因分类命名

隋代巢元方《诸病源候论》云："蟹鼻之状、鼻下两边赤，发时微有疮而痒是也。"提出"蟹鼻"一词。北宋官修《广韵》载："蟹，小虫。"宋代官修《圣济总录》论述"疳虫蚀鼻生疮"，其言："五脏皆有虫，虫得风则化，肺开窍于鼻，肺经既虚，风热乘之，鼻壅塞，不得宣通，则疳虫因得侵蚀，疮生鼻间。"提出"疳虫蚀鼻生疮"一名。宋代唐慎微《证类本草》亦言："小儿鼻下两道赤者，名曰蟹，亦名赤鼻疳。"提出"蟹"。明代王銮《幼科类萃》亦有相似记载，其言："故鼻下两旁赤痒疮湿，名为鼻疳。其疮不痛，汁所流处，随即生疮，亦名疳蟹。"记载"疳蟹"一名。清代张玉书等著《康熙字典》亦载："《唐韵》《集韵》尼质切，音匿，小虫。"纵观历代对于鼻疳的命名，部分医家以"蟹"来命名鼻疳，其认为本病发病与疳虫有关，故鼻疳又有"鼻蟹疮""鼻蟹"等俗称。清代冯兆张《冯氏锦囊秘录》云："更有风湿之气，壅成内热，或因气疳，故鼻下两傍，疮湿痒烂，是名鼻疳，欲呼鼻蟹疮。不甚痛，汁所流处，即成烂疮。"提出"鼻蟹疮"一词。民国陈守真《儿科萃精》曰："其疮不痛，汁所流处，随即生疮，亦名疳蟹。外证咳嗽喘逆，壮热恶寒，皮肤粟生，鼻疮流涕，咽喉不利，颐烂吐红，气胀毛焦，泄利频并是也。"承明代王銮所载，指出本病又名"疳蟹"。

（二）病因病机

鼻疳病因病机多而复杂，与诸多脏腑密切相关。且历代医家对鼻疳病因病机的认识也多有不同，经整理概括为风热外袭、风湿外客、肺热壅滞、湿热壅肺、脾胃积热、肝热攻肺、疳虫上蚀七类，现分别论述如下。

1. 风热外袭

隋代巢元方《诸病源候论》言："鼻是肺气所通，肺候皮毛，其气不和，风邪客于皮毛，次于血气，夫邪在血气，随虚处而停之，其停与鼻两边，与血气相搏成疮。"认为肺气不和，卫外不固，又风邪入侵，客于肺脏，停滞于鼻，则成鼻疮。宋代官修《圣济总录》亦认为本病乃因"肺经既虚，风热乘之"而致。明代董宿《奇效良方》亦总结鼻之病不过风热而流，其载："或气壅滞于上为邪热，留伏不散，则为鼻疮，久则变为疳，腐溃汁臭，鼻之为病不过风热而流。"延至清代，吴谦等《医宗金鉴·外科心法要诀》将鼻疳病机总结为"总由风热客于肺"所致，说明本病病因病机以风热犯肺为主。许克昌、毕法合撰《外科证治全书》亦提出鼻疳"乃肺经风热"所致。

2. 风湿外客

隋代巢元方《诸病源候论》曰："此是风湿搏于血气所生，世亦呼之为月食疮也。"月食疮即鼻疳别称，巢氏认为本病病机为风湿搏于血气。明代龚廷贤《万病回春小儿杂病》言："风湿之气乘虚客于皮毛，入于血脉，故而成疳。"又有"鼻疮者，风湿气攻也"之述，认为鼻疳乃风湿之气客于皮毛而成。明代彭用光《原幼心法》曰："肺主乎气，鼻乃肺之所通，其气不和，故鼻下两傍赤痒疮湿，名为鼻疳。"亦提出"风湿乘虚客于皮毛，入于血脉"而成鼻疳。王肯堂《证治准绳》载："其气不和，则风湿乘虚，客于皮毛，入于血脉，故鼻下两傍，赤痒疮湿，名为鼻疳……亦名疳鼻。"指出鼻疳在外乃风湿乘虚，客于皮毛，入于血脉而成。在内则为乳食不调、壅热伤肺所致。清代顾世澄《疡医大全》曰："更有风湿之气，壅成内热，或因气疳，故鼻下两旁疮湿痒烂，是名鼻疳，俗呼鼻疮。"认为鼻疳可由风湿之气内袭，壅成内热而致。

3. 肺热壅滞

鼻疳病因病机除上述风热及风湿侵袭外，亦可由肺脏本身壅热而致。唐代王焘《外台秘要》言："鼻是肺之候，肺气通于鼻，其脏有热，气冲于鼻，可成鼻疳。"认为肺脏有热为鼻疳发病病机。宋代刘昉《幼幼新书》言："夫小儿气疳者，由乳食不调，内有壅热，伤于肺也。故名气疳也。"认为乳食不调可致内热壅肺，而致气疳，气疳即鼻疳也。明代王銮《幼科类萃》亦承刘昉之言，载："肺疳者，由乳食不调，壅热伤肺所致也……故鼻下两傍赤痒疮湿，名为鼻疳。"提出因小儿喂养不当，乳食不调，积而化热，壅热伤肺乃本病之病因病机。明代皇甫中《明医指掌》言："鼻疮鼻痔皆因热，热结从教发鼻痛。鼻疮、鼻痔、鼻痛者，皆肺热所致，但有浅深之不同。"提到鼻疮、鼻痔、鼻痛皆肺热所致，只是有浅深之别。明代李梴《医学入门》又载："鼻疮鼻痔热同因；轻为鼻疮，重为鼻痔，皆肺热也。"总结本病病机为"肺热"。清代黄朝坊《金匮启钥》亦有"鼻疳症属肺家热，杏仁丸吹石针砭"之述，指出肺热的病机。清代顾世澄《疡医大全》载："鼻疳，鼻乃肺窍，鼻孔生疳，乃肺中有积热。"直接点明肺有积热的病机。清代陈士铎《洞天奥旨》亦有"鼻疳虽是鼻之病，其实肺之病也"的论述，提出鼻疮为上焦积热，郁塞而生。清代王清任《医林改错》又载："鼻疳……因论病源系乳食过饱，肥甘无节，停滞中脘，传化迟滞，肠胃渐伤，则生积热，热盛成疳，则消耗气血，煎灼津液。"提出鼻疳是由乳食过饱生积热而成疳。民国吴克潜《儿科要略》言："鼻疳，固乳食不调，上焦壅滞……因疳热熏蒸，鼻痒生疮。"认为鼻疳病因病机为乳食不调，上焦疳热壅滞，故致鼻痒生疮。

4. 湿热壅肺

明代申斗垣《外科启玄》言："凡鼻孔有疳疮，即肺中有湿热。"提出湿热壅肺而致鼻疳的病因病机。汪机《医学原理》言："若或酒热气之上炎，气血为酒气壅郁成热，伏留不散而为鼻疮。"其指出本病可由饮酒不节，气血为酒气壅郁成热而发为鼻疮。清代陈修园《医医偶录》亦承汪机之言，认为"酒积者，鼻赤鼻疮，湿热内蒸也"。梁玉瑜《医学答问》亦有相似论述，言："酒积鼻赤、鼻疮者，湿热内蒸也，宜黄芩清肺饮加葛花。"提出酒积鼻疮湿热内蒸之病机。冯兆张《冯氏锦囊秘录》载："更有风湿之气，壅成内热，或因气疳，故鼻下两傍，疮湿痒烂，是名鼻疳，俗呼鼻疮。"认为鼻疳乃外感风湿，后又壅聚成热。顾世澄《疡医大全》亦承冯氏所言，其载："更有风湿之气，壅成内热，或因气疳，故鼻下两旁疮湿痒烂，是名鼻疳，俗呼鼻疮。"陈士铎《洞天奥旨》亦曰："鼻疳虽是鼻之病，其实肺之病也，夫肺病宜肺内生痈，乃不生于肺中，而生于鼻之内者，以热而兼湿也。"认为湿热壅于肺，肺不生痈，而生于鼻之内，故成鼻疳。朱费元《临证一得方》又载："心肺蕴热挟湿上壅，致成鼻疳……鼻疳发势未定，盖鼻为肺之外候，湿热蕴结，其机窒塞，即成是症。"进一步明确本病病位在心肺，心肺蕴热挟湿上壅，湿热蕴结为其病机。

5. 脾胃积热

清代胡芸谷《保赤心筌》载："肺受胃热则成鼻疮，此肺病之大略也。"提出胃热移肺之致病病机。沈望桥《经验麻科》言："脾病困倦，昏沉多卧，口乃脾窍，故口燥唇干不食，是亦胃火不清之故，肺病则嗽，一切鼻煤、鼻煽、鼻干、鼻疮、呕吐，皆胃火也。"认为鼻疮，胃火也。沈金鳌《杂病源流犀烛》言："或口鼻生疮蚀烂，亦为肺脾胃三经之热。"强调鼻疮之成与脾胃热邪内生有关。刘若金《本草述》载："诸疳皆脾胃病，内亡精液之所作也……小儿疳症，因种种伤其脾阴，以致胃阳独亢。"鼻疳亦为疳证，脾胃积温成热，脾不能为胃行其津液而致疳。王清任《医林改错》云："因论病源系乳食过饱，肥甘无节，停滞中脘，传化迟滞，肠胃渐伤，则生积热，热盛成疳。"认为本病与肠胃积热有关。民国丁甘仁《丁甘仁医案》载："肺胃积热，酿成鼻疳，迎香腐缺，鼻准已塌，内外之肿不消，防其崩陷。"提出肺胃积热，酿成鼻疳之说。

6. 肝热攻肺

民国陈守真《儿科萃精》载："小儿鼻疳，因肝热攻肺而成，盖鼻为肺窍，故发时鼻塞，赤痒疼痛，浸淫溃烂，下连唇际成疮，咳嗽气促，毛发焦枯。诸病状，宜分别治之。"认为小儿鼻疳乃因肝热攻肺而成。陈莲舫《陈莲舫医案》言："鼻疳复发，并溢清水，鼻骨酸麻。鼻为肺窍，肝邪烁肺，肺失清肃。"认为鼻疳也可由肝邪烁肺，肺失清肃而来。

7. 疳虫上蚀

宋代官修《太平圣惠方》言："若小儿乳食不调，上焦壅滞，令疳虫上蚀于鼻也。"提出疳虫上蚀于鼻的病机。宋代官修《圣济总录》载："论曰五藏皆有虫，虫得风则化。肺开窍于鼻，肺经既虚，风热乘之，鼻气壅塞，不得宣通，则疳虫因得侵蚀，疮生鼻间。"认为鼻疳由于肺虚，风热乘之，疳虫因得侵蚀。明代《普济方》载："鼻疮脓臭，有虫也。"至清代，沈金鳌《杂病源流犀烛》有相似论述，其曰："《本草单方》曰：鼻中诸疾……其鼻疮脓臭，有虫也。"陆锦燧《鲟溪秘传简验方》亦言："鼻疮，脓血臭，有虫也。"上述均认为"虫"为其病因。民国吴克潜《儿科要略》认为鼻疳病机为"固乳食不调，上焦壅滞，疳虫上蚀"所致。陈守真《儿科萃精》云："鼻疳既因疳热攻肺，应先治肺以除鼻患，然后再清内之疳热，且此证鼻中必有疳虫，亦宜先设法除之。"认为此证鼻中有疳虫。

（三）证候分类

历代医家对鼻疳证候分类的表述有：①邪毒外袭；②肺经风热；③脾胃湿热；④阴虚血燥。

（四）治疗

鼻疳的治法较多，经过对古代医籍文献的整理，现执简驭繁，将治法概括为以下几类，兹分述如下。

1. 辨证论治

（1）清泻肺热：对于肺经郁热、结聚于鼻、气血壅滞之鼻疳者，可采用清泻肺热法。明代缪仲淳《本草单方》载："桑黄能除肺热，故治赤鼻。"提出桑黄除肺热，而治本病，桑黄别名桑上寄生、桑臣。武之望《济阳纲目》载："或气壅滞于上，为邪热留伏不散，则为鼻疮……轻为鼻疮，重为鼻痔，皆肺热也，鼻中生疮者，枇杷叶煎汤候冷，调消风散，食后服，忌煎炒、姜蒜热物。"提出以枇杷叶煎汤清泻肺热，消风散疏风除湿、清热养血，治疗鼻疮肺热者。清代沈金鳌《沈氏尊生书》言："五倍子，味酸咸，性平，无毒。"主治"小儿面鼻疳疮……归经入肺经，为收敛之品。"强调五倍子性涩能敛肺，气寒能降火，可用于治疗小儿面鼻疳疮之肺热壅盛者。吴谦等著《医宗金鉴》亦有论述，其言："鼻疳者，因肝热攻肺而成……热盛者，宜清金散，蒋氏化毒丹主之。"认为可用清金散清热解表，滋阴润肺，蒋氏化毒丹清热凉血，宣肺解毒，治疗鼻疳。陈守真《儿科萃精》云："小儿鼻疳，因肝热攻肺而成，盖鼻为肺窍，故发时鼻塞……宜分别治之。热盛者，古法主清金散。"清金散由生栀子、黄芩、枇杷叶、生地、花粉、连翘、麦冬、薄荷、玄参、生甘草、桔梗组成，诸药合用，具有滋阴凉血、清泻肺热之功，治疗肺热壅盛之鼻疳。

（2）清热化湿：对于湿热蕴结之鼻疳，当以清热化湿为先。清代朱费元《临证一得方》言："心肺蕴热挟湿上壅，致成鼻疳，延久屡发，脉形左软右数，清蕴化湿为先。"提出对于鼻疳发势未定、湿热蕴结者，当采用清热化湿之法。陈士铎《洞天奥旨》云："（鼻疳）夫肺病宜肺内生痈，乃不生于肺中，而生于鼻之内者，以热而兼湿也……虽不成痈，而疳之毒亦不易化，去其湿热，则水下行而火上散。"认为疳毒不易化，治疗应当去其湿热，则津液行而火散，提出可用化散汤清热散湿以治鼻疳。清代梁玉瑜《医学答问》言："酒积鼻赤、鼻疮者，湿热内蒸也，宜黄芩清肺饮加葛花。"认为湿热内蒸之鼻疮，宜用黄芩清肺饮加葛花清热化湿。

此外，清代王清任《医林改错》认为鼻疳为瘀血凝结而成，故当采用活血化瘀之法，其言："（鼻疳）用通窍活血汤，以通血管；用血府逐瘀汤，去午后潮热；用膈下逐瘀汤，消化积块。三方轮服，未有不愈者。"认为此证为血瘀凝结而成，治疗可用通窍活血汤、血府逐瘀汤、膈下逐瘀汤活血化瘀治疗。

（3）祛虫治疳：宋代官修《太平圣惠方》提出檗木（即黄柏）可治疗鼻疳有虫。明代李时珍《本草纲目》言："鼻疳有虫：黄柏二两，冷水浸一宿，绞汁温服。"认为黄柏有治鼻疳虫之效。缪希雍《神农本草经疏》亦言："椿木叶《本经》主疳䘌及洗疥疮风疽，藏器去口鼻疳虫疥䘌者，因肠胃有湿热，故现是证。"认为椿木叶可去口鼻疳虫疥。清代吴谦等《医宗金鉴》云："鼻疳……虫蚀者，用化虫丸主之。"提出用化虫丸治疗鼻疳。鲁永斌《法古录》载："椿樗白皮……《唐本》云：治疳䘌，樗根尤良。藏器曰：去口鼻疳虫，杀蛔虫疥䘌。"认为椿樗白皮可杀疳虫，治疗鼻疳。姚海园《奇效丹方》载："鼻疳神效方……此方专治鼻疳，脓臭，有虫，神效。"指出鼻疳神效方专治鼻疳有虫。汪昂《本草易读》亦记载"葶苈末、猪胆汁合，槐枝点之"可治疗疳虫蚀鼻之鼻疳。民国陈守真《儿科萃精》云："鼻疳既因疳热攻肺……且此证鼻中必有疳虫，亦宜先设法除之。"方用连翘、玄参、淡黄芩、薄荷叶疏风清热，泻火解毒；桑白皮、竹沥汁、马兜铃清肺降气，化痰止咳；麦冬养阴生津；生甘草清热和中；生芦荟清肝泻火。认为本病鼻中有疳虫，宜祛虫以治鼻疳。

（4）清泻肺胃：肺胃积热，酿成鼻疳者，当清泻肺胃。清代沈望桥《经验麻科》载："一切鼻煤、鼻煽、鼻干、鼻疮、呕吐，皆火也……须伐木清金。"指出鼻疮，为胃火，治疗则需伐木清金。《丁甘仁医案》言："肺胃积热，酿成鼻疳，迎香腐缺，鼻准已塌，内外之肿不消，防其崩陷。拟再造散加减。"认为鼻疳之肺胃积热者，当用再造散治之。

值得一提的是，历代医家治疗鼻疳除重视肺胃同治外，还注重肝肺同调，如清代陈莲舫《陈莲舫医案》中载治疗一患者"鼻疳复发，并溢清水"，指出"鼻为肺窍，肝邪烁肺，肺失清肃"之病机，提出"肝肺两调"之法，为现代临床治疗本病提出了新的思路。

2. 其他疗法

（1）针灸疗法：针灸是中医重要的治疗方法，用于治疗鼻疳发挥作用十分迅速。明代高武《针灸聚英》载："禾髎……针三分，灸三分，主尸厥及口不可开，鼻疮息肉。"提出针"禾髎"可治鼻疮。吴崑《针方六集》又有"曲差二穴，治雷头风，头疼，身热汗不出，眼视不明，鼽衄，鼻塞，鼻疮，顶肿，心烦"的记载。近代谭志光《针灸问答》言："通天承光后寸半，三分三壮何病医……主治鼻衄，鼻疮，僵仆等症。"提出通天穴可治疗本病。其亦载："问：鼻息、鼻鼽、鼻衄、鼻疮，当取何穴？答：迎香、禾髎、内关、外关、少商、中冲、关冲。"现今《中医鼻病大全》记载着取二间、曲池、内庭、禾髎四穴，每穴采用强刺激泻法，可治鼻疳。

（2）吹鼻法：是将药物研为细末，以不同工具将药粉吹入鼻内来治疗疾病的方法。明代喻政《虺后方》载："口疳方……共为极细末，口疳、鼻疳、口中生疮，以竹筒吹进，外则搽之。"认为可用口疳方吹鼻治疗鼻疳。清代陈士铎《洞天奥旨》载："鼻疳，鼻内生疮……然后以外药吹之，是气通而毒消矣。"认为可以外药吹之治疗鼻疳。周慎斋《幼科指南》言："疳热上攻于肺，而成鼻疳……或以吹鼻蝉壳散，吹入鼻中，其效如神。"指出以吹鼻蝉壳散，吹入鼻中，可治疗鼻疳。罗越峰《疑难急症简方》云："又鼻疮脓臭……玄参末吹之。"指出可以玄参末吹鼻治疗本病。近代陈守真《儿科萃精》云："小儿鼻疳，破烂欲穿鼻孔，只用纸包压去油杏仁粉二分，真轻粉一钱，和匀吹患处。"提出治疗破烂欲穿鼻孔之鼻疳者，可用去油杏仁粉二分，真轻粉一钱，和匀吹患处。

（3）敷搽法：宋代唐慎微《证类本草》言："小儿鼻下两道赤者名曰䘌，亦名赤鼻疳。鼻以米泔洗，敷黄连末，日三四度，佳。"认为可以采用外敷黄连末的方法治疗鼻疳。明代王肯堂《证治准绳》有对于鼻疳蚀治法记载，其言："椿根汤、乌香散、蓝靛敷令遍……立瘥。"张时彻《急救良方》载："治鼻疮，用杏仁研乳汁和敷，或以乌牛耳垢敷。"提出杏仁研乳汁和敷，或以乌牛耳垢敷可治疗此病。龚廷贤《鲁府禁方》言："治鼻疮，杏仁（去皮尖），用乳汁和之，搽疮处。"认为当用杏仁、乳汁和以治此病。张景岳《景岳全书》载铜青治"恶疮、口鼻疳疮……擦之立愈。"清代张璐《张氏医通》又载："鼻疳蚀……外用草乌烧灰，麝香等分，研极细，以少许敷疮上。"认为草乌、麝香外用可治鼻疳。陈复正《幼幼集成》载："牙疳鼻疳，人中白煅一钱五分，毛褐灰、枯白矾各一钱，为细末，湿者干搽，干者先以香油润湿，然后搽药。"提出采用搽法治疗鼻疳。鲍相璈《验方新编》言："凡……鼻疮等症，用辛夷花苞（又名木笔花，又名旱莲蓬），去赤肉毛子，用芭蕉煎水泡一夜，焙干为末，加麝香三厘，葱白蘸入鼻孔，数次极效。"认为铜绿搽药可治鼻疳。近代医家陈守真《儿科萃精》载："小儿鼻疳……外用鼻疳散敷之（如青黛一钱，麝香少许，熊胆五分，共为细末，用猪骨髓调贴，湿者干上）。"提出鼻疳散外敷的治疗方法。

（4）滴鼻法：唐代王焘《外台秘要》载："疗鼻内热气生疮，有脓臭，并有虫方：矾石（一两烧），生地黄三两，苦参一两，上三味切，以水八合，煮取三合，以绵滤之，微微点鼻中，日三五度，瘥止。"认为可用上方点鼻治疗鼻疮。清代沈金鳌《杂病源流犀烛》言："其鼻疮脓臭，有虫也，用苦参枯矾一两，生地汁三合，水二盏，煎三合，少少滴之。"认为苦参、枯矾、生地汁水煎滴鼻可治鼻疮。其亦载滴鼻法，曰："《本草单方》曰：鼻中诸疾，有鼻渊、鼻齆、鼻窒、鼻疮，及痘后鼻疮，并用辛夷研末，入麝少许，葱白蘸入数次，甚良。"近代陈守真《儿科萃精》载："小儿鼻疳……竹沥汁十滴。"认为用竹沥汁可治疗小儿鼻疳。

（5）药膳导引法：宋代滕伯祥《走马急疳真方》有鼻疳"忌一切发毒辛热之物"的记载。明代李梴《医学入门》言："甜瓜甘，寒，有毒……少食除烦止渴"，认为其"利小便……兼主口鼻疮。"认为甜瓜少食可治鼻疮。武之望《济阳纲目》亦载"忌煎炒姜蒜热物"。胡文焕《养生方导引法》云："蹲坐，合拢两膝，张开两脚，闭气不息五通，可治鼻疮。"认为可采用养生导引之法治疗鼻疳。近代陈守真《儿科萃精》提出食疗之法，其言："小儿鼻疳，形如粟米，毒易漫延，但用生薏苡、冬瓜、煎汤，代茶饮之。"

各代医家对鼻疳的认识，至今仍影响着我们对该病的治疗理念，对临床实践起着重要启迪与昭示作用。历代医家对鼻疳的认识各有不同，辨证思路多种多样，遂整理如上以考镜源流、澄明其史，以便后世学者参考学习。

（俞　婧　任鹏鹏）

鼻窒源流考

"鼻窒"一名首见于《素问》。由于鼻窒病因复杂多样，病机涉及多个脏腑，临床表现纷繁复杂，故本书从古代文献入手，溯源澄流，从病名、病因病机、证候分类及治疗等方面，对历代重要医籍中关于鼻窒的论述进行收集整理，考察其学术脉络和诊治规律，以期更全面地认识本病，从而拓宽思路，提高临床疗效。

（一）病名

鼻窒，窒在《古汉语常用字典》中释为"阻塞、不通"。现今"鼻窒"多指长期鼻塞、流涕为特征的慢性鼻病。《素问·五常政大论》曰："少阳司天，火气下临，肺气上从……咳嚏鼽衄鼻窒，曰疡，寒热胕肿。"《素问》所论之鼻窒指的是感受邪气侵袭所致的急性鼻塞，而非缠绵难愈的鼻窒塞不通，与今之"鼻窒"含义有别，但是《素问》中"鼻窒"一名的出现为后世使用这一病名奠定了基础。纵观历代医家著作，鼻窒还有"鼻塞""鼻齆""鼻塞气息不通""鼻塞不闻香臭""鼻聋"等称谓，尽管称谓不同，但诸家所论述的相关临床表现，均与今之鼻窒的特征相似，在此期间，诸位医家应用较多的是"鼻齆"一名。通过对医籍文献的整理，下面将对鼻窒各个别称按照时间顺序梳理为五条：

1. 鼻塞

塞与窒同义，亦指堵塞、不通之意。故鼻塞可谓鼻窒的通俗用名。如《黄帝内经》云："肺气虚则鼻塞不利。"此时认为鼻塞不通的本质之一是肺气亏虚。

2. 鼻齆

鼻齆又称齆鼻。齆，《辞源》释曰："齆，鼻塞。"《古汉语常用字典》则直释为"鼻子堵塞不同"，即齆乃有鼻窍堵塞、气息不通之意。如隋代巢元方《诸病源候论》曰："津液壅塞，鼻气不宣调，故不知香臭而为鼻齆也。"时至明代，朱橚等撰《普济方》亦曰："津液冷滞，鼻气不宣，香臭不闻，于是壅作鼻齆。"从历代医家所论鼻齆的特征来看，多数认为鼻齆除鼻塞之症外，还常伴有嗅觉减退或失灵等症。如王肯堂《证治准绳》认为鼻齆乃鼻塞日久不愈而成，故有"鼻塞久而成齆"之论。除上述观点外，鼻齆亦有指鼻息肉者。张介宾《景岳全书》云："或生息肉而阻塞气道者，谓之鼻齆。"除上述特征外，清代许克昌、毕法合撰《外科证治全书》则认为鼻齆不仅有鼻塞、嗅觉失灵的表现，鼻塞的程度较重，并且呈持续状态。其曰："齆鼻，鼻窍常塞，不闻香臭。"综各家之言可知，鼻齆是指鼻塞严重，持续不断，经久不愈，并伴有嗅觉失灵的一种顽固性鼻病，与鼻窒症状相符，故常互称。

3. 鼻塞气息不通

《普济方》曰："夫鼻塞气息不通者，以肺感风寒，其气搏结不得宣快，窒塞既久，而息不能出入也。"鼻的呼吸功能正常，鼻窍宣畅，表明气息出入通畅，若鼻窍窒塞，则说明气息出入不通，故言鼻塞气息不通。气息不通实际是指鼻塞的具体表现，是对鼻塞的进一步解释。所以，鼻塞气息不通亦是指鼻塞而言，且这种鼻塞具有"窒塞既久"迁延不愈的特点。

4. 鼻塞不闻香臭

明代王纶《名医杂著》曰："鼻塞不闻香臭，或但遇寒月多塞，或略感风寒便塞，不时举发……喜得热而恶风寒，故遇寒便塞，遇感便发也。"鼻息通畅，气味入鼻，方能嗅知香臭。倘若鼻塞，气息不通，味不能附气入鼻，则鼻亦不能闻及香臭。是故鼻塞不闻香臭亦是鼻窒的基本特征，尤其是鼻塞持续不减，日久不愈者，往往两症同时出现。鼻塞不闻香臭可由鼻窒所引起，也可见于其他堵塞性鼻病者。正如《普济方》所云："夫鼻有生息肉，不知香臭者，亦有无息肉，而不知香臭者。"说明鼻塞不闻香臭并非鼻窒所特有的表现，如鼻息肉等亦可出现鼻塞不闻香臭，对于临床辨病具有指导意义。

5. 鼻聋

清代祁坤《外科大成》云："鼻聋者，为不闻香臭也。"鼻聋主要指嗅觉功能失常，导致嗅觉功能失常的原因有很多，但鼻窒塞，气息不通，不闻香臭亦是鼻嗅觉功能失常较为重要的因素之一，故从临床表现的角度将其划分为鼻窒的范畴。

（二）病因病机

鼻窒的病因病机多种多样，外有外感风寒，内有脏腑虚损、痰湿内蕴、先天禀赋不足，同时有饮食不节、情志不遂等不内外因，导致肺经受寒，滞留鼻窍；肺经郁热，壅于鼻窍；心肺蕴热，郁结鼻窍；阳明郁热，上扰鼻窍；痰火郁结，壅塞鼻窍；脾胃虚损，痰湿留结；肺虚卫弱，鼻窍失养。现详细论述如下。

1. 肺经受寒，滞留鼻窍

隋代巢元方《诸病源候论》云："肺主气，其经手太阴之脉也，其气通鼻。若肺脏调和，则鼻气通利，而知香臭。若风冷伤于脏腑，而邪气乘于太阴之经，其气蕴积于鼻者，则津液壅塞，鼻气不宣调，故不知香臭而为鼻齆也。"其亦载："肺气通于鼻，其脏为冷风所伤，故鼻气不宣利，壅塞成齆。"巢氏在论述小儿鼻塞候时言："肺气通于鼻……即气不宣和，结聚不通，故鼻塞也。"上述条文均表明肺为娇脏，司呼吸，开窍于鼻。若肺脏调和则功能正常，鼻的嗅觉功能亦正常，鼻气通利，可知香臭。若风寒之邪伤肺，循经上犯，肺之宣发功能失常，则鼻窍不利，可出现鼻塞流涕、嗅觉失灵等症状。明代王肯堂《证治准绳》亦云："鼻塞久而成齆，盖由肺气注于鼻，上荣头面，若上焦壅滞，风寒客于头脑，则气不通，冷气停滞，抟于津液，脉涕结聚，则鼻不闻香臭，遂成齆也。"因肺主鼻主涕，肺气宣发，则鼻气通利。若遇风寒之邪袭肺，肺失宣发，寒邪循经上乘于鼻，壅滞鼻窍，则鼻失通利而成窒塞之疾。故风寒袭肺，滞留鼻窍，久蕴不去亦是造成鼻窒的主要原因之一。此是继《黄帝内经》所言心肺失调病因之后，历代医家引用论述较多的一种观点。

2. 肺经郁热，壅于鼻窍

明代王纶《名医杂著》云："鼻塞不闻香臭，或遇寒月多塞，或略感风寒便塞，不时举发者，世俗皆以为肺寒，而用表解通利辛温之药不效。殊不知此是肺经有火，邪郁甚，则喜得热而恶见寒，故遇寒便塞，遇感便发也。"王氏在前人所述鼻窒心肺有热和寒邪袭肺病因病机的基础上，有了新的认识。他认为鼻塞的发病原因为素有郁热伏于肺，邪气越盛，此人越喜热而恶寒，故感寒便发为鼻塞。后代学者对此亦颇为认同，李梴《医学入门》亦曰："鼻塞须知问久新……久则，略感风寒，鼻塞等证便发，乃肺伏火邪，郁甚则喜热恶寒，故略感冒，而内火便发。"后至清代，何梦瑶《医碥》不仅指出郁热的病因，亦对其所致鼻塞的机制加以深入解释，其云："鼻塞，一由脑冷，而气化液，下凝于鼻（如天寒呵气成水也，脑暖立通）；一由气热，蒸涕壅塞。固矣，乃极力去其涕，而仍不通者，则窍之外皆涕液之所浸淫，肉理胀满，窍窄无缝故也。"亦曰："若平日常常鼻塞，不闻香臭，或值寒月，或略感风寒即塞者，乃肺经素有火郁，喜热（热则行散，故喜之）恶寒，故略感寒即发。"提出肺经郁热之说，阐明脑冷、气热、肺火是造成鼻窒的重要病因之一，并且首次提出鼻窒的局部病变在于"涕液之所浸淫，肉理胀满，窍窄无缝"的观点，亦为后世医家所认同。

3. 心肺蕴热，郁结鼻窍

《素问》曰："心肺有病，而鼻为之不利也。"鼻为之不利，即为鼻塞，即心肺功能失调，可引起鼻塞不通。宋代官修《圣济总录》言："论曰鼻和则知香臭。夫鼻为肺之窍，非能自和也，必肺气流通，然后鼻为用而香臭可知。若心经移热于肺，致肺脏不和，则其窍亦无以宣达，故为齆鼻。此乃《内经》所谓心肺有病，则鼻为之不利者也。"后世医家认为《黄帝内经》所言心肺有病，是指心经有热，热移于肺，肺在窍为鼻，肺气宣畅，则鼻窍通利，肺为热邪所扰，肺失宣发，则鼻塞不通。至明代，《普济方》亦有相似之言论。徐春甫《古今医统大全》则直改《黄帝内经》经文而曰："心肺有热，而鼻为之不利也。"张介宾《景岳全书》在论述鼻塞的病因时言："火之微者，多近上焦，出自心肺。"由此可知，《黄帝内经》所言心肺有病，后世多数医家均认为"心肺有病"即"心肺有热"，故心肺蕴热，郁结鼻窍可以说是古代医家认识鼻窒发病的最早病因。

4. 阳明郁热，上扰鼻窍

金代刘完素《素问玄机原病式》云："火主腹肿胀，故热客阳明，而鼻中膜胀，窒塞也。或谓寒主闭藏，妄以鼻窒为寒者，误也。"阐述鼻窒不仅由大家所熟知的寒邪导致，亦可由热客阳明引起。又云："盖阳气甚于上，而侧卧则上窍通利而下窍闭塞者，谓阳明之脉左右相交，而左脉注于右窍，右脉注于左窍，故风热郁结，病偏于左，则右窍反塞之类也。"以经络学说为主导阐述了交替性鼻塞的病理机制，可谓发前人之所未发。这一论述对后世从郁热论治鼻窒产生了较大影响。

5. 痰火郁结，壅塞鼻窍

明代张三锡《医学准绳》云："痰火郁结于上焦胸中肓膜之上，上窍不通，则玄门闭密而鼻不闻香。"玄门为鼻窍之别称。玄门闭密即鼻塞不通之意。鼻塞伴有嗅觉减退或失灵，实则痰火郁结于上焦，肺气不行，心气不达，则鼻塞嗅减。故张氏所书痰火郁结致窒之言，可谓创独家之论。

6. 脾胃虚损，痰湿留结

此认识源于《黄帝内经》，历代医家在此基础上不断发展。《素问》载："脾为孤脏……其不及，则令人九窍不通。"不及者，即虚损不足也；九窍者，眼、耳、鼻、口、二阴是也。鼻窍作为九窍中的二窍，九窍不通者，鼻亦不通。金元时期，李东垣根据《黄帝内经》之言说明确提出"脾胃虚则九窍不通"之论断，并且进一步将其发展为脾胃虚损的鼻窒发病说。如《东垣试效方》云："夫阳气、宗气者，皆胃中生发之气也。其名虽异，其理则一。若因饥饱劳役损伤脾胃，生发之气即弱，其营运之气不能上升，邪害空窍，故不利而不闻香臭也。"言明脾胃虚损可致鼻塞失嗅。这一观点为明清时期的医家所赞同，并被各家医著纷纷引用。明代李梴《医学入门》言："鼻塞久不愈者，必内伤脾胃，清气不能上升，非外感也。"进一步指出鼻窒日久使清气上升受阻，亦可内伤脾胃。

7. 肺虚卫弱，鼻窍失养

肺虚卫弱可导致鼻窒的发生，最早记载于《灵枢》，其言："肺气虚则鼻塞不利，少气。"《诸病源候论·齆鼻候》中进一步阐述："肺主气，而通于鼻，而气为阳，诸阳之气上荣于头面……即鼻不闻香臭，谓之齆鼻。"明代孙一奎《赤水玄珠》亦云："因卫气失守，寒邪客于头面，鼻亦受之，不能为用，是不闻香臭矣。"因肺主鼻，肺气通于鼻，鼻受肺气之温煦方能通利司嗅。若肺气虚弱，卫外不固，寒袭滞鼻，可致鼻失宣通而窒塞成齁。

（三）证候分类

历代医家对鼻窒证候分类的表述：①肺经感寒；②肺经火热；③心肺郁热；④上焦壅滞；⑤热客阳明；⑥瘀阻脉络；⑦痰浊凝结；⑧肺虚卫弱，寒邪客面；⑨脾虚湿阻；⑩气虚血瘀；⑪肺脾气虚；⑫肺气虚寒。

（四）治疗

中医对于鼻窒的治疗有大量的记载，除了内服法以外，还有外治法、针灸疗法及食疗法。对于此病的治疗，医者除了遵循一般疾病的诊治规律外，还要更加重视此病病程的长短。如《医学入门》云："鼻塞须知问久新，鼻窍于肺，而能知香臭者，心也。人身水升火降，荣卫调和，则鼻司呼吸，往来不息而已。苟或寒伤皮毛，则鼻塞不利；火郁清道，则香臭不知。"由此可知，在治疗鼻窒时，应当注意病程的长短，以确立不同的治疗方法。

1. 辨证论治

（1）发散风寒，疏风通窍：宋代官修《圣济总录》云："论曰鼻塞气息不通者，以肺感风寒，其气搏结，不得宣快，窒塞既甚，而息不能出入也，巢氏谓息肉生长，致气窒塞不通，盖有未尝生息肉，而气息不通者，宜析而治之。"指出肺感寒邪，不得宣通，会导致鼻窒的发生，而鼻中之息肉也会阻塞鼻腔，导致鼻塞不通，宜仔细分辨再行治疗。针对肺寒发病的鼻窒，治宜温肺散寒，宣通鼻窍。还提出了蜀椒汤方："治鼻塞，气息不通，蜀椒汤方……空心去滓温服。"蜀椒汤方中蜀椒、干姜、附子、桂枝、细辛、白附子大辛大热，温肺散寒；麻黄、杏仁疏风散寒，通利肺气；山芋健脾祛湿；石斛、山茱萸滋阴清热，防大辛大热伤阴；甘草清热和中，调和诸药。明代《普济方》中载有增损防风通圣散治疗鼻中不利："增损防风通圣散，治肺气不和，鼻中不利。黍粘子、桔梗、桑白皮、紫菀茸、荆芥穗、甘草。"黍粘子即牛蒡子，牛蒡子、荆芥穗均为解表药，桔梗、桑白皮、紫菀均具有宣肺之功，肺的宣发肃降功能恢复，则鼻窍得通。《普济方》曰："补肺，杏仁煎治肺伤寒气。咳嗽唾痰，声重鼻塞，气息不通。杏仁、枣肉、白蜜酥生姜汁。"杏仁煎有发散风寒、宣通鼻窍之效，主治风寒袭肺之鼻塞不利。清代林珮琴《类证治裁》载："肺感风寒，则鼻塞声重。参苏饮、羌活汤。""鼻塞甚者，往往不闻香臭。毕澄茄丸"。鼻塞多属外感所致，故一般用解表、驱寒、祛风、清肺等法治疗后，均可缓解。

（2）补益肺气，祛湿利窍：而针对肺气上攻所导致的鼻塞不通，在宋代官修《圣济总录》中载："治肺风上攻，鼻塞不通，人参汤方……去滓食后温服。"人参汤方中人参、白茯苓补气祛湿；黄芩清热燥湿；陈皮理气化湿；麻黄、羌活、蜀椒疏风散寒，温肺祛湿。又载："治肺风上攻，鼻塞不通，人参丸方……温水下日再。"人参丸方中人参、沙参益气养阴；细辛温肺化饮；木通利湿通淋，清心除烦；防风、甘菊花疏风清热。人参汤、人参丸两种制剂，均具有补气、理气、祛湿之效。

2. 其他疗法

（1）针灸疗法：纵观历代医籍，通过梳理发现，运用针灸治疗鼻窒的用穴及方法亦有较多记载。如晋代皇甫谧《针灸甲乙经》载："鼻不利，前谷主之""鼻窒，口僻，清涕出，不可止，衄衄有痛，禾髎主之"。又有："头项痛重，暂起僵仆，鼻窒衄衄，喘息不得通，通天主之。"前谷、禾髎、通天穴均对鼻窒症状有缓解作用。唐代孙思邈《备急千金要方》载："风府，主鼻窒，喘息不利""天柱，主不知香臭"。风府穴在颈部，当后发际正中直上 1 寸，天柱穴位于后发际正中旁开 1.3 寸处，两穴均具有通关开窍之效。孙思邈《千金翼方》除了载有针刺法以外，尚较为详细地记载了应用灸法治疗鼻窒的方法。其曰："鼻中壅塞，针手太阳入三分，在小指外侧后一寸白肉际宛宛中。囟一穴，主鼻塞，不闻香气，日灸二七至七百壮。初灸时痛，五十壮已去不痛，七百壮还痛即止，至四百壮渐觉鼻轻。"囟一穴主治鼻塞不通，艾灸此处可缓鼻塞不闻香臭之症。宋代王执中《针灸资生经》云"承灵等主鼻窒"，亦有"玉枕、百会、明堂、当阳、临泣疗鼻塞。迎香疗鼻息不闻香臭。风府疗鼻不得息。天牖疗鼻塞不闻香臭。至阴治鼻塞……若是鼻塞，灸囟会，日七壮"之述，均说明治疗鼻窒采用针灸疗法有较好的疗效。明代杨继洲《针灸大成》则对针灸治疗鼻窒取穴做了详细记载，其曰："鼻塞不闻香臭：迎向、百前谷、厉兑、合谷、迎香。"其亦云："鼻塞不闻香臭：迎香、上星、禾髎……针数穴皆不效……复刺后穴：水沟、风府、百劳、太渊。"通过历代医家实践，迎香、上星、禾髎、水沟、风府、百劳、太渊等穴均具有缓解治疗鼻窒之效。除此之外，在历代诸家论述中，亦有少量散在记载。

（2）外治法：古代治疗鼻窒运用较多且广泛的一类治疗方法是外治法，尤其是在唐宋元明清时期，用于治疗鼻窒的外治方药大量出现。在治疗方面，古代主要采用纳药法、塞药法、吹药法与滴鼻法四种，其中以纳药法最为常用，方药亦最多见。故本篇外治法以此四个方面进行论述。

1）纳药法：以油膏剂为主。如唐代孙思邈《备急千金要方》载："治鼻塞窒，香膏方……纳鼻中""治鼻不利，香膏方……纳鼻中，日二"。香膏方、通鼻膏方等制膏方药多由芳香通窍、活血散寒类药物组成，并且以羊髓、猪脂、油、蜡等为赋形剂，经文火熬制而成，有散风除湿、活血通窍之功。使用时取"小豆大"纳鼻中，每日 2~3 次。又如宋代官修《圣济总录》治疗鼻塞气息不通的木香膏、当归膏，《圣济总录》曰："治鼻中窒塞，气不通利，木香膏方，木香、细辛、当归、芎、木通、蕤仁、白芷上七味细锉，内银石器中，入羊髓微火煎，候白芷色黄膏成，去滓澄凝，每取小豆大，内鼻中日再，以瘥为度。"本方疏风散寒，通窍活血。"治鼻塞不利，当归膏方……绵裹塞入鼻中，日三，热者以黄芩、栀子代当归、细辛"。当归膏方中当归、川芎养血活血；地薰草、木通清热利湿；细辛、蕤仁、白芷疏风解表，通窍止痛。如有热者，用黄芩、栀子清热泻火，燥湿解毒，代替当归、细辛。

2）塞药法：以散剂为主。如北宋王怀隐等《太平圣惠方》云："治鼻塞不闻香臭，宜用塞鼻甘遂散方。甘遂、细辛、附子、木通上件药。捣细罗为散。每用半钱。以绵裹塞入鼻中。当有清水出。病重者或下三二升。"治疗予鼻塞不闻香臭之甘遂散等。方药多由散寒通窍类药物组成，所用药物经研制成粉面状后，每次以"绵裹塞鼻中"，或以"蜜和绵裹塞鼻"，亦有用白狗胆汁、雄犬胆汁或羊胆汁调和后绵裹塞鼻者，每日数次。《圣济总录》提出治疗鼻塞气息不通的菖蒲散："治鼻窒塞，不得喘息，菖蒲散方，菖蒲、皂荚上二味，捣罗为散，每用一钱匕，以绵裹，时塞鼻中，仰卧少顷。"治疗鼻塞不闻香臭之瓜蒂散："治鼻窒塞，气息不通，瓜蒂散方，瓜蒂上一味，捣罗为散，以少许吹入鼻中瘥。"以瓜蒂一味捣碎吹入鼻中，瓜蒂苦，寒，有毒，外用可治疗鼻塞，不闻香臭。

3）吹鼻法：亦以散剂为主。唐代孙思邈《备急千金要方》提出治疗鼻塞："又方炙皂荚末之如小豆，以竹管吹鼻中。又方干姜末蜜和，塞鼻中，吹亦佳。"吹鼻可选用小豆大小炙皂荚末、蜜制干姜，以治疗鼻塞不通，不闻香臭。北宋王怀隐等《太平圣惠方》提出治疗鼻塞不闻香臭的通顶散，其曰："治鼻塞不闻香臭，吹鼻通顶散方……吹入鼻中。"用滑石、瓜蒂、麝香、胡黄连、蟾酥为细末，每用少许吹入鼻中，具有清热除湿、解毒通窍之功效。《圣济总录》提出治疗鼻塞气息不通的皂荚散："治鼻塞不通，皂荚散方，皂荚、细辛、辛夷、蜀椒、附子上五味，捣罗为散，每以少许，吹入鼻中。"亦提出治疗鼻窒的干姜散："干姜半两，少量吹入鼻中。"干姜半两，制为散剂，以少许吹入鼻中。朝鲜医著《医方类聚》引《经验良方》治疗鼻衄的赤龙散等。赤龙散方中龙脑、瓜蒂、黄连、赤小豆，上研为细末，临卧以绿豆许，吹入鼻中。水出则愈。亦有"治鼻塞，烧麻鞋灰吹鼻中，立通。一名千里马，即麻鞋也。治酒后热毒，鼻塞身热，利大小肠"，此类方药多由散寒、清热、通窍等药物组成。所用药物经研制成粉末之后，每以少许竹管等物将药粉吹于鼻中，每日2~3次。

4）滴鼻法：又称为灌鼻法。如《太平圣惠方》载："滴鼻苦葫芦子，脑泻散方。"上用苦葫芦子一两，以童子小便一中盏浸之。夏一日，冬七日，取汁少许，滴入鼻中。《圣济总录》亦云："治鼻塞多年，清水出不止，灌鼻，黄连汁方。"黄连汁方取黄连、蒺藜苗上两味，细细研磨，取水两升，煎至一升，取一合，灌鼻中，大嚏即愈。古代应用滴药法治疗鼻窒的药物比较少，在历代各家方药书籍中相互引载较多的有"蒺藜苗汁方"一首。该方最早见于《备急千金要方》，其云："治鼻塞多年，不闻香臭，清水出不止方。取当道车辗过蒺藜一把，捣，以水三升煎取熟，先仰卧，使人满口含取一合汁，灌鼻中。"其方药将蒺藜苗捣碎后水煎，经过过滤去渣而成。使用时将药汁滴入或灌入鼻中。据记载，该方除用于治疗鼻窒外，亦可治疗鼻息肉等多种鼻病。

（3）食疗法：明代《普济方》载："（出本草）以水芹茎叶，捣绞取汁服之。"又言："治鼻塞（出本草）以干柿三枚细切，粳米三合，豉少许，煎粥空心食之。"口服水芹汁液，或空腹服用以干柿、粳米、豆豉三物熬成的粥以治疗鼻窒。

（4）保健按摩：清代沈金鳌《杂病源流犀烛》云："用中指尖于掌心搓令极热，熨搓迎香二穴，可时搓时运，兼行后功，此法并治不闻香臭。"迎香穴属手阳明大肠经，此腧穴在鼻翼外缘中点旁，当鼻唇沟中，中指指尖于掌心搓热后，置于迎香穴按摩，有助于缓解鼻塞不闻香臭之症。

综上所述，历代医家对鼻窒的认识非常深刻，至今仍影响我们对该病的治疗理念，对于临床实践与理论研究都起到了良好的指导与启迪作用。

（王婷萱　任鹏鹏）

鼻槁源流考

"鼻槁"一名首见于《黄帝内经》，以鼻内干燥、鼻塞、鼻气腥臭、鼻黏膜萎缩、鼻腔宽大为特征。若鼻气恶臭者，又称臭鼻症。本病作为五官科疑难病症，千百年来一直困扰着人们，然历代医家论述又极为有限，故本书收集历代古医籍相关记载，从病名、病因病机、证候分类及治疗方法四个方面进行研究整理，考察其学术脉络和规律，颇有意义。

（一）病名

由于历代医家对此病论述有限，在病名方面鲜有发挥，整理研究发现均是从本病初起鼻腔干燥的症状特点进行命名：

1. 鼻槁、鼻槁腊、鼻藁

《灵枢·寒热病》言："皮寒热，皮不可附席，毛发焦，鼻槁，腊不得汗。""槁"，《说文解字》释："木枯也。"木干即为枯，所以"鼻槁"顾名思义，即鼻干。在这里，"腊"是干燥的意思，"腊不得汗"是指鼻腔干燥不湿润。还有部分学者认为这句话后半部分的解读应为"鼻槁腊，不得汗"，主张此处的"腊"字意为"极"。如《国语·郑语》中"毒之酉腊者，其杀也滋速"。韦昭注："精孰（熟）为酉。腊，极也。"所以意为鼻干极其的"鼻槁腊"成为本病又一个名称，究其根本仍是言鼻腔干燥之症状，与前者只是程度不同。而清代徐大椿《难经经释》及日本之丹波元胤《难经疏证》所记载的原文中为"鼻藁"，亦为现代五官科文献所收录。

2. 鼻干、鼻燥

晋代皇甫谧《针灸甲乙经》曰："苛鼻干索于皮肺，不得索之于火，火者心也。"提出"鼻干"一名，且认为本病应责之于肺热，而非心火。宋代施发《察病指南》记载小儿十二死症，其中包括"鼻干黑燥"，为鼻干燥，鼻内色黑之状。官修《太平圣惠方》云："凡肺气通于鼻，主于涕，若其脏挟于风热，则津液不通，皮毛枯燥，两颊时赤，头痛鼻干，故令无涕也。"认为鼻干无涕多由肺挟风热之邪，耗伤津液，热盛津伤所致。元代程杏轩《医述》言："鼻干如烟煤者，阳毒热深也。"将鼻干像被煤烟熏烤之病谓为"鼻干"，并指出因阳热之毒侵入至深所致。明代李中梓《诊家正眼》亦有相同论述，但其将本病命为"鼻燥"。清代江涵暾《笔花医镜》亦云："鼻燥者，邪化火而液干也。"认为鼻燥一病，为外邪化火而阴液干涸所致。

3. 鼻脓极臭

元代危亦林《世医得效方》载："治久患鼻脓，极臭者。上以百草霜末，冷水调服。"其中"鼻脓极臭者"，类似于现代医学中的臭鼻症，说明当时已有对鼻槁重症的认识和治疗方法。

除以上病名外，程杏轩《医述》言："毛落鼻干是肺疳。"将鼻干伴有毫毛脱落之病称为"肺疳"，此名沿用甚少，因与小儿脾胃病"肺疳"重名，故循此研究本病时当细辨。

（二）病因病机

鼻槁产生的关键是鼻失濡润，故常见津液亏虚或布散失常之病机。因鼻为肺之窍，所以肺功能的正常与否直接关系到鼻，且肺为人之华盖，亦为娇脏，最易受邪，邪气化热，耗损津液；又主布散、通调水道，邪气外侵，水液输布失常，故鼻窍异常，或涕多，或干燥。此外，除外邪直犯肺脏，其他脏腑之功能异常亦可导致津液亏虚，津液布散失调而发为鼻槁，如脾、胃、肾等。经整理概括鼻槁的病因病机主要有风热外袭、燥气伤津、肺脏积热、阳明郁热、肺肾阴虚五类，现分述如下。

1. 风热外袭

《素问·热论》云："二日阳明受之，阳明主肉，其脉挟鼻络于目，故身热而鼻干，不得卧。"因阳明经挟鼻而行，且其位在上，故热邪上蒸阴液，而致鼻干。宋代官修《太平圣惠方》曰："凡肺气通于鼻，主于涕，若其脏挟于风热，则津液不通，皮毛枯燥，两颊时赤，头痛鼻干，故令无涕也。"认为风热之邪侵于肺，则致气机失常，津液不布，而鼻干无涕。《圣济总录》言："若肺受风邪，与正气相搏，热气加之，不得宣通，则为出纳者窒矣。其窍既窒，而气之鼓作无已，所以干燥而痛也。"此处"窒"不同于"塞"，"塞"乃堵塞不通之意，而"窒"指自我感觉不通，故此处"窒"为鼻塞不通之感觉，并非鼻腔实质性阻塞不通。《圣济总录》认为风邪犯肺，夹热攻之，影响了肺的正常宣发肃降，肺气宣发夹风、夹热，上出于鼻窍，风热上攻鼻窍，失于润泽，气出于鼻窍无力，受风、热之邪影响，鼻窍干涩，出现鼻塞不通，妨碍到正常呼吸而产生不适感，便发为鼻槁。清代沈金鳌《幼科释谜》引张涣之言："肺气通于鼻，气为阳，若气受风寒，停滞鼻间，则成鼻塞……若挟热，则鼻干，皆能妨害乳食。"肺开窍于鼻，肺气出于鼻窍。若感受风寒之邪，寒主凝滞，形成鼻塞，若夹热上攻于鼻窍，耗伤津液，出现鼻干的症状，以上寒邪、热邪皆可导致小儿伤于乳食。蔡乃庵《医会元要》云："风入阳明，两额角痛，目疼鼻干。"主张阳明经受邪可发本病。汪宏《望诊遵经》曰："鼻衄发热，身无汗，口干鼻燥者，邪气实也。"也再次强调外邪侵袭是导致鼻干的重要原因。周学海《脉义简摩》言："鼻为肺窍……受热则鼻干，或为衄血。"认为鼻受外热则会鼻干，亦有出现鼻衄出血者。

2. 燥气伤津

肺为娇脏，喜润恶燥，津液生于脾胃，传之于肺，布散周身，最惧燥邪，如元代程杏轩《医述》曰："燥于上，则咽鼻干焦。"认为燥邪犯上，耗伤津液，可致鼻干咽干。清代张璐《张氏医通》认为燥邪为病有"在外则皮肤皲揭，在上则咽鼻生干"的特点。燥为阳邪，最为伤伐津液，伤在上，则鼻窍失润，发为本病。此外，除外侵之燥邪，亦有内生之燥气。唐容川《医学见能》言："鼻根红赤，孔内干燥结煤者，阳明经燥气也。"阳明经感受燥邪伤及气血津液，遂致鼻孔干燥，鼻根红赤。黄元御《四圣悬枢》亦言："温病冬水失藏，相火升炎，胃津既涸，脾精亦亡，太阴之湿，久化阳明之燥。春夏病感，卫阳遏闭，营热郁发，土焦金燔，燥气愈甚。其经挟鼻络目，行身之前，故目痛鼻干，而身热不卧。"黄氏认为燥气是因为肝肾之火消烁胃之津液及脾藏之精，致使脾胃津精枯竭，津液生化乏源，土焦金燔，燥气愈甚，循经上灼鼻窍，引发鼻干鼻燥，遂致此病。

3. 肺脏积热

鼻为肺之窍，涕为肺之液，若脏腑有热，则会蒸灼津液，津液内涸，涕亦无所化，不能上濡鼻窍，最终鼻内干枯。宋代官修《太平圣惠方》言："夫鼻干无涕者，由脏腑壅滞，内有积热，攻于上焦所致也。"提出脏腑壅滞，内生积热，积热上攻上焦而致鼻干无涕。《圣济总录》云："肺气通于鼻，鼻上通于脑，脑髓下渗而为涕，故涕为肺之液，而其出从鼻，小儿肺脏壅滞，内有积热，上攻于脑，津液内涸，故令鼻干无涕也。"认为涕为脑髓下渗至鼻而成，当肺有积热时，上蒸于脑，脑髓耗伤，无以下渗，则鼻中无涕而干。明代朱橚等所编《普济方》曰："鼻干儿多哭，皆因肺热为。"提出肺热为小儿鼻干的主要原因。同时期张景岳《景岳全书》

曰："凡五脏之火，肺热则鼻干。"认为肺中积热最易发生鼻干。清代汪昂《本草备要》引朱二允言："火在上则口燥、眼赤、鼻干。"认为火积于上可出现口燥、眼赤、鼻干之症。黄元御《四圣悬枢》载："阳明主降，戊土右降，则金水收藏，相火归根，故上焦清空而善容。阳明不降，金水失其收藏，胆木逆行，相火上炎，肺金被克，故目痛而鼻干。"生理状态下，相火藏于命门之中，并随着肺胃清降，若出现阳明胃气不降，相火随之上攻，上克于肺金，肺金受火邪攻之失于濡润，则出现鼻干。汪宏《望诊遵经》曰："鼻干喘促气逆者，气蒸也。"指出肺中热气熏蒸上逆，致鼻干喘促。亦有其他脏腑积热引起本病之记载，如明代万全《万氏秘传片玉心书》言："鼻干者，心脾有热，上蒸于肺，故津液枯竭而结。"指出心脾积热亦可上蒸于肺，以致津液枯竭发为鼻干。

4. 阳明郁热

阳明经多气多血，阳明胃腑又是储存运化水谷之场所，因此外邪、食滞常可使经脉闭阻，导致气血壅滞、痰瘀阻络、宿食停聚而生内热，正如《黄帝内经》所言："阳明主肉，其脉血气盛，邪客之则热。"宋代陈自明《妇人大全良方》曰："大腹隐痛，口鼻干疼，其蒸在大肠。口鼻干燥，腹胀，睡卧不安，自汗出，其蒸在胃。"指出郁热于手阳明大肠经，会出现大腹隐痛、口鼻干疼的症状。郁热于足阳明胃经，可出现腹胀、睡卧不安、汗出等症状。清代黄元御《素问悬解》云："阳明主肉，其脉挟鼻络于目，阳莫盛于阳明，阳明不降，胃气上逆，肌肉熏蒸，燥火升逼，故身热目痛而鼻干。"认为阳明气血不降，化热熏蒸生燥火，而致鼻干。江涵暾《笔花医镜》在胃部一篇中提到"胃为阳明，有经有腑，故有表症，右关脉必浮。伤寒邪入阳明经，其症为目痛鼻干唇焦，嗽水不欲咽"，认为阳明胃经有邪热可致鼻干及目痛唇干。汪宏《望诊遵经》亦曰："伤寒鼻干燥者，阳明病将衄血也。"指出伤寒病可出现鼻窍干燥，阳明为病，多由胃、大肠蕴热，蕴热上攻鼻窍，血溢脉外，出现衄血。

5. 肺肾阴虚

清代李延昰《脉诀汇辨》云："鼻者肺之窍，肺金燥则不能生肾水，故鼻干黑燥则死。"认为鼻干黑燥除了与肺燥有关，还与肾水不生、肾阴亏虚有密切关系。同时期冯兆张《冯氏锦囊秘录》亦言："更有金不生水，则元阳虚火上升，而成鼻干者。"肺阴亏虚，肺气不降，肾阴无以生，则真阳之火不藏化为虚火上炎，可致鼻干。其后在"验鼻"一篇又言："鼻干黑燥者，火刑于金，金体本燥，得愈甚也。"金气本燥，失去阴液滋润，若再合于火，鼻干更甚而致黑燥。江涵暾《笔花医镜》载："肺主气，属西方而色白，其形如华盖，为诸阳之首。凡声之出入，气之呼吸，自肺司之。其性娇嫩，故与火为仇……然肺气之衰旺，关乎寿命之短长，全恃肾水充足，不使虚火铄金，则长保清宁之体，而寿臻永固。"其认为肺与肾水息息相关，肺之气阴除了后天之本脾胃滋养外，还需要有先天之本肾水的充养，胃健脾运，肾水充足，才能濡养周身。若肾水不足，不仅不能上荣肺阴，而且致下焦虚火无以克制，上炎煎灼津液，导致肺阴亏耗，肺窍失养，生为此病。汪宏《望诊遵经》亦言："鼻孔干者，肺枯也。"认为肺阴不足是发生鼻槁的直接原因。

此外，长沙市马王堆汉墓出土的《养生方》载："鼻干黄色，积热溺涩，或衄血气粗。鼻干白色，吐泻伤脾，感冷肺逆。"提出脾肺虚寒气机失常亦可致鼻干，并列出寒热两证之鉴别。清代林之翰《四诊抉微》亦提到此段，且其中所言为"鼻燥"。黄维翰《白喉辨证》云："有火铄肺而鼻燥者，有肺气绝而鼻燥者。"可见亦有因肺气将绝而致之鼻燥。后至王邦傅《脉诀乳海》亦曰："鼻乃肺之窍，黑燥而干，是为肺绝。"所言之证确为鼻干鼻燥一病。同年周学海《脉义简摩》曰："如肺久病，咳嗽连绵，喘息不休……或鼻干黑燥……此肺绝也。"认为肺病日久，喘息不休，肺气消耗，鼻为肺之窍，出现鼻干黑燥，肺绝之表现。

（三）证候分类

历代医家对鼻槁的证候分类主要：①风热犯肺；②燥邪伤肺；③肺胃郁热；④湿热熏鼻；⑤脾虚湿困；⑥肺阴不足；⑦肺气虚弱；⑧脾胃虚弱；⑨肺肾阴虚；⑩肾阴亏虚。

（四）治疗

鼻槁的治疗方法有多种，这是在历代医家不断努力实践下涌现的，经过对古代医籍文献的整理，现驭繁执简，将治法分为以下几类，兹分述如下：

1. 辨证论治

（1）祛风通窍：宋代官修《太平圣惠方》载有汉防己散，其言："治热毒风攻头面，壅闷，口鼻干，皮肤瘙痒。"汉防己散方用"汉防己一两、茯神一两、白鲜皮一两、杏仁一两（汤浸，去皮尖，双仁麸炒微黄）、白蒺藜一两（微炒，去刺）、枳壳一两（麸炒微黄，去瓤）、黄芩一两、青羊角屑一两、羚羊角屑一两、沙参一两（去芦头）、秦艽一两（去苗）、麻黄一两（去根节）、甘草一两（炙微赤，锉）"捣散，"每服三钱，以水一中盏，煎至六分，去滓。不计时候，温服"。其中防己、白鲜皮、白蒺藜、秦艽、麻黄不仅能除外受之风，且可通经络；杏仁、枳壳降利肺气，与麻黄合用恢复肺宣发肃降之功；黄芩、青羊角等清热通经，配以沙参更添养阴之功；再以茯神、甘草固护脾胃，亦可利尿清热。《圣济总录》载："论曰：九窍气所通也，或塞之斯痛矣，况鼻之为窍，肺气所恃以出纳，若肺受风邪，与正气相搏，热气加之，不得宣通，则为出纳者窒矣，其窍既窒，而气之鼓作无已，所以干燥而痛也。"认为鼻槁可因肺受风邪挟热壅塞气机，使鼻窍不通而致，所以要祛风通窍恢复气机运行才能使疾病痊愈，提出"治风热壅塞，鼻干痛，脑闷头重，不知香臭，五参散方"。五参散方中人参、沙参、丹参、玄参、苦参共奏益气、养阴、活络、清热之功，再佐一些祛风通络之品，使肺系气血运行通畅，鼻窍得以濡养，鼻干燥自除。清代孟文瑞在《春脚集》中亦有一鼻干无涕方，其言："苍耳子、桑白皮、元参、菊花、薄荷、川芎、丝瓜根各等分。"方用苍耳子祛风通鼻窍，桑白皮清肺益肺气，元参可清上焦之火兼补肾水，菊花平木清风火，薄荷辛凉散风热，川芎可上行祛风同时活血通络，丝瓜根则可清热通络，共奏清鼻窍之邪、通鼻窍之络、养鼻窍之虚之功。

（2）清热泻火，润燥安神：鼻失濡养是产生鼻槁的关键原因，而气血津液亏耗最常见的原因是燥热两邪的蒸灼，所以历代医家特别重视应用清热和润燥之法治疗本病，如宋代官修《太平圣惠方》记载治疗"肺脏积热，两颊时赤，皮肤枯燥，鼻干无涕"，宜服木通散："木通二两（锉）、麦门冬一两半（去心）、赤茯苓一两、白前一两、石膏二两、桑根白皮一两（锉）、犀角屑半两、杏仁一两（汤浸，去皮尖，双仁麸炒微黄）、甘草半两（炙微赤锉）。上件药，捣筛为散，每服三钱，以水一中盏，煎至六分，去滓，每于食后温服。"元代危亦林《世医得效方》载："治久患鼻脓，极臭者。以百草霜末，冷水调服。"应用百草霜清热止血排脓以治疗鼻槁重证臭鼻症，百草霜即锅底灰或是以杂草烧成灰，有止血消积、清毒散火之功。明代万全《万氏秘传片玉心书》说："鼻干者，心脾有热，上蒸于肺，故津液枯竭而结，当清热生津；导赤散吞服抱龙丸治之。"提出用导赤散合抱龙丸治疗心脾积热蒸肺导致的鼻干。清代李用粹《证治汇补》曰:"治燥须先清热,清热须先养血,养血须先滋阴,宜甘寒之品,滋润荣卫,甘能生血,寒能胜热,阴得滋而火杀,液得润而燥除。"李氏在这里强调"清热、养血、滋阴"为治疗燥证之大法,同时也提出治疗燥证用药"切忌香燥动火,及发汗、渗湿、利便、通导之药"等禁忌。从此对燥证治疗大法的叙述中可以制订治疗鼻槁鼻干燥的基本原则为"清热降火,生津润燥"。汪昂《本草备要》认为木通甘平,可"泻诸经之火,火退则小便自利,便利则诸经火邪,皆从小水而下降矣",再佐以石膏、犀牛角,肺中之热即无存;麦冬、白前、桑白皮、杏仁可清降肺气,则上焦可清,津液留存;赤茯苓、甘草可健中焦生阴,且利尿清热。沈金鳌《杂病源流犀烛》云:"咽干鼻燥,必清上部也,宜清凉饮。"清凉饮方中黄芩、黄连、薄荷清上焦热,当归、芍药养血以润燥,从而达到治疗的目的。黄元御《四圣悬枢》记有素雪丹一方,"治二日阳明温病,身热目痛,鼻干不卧,胸燥口渴者",组成:"浮萍三钱、石膏三钱、元参三钱、葛根三钱、甘草二钱(炙)、丹皮三钱、芍药三钱、生姜三钱(切)、麦冬三钱。流水六杯,粳米半杯,煎大半杯,去渣,热服,覆衣,饮热稀粥,取少汗。"方中浮萍、石膏、元参、葛根清阳明经温热以养阴;以牡丹皮、芍药清透营血之热,从内而外,热去尽且速;甘草、生姜、麦冬、粳米则补中生津液以资汗源。

肺心同属上焦,肺热过盛时,邪热扰心则会出现神烦气躁之症,如宋代《太平圣惠方》载:"治肺热,鼻干无涕,心神烦闷,宜服犀角散方。"此方由"犀角屑、木通、麦门冬、赤茯苓、川升麻、黄芪、马牙硝、杏仁、朱砂、龙脑、甘草"捣为散,每次以竹叶汤于食后调服一钱。方中犀牛角泻火除烦,木通利水清热,马牙硝泻下清热,龙脑开窍散火,四味虽皆为清热之药,但角度各异,用而不重,又相辅相成;麦冬、赤茯苓、川升麻、黄芪、甘草健脾生津;杏仁降肺气,又可润肺肠之燥;朱砂宁心安神。清代张璐《张氏医通》曰:"鼻干无涕,宜犀角、黄芪、木通、杏仁、麦冬、炙甘草、升麻、葛根、桑皮、石膏、朱砂。"以方测证,诸药共奏清热养阴、润燥安神之功。

2. 其他疗法

(1)刺络放血:《灵枢·寒热病》曰:"皮寒热者,皮可附席,毛发焦,鼻槁腊,不得汗,取三阳之络,以补手太阴。"其中"三阳之络"非手足太阳经的络穴,而是指阳经怒张的络脉,"取三阳之络"即是刺破阳经怒张的络脉,使之放血。从下文"骨寒热者,病无所安,汗注不休。齿未槁,取其少阴于阴股之络"可知,"阴股"指大腿内侧,纵观古今文献,大腿内侧不存在少阴之络穴,故推断文中"络"的意思不应为络穴。在前几篇经文中亦可找到同样的例子,如《灵枢·经脉》言:"故诸刺络脉者,必刺其结上,甚血者虽无结,急取之,以泻其邪而出其血。""刺络脉者"是指刺因病而怒张充血的脉络,血出则邪亦泻。同一篇又曰:"凡刺寒热者,皆多血络,必间日而一取之,血尽而止。"由此可知,"取三阳之络"是指取三阳经上怒张的络脉进行刺络放血,可将邪气及病理产物放出体外,气血津液运行通畅,鼻槁自然而愈。同时"祛邪即是扶正""邪去正自安",对鼻槁进行"取三阳之络"刺络放血驱除病邪,可以起到驱邪扶正的作用。

(2)外敷法:《太平圣惠方》载:"治小儿脑热鼻干,宜用贴顶散方:地胆草半两、芒硝一两、地龙粪半两、黄柏一分。"此方捣为散后以猪胆汁和匀,捏作饼子状两枚,交替贴于囟门上。此法可用于不方便喝汤药的小儿,运用以上四味行气祛风通络,使经络畅通,鼻窍得以濡养,鼻干鼻燥则去。明代李时珍《本草纲目》记载黄米粉治疗"小儿鼻干无涕,脑热也",须同"矾末，贴囟门"。"黄米粉"即是黄粱米，可补中养阴，利尿清热；"矾"则为白矾，其性寒，又白为肺色，遂其可治肺中之热。程云鹏《慈幼新书》言："有风寒挟热者，则鼻干不眠……开关散治之。香附、川芎、荆芥、僵蚕、细辛、牙皂为末，葱白捣成膏，用红白绢摊，乘夜睡贴囟门。"开关散方中各药皆可祛皮毛之风，且凉血通络，同时香附微寒，亦可清肺除热降气，细辛、牙皂可通利鼻窍。

（3）吹法：《太平圣惠方》记载吹鼻散方治疗鼻干："龙脑半钱、马牙硝一钱、瓜蒂十四枚（为末）。上件药，一处细研，每用一豆大，吹入鼻中瘥。"三药皆主以清热，龙脑兼可开窍，马牙硝可推陈致新，瓜蒂味苦、性寒，可涌吐，祛湿退黄，利水。

（4）滴法：《太平圣惠方》言："治小儿鼻干身热方：上用韭根，捣取汁，澄清。每取少许，滴于两鼻中，日二用之。"如此局部用药作用迅速，同时也可及时缓解患者症状。其后《圣济总录》再次提到此法，并提出滴汁须"如黑豆许，勿多，多则有毒"。

除了以上各种疗法外，明代朱橚等所撰《普济方》还以医案形式记载了灸法治疗本病，"王氏曰：母氏久病鼻干，有冷气。问诸医者，医者亦不晓，但云：病去自愈。既而病去，亦不愈也。后因灸绝骨而渐愈矣。予亦尝患此，偶绝骨微疼而著艾，鼻干亦失去。初不知是灸绝骨之力，后阅千金方有此证，始知鼻干之去，因绝骨也"。通过他人及自己的案例提出灸绝骨穴以疗鼻干伴鼻中冷气者。近代涂蔚生《推拿抉微》曰："小儿鼻干年长寿推下效，或曰多推肺经，以鼻乃肺窍故也。"可通过推拿治疗本病。

鼻槁之病，以鼻腔干燥为主要症状，但此症常为他病之伴症，纯粹之鼻槁古今少见，以上考究，为笔者一家采撷所成，定不完备，但愿起抛砖引玉之功，为同道之基。

（乔　羽）

鼻鼽源流考

"鼻鼽"一名首见于《素问·脉解》。《黄帝内经》对于"鼽"大体有三种释义，其一可作为病症名；其二可作为病因病机；其三可作为病位，为后世医家对本病的认识奠定了基础。由于中国文字的一字多义性，因此历代医家对"鼻鼽"的认识虽在临床表现上大体上趋向一致，但于细节处又略有不同。故现从病名、病因病机及治疗方面入手，对历代重要医籍中鼻鼽的相关病证论述进行整理研究，考察其学术脉络和规律，汇成此章。

（一）病名

"鼻鼽"病名最早见于《素问·脉解》，其言："所谓客孙脉则头痛、鼻鼽、腹肿者，阳明并于上，上者则其孙络太阴也，故头痛、鼻鼽、腹肿也。"孙脉也称孙络，是络脉的分支，原文指孙脉受邪，阳明经并走于头面部，则出现头痛、鼻鼽、腹胀等症状。

纵观历代医籍关于鼻鼽病名的论述可归纳为两类，其一是指病位，即面颊处、颧骨处；其二指病症特点，即鼻中流水及鼻塞不通。

1. 以病位分类命名

以病位分类命名，指面颊、颧骨处，是"鼽"字在《黄帝内经》中的第一个含义，如《素问·气府论》曰："足阳明脉气所发者六十八穴，额颅发际旁各三，面鼽骨空各一。"王冰注："鼽，頄也。頄，面颊也。"即四白穴处。清代朱骏声《说文通训定声》指出："鼽，假借为頄。"此处之"鼽"，指鼻鼽。但需要以这种病位方式来理解"鼻鼽"一词，在古代医家古籍的诸多论述中实乃少数。

2. 以病症特点分类命名

历代医家对鼻鼽病名可以理解为两个含义，一为鼻塞不通，一为鼻中流水。故而后世对"鼻鼽"病名的认知发展也多围绕着这两重含义。早在《礼记·月令》中提到："季秋行夏令，则其国大水，冬藏殃败，民多鼽嚏。"此处释为"鼻塞"，为描述症状。《灵枢·经脉》曰："足太阳之别……实则鼽窒头背痛。"此处，以鼽窒谓鼻塞不通。而又有鼻鼽，释为鼻中流水，如王冰注《黄帝内经》言："鼽，鼻中出水也。"谓鼻中流水。《吕氏春秋》中也有相同的记述，其言："季秋行夏令，则其国大水，冬藏殃败，民多鼽窒。"东汉高诱注云："鼽，鼻不通也。"可见，鼽的本义为鼻塞不通，病因是感受风寒。许慎《说文》载："鼽，病寒鼻塞也。从鼻，九声。"刘熙《释名·释疾病》亦载："鼻塞曰鼽，鼽，久也，涕久不通，遂至窒塞也。"由此可知，在先秦至汉时期，鼻鼽更多的是作为症状名存在，且常会和其他症状合并出现，如"衄""嚏"，而非指独立病证。至隋唐至宋代，医家对"鼽"之理论认知与"嚏"相同。在秦汉时期"鼻鼽"一词是作为疾病名存在的还是作为症状而存在的，尚不明确。金代刘完素《素问玄机原病式》中详辨"鼽"与"嚏"，刘氏云："鼽者，鼻出清涕也……嚏，鼻中因痒而气喷作于声也。"这一辨析对后世影响甚大，可以说是把鼻鼽作为症状还是病名的分界岭。明清时期，"鼻鼽"已作为鼻流清涕为主症的疾病名。清代汪昂《素问灵枢类纂约注》曰："鼻流清涕曰鼽……鼻水曰鼽。"其称"流清涕"为鼻鼽病。张乃修《张聿青医案》言："浊涕结聚……浊气闭塞清窍，名曰鼻鼽，久必至衄。"日本丹波元简《素问绍识》亦言："菀处鼻则为鼽为窒……鼻鼽不通。"这里的鼻鼽，皆理解为鼻塞不通，属一种症状。

（二）病因病机

因为鼻鼽在诸多古籍医家的论述中，或作为疾病名而出现，或作为临床症状而出现，故其病因病机较为杂乱琐碎，经整理概括为寒邪致病、外寒内热、火热致病、脏腑衰弱、经络受邪不通。

1. 寒邪致病

寒邪致病包括外感寒邪，肺脏受寒，脑冷，肝寒，皆为因寒而致鼻鼽。

（1）外感风寒：明代王肯堂《证治准绳》有云："运气欠嚏有三，一曰寒。《经》云太阳司天，寒气下临，心气上从，寒清时举，鼽嚏喜悲数欠是也。"认为寒气攻体可致鼻鼽。清代张璐《张氏医通》言："鼻鼽，鼻出清涕也。风寒伤皮毛，则腠理郁闭，宜疏风清肺……不应，非风也，乃寒也。"认为鼻鼽的病因致病，一为风邪，一为寒邪。外感风寒伤于皮毛，则肌肤腠理郁闭，宜用疏风清肺的治法，若该治法用药效果不佳，则为寒邪致鼻鼽。但外感邪气，一般乃风邪与寒邪杂合致病，临床上常不能区别对待。沈金鳌《杂病源流犀烛》曰："又有鼻鼽者，鼻流清涕不止，由肺经受寒而成也。"认为鼻鼽乃肺脏经行经络感受寒邪，而上发为鼻鼽。薛华培《济生良方》云："风寒乘之，阳经不利，则为壅塞，或为清涕。"认为风寒邪气乘虚而入，致使鼻部阳气不畅，经脉受阻，故而鼻部或表现为鼻塞，或表现为流清涕不止。

（2）肺脏受寒：隋代巢元方《诸病源候论》曰："夫津液涕唾，得热即干燥，得冷则流溢，不能自收。肺气通于鼻，其脏有冷，冷随气入乘于鼻故使津涕不能自收。"宋代官修《圣济总录》曰："五脏化液，遇热则干燥，遇寒则流行。鼻流清涕，至于不止，以肺脏感寒，寒气上达，故其液不能收制如此。且涕、泗、洟，皆鼻液也，以继泣则曰涕，以生于肺则曰泗；涕甚曰洟。此独言涕，与《宣明论》五脏化液，肺为涕，同意。"两者皆认为鼻鼽乃素体肺脏有寒气不去而致病。金元时期李杲《脾胃论》载："肺者……更以冬月助其冷，故病者善嚏，鼻流清涕，寒甚出浊涕，嚏不止，比常人大恶风寒。"认为患者素体阳气不足或先天禀赋不足，在冬天寒冷季节遇寒气引动机体内寒，故而较常人更易得鼻鼽，也较常人更易外感风寒邪气。清代陈士铎《辨证录》云："人有鼻流清涕，经年不愈，是肺气虚寒，非脑漏也。"认为常年鼻流清涕是肺气虚寒所致。

值得一提的是，肝寒亦可导致鼻鼽，清代周学海《读医随笔》云："水在肝，胁下支满，嚏而痛……夫肝水见嚏者，肝寒感于肾也。"此处的"嚏"即指鼻鼽，谓打喷嚏，乃是素体肝中有痰饮水湿，累及肾脏，使肾脏温煦功能受阻，使水湿上漫，到达肺，则表现出打喷嚏的症状。

2. 外寒内热

明代李时珍《本草纲目》载："鼻鼽，流清涕，是脑受风寒，包热在内。"认为脑受风寒，郁而化热可致鼻流清涕。方隅《医林绳墨》曰："又有清涕久而不已，名曰鼻渊，此为外寒束而内热甚也。"认为鼻流清涕久而未愈，为风寒外束、内有郁热所致。清代喻昌《喻选古方试验》中论有相同观点，其曰："鼻鼽流清涕是脑受风寒包热在内。"冯兆张《冯氏锦囊秘录》云："向日而嚏者，金畏火也。伤风多嚏者，火郁于肺也。拨孔即嚏者，金扣乃鸣也。更有风邪客于皮毛，是以津液不收，致流清涕，头楚若锯者，名曰鼻鼽。"认为外感寒邪伤肺金之时，遇上晒太阳，人身阳气得助，两者相合正邪抗争，则人容易打喷嚏以示祛邪。此时若风邪郁滞皮毛，则肌肤腠理开合受阻，故而不能自主收敛津液，发为鼻鼽。

3. 火热致病

金代刘完素《素问玄机原病式》言："热甚则出涕……热极怫郁，而病愈甚也。"认为无论外感之热邪还是内生痰热，均可影响肺金通调水道之功能，导致水液代谢异常而成鼻鼽，至此奠定火热致鼻鼽的发病机制。

（1）肺热：金代刘完素《素问玄机原病式》云："鼽者，鼻出清涕也……肺热甚则出涕，肾热甚则出唾也。经曰鼻热者，出浊涕。凡痰、涎、涕、唾稠浊者，火热极甚，销烁致之然也。"认为肺中有热致鼻流清涕不止。其又云："嚏，鼻中因痒而气喷作于声也。鼻为肺窍，痒为火化，必火邪热，干于阳明，发于鼻，而痒，则嚏也。或故以物扰之，痒而嚏者，扰痒属火故也。"认为嚏是由于肺热上炎，通于鼻窍，鼻窍痒而引起的。明代楼英《医学纲目》载："运气鼻鼽有二，一曰火攻肺虚鼻鼽……二曰金助肺实鼻鼽。"认为"鼻鼽"有肺虚实之分，肺虚、肺实皆可以导致"鼻鼽"。又载："运气嚏有三，一曰热火，二曰金不及火乘之，三曰燥金。"认为"鼻鼽"的原因有三，火热之邪、肺虚火乘之及肺燥。又有皇甫中《明医指掌》曰："肺热鼻塞流清水。"张景岳《景岳全书》亦曰："鼻涕多者，多由于火。故曰：肺热甚则鼻涕出。"皆肺热上攻鼻窍，可出现鼻塞流涕。清代何梦瑶《医碥》言："常流清涕名鼻鼽，肺热者，肺热则气盛化水成清涕。其不为稠浊者，火性急速，随化随流，不及浊也。"认为肺中有热，肺主气司呼吸，则气行带有炎热之性，运行急速，使炼化为水的津液立马随气而动，而来不及凝聚为稠浊的浊涕。

（2）肠胃痰火积热：《素问·通评虚实论》言："头痛耳鸣，九窍不利，肠胃之所生也。"肺和大肠相表里，足阳明燥土宜降为和，手阳明燥金以通为顺，肠胃内饮食积聚，脾胃升降之枢失司，痰饮内生，阻滞清窍，鼻塞不利。明代孙一奎《医旨绪余》言："生生子曰，按鼻鼽一症，今人患者甚多，考诸古方，鲜有言其病因者……然亦只是肠胃素有痰火积热者，乃有此感也。"认为"鼻鼽"患者素多，本质上都是胃肠素有痰火积热引动而为病。正如王肯堂《证治准绳》曰："若肠胃素有痰火积热，则其平常上升之气皆氲而为浊矣。金职司降，喜清而恶浊，今受浊气熏蒸，凝聚既久，壅遏郁结而为涎涕。"又道："运气：欠嚏……三曰湿郁其火。经云阳明司天之政，初之气，阴始凝，民病中热，嚏欠是也。"楼英《医学纲目》言："肥人鼻流清涕，乃饮食痰积也。"认为肺司降，胃肠痰火积热，肺气宣降失常，火气上攻鼻窍，见"鼻鼽"，同时胖人的"鼻鼽"乃为平素饮食痰湿内盛所致。

4. 脏腑衰弱

清代林珮琴《类证治裁》云："有精气不足，脑髓不固，淋下并不腥秽，天暖稍止，遇冷更甚者，宜温补。天真丸。"其以虚字立论，认为肾虚、脾虚、肺虚、气虚、阳虚是鼻鼽之致病因素。

（1）心肺两虚：鼻鼽发病多与脏腑、经络气血虚衰，功能失调相关。《灵枢·本神》言："肺气虚则鼻塞不利少气。"肺气本虚，易招致寒邪自鼻而入，肺主涕，鼻窍不通而清涕自下。《灵枢·口问》又曰："阳气和利，满于心，出于鼻，故为嚏。"故嚏是心肺阳气调和通利之象。《素问·五脏别论》曰："故五气入鼻，藏于心肺，心肺有病，而鼻为之不利也。"心为君主之官，主血脉，藏神明，在液为唾；肺为相傅之官，主气，朝百脉，司呼吸。金代刘完素《素问玄机原病式》曰："鼻为肺窍，痒为火化，心火邪热，干于阳明，发于鼻而痒，则嚏。"肺经郁热，火灼金伤，上扰鼻窍而痒，肺气偾塞，产生鼻塞、流涕等鼻鼽主症。清代郑钦安《医法圆通》曰："按：鼻流清涕一证，有从外感而致者，有从内伤而致者……从内伤而得者，由心肺之阳不足，不能统摄津液。而清涕出。"由于心肺之阳不足，不能统摄津液而清涕出，说明鼻鼽发病与心肺关系密切。

（2）脾虚：《素问·玉机真脏论》曰："其不及，则令人九窍不通，名曰重强。"有脾病导致不及，则令人九窍不通。脾为后天之本、气血生化之源，脾旺则清窍有所荣养。脾气虚弱则化源不足，精微无以上输，而致鼻塞不通。《灵枢·邪气脏腑病形》载："十二经脉，三百六十五络，其血气皆上于面而走空窍……其宗气上出于鼻而为嗅。"然宗气又为脾运化水谷之精微与肺吸入之清气相和而成。明代薛己《内科摘要》云："一儒者，素勤苦，恶风寒，鼻流清涕，寒禁嚏喷。余曰：此脾肺气虚，不能实腠理。彼不信，服祛风之药，肢体麻倦，痰涎自出，殊类中风。"说明肺气充实，有赖于脾之升清作用。脾气虚弱则肺气亦虚，宣降失调，水湿泛鼻，津液停聚，鼻窍不利而发为鼻鼽。

（3）肾虚：《素问·宣明五气论》言："肾为欠为嚏。"肾主液，涕为五液之一，肾虚不藏，肾气失调，津液为涕自鼻窍外泄而为鼻鼽。《黄帝内经》多处论及鼻鼽与禀赋、体质有关系。

《素问·阴阳应象大论》曰："年六十，阴痿，气大衰，九窍不利，下虚上实，涕泣俱出矣。"《灵枢·忧恚无言》云："故人之鼻洞涕出不收者，颃颡不开，分气失也。"故鼻虽为肺窍，但清涕量多自溢的根本还在于肾脏虚衰。清代郑钦安《医法圆通》云："肾络通于肺，肾阳衰而阴寒内生，不能收束津液，而清涕亦出。其人定无外感之征，多困倦。"肾为脏腑阴阳之本，生命之源。肾主藏精纳气，为气之根，肾虚则摄纳无权，气不归元，气浮于上，会导致喷嚏的发生。肾阳为人之元阳，肾元亏虚，肺失温煦，肾阳虚导致肺气虚。肺主皮毛，皮毛之元阳虚弱，易感外寒，就会出现鼻流清涕、喷嚏不止等表现；或肾阳虚衰而阴寒内生，气不化津，津液不能收束，此证涕泪俱出、喷嚏发作，可无外感症状。

5. 经络受邪不通

鼻鼽发病与经络关系密切，人体经脉循行于鼻及经过鼻旁的有八条之多，其中有手阳明大肠经、足阳明胃经、手太阳小肠经、足厥阴肝经；奇经中有四条：督脉、任脉、阴跷脉、阳跷脉，经脉失调会引起鼻鼽诸症。《灵枢·经脉》曰："足太阳之别，名曰飞扬，去踝七寸，别走少阴。实则鼽窒头背痛；虚则鼽衄。"鼽窒为鼻塞之意，足太阳经脉受邪，经气虚可导致鼻鼽。《素问·脉解》云："所谓客孙脉则头痛鼻鼽腹肿者，阳明并于上，上者则其孙络太阴也，故头痛鼻鼽腹肿也。"指出阴阳之气相争，阳明经络受邪，导致头痛鼻塞流涕等症。《素问·气厥论》言："胆移热于脑，则辛頞鼻渊……鼻渊者，浊涕下不止也。"肝主条畅气机，与胆互为表里。足厥阴肝经属肝络胆，沿喉咙后向上进入鼻咽部。胆经有热，热气循经上扰，可致鼻病。这是现存关于鼻鼽经络致病学说及病名最早的记载。

（三）证候分类

历代医家对鼻鼽证候分类的表述：①外感风寒；②肺实（肺热实、肺寒实）；③肝寒实；④肠胃痰火积热；⑤肺胃同热；⑥肝胆湿热；⑦痰湿内盛；⑧心肺气虚；⑨肺脾气虚；⑩肺肾气虚。

（四）治疗

鼻鼽治疗总则，依照《黄帝内经》言："邪之所凑，其气必虚。"又云："人之嚏者，何气使然？岐伯曰：阳气和利，满于心，出于鼻，故为嚏。补足太阳荥、眉本。一曰眉上也。"古人认为喷嚏是心胸阳气和利宣通的表现，是正常生理情况，但对鼻鼽患者而言过嚏则伤气，治疗方法是针刺足太阳经的荥穴通谷和眉根部的攒竹穴，用补法，间接提示鼽嚏属虚证。而对于后世以刘完素为代表提出火热致邪，《黄帝内经》给出正治大法为"正气存内，邪不可干""虚者补之，实者泻之"。经过古代医家古籍文献的整理，现将治法概括为以下几类。

1. 辨证论治

（1）辛温散寒：寒邪致病，治当以辛温散寒为主。清代林珮琴《类证治裁》言："有流涕成鼻鼽者，肺受寒而成，宜温散。苍耳散、川椒散。"张璐《张氏医通》载："鼻鼽，鼻出清涕也，风寒伤皮毛，则腠理郁闭，宜疏风清肺。"又曰："若涕清而不臭者为鼽，属虚寒，辛温之剂调之。"提出疏风清肺宜用香苏散加川芎、花椒、细辛、桂枝、诃子。散寒宜用辛夷散去木通、防风、升麻、藁本，加桂枝、附子、蔓荆子、诃子、白术。唐宗海《中西汇通医经精义》亦曰："鼽是鼻塞流涕，衄是流鼻血。鼽属气分，春阳发泄，为阴所闭则鼻塞不通，治宜疏散其寒。"黄凯钧《证治摘要》用葛根加石膏汤："鼻鼽者。发汗之。"祁坤《外科大成》言："鼻鼽，鼻流清涕也。如老人流涕不干者，捣独蒜敷足心，自不再发。"大蒜味辛，性温，归肺经，具有解毒消肿、散寒通肺之功，此处将蒜捣汁涂敷脚底正是取其辛温散寒、通利肺气之功。

此外，脑为元神之府，而鼻为命门之窍。人之中气不足，清阳不升，则头为之倾，九窍为之不利。历代医家脑冷所致鼻鼽的证治亦有较多认识，且多集中在明清时期。明代戴思恭《秘传证治要诀及类方》中认为脑冷肺寒所致鼻鼽者，当予细辛、乌头、附子、干姜之属。以方测证，可见此皆为辛温散寒之品，能使肺寒散，脑冷除，则鼻鼽自止。在戴氏所论基础上，楼英《医学纲目》进一步发展完善脑冷鼻鼽的证治，其又言："治鼻塞清涕出，脑冷所致。通草、辛夷、细辛、甘遂、桂心、芎䓖、附子，上细末，蜜丸，绵裹纳鼻中，密封勿令泄气，丸如麻子稍加大，微觉少痛，效，捣姜为丸即愈……辛夷散，治鼻塞脑冷，清涕自出。"王肯堂《证治准绳》又载："细辛散、《本事》通草丸、《三因》辛夷散、《千金》细辛膏、川椒散、塞鼻柱膏，皆温热之剂，真是脑冷者，乃可用。"至此为脑冷鼻鼽当用辛温散寒法治疗奠定了理论基础。后至清代，各医家对脑冷鼻鼽的治法亦略有发挥，如沈金鳌《杂病源流犀烛》曰："甚有鼻塞脑冷，清涕不止者（宜细辛膏）。"同样认为脑冷鼻塞流涕者，治当以散寒为主。何梦瑶《医碥》载："若因脑冷所致，脑冷则气化液下溜，若天寒呵气成水也。苍耳子、干姜、升麻、藁本、辛夷、川芎、肉桂。"

（2）泻火补肺：《素问·六元正纪大论》载："凡此少阴司天之政，气化运行先天……热病生于上，清病生于下，寒热凌犯而争于中。"南宋陈言《三因极一病证方论》言："（审平汤）治卯酉之岁，阳明司天，少阴在泉，病者中热，面浮鼻鼽，小便赤黄，甚则淋，或疡气行，善暴仆，振栗谵妄，寒疟痈肿，便血。"引上文《素问·六元正纪大论》中"阳明之政"记载，此审平汤所治鼻鼽乃火攻肺虚所致。清代缪问《三因司天方》曰："阳明司天，阳专其令，炎暑大行，民见诸病，莫非金燥火烈见端，治宜以咸以苦以辛，咸以抑火，辛苦以助金。"谓治以泻火补肺。缪问分析审平汤方中"君以天冬，苦平濡润，化燥抑阳，古人称其治血妄行，能利小便，为肺家专药，有通上彻下之功"。陈言又言："（正阳汤）治子午之岁，少阴君火司天，阳明燥金在泉，病者关节禁固，腰痛，气郁热，小便淋，目赤心痛，寒热更作，咳喘；或鼻鼽，嗌咽吐饮，发黄瘅，喘，甚则连小腹而作寒中，悉主之。"正阳汤治乃气候寒热反常紊乱中伤于人。"己亥之岁……治法，宜用辛凉平其上，咸寒调其下，畏火之气，无妄犯之。"缪问释方此言："夫热为火性，寒属金体，用药之权，当辛温以和其寒，酸苦以泄其热，不致偏寒偏热，斯为得耳。当归味苦温，可升可降，止诸血之妄行，除咳定痛，以补少阴之阴。"

（3）清泻肺热：金代刘完素《黄帝素问宣明论方》提出神芎丸，其药物组成为黄连、薄荷、川芎、大黄、黄芩、牵牛、滑石等。主治痰火内郁，风热上侵所致鼻鼽，方中薄荷味辛气凉，清香走窜，上行头目，疏风清热、清利头目；川芎辛散温通，味清气雄，以行气开郁、活血止痛，与薄荷相伍，则头目清利，鼻鼽可消。刘氏又在《素问病机气宜保命集》中提出防风通圣散，药物组成为防风、川芎、当归、芍药、大黄、芒硝、连翘、薄荷、麻黄、石膏、桔梗、黄芩、白术、栀子等。主治由外感风寒而致内有郁热，故此方上下分消，表里同治，其中荆芥、薄荷清上药也，使风热在颠顶者得之由鼻而泄，以愈鼻塞不通。值得注意的是，刘完素此两方所治鼻鼽，皆不是以鼻鼽为主症的疾病，而是仅作为疾病的一个症状出现的。明代皇甫中《明医指掌》云："肺热鼻塞流清水，抑金散。"清泻肺热以止涕。清代何梦瑶《医碥》言："常流清涕名鼻鼽，肺热者，肺热则气盛化水成清涕。其不为稠浊者，火性急速，随化随流，不及浊也。"指出鼻鼽肺热壅盛的病因病机，并提出以桔梗、山栀、薄荷、麦冬、玄参、辛夷、甘草等药清肺热，止清涕以治之。

（4）温肾健脾：南宋陈言《三因极一病证方论》载："（苁蓉牛膝汤）治肝虚为燥热所伤，肢胁并小腹痛……咳嗽肢满，鼻鼽。"苁蓉牛膝汤方中以肉苁蓉、牛膝、熟地滋肝肾之阴，白芍、当归、甘草专补肝之阴血，木瓜舒筋缓急以健脾。明代朱橚等著《普济方》引陈氏所言，再次强调苁蓉牛膝汤温肾健脾养肝以治鼻鼽的重要性。明代薛己《内科摘要》用补中益气汤加麦冬、五味子治疗鼻鼽。旨在建立中焦脾气，健脾收敛止涕。清代景东旸《嵩崖尊生全书》治疗鼻鼽用苍耳子、川芎、肉桂、干姜、升麻、藁本、辛夷。近代医家顾思湛《顾氏医经》载羊肉天真丸治虚者鼻鼽，时流清涕，方以羊肉、人参、肉苁蓉、当归、山药温补肝肾之阳，黄芪、白术等温卫阳之虚；天门冬则可养肺肾之阴，且可去虚热。

2. 其他疗法

（1）针灸疗法：针灸是治疗鼻鼽的重要方法，发挥作用较为迅速，历代医家多有论及。《黄帝内经》详细记载了使用针灸治疗鼻鼽的具体方式："冬取井荥，春不鼻鼽衄。"晋代皇甫谧《针灸甲乙经》云："鼻鼽衄，上星主之。先取譩譆，后取天牖、风池。鼻管疽发为厉，脑空主之。鼻鼽不利，窒洞气塞，喎僻多涕，鼽衄有痛，迎香主之……鼻鼽不得息，不收涕，不知香臭，及衄不止，水沟主之。"唐代孙思邈《备急千金要方》云："……迎香、风门、合谷……主鼻鼽，清涕出。"可见，迎香穴是治疗鼻鼽常用的穴位。宋代官修《圣济总录》曰："风门二穴……鼻鼽出清涕……针入五分，留七呼，若频刺泄诸阳热气，背永不发痈疽，可灸五壮。"风门穴是足太阳膀胱经的经穴，可行气血，解表热，通鼻窍，用治感冒或鼻鼽疗效显著。此外书中还提出用风池穴除风散寒、解表止痛治疗鼻鼽，并详述治疗手法。明代李时珍《本草纲目》载："针灸鼻鼽独取足太阳，经云：足太阳之别，名曰飞阳，去踝七寸，别走少阴，实则鼽窒头背痛，取之所别是也。"认为可用针足太阳经来治疗鼻鼽。明代朱橚等著《普济方》载："治鼻鼽出清涕。穴风门。"又曰："治鼻鼽清涕出。穴通谷，神庭，攒竹、迎香、风门、合谷、至阴。"

（2）按摩疗法：古代用按摩疗法防治本病，《素问·金匮真言论》言："冬不按跷，春不鼽衄。"指出冬季不要过度按摩导引，以免扰动阳气，春季就不易发生鼻出血等病证。《素问·水热穴论》云"冬取井荥，春不鼽衄"，因为冬季阳气衰、阴寒甚，所以要"取井以下阴逆，取荥以实阳气"，达到阴阳平衡，春季就不易发生鼻病，从而提出了鼻鼽的预防措施。明代曹士珩《保生秘要》曰："归元念涤过命门，想肾水升上昆仑，降脐，次从左乳下经络，推至涌泉，嘘而吸之，又行鼻间运患处，则从左鼻助推至左涌泉，后又念脐涤过肾俞，想水灌顶，归覆脐或颊红及鼻，但推红处撒散，生肾水洗肿，久自退矣。"亦有"观鼻端定神，渐运入内，逆上顶门，转下于背，经元海，溯涌泉而定神"之述。清代沈金鳌《杂病源流犀烛》引《养性书》曰："常以手中指，于鼻梁两边揩二三十遍，令表里俱热，所谓灌溉中岳，以润于肺也。"

综上所述，历代医家对鼻鼽的认识繁多，辨证思路多种多样，故考其源流，整理如上，遂成此文，以供学者参考借鉴。

（陈文婷　王金贺）

鼻渊源流考

"鼻渊"之名首见于《黄帝内经》，鼻渊作为五官科常见疾病之一，病因病机复杂，临床表现纷繁，病情迁延难愈，历代医家对鼻渊论述颇多，本书从病名、病因病机、证候分类及治疗方面入手，梳理鼻渊源流，丰富鼻渊治法，以冀对临床诊治鼻渊有一定指导意义。

（一）病名

"鼻渊"一词沿用至今，纵观历代医家对于鼻渊的相关论述，从"避讳"这一中国古代社会常见的文化现象出发，对《黄帝内经》中的"鼻渊"及其异文加以考察，可得出以下结论：古本《素问》本作"鼻渊"，而"鼻渜""鼻洞""鼻泓"等异文皆是为避唐高祖李渊名讳，其中"鼻渜"是"鼻渊"的同音同义异形词，"鼻洞"与"鼻泓"则是通过近义词替换产生的异文。"渊"字意为深水，形容鼻渊浊涕量多，久流不止。本病常伴有鼻塞、头痛、嗅觉减退等症状，久则虚眩不已。鼻之上为颎，颎之上为脑，因涕自上向下流，故又有"脑崩""脑漏""脑寒""控脑砂""脑渗""历脑"等异名，多用来形容重症鼻渊。综合分析鼻渊诸多称谓的历史，可归纳为以下两种分类命名。

1. 以病因病机分类命名

明代周之干将"鼻流清涕，过夜结成长条似葱白"之证命名曰"脑寒"，并将其病因病机归纳为"此脑寒胃热也"。清代顾世澄《疡医大全》指出鼻渊"热伏于脑，外寒侵袭"之病机，故名"脑寒"。

2. 以病症特点分类命名

"渊"字意为深水，形容鼻渊浊涕量多，久流不止。《素问·气厥论》云："胆移热于脑，则辛頞鼻渊，鼻渊者，浊涕下不止也。"《灵枢·忧恚无言》又云："人之鼻洞涕出不收者，颃颡不开，分气失也。"需要注意的是，鼻渊以"浊涕下不止"为主症，鼻洞以"涕出不收"为主症，涕有浊清之分，两者病机有"胆移热于脑"与"颃颡不开，分气失"之异，且《灵枢》将鼻渊的病机归纳为"颃颡不开，分气失也"，颇为独到，因此也有"鼻洞"非"鼻渊"异文之说。但由于两者症状高度相似，或许受此影响唐代一些医家才以"鼻洞"代"鼻渊"。唐代孙思邈《备急千金要方》曰："夫鼻洞，鼻洞者，浊下不止，传为衄蔑、瞑目，故得之气厥。"指出鼻渊日久可以出现鼻塞、目眩等症。明代万表等《万氏家抄济世良方》有言："鼻塞不闻香臭，名曰鼻渊。"认为鼻为肺之窍，鼻和则知香臭，若不得宣通，则不闻香臭，鼻渊可发为此症。鼻渊随着病情的发展，可能伴有头痛、目痛、涕下不止、漏下浊腐，甚则出现虚眩不已等重症。如明代龚信提出"控脑砂"一名，所著《古今医鉴》曰："鼻中时时流臭黄水，甚者脑下时痛，俗名控脑砂，有虫食脑中。"指出重症鼻渊"时时流臭黄水，甚者脑下时痛"之病症特点，如虫食脑，故名控脑砂。清代孙采邻又提出"脑漏"一名，所撰《竹亭医案》言："始为鼻渊，继成脑漏……甚则漏下如豆腐脑者，此之谓脑漏也。"指出脑漏乃鼻渊日久不愈所致，以"漏下如豆腐脑"为特点。日本汉医浅田宗伯指出脑漏"古人以为脑移肺热误矣",认为"脑漏者,脑中酿热以出瘀涕也",并进一步补充其病症特点,于《先哲医话》中云:"其初流黄汁,后变白浊,甚者溢于咽,且鼻中点滴连绵不止,其状虽似清涕,以纸拭之,干则发黄色也,又似此证而鼻塞者,息肉也。"又提出息肉和鼻渊的鉴别。清代王士雄《潜斋简效方》及《四科简效方》指出脑漏为鼻渊久病不愈,遇烦劳而发的致病特点。如《四科简效方》曰:"劳倦则发名脑漏。"

（二）病因病机

外邪入侵,正邪相争,邪盛正虚,造成阴阳失调,可导致鼻病发生,经络脏腑功能失调,亦可引起鼻病,且往往与肝、胆、脾、肺、肾关系密切。清代医家费伯雄提出鼻渊发病的风、火、寒三因,病因论述较为全面,其《医醇剩义》云:"脑漏者,鼻如渊泉,涓涓流涕,致病有三:曰风也,火也,寒也。"风者,多为外感风热或外感风寒;火者,常见于肝胆热盛、湿热上蒸、肺热郁蒸;寒者,多指肺、脾、肾之虚损。鼻渊病因病机繁杂,经整理概括为七大类,现分别论述如下。

1. 外邪内犯

鼻渊发病往往以风邪为先,或为风寒,或为风热,或由风邪诱发。《素问·至真要大论》提出热气大行,甚则入肺是导致鼻渊的一个重要原因,曰:"赤气后化,流水不冰,热气大行,介虫不复……甚则入肺,咳而鼻渊。"明代周文采《医方选要》道:"若风冷随气乘于鼻脑,则津液交流不能自收,谓之流涕,鼻渊是也。"提出"风冷"侵袭致病的理论,即风寒外袭致病。吴崑在《医方考》中曰:"鼻流浊涕不止者,名曰鼻渊。乃风热在脑,伤其脑气,脑气不固,而液自渗泄也。"论述了风热乘脑之发病机制。孙志宏在《简明医彀》中云:"盖肺开窍于鼻,肺气清顺,鼻气通利而知香臭;肺受风火之邪,怫郁于经,则津液壅沸,故鼻气不得宣调,或流浊涕,稠水不止,名鼻渊证,俗为脑漏是也。"指出肺经感受风热之邪,壅遏鼻窍、失于宣调,可致鼻渊发病。清代黄元御在《灵枢悬解》中曰:"风闭皮毛,肺郁莫泄,分气冲逆,淫蒸鼻窍而为清涕,则曰鼻洞。"继承前人说法,亦认为鼻渊的发病与风邪关系密切。费伯雄在《医醇剩义》中详述风伤脑漏之病因病机,其曰:"脑漏者……鼻为肺窍,司呼吸以通阳,贼风侵入,随吸入之气上彻于脑,以致鼻窍不通,时流清涕,此风伤之脑漏也。"姚俊在《经验良方全集》中云:"治鼻渊肺主鼻,风热乘肝,上烁于肺,故鼻多浊涕为渊。"认为鼻渊之发病可由风热乘肝、上铄于肺所致。张德裕在《本草正义》中载:"濒湖谓治鼻渊,盖鼻渊一证本有风寒、风热及肺热郁蒸三者之别,风寒郁其肺气,而鼻塞多涕,则白芷升阳可也,若风热之鼻渊浊涕,及肺热而黄脓腥臭之鼻渊,胡可一概而论。"指出肺热郁蒸与前两者不可混为一谈,可见已有外感、内伤病机认识之区别。鲍相璈提出热毒乘肺致鼻渊之机制,于《验方新编》中云:"此名鼻渊。乃热毒乘于肺经,而热蒸肺窍也。"

2. 热邪炽盛

对于鼻渊之发病,热邪炽盛是其主要病因,且往往与肝、胆、脾、肺关系密切。

（1）肺经郁热:对于肺经郁热导致鼻渊之机制,《难经》给出了解释,云:"肺热甚则出涕。肺本清虚之府,最恶热也。肺热则气必粗,液必上拂,而结为涕,热甚则涕黄,热极则涕浊,则浊之物，岂容于清虚之府，必从鼻之门户出矣。"当然，也有医家认为不应将肺经郁火不宣导致的"鼻塞不通，浊涕稠黏"归为鼻渊之证，认为鼻渊乃火结于脑所致。清末医家张聿青《张聿青医案》言："鼻窍窒塞，而咳嗽却不甚盛，脉形滑大，此肺热内郁，浊火上蒸也。"强调肺经郁热型鼻渊鼻塞重而咳症轻、脉滑大之症状特点。

（2）脾胃湿热：此外酒醴肥腻及燥热之物亦可导致鼻渊，如明代张介宾《景岳全书》载道："此症多由酒醴肥甘，或久用热物，或火由寒郁，以致湿热上熏，津汁溶溢而下，离经腐败。"指出鼻渊多为饮食不当、嗜食肥甘厚味之品，湿热熏蒸鼻窍所致。至清代，张聿青《张聿青医案》言："至于体既丰伟，色复华泽，述其病则曰头晕而刺痛也，鼻塞也，鼻渊也，颔下结核也，飘飘乎其若虚也，何哉。阳旺则升多而头痛作，痰阻清窍而鼻塞作，浊火熏蒸而鼻渊作，火袭经络而结核作。"继承了湿热熏蒸发病的理论，又言："杨（左）浊涕从脑而下，脉象细弦，此阳明湿热，熏蒸于肺。姑导湿下行。"故提出"导湿热下行"的治法。孙一奎《医旨绪余》细述痰火积热，蒸灼鼻窍致鼻渊之机制，其曰："若夫肠胃素有痰火积热，则其平常上升之气，皆氲而为浊耳。金职司降，喜清而恶浊，今受浊气熏蒸，凝聚既久，壅遏郁结，而为痰涕。"赵濂《医门补要》曰："脑户久为湿热上蒸，外被风寒裹束，鼻通于脑，气亦壅塞，时有腥脓渗下，如釜底常有薪炊，则釜中自生变味，气水涓涓而滴，名曰鼻渊。"认为鼻渊亦可以湿热为内因，风寒为外因，致鼻塞腥脓渗下，涓涓而滴。王乐亭、李耀南合撰之《疡科指南医案》言："脑漏鼻渊更兼头痛，无非湿郁化火，火动风生，清空之地受邪为患，宜开泄肺经，以鼻为肺窍也。"指出脑漏鼻渊乃痰湿之邪蕴久化热化火，郁困脾胃，运化失常，湿热邪毒循经熏蒸鼻窍所致。

亦有医家从火邪循经上传，解释其发病机制，如元代程杏轩《医述》载道："鼻渊一证，总由太阳、督脉之火。甚者上连于脑，而津津不已，故又名为脑漏。"将鼻渊病机责之于太阳、督脉之火邪炽盛，可上传于脑，发为鼻渊。

（3）肝胆火热：《素问·气厥论》曰："胆移热于脑，则辛頞鼻渊，鼻渊者，浊涕下不止也。"认为鼻渊乃胆经热邪上行，移于脑而成。明代董宿《奇效良方》亦宗前人之说，认为鼻渊乃胆移热于脑所致，并强调鼻渊"凡痰涎涕唾稠浊者，火热极甚，销铄致之然也"。清代费伯雄《医醇剩义》言："阳邪外铄，肝火内燔，鼻窍半通，时流黄水，此火伤之脑漏也。"指出火伤之脑漏病症特点，强调肝胆火热是导致脑漏的重要病因。张聿青亦宗其说，认为鼻渊乃火结于脑所致，并指出鼻渊泄漏日久可致身体枯槁无力，《张聿青医案》云："肝火熏蒸，上逼于脑，致鼻渊久漏不止，气味臭秽。脉细弦，左尺小涩。深恐脂液枯槁，而致难支。"

3. 情志饮食劳倦

宋代陈无择于《三因极一病证方论》中提出导致鼻渊之三因，即"或七情内郁，六淫外伤，饮食劳逸，致清浊不分，随气壅塞，遂为清涕鼻洞，浊脓脑丝，衄血瘜肉，久而为痛，虽种种不同，未始不涉三因，有致泥丸汩乱，变生诸证"。指出七情内郁，六淫外伤，饮食劳逸，皆可致病。明代龚廷贤继承其说，所著《寿世保元》载道："夫鼻者，肺之候，时常和则吸饮香臭矣。若七情内郁、六淫外伤、饮食劳役之过，则鼻气不能宣调，清道壅塞，即为病也。为衄血，为流清涕，为疮疡，为窒塞不通，为浊涕不闻香臭。"清代王九峰在《王九峰医案》中曰："素本酒体，肥甘过度……致生湿热，上熏于顶，津液溶溢而下，腥涕常流，为鼻渊之候，有似比之天暑，湿蒸热乃能雨，此之类也。"指出嗜酒、过食肥甘厚腻的不良饮食习惯可导致湿热内蕴，从而发展成鼻渊。

4. 气血瘀阻

清代王清任《医林改错》曾记载，鼻出气臭是因"血府血瘀，血管血必瘀，气管与血管相连，出气安得不臭"，指出气血瘀阻所致之鼻出气臭与鼻渊流黄臭浊涕气味甚似。后经医家发挥，逐渐吸收气血瘀阻致病理论。

5. 脏腑虚寒

鼻渊不独有热，亦有肺、脾、肾三脏虚寒。隋代巢元方《诸病源候论》曰："肺主气而通于鼻，而气为阳，诸阳之气，上荣头面，若气虚受风冷，风冷客于头脑，即其气不和，令气停滞，搏于津液，脓涕结聚，即不闻香臭。"巢元方从气虚感寒的角度论述鼻渊的病因病机，颇为独到。中医学认为，肺主气司呼吸、主宣发肃降；脾主升清统血、运化水谷；肾寓元阴元阳、主水纳气。若三脏功能失调，则导致肺失宣降，清窍不利，脾失健运，湿浊滞窍，肾阳亏虚，清窍失温而气郁、湿滞、阳虚，故出现鼻塞、流涕、嗅迟、头昏之鼻渊诸症。

（1）肺气虚寒：清代顾世澄《疡医大全》中亦有相似论述，其曰："人有鼻流清涕，经年不愈，人以为内热成脑漏也，谁知肺气虚寒乎？"指出脑漏之证"有寒热二证，不独胆热而成之也"，并对寒热加以区别，认为"盖鼻涕浊而臭者，热也；清而不臭者，寒也。热属实，寒属虚，今流清涕而不臭，正虚寒也"。

（2）脾胃气虚：亦有医家指出鼻渊脑漏新病者多由于热，久病者未必尽为热证，即鼻渊病初多发为热证，但流渗日久则伤髓海，致气虚于上，多见头脑隐痛、眩晕不止、鼻塞不通等症。如李东垣曾云："然气虚之人，气弱不能上升，则鼻塞滞，所谓九窍不通，肠胃之所生也，多服补中益气汤自通。"以补中益气之法，调补脾胃，治疗本病。元代朱丹溪曰："肺开窍于鼻，阳明胃脉亦挟鼻上行，脑为元神之府，鼻为命门之窍，人之中气不足，清阳不升，则头为之倾，九窍为之不利。经曰：天气通于肺。若肠胃无痰火积热，则平常之升，皆清气也。故十二经脉，三百六十五络，其气血皆上升于面而走空窍，其宗气出于鼻而为臭。谓阳气、宗气者，皆胃中生发之气也。若因饥饱劳役损伤脾胃，则生发之气弱，而营运之气不能上升，乃邪塞空窍，故鼻不利，而不闻香臭也。"指出鼻渊可由久病失养，或饥饱劳役，损及脾胃，致脾胃虚弱，运化失健，气血精微生化不足，鼻窍失养，加之脾虚不能升清降浊，湿浊内生，困聚鼻窍所致。清代名医黄元御《四圣心源》言："其中气不运，肺金壅满，即不感风寒，而浊涕时下，是谓鼻渊。鼻渊者，浊涕下不止也。"认为中气不运，肺金壅满可导致鼻渊。

（3）脾肾阳虚：明代《普济方》言："人身之上，天之阳也，故六阳之气皆会于首。若阳气自虚，则阴气凑之，令人脑寒面流清涕。"认为阳虚脑寒是导致鼻渊的病机之一。清代叶天士《临证指南医案》载道："形瘦尖长，察乎木火，阴精不足，脑髓不足，脑髓不固，鼻渊淋下，并不腥秽，暖天稍止，遇冷更甚，其为虚证显然明白，医者愈以风寒中脑主治，发散渗泄，愈耗正气，岂但欲愈，用天真丸。"指出精气不足，阳气衰微，脑髓不固可致鼻渊淋下，当用天真丸温补，以区别于风寒外袭之实证。阳虚致病后世逐渐发展为脾肾阳虚致病。

6. 肾阴不足

元代程杏轩《医述》言："夫脑属神脏，藏精髓而居高位。鼻为肺窍，司呼吸而闻香臭。清阳由此而升，浊阴无由而上，是为平人。盖少阳生发之气，全赖肾水为之滋养。肾水虚则胆火无制而上逆于脑，脑热蒸蒸，气化浊涕，走空窍而出于鼻，臭不堪闻。涕愈下则液愈耗，液愈耗则阴愈亏。"提出肾水不足则胆火无制，故上逆于脑，发为鼻渊，当"滋阴降火、补肾清金"。明代孙一奎《赤水玄珠》载道："今鼻流浊涕者，必肾阴虚而不能纳气归之，故火无所畏，上迫肺金，由是津液之气，不得降下，并于空窍，转浊为涕，而为逆流矣。"指出肾阴虚，则失于纳气，火迫肺金，致津液肃降失常，同时煎灼津液，导致鼻渊发生。戴思恭《秘传证治要方及类方》提出肾虚可导致鼻渊："有不因伤冷而涕多，涕或黄或白，或时带血，如脑髓状，此由肾虚所致。"又有清代冯兆张《冯氏锦囊秘录》言："若平人而多涕，或黄或白或带血，如脓状者，皆肾虚所致，不可过用凉药。"强调治疗鼻渊需要鉴别用药，肾虚所致之鼻渊不可一味清热。

（三）证候分类

鼻渊证候分类：

（1）实证：①肺经风热；②肺经风寒；③外感风湿；④肺经郁热；⑤肝胆火盛（胆腑郁热）；⑥脾胃湿热；⑦气血瘀阻。

（2）虚证：①肺气虚寒；②脾胃气虚；③脾肾阳虚；④肾阴不足；⑤肾精亏虚。

（四）治疗

鼻渊治法亦繁多，鼻渊发病往往以风邪为先，或为风寒，或为风热，或夹湿为患。治法或疏风散寒，或疏风清热，或祛风除湿，佐以宣肺通窍。若鼻渊日久，则可致虚，多见于肺脾气虚、肾阳虚、肾阴虚、肾精不足。治当补气益肺、温阳散寒、滋阴降火、益肾填精等。在单味药使用中，最常用的疏风通窍药有辛夷、白芷、苍耳子、防风、菊花等；清热药有黄芩、羚羊角、山栀、鱼腥草、败酱草、石膏等；除湿药有藿香、泽泻、木通、茯苓等；补气药则常用黄芪、白术、党参、炙甘草等；温阳药有鹿茸、菟丝子、附子等；滋阴药有芍药、麦冬、黄精等；益肾填精药有熟地、酒萸肉等。现执简驭繁，将治法概括为以下几类，兹分述如下。

1. 辨证论治

（1）祛风散寒，宣肺通窍：宋代严用和《济生方》创制苍耳子散，其曰："治鼻流浊涕不止，名曰鼻渊……用葱、茶清食后调服。"苍耳子散方中苍耳子归肺经，乃治鼻渊、鼻鼽之良药，有散风寒、通鼻窍、祛风止痛的作用；白芷可宣利肺气，升清气通鼻窍而止疼痛，还能消肿排脓；辛夷辛散温通，其性上达，外能祛风寒内能升清气，且善通鼻窍，可与薄荷发散风热。此方临床疗效甚好，沿用至今，是治疗鼻渊的基础方，也是经典方。

（2）祛风清热，宣肺通窍：明代龚廷贤《万病回春》曰："鼻渊者，胆移热于脑也。荆芥连翘汤。"该方以生地、薄荷、黄芩、连翘之品清热，柴胡、荆芥、川芎疏风散邪通窍。清代王绍隆传、清代潘楫增注的《医灯续焰》亦载防风散、芷夷散及单南星饮三方治疗鼻渊，其曰："防风散，治鼻渊脑热渗下，浊流不止""单南星饮，治风邪入脑，宿冷不消，鼻内结物，壅塞脑气，遂流浊髓""芷夷散，治鼻流浊涕"。宋代《圣济总录》云："治肺壅脑热，鼻渊不止，荆芥散方。"以上诸方中多为祛风散邪、清热通窍之品。清代程国彭《医学心悟》曰："若鼻中常出浊涕，源源不断者，名曰鼻渊，此脑中受寒，久而不散，以致浊涕常流，如泉水之涓涓耳。然鼻渊初起，多由于寒，日久则寒化为热矣。治宜通窍清热，川芎茶调散主之。"川芎茶调散集祛风止痛药于一方，升散中寓有清降，疏风止痛而不温燥。

（3）祛风化痰，宣通鼻窍：宋代许叔微《普济本事方》中提及定风饼子治疗鼻渊，曰："治风客阳经，邪伤腠理，背膂强直，口眼㖞斜，体热恶寒，痰厥头痛，肉𥆧筋惕，辛颏鼻渊，及酒饮过多，呕吐涎沫，头目眩晕，如坐车船。"定风饼子方中多用天麻、南星、半夏等祛风化痰之品。明代朱橚等《普济方》载拒风丸一方，亦有相似论述。

（4）祛风散邪，除湿通窍：宋代杨士瀛《仁斋直指方论》曰："治鼻渊方：南星、半夏、苍术、白芷、神曲、酒芩、辛夷、荆芥（各等分）。"此方中南星、半夏、苍术祛风除湿，辛夷、白芷、荆芥祛风散邪、通利鼻窍。明代龚廷贤《寿世保元》载神愈散，其曰："一论肺热鼻流浊涕，壅塞不通，又治鼻不闻香臭。细辛白芷与防风，羌活当归半夏芎，桔梗茯苓陈皮等，十味等分锉和同，三钱薄荷姜煎服，气息调匀鼻窒通。"神愈散祛风除湿通窍，用于治疗鼻流浊涕，窒塞不通。

另有朱橚等《普济方》载有治疗鼻渊脑泻三方，即小消风散、川乌散、川芎丸，除具祛风除湿之功外，亦可温经散寒。如小消风散治"伤风头痛，鼻渊声重，面赤多嚏，自汗恶风"；川乌散治脑泻；川芎丸治脑泻臭秽。其中，川芎、防风、荆芥、白芷等皆是祛风散邪之品，三方均含乌头祛风除湿、温经散寒。

（5）清泻胆热，利湿通窍："胆移热于脑"是对于鼻渊病机最早的阐述，认识也最为普遍，治疗当清泻胆热、利湿通窍。宋代《圣济总录》言："论曰肺为五脏华盖，开窍于鼻，肺气和则鼻亦和，肺感风冷，则为清涕，为齆为息肉，为不闻香臭；肺实热，则为疮为痛，胆移热于脑，则浊涕不已，谓之鼻渊，惟证候不同，故治疗亦异。"指出鼻渊应辨证论治，并创制前胡汤和鸡苏丸，治疗肝胆郁热型鼻渊，其曰："治脑热鼻塞多涕，前胡汤方；治脑热肺壅，鼻渊多涕，鸡苏丸方。"明代陈士铎《辨证录》载有取渊汤和探渊丹治疗"胆移热于脑"之鼻渊，并认为："酒先入胆，而胆不胜酒，即不及化酒，而火毒存于其中矣。"取渊汤中玄参解脑之火；柴胡、栀子疏胆中之郁热；当归补脑之气；辛夷引诸药之气达于脑，整个方剂寒温并济，不偏不倚。探渊汤中麦冬、白芍为君，配以天花粉、生地、黄芩、茯苓、辛夷、当归、桔梗，清而不凉，滋而不腻。又有清代丁甘仁《丁甘仁先生家传珍方》载清肝保脑丸专治鼻渊腥涕，曰："鼻塞不通，屡试屡效。"张锡纯《医学衷中参西录》提出鼻渊之热不独来自胆经，亦有阳明胃腑之热，即"而愚临证品验以来，知其热不但来自胆经，恒有来自他经者。而其热之甚者，又恒来自阳明胃腑。胆经之热，大抵由内伤积热而成。胃腑之热，大抵由伏气化热而成"，并提出根据病情需要，酌情化裁方药，其曰："临证者若见其脉象弦而有力，宜用药清其肝胆之热，若胆草、白芍诸药，而少加连翘、薄荷、菊花诸药辅之，以宣散其热，且以防其有外感拘束也。"

（6）宣郁清肺，除涕通窍：鼻为肺之窍，若肺经郁热，失于宣肃，可致鼻渊之证。明代王肯堂《证治准绳》言："抑金散：治肺热，鼻塞涕浊。"抑金散方中多为清宣肺热、祛风通窍之品。陈士铎《辨证录》载有逍遥散和宣肺散治疗鼻渊之证，其曰："人有鼻塞不通，浊涕稠粘，已经数年，皆以为鼻渊而火结于脑也，谁知是肺经郁火不宣，有似于鼻渊，而非鼻渊乎。"强调鼻塞不通，涕浊黏稠，非独火结于脑，尚有肺经郁火不宣，需加以认识。又言："夫郁病五脏皆有，不独肝木一经之能郁也。《内经》曰：诸气膹郁，皆属于肺。肺气郁则气不通，而鼻乃肺经之门户，故肺气不通，而鼻之气亦不通也。《难经》曰：肺热甚则出涕。肺本清虚之府，最恶者热也，肺热则肺气必粗，而肺中之液，必上沸而结为涕，热甚则涕黄，热极则涕浊，败浊之物，岂容于清虚之腑，自必从鼻之门户而出矣。方用逍遥散加味治之。"陈氏认为逍遥散善治五郁，非独治肝经一部之郁，故以本方加桔梗散肺之邪，加黄芩泻肺之热，引群药直入肺经，以治鼻渊之肺经郁火之证。宣肺散乃逍遥散加减而成，方中加紫菀、麦冬、白芥子、紫苏、辛夷、款冬花等入肺经之品，以宣肺散邪。程云鹏《慈幼新书》言："又有郁火不宣，门户闭塞，稠黏浊涕，或硬或黄，不嚏则胀闷难忍，嚏则鼻梁疼痛，须加味逍遥散治之。"指出郁火不宣型鼻渊往往伴有气机不调之证，如闷胀疼痛等，可用于临床证型鉴别。

（7）清化湿热，宣肺通窍：嗜食肥甘厚味或过度饮酒等不良饮食习惯易导致脾胃湿热，引起鼻渊，当清热利湿。明代楼英《医学纲目》载："（丹）治鼻渊。南星、半夏、苍术、白芷、神曲、酒芩、辛夷、荆芥，尝治一中年男子，右鼻管流浊涕，有秽气、脉弦小，右寸滑，左手寸涩。先灸上星、三里、合谷，次以酒芩二两，苍术、半夏各一两，辛夷、细辛、川芎、白芷、石膏、人参、葛根各半两，分七帖服之，全愈。此乃湿热痰积之疾也。"楼英将内治法和外治法结合，以酒芩、石膏、苍术、半夏清热除湿，佐用宣肺通窍之品。清代《张聿青医案》曰："杨（左），浊涕从脑而下，脉象细弦，此阳明湿热，熏蒸于肺，姑导湿下行。"提出治疗鼻渊可导湿热下行。

（8）温补肺脏，散寒通窍：明代朱橚《普济方》曰："细辛汤：治肺虚不调，鼻塞多涕，咽中有涎而喘，项强筋急或痛。细辛、半夏曲、茯苓、桔梗（各四钱）、桂枝〔二（三）钱〕、甘草（二钱）。"清代陈士铎《伤寒辨证录》曰："夫脑漏即鼻渊也，原有寒热二症，不只胆热而成之也。"并对鼻渊寒热加以鉴别，云："盖涕臭者热也，涕清而不臭者寒也。热属实热，寒属虚寒。兹但流清涕而不腥臭，正虚寒之病也。热症宜用清凉之药，寒症宜用温和之剂，倘概用散而不用补，则损伤肺气，而肺金益寒，愈流清涕矣。方用温肺止流丹。"方中多为温和之品，更有寒热通治之品石首鱼脑骨佐之。石首鱼脑汤本身可治疗肺气虚寒之候，明代程云鹏《慈幼新书》有所记载，其曰："鼻流不臭清涕，经年不瘥，为肺气虚寒之候，治宜石首鱼脑汤。"清代名医郑钦安《医法圆通》言："其中尚有鼻渊、鼻浊二证……不知髓乃人身立命之物，岂可流出乎。然二证虽有渊（渊者，流清涕，经年累月不止）、浊（浊者，其色如米泔，或如黄豆汁，经年累月不止）之分，缘由素禀阳虚，不能统摄津液，治之又一味宣散，正气愈耗而涕愈不休。清者，肺寒之征；（肺阳不足也。）浊者，肺热之验。（但肺热者，必有热形可征，如无肺热可征，则是上焦化变之机失职，中宫之土气上升于肺，肺气大衰，而化变失权，故黄涕作。）治之须有分别。予治此二证，每以四砂一两、黄柏五钱、炙草四钱，安桂、吴萸各三钱治之。一二剂即止。甚者，加姜、附二三钱，屡屡获效。即甘草干姜汤，加桂尖、茯苓亦可。"强调鼻渊、鼻浊两证均经年累月不止，心肺阳衰，难以收摄津液，故不可过度宣散。同时需要注意鉴别流黄涕乃肺热所致还是肺气大衰，化变失权所致。郑钦安亦指出本病若为肺气虚寒所作，化变失权，津液代谢失常逆行鼻窍，作黄涕，当温补肺脏，甚者可予甘草干姜汤。

（9）健脾益气，利湿通窍：脾主升清降浊，肺主宣发肃降。若中气不足，脾失健运，则清阳不升，浊气不降，壅于肺窍。宋代《太平惠民和剂局方》载参苓白术散，具健脾益气、清利湿浊之效，对于脾虚湿滞，困结窦窍，清窍失用所致之鼻渊疗效甚好。明代龚廷贤《寿世保元》曰："一男子面白，鼻流清涕，不闻馨秽，三年矣，用补中益气汤加麦门冬、山栀而愈。"又云："一论色欲太过，虚损白浊，魧出清涕如泉涌者，补中益气汤。"指出鼻渊日久，或劳欲失节，鼻涕流泻过多耗伤人体正气，此时多流清涕，无臭腐之味，可用补中益气汤治疗。张景岳《景岳全书》言："凡鼻渊脑漏，虽为热证，然流渗既久者……其有漏泄既多，伤其髓海，则气虚于上，多见头脑隐痛及眩晕不宁等证，此非补阳不可，宜十全大补汤、补中益气汤之类主之。"提出鼻渊日久，漏泄过多，可出现"头脑隐痛""眩晕不宁"等虚证，当用十全大补汤、补中益气汤之类补益中阳之气。清代田间来《灵验良方汇编》曰："脑漏秘方，治鼻中时时流臭黄水，甚者脑亦时痛，俗名控脑砂，有虫食……如日久虚痃，宜服补中益气汤、六味地黄丸以资化源，始得断根。"亦遵前法治本，补脾益肾，以资化源。怀远《古今医彻》云："然肺主皮毛，形寒饮冷则伤肺。治者但见其标，不求其本，往往喜于解散。散之过，则始流清涕者，继成浊涕，渐而腥秽，黄赤间杂。皆由渗开脑户，日积月累，而至尪羸矣。使非参、芪益其阳，麦冬、五味敛其阴，佐以辛夷透其窍，脑户何由而固耶？"指出对于鼻渊的治疗，医者往往强调解散之法，此法有误。因肺脏娇嫩，"形寒饮冷则伤肺"，过用辛散之法耗伤脾肺之气，久则致虚。庆恕《医学摘粹》言："如中气不运，肺金壅满，即不感风寒，而浊涕时下者，此即鼻渊之谓也。而究其本源，总由土湿胃逆，浊气填塞于上，肺是以无降路矣。如肺气郁升，鼻塞涕多者，以桔梗元参汤主之。"指出脾虚湿滞，壅于肺金，则肺气肃降不利。该方桔梗、杏仁宣利肺气，半夏、茯苓、甘草建中。

（10）温阳散寒：先天不足，或久病伤肾，肾阳亏损，鼻窍失其温煦，可发为鼻渊。明代朱橚等《普济方》曰："补脑散，阳虚脑寒，鼻渊者，此方主之。人身之上，天之阳也，故六阳之气皆会于首。若阳气自虚，则阴气凑之，令人脑寒面流清涕。是方也，天雄辛热而上浮，辛热者太阳之象，故可以温脑而补阳虚。"脑为诸阳之汇，阳虚则脑寒，鼻流清涕不止，当补脑温阳。又有戴复庵《证治要诀》云："有不因伤冷而涕多，涕或黄或白，或时带血，如脑髓状，此由肾虚所生，不可过用凉剂，宜补脑散，仍以黑锡丹、紫灵丹、灵砂丹。"戴氏指出，除治疗阳虚伤冷型鼻渊外，补脑散亦可治疗肾虚所致之鼻渊，黑锡丹、紫灵丹、灵砂丹等亦有效。龚廷贤《寿世保元》引《瑞竹》千金辛夷膏，曰："治鼻塞脑冷，清涕常出。"该膏多为外用，以川椒、细辛温散，吴茱萸、干姜温中，附子温阳散寒，治疗脑寒清涕。清代尤怡《金匮翼》引《元珠》之言，云："脑漏有老人肾经虚寒使然者，用八味及暖肾之剂而愈。"指出对于年老之人，鼻渊可优先考虑肾经虚寒，可用八味肾气丸等治疗。叶桂《景岳全书发挥》曰："鼻渊脑漏，久病则有阴分不足，未必尽为寒而用补阳之药。"提出鼻渊久病未必尽为寒证，因此后期治疗不可盲目补阳，注意伤阴之病机。

（11）滋阴降火，补肾清金：鼻渊日久，涕下较多，可导致肝肾阴虚，甚则阴虚内热之证，当滋阴降火、补肾清金。元代程杏轩《医述》云："盖少阳生发之气，全赖肾水为之滋养。肾水虚则胆火无制而上逆于脑，脑热蒸蒸，气化浊涕，走空窍而出于鼻，臭不堪闻。涕愈下则液愈耗，液愈耗则阴愈亏。"指出肾水虚则胆火无制，移热于脑，可致鼻渊。又云："药进补水保肺，俾水壮火熄、木荣金肃、胆汁充满，而火自安其位矣。"认为该类型鼻渊当补水保肺，则胆火自安其位。明代张景岳《景岳全书》提出"滋补肝肾，清虚降火"之法，是鼻渊治疗上一个较大的发展。该书云："清阴火而兼以滋阴，久之自宁，此即高者抑之之法。"以清化饮治疗，清虚热兼滋阴。清代王士雄《潜斋简效方》言："年久鼻渊，烦劳则发者，名曰脑漏，宜琼玉膏、固本丸、六味丸、三才封髓丹之类，久服自效。"亦遵前法。叶天士《临证指南医案》道："杨，咸降滋填，鼻渊止，得寐，用虎潜法，减当归、陈皮，加天冬、淡菜、胶脊筋丸。"叶氏仿虎潜丸之意，以滋阴降火、补肾清金之法治疗鼻渊取效。

（12）温肾填精：肾精亏虚，脑髓不固，可导致鼻渊淋下，当以温肾填精之法治疗。清代叶天士《临证指南医案》载曰："形瘦尖长，禀乎木火，阴精不足，脑髓不足，脑髓不固，鼻渊淋下，并不腥秽。暖天稍止，遇冷更甚，其为虚证显然明白，医者愈以风寒中脑主治，发散渗泄，愈耗正气，岂但欲愈，劳怯是忧用天真丸。"患者素体肾精亏虚，木火体质，以致"脑髓不固"，从而出现"鼻渊淋下"之症，即"精虚鼻渊"，叶氏提出以补益精气为大法治疗。

（13）活血化瘀、行滞散结："久病多瘀"，急性鼻渊失于治疗，邪毒滞留，瘀阻脉络，气血不畅，窦窍黏膜日久不愈可发展为慢鼻渊。古籍中对于鼻渊活血化瘀之法记载较少，清代王清任《医林改错》曰："血府血瘀，血管血必瘀，气管与血管相连，出气安得不臭？即风从花里过来香之义。晚服此方，早服血府逐瘀汤，三、五日必效，无论何病，闻出臭气，照此法治。"认为久瘀可致鼻出气臭，与鼻渊之症类似，可用通窍活血汤活血化瘀。

2. 其他疗法

（1）针灸疗法

1）针刺：明代杨继洲《针灸大成》曰："鼻渊鼻痔：上星、风府。"治疗鼻渊、鼻痔可针刺上星、风府两穴，若针刺上星未效，可更刺禾髎、风池、人中、百会等穴。清代郑梅涧《重楼玉钥》云："上星在鼻直上入发际一寸陷中……刺三分，留六呼，灸五壮。一云宜三棱针出血以泻诸阳热气。"又云："通天在承光后一寸五分，一曰横直百会旁一寸五分，刺三分，留七呼，灸三壮。主治头眩项痛不能转侧、鼻塞、偏风口、鼽衄、头重耳鸣、青盲、内障。"针灸治疗最常用的两个穴位是上星穴和通天穴。

2）灸法：灸法治疗鼻渊，往往取得较好疗效。明代徐春甫《古今医统大全》曰："灸法，上星（一穴，在发际上二寸。灸三七壮，治鼻流清涕、浊涕），通天（二穴，在承光后一寸，灸七壮后鼻中必出臭积一块，方愈）。"灸上星、通天治疗鼻流清涕、浊涕。李时珍《本草纲目》曰："鼻渊脑泄：生附子末，葱涎和如泥，盦涌泉穴。"以附子末、葱泥灸涌泉穴治疗鼻渊。王绍隆《医灯续焰》云："莘荑饼，莘荑，香附，大蒜（等分）捣作饼。纱衬灸热，贴囟门上，用熨斗火熨透，其涕自止。"将莘荑饼灸于囟门之上用于止涕。穴位灸大多通过温经通络之法治疗鼻渊。清代钱峻《经验丹方汇编》曰："（医家抄录）脑漏流浓，用破瓢、白鸡冠花、白蛳壳等分烧灰，加血竭、麝香各五分，好酒洒湿，熟艾连药作饼，贴。"指出可用艾灸治疗脑漏流脓，达到温经通络、行气活血之功。

（2）导引法：导引是修炼者以自力引动肢体所做的俯仰屈伸运动（常和行气、按摩等相配合），以锻炼形体的一种养生术。明代曹士珩《保生秘要》载有鼻渊导引法，云："用中指尖于掌心搓令极热，熨搓迎香二穴，可时搓时运，兼行后功。"

（3）纳鼻法：宋代《圣济总录》载："治肺热鼻塞多涕，辛夷膏方。"指出将清酒、羊髓十两置于银器内，以微火煎至五七沸，然后与余药相合，熬制澄凝即成。取豆样大小纳入鼻中，早晚各一次，可治疗鼻渊。陈言《三因极一病证方论》载有细辛膏，曰："治鼻塞脑冷，清涕出不已。"方药组成为细辛、川椒、干姜、川芎、吴茱萸、附子、猪脂等，多为温肺散寒之品。方后云："上煎猪脂成油，先一宿，以苦酒浸前八味，取入油，煎附子黄色止。以绵惹塞鼻孔。"详细地记述了其用法。至明代，张介宾《本草正》云："若治鼻塞涕出、鼻渊、鼻鼽、鼻疮及痘后鼻疮，并宜为末，入麝香少许，以葱白蘸药，点入数次，甚良。"提出以辛夷、麝香入末，葱白蘸药，点入鼻窍治疗鼻渊等症。清代周学霆《三指禅》曰："阅方书鼻渊，称为脑漏，脑可漏之出，亦可注之入，以口服药而经不通者，以鼻注药而窍自通。在拣其解毒去风性味之平正者，淡淡注之（白菊、陈茶煎汤冷注。一方，皂角、细辛，研细末，吹鼻得嚏则解），而痛自渐渐减炙。"总结到治疗鼻渊若口服药无效时，可改为注鼻之法，将药注入鼻窍，则清窍自通。

（4）吹鼻法：明代王肯堂《证治准绳》曰："鼻中时时流臭黄水，甚者脑亦时痛，俗名控脑砂，有虫食脑中……又方，沉香少许，宿香去白二钱，雄黄、皂角各少许，白牛毛、橙叶焙干各二钱，上为细末。吹入鼻中。"提出以沉香、雄黄、皂角、白牛毛等作细末吹鼻，治疗鼻渊。迨及清代，吹鼻法得到广泛应用。如冯兆张《冯氏锦囊秘录》载鼻渊神方，曰："茄花（阴干）、赤小豆（各等分），共为细末，吹之，不三次而愈。"以阴干茄花、赤小豆作细末吹鼻，治疗鼻渊效果显著。鲍相璈《验方新编》曰："一名鼻渊。白鹁鸽翎毛三钱，擦生漆丝棉一块（如无丝棉即用揩漆布亦可，二种系向漆匠铺买），将二味放于瓦上，焙脆存性，共研细末，入冰片少许，令病患仰卧，用笔管吹入鼻中，不过三四次即愈。"提及将白鹁鸽翎毛、擦生漆丝棉烧末吹鼻，亦可治疗脑漏。清末《大医马氏小儿脉诊科》云："脑冷鼻渊，三黄散吹之，辛夷散服之。"提出治疗鼻渊吹鼻法与内服法合用，以三黄散吹鼻，辛夷散内服，收效亦好。

同时，鼻嗅之法亦有应用。如清代凌奂《外科方外奇方》曰："脑漏臭涕方，用五谷虫（焙）、赤石脂等分。研细嗅之。"提出将焙五谷虫、赤石脂研为细末，嗅入鼻中，治疗脑漏臭涕。又有丁尧臣《奇效简便良方》云："鼻流臭水即脑漏，干葫芦（焙研末），时时嗅入鼻内，并泡酒或调粥服，均妙。"指出可将干葫芦烧焙研末，嗅入鼻中，收效亦好。

（5）熏鼻法：治疗独具特色，而且疗效快。具体方法：将苍耳子散、川芎茶调散等芳香通窍的方药加适量水放入锅中煎，煎至汤药减半后倒入容器，然后患者鼻吸热气，从口中吐出，反复进行。明代李中梓《本草征要》记载玉米须可利水消浮肿，熏烟治鼻渊。清初钱峻《经验丹方汇编》云："脑漏……一用辛夷二钱，羌活、独活、防风、藁本、细辛各五分，真艾一两，将前药为末，掺艾内卷作条，点火熏鼻即愈。"记载可用艾条合羌活、独活、防风、细辛等药末点火熏鼻治疗脑漏。王孟英《潜斋简效方》言："久吃兰香烟成鼻渊者，白鲞脊骨烧烟熏洗之。"提及白鲞脊骨烧烟熏鼻治疗鼻渊。

综上所述，历代医家对鼻渊理法方药的论述，随着时代发展日臻详备，本书通过对历代医家相关古籍的源流梳理，以期对其现代理论研究及临床实践有所启迪。

（王　硕　李文昊）

酒齄鼻源流考

秦汉时期《黄帝内经》已载有"皶"之相关论述，但"酒皶"之名，首见于东晋葛洪《肘后备急方》。后至隋唐，巢元方《诸病源候论》立"鼻候""酒齄候"阐释其病因病机及病症特点，宋代以降，诸医家在其基础上继承发展，并强调饮酒对于酒齄鼻发病之关键作用，迨至明清，形成较为完善的辨证论治体系。通过繁多的中医古籍文献检索，对酒齄鼻之病名、病因病机、证候分类及治疗四个方面进行整理总结，考察其学术脉络和规律，以期对当今临床提供参考。

（一）病名

纵观历代有关酒齄鼻之相关论述，其在古代医书中之含义有两个方面：一是指鼻部红赤的病证；二是指鼻头或鼻旁及其邻近颜面部皮肤潮红油润，或鼻头增大，表面皮肤增厚，粗糙不平并长有黍米或酒糟似的小丘疹或脓疱，最后形成鼻赘为特征的一种鼻部慢性皮肤病。综合分析酒齄鼻诸多称谓的历史，可归纳为两种分类命名。

1. 以病因病机分类命名

早在秦汉时期，《素问·生气通天论》中即有"劳汗当风，寒薄为皶"之相关记载，《素问·刺热》曰："脾热病者，鼻先赤。"其为古医籍中关于酒齄鼻一证之较早论述。晋代葛洪《肘后备急方》载有"疗面及鼻酒皶方"，自此始有"酒皶"之名。宋代以降，医家逐渐将酒齄鼻之病因病机归结于"肺热"，并以此为标准命名，陈言《三因极一病证方论》有云："肺热，鼻发赤瘰，俗谓酒皶。"元代危亦林《世医得效方》亦根据肺热之发病机制将此病命名为酒齄鼻，其曰："肺热病发赤瘰，即酒齄。"清代冯楚瞻《冯氏锦囊秘录》曰"鼻为呼吸之门户，热气蒸于外，则为肺风赤鼻"，指出外感风热所致之"赤鼻"。

2. 以病症特点分类命名

隋唐时期，巢元方《诸病源候论》曾载："鼻之状，鼻下两边赤，发时微有疮而痒是也。亦名赤鼻，亦名齇鼻。"提到以鼻赤且发病时微有疮而痒为特点之疾病为"赤鼻"病，亦名"齇鼻"。明代李梴《医学入门》曰："鼻齄，准头红也，甚则紫黑。"指出鼻准头色红，重者色紫黑者为鼻齄。皇甫中《明医指掌》有云"鼻齄，赤鼻也"，亦是关于"赤鼻"之描述。

（二）病因病机

古代医家对"酒齄鼻"病因病机之认识起源于《黄帝内经》，认为酒齄鼻发病与脏腑内热，复感风寒有关。隋唐时期，巢元方《诸病源候论》提到酒热之重要作用，宋元以降，诸医家多持"血热入肺"之观点，明清医家多宗前人之言，进一步完善。整理概括历代医家关于"酒齄鼻"病因病机之相关论述，分为以下几类，撷述如下。

1. 脏腑内热，风寒外束，气滞血瘀

早在秦汉时期《素问·刺热》就已认识到脏腑内热对酒齄鼻发病之重要作用，其曰："脾热病者，鼻先赤。"指出脾热为其发病之机制。隋唐时期，巢元方指出酒热上冲，复感风寒之致病机制，《诸病源候论》曰："此由饮酒，热势冲面，而遇风冷之气相搏所生，故令鼻面生皶，赤疱帀帀然也。"明代李梴《医学入门》在宗巢氏之言，进一步指出其热乃血热之发病观，其曰"鼻齄，准头红也，甚则紫黑。因饮酒血热入肺，复被风寒，郁久则血凝浊而色赤"，且补充鼻齄甚者色为紫黑之病症特点。皇甫中《明医指掌》沿用李梴之说，其曰："鼻齄，赤鼻也，由饮酒血热熏肺，外遇风寒，血凝不散而赤色。"清代医家进一步强调肺胃热盛对酒齄鼻发病之重要作用，多认为肺胃热盛，热邪上攻，复兼寒邪外束，气滞血瘀而致酒齄鼻。景东旸《嵩厓尊生书》言："鼻齄，阳明血热……亦或热血遇寒，污浊凝结，见紫黑色。"提出素为阳明血热之体，外感寒邪，则血得寒则凝而现鼻黑之兆，发为鼻齄之甚者。郑玉坛《彤园医书·外科》曰："酒糟鼻……由胃火熏肺，更因风寒外束，血瘀凝结，故先红后紫，久变黑色，甚是缠绵。"指出胃火上攻，熏蒸肺叶，加之外感风寒，内外合邪，气血邪热相搏，壅滞局部，而致局部先红后黑，遂成酒齄鼻而缠绵难愈。

2. 嗜酒血热入肺

宋代以降，诸医家在肺风血热之发病基础上，多强调饮酒致病之机制。陈言《三因极一病证方论》有云："肺热，鼻发赤瘰，俗谓酒皶。"金元时期朱丹溪《脉因证治》曾载："酒皶

鼻，乃血热入肺。"指出血热入肺可致酒齄鼻，但陈氏、朱氏均未明确提及饮酒乃致病之因。后至明代，王肯堂《证治准绳》提及"因酒而致酒渣鼻"之相关论述，其曰："鼻赤，一名酒齄鼻，乃血热入肺也。肺气通于鼻，鼻为清气出入之道路，多饮酒人，邪热熏蒸肺叶，伏留不散，故见于鼻。"认为其人饮酒多而血热入肺，发于鼻而为齄。缪希雍《本草经疏》言："面赤酒疱皻鼻者，肺热之候也，肺主清肃，酒热客之，即见是证。"亦指出酒齄鼻乃酒热客于肺，肺失清肃所致。清代景东旸《嵩厓尊生书》言："鼻齄……大半得之好酒。肺受热郁，得热愈红。"认为好酒多饮，则肺受热郁而鼻红，发为鼻齄。

3. 肺风血热

金元时期朱丹溪提出亦有不饮酒患此病者，其在《丹溪心法》有云："酒渣鼻，是血热入肺，又有肺风，不能饮而自生者，非尽因酒齄耳。"明代王肯堂《证治准绳》沿用朱氏观点，其云："或肺素有风热，虽不饮酒，其鼻亦赤，谓之酒齄，盖俗名也。"认为肺素有风热，不饮酒亦可发病。皇甫中《明医指掌》曰："亦有不饮自赤者，肺风血热故也。"清代冯楚瞻《冯氏锦囊秘录》曰："鼻为呼吸之门户，热气蒸于外，则为肺风赤鼻，不独因于酒也。"可见，饮酒并非酒齄鼻之必备条件。

4. 湿热内蒸

明代张景岳《景岳全书》曰："酒齄赤鼻，多以好酒之人，湿热乘肺，熏蒸面鼻，血热而然。"认为好酒者，体多湿热，乘肺而为赤鼻。清代江涵暾《笔花医镜》曰："酒积者，鼻赤鼻疮，湿热内蒸也。"其与张景岳观点颇为相似。

5. 表虚寒凝，瘀阻脉络

《素问·生气通天论》云："劳汗当风，寒薄为皻。"劳累汗出，腠理疏松，卫外不固，复感风寒之邪，导致肌表气血凝滞，腠理闭塞发于鼻而为皻。《诸病源候论》云："然鼻是肺气所通，肺候皮毛，其气不和，风邪客于皮毛，次于血气。夫邪在血气，随虚处而入停之，其停于鼻两边，与血气相搏成疮者，谓之赤鼻也。"指出风邪客于皮毛，继而侵袭血气，随虚处停聚，气血凝滞，发于鼻而为赤鼻。

（三）证候分类

历代医家对酒齄鼻证候分类的表述：①肺胃积热；②肺胃热盛；③肺脾积热；④肝郁化热；⑤脾胃湿热；⑥热毒蕴肤；⑦蕴热上攻；⑧脾胃亏虚；⑨阴虚火旺；⑩血瘀脉络；⑪气滞血瘀；⑫血热遇寒；⑬血瘀凝滞；⑭肺热证；⑮血瘀证。

（四）治疗

随着对酒齄鼻病因病机认识渐趋丰富，历代医家辨治酒齄鼻之思维日臻完善。隋代以前，多采用外治疗法。唐代以降，逐渐出现内治法治疗酒齄鼻之相关记载，如孙思邈《千金翼方》载有"栀子丸，治酒齄鼻疱方"之述。宋元医家多提倡"清泻肺胃，凉血解毒"之法，迨至明清，其治法方药进一步完善。整理概括历代医籍关于酒齄鼻治疗之相关论述，兹分述如下：

1. 辨证论治

（1）宣肺化滞：明代胡濙《卫生易简方》曰："治酒皶鼻赤：用橘子核微炒为末，每服一钱匕，研胡桃肉一个，同以酒调服。"以宣肺行气散滞。清代祁坤《外科大成》曰："酒渣鼻者……治须宣肺气，化滞血，使营卫流通以滋新血，乃可得愈。"以"宣肺气，化滞血"之法，调和营卫，流通气血以治疗酒齇鼻。

（2）清泻肺热：唐代孙思邈《千金翼方》曰："栀子丸，治酒痝鼻疱方。"此方药用栀子仁、大黄以清热泻火，配淡豆豉、木兰皮增其泻热之功，伍川芎行气活血，炙甘草调和诸药，诸药合用，共奏清泻肺热、行气活血之功。宋代官修《太平圣惠方》言："桑叶能除肺热，故治赤鼻及肺火成痈。"可见桑叶亦可除肺热而疗赤鼻。元代危亦林《世医得效方》曰："栀子仁丸，治肺热病发赤瘑，即酒齇。上以老山栀子仁为末，熔黄蜡等分，丸如弹子大，空心茶清嚼下。忌酒炙煿半月，立效。"单用山栀子仁，配以茶清，同时强调忌酒以疗此疾。明代王肯堂《证治准绳》亦曰："栀子仁丸，治肺热，鼻发赤瘑。"

（3）清泻肺胃，凉血解毒：《神农本草经》载有栀子治疗"面赤、酒疱、皶鼻"之相关记载，其曰："栀子，一名木丹，味苦寒……治五内邪气，胃中热气，面赤酒疱皶鼻。"金元时期刘完素《素问病机气宜保命集》曰："防风通圣散……劳汗当风，汗出为皶，郁乃痤，劳汗出于玄府，脂液所凝，去芒硝，倍加芍药、当归。"提出此方治疗酒齇鼻应去芒硝，芍药、当归剂量加倍，以调其荣卫，发散玄府之风，诸药合用，疏风解表，清泻肺胃，散瘀和营。明代《证治准绳》曰："冬瓜子散，治鼻面酒渣如麻豆，疼痛黄水出。"冬瓜子散药用栀子仁以清热凉血解毒，配冬瓜子、白茯苓、葵子、柏子仁以清热健脾，伍枳实以行气，餐后米饮调下，共奏清热化痰排脓解表、行气活血之功。陈实功《外科正宗》曰："齇鼻属脾，总皆血热郁滞不散……内服枇杷叶丸、黄芩清肺饮。"以清泻肺热，散瘀行滞。清代顾世澄《疡医大全》载有以"当归、苦参各四两，研末。酒糊为丸桐子大，食后热茶送下八十丸"治疗"血热入肺而成酒齇鼻"之相关论述。江涵暾《笔花医镜》曰："酒积者，鼻赤鼻疮，湿热内蒸也，黄芩清肺饮加葛花主之。"加葛花以醒酒。

（4）清热解毒，凉血活血：《日华子本草》谓："凌霄花，治酒齇，热毒风，刺风，妇人血膈、游风，崩中带下。"其功能破瘀通经，凉血祛风。金元时期朱丹溪《脉因证治》曰："酒渣鼻方，四物汤，黄芩（酒炒），红花。水煎服。"此方用四物汤加黄芩、红花，以清热凉血解毒。明代董宿《奇效良方》曰："凌霄花散，治酒糟鼻。"方用凌霄花、山栀子以清热泻火，活血散瘀。《医学入门》在朱氏用药基础上，加"调五灵脂末服"，以增强其活血化瘀之功。《证治准绳》曰"鼻赤……亦可服升麻防风散"，以清热解毒，化痰散结，活血通络。龚信《古今医鉴》曰："参归丸，治酒渣鼻，乃血热入肺。"参归丸药用苦参、当归，以清热凉血。龚廷贤《鲁府禁方》载有"治红糟鼻方"，方用牡丹皮、生地以清热凉血，配大黄、黄连以解毒，加之升麻、薄荷、葛根可疏风清热，伍当归、白芍养血滋阴，生甘草调和诸药。清代《嵩厓尊生书》有云："鼻齇，阳明血热……治宜化滞血、生新血，兼祛风热，用丹参、生地、当归、红花、山栀、桑皮、防风、荷叶煎服。"以清热凉血，活血化瘀。此外，王清任《医林改错》有云："通窍活血汤……糟鼻子，色红是瘀血，无论三二十年，此方服三服可见效，二三十付可痊愈。"以通窍活血汤治瘀血阻窍之酒齇鼻。

（5）滋阴凉血：清代顾世澄《疡医大全》载有"赤鼻神方"，药用血余、黄芩、当归、白芍、天冬（去心）、麦冬（去心）、熟地、白茯苓、山栀、干葛、桔梗、枳壳、甘草，制以"棉纸包扎成球，外以熟黄泥包裹约二寸厚成圆球，晒干，倘有裂缝须添泥补固，用桑柴火在八卦炉中煅至烟起。白烟一起即取出埋土内，七日去土研末，炼蜜为丸桐子大"，服法"每朝晚食后白汤送下二钱或三钱，服至七日，其红即退矣"，以滋阴凉血；亦载以茶叶、天冬（去心）、侧柏叶，"共研，每日用一撮入罐内滚水泡，勿泄气，用汤当茶，日饮五七次"治疗"赤鼻年久诸药不效"，认为"一月愈"。

2. 其他疗法

中药外敷为治疗酒齄鼻之重要辅助疗法，且历史悠久。晋代葛洪《肘后备急方》曰："疗面及鼻酒渣方。珍珠，胡粉，水银，分等猪脂和涂，又鸬鹚和腊月猪脂涂。"宋代杨士瀛《仁斋直指方论》载有"酒渣鼻并鼻上赘肉、面粉刺、雀斑方"，药用黄虢丹、硇砂、巴豆肉（压去油）、饼药，先以慢火熬三四沸，取下，续入研细石灰，用法为以"鹅毛蘸扫红处"，即用鹅毛蘸药涂抹在酒齄鼻患处，日一次，以治酒齄鼻。元代危亦林《世医得效方》载："大风油，治肺风，面赤，鼻赤。草乌尖七个，大风油五十文，真麝香五十文，上以草乌尖为末，入麝研匀，次用大风子油，瓷合子盛，于火上调匀，先以生姜擦患处，次用药擦之，日三二次效。"记载之详细，可见当时外治法治疗酒齄鼻已较为成熟。《世医得效方》亦载："白丸散，治肺风、酒齄等疾。"白丸散方用生硫黄、乳香、生白矾，研粉以活血散瘀；亦载："治酒渣，白盐常擦为妙。"亦载："白龙丸，治酒渣鼻，面上肺风疮。"亦曰："硫黄散，治酒渣鼻，及妇人鼻上生黑粉刺。"硫黄散药用生硫黄、轻粉、杏仁，临卧时涂，晨起洗去，诸药合用，共奏清热、止痒、祛腐生新之功，明代董宿《奇效良方》亦载"硫黄散"，沿用此法，其曰："硫黄散，治酒糟鼻，鼻上生黑粉刺。"亦曰："治酒渣鼻。生硫黄三钱、黄连、白矾、乳香各一钱半、轻粉半钱，上为细末，用唾津蘸药擦之，一日二次，须涂去赤为度。"以清热活血化瘀。亦曰："蓖麻子膏，治酒渣鼻。"蓖麻子膏药用蓖麻子、轻粉、沥青、硫黄、黄蜡、麻油，熬成膏擦于患处。胡濙《卫生易简方》曰："治鼻赤如瘤，用硫黄、轻粉、细辛、乳香，等分为末，井花水调擦。"在硫黄散基础上减杏仁加乳香、细辛，擦于患处。吴崑《医方考》载有"大朴散"治疗"鼻赤如榴"，药用大黄、朴硝为末，酒调敷之，以大黄之寒泻热，以朴硝之咸败血。《证治准绳》载"治赤鼻方"，药用川椒、雄黄、枯矾、舶上硫黄、天仙子、山奈、轻粉、麝香，为细末，小油调搽患处。陈实功《外科正宗》曰："鼻属脾，总皆血热郁滞不散……宜真君妙贴散加白附子敷之。"以祛痰消肿，散结止痛。鲍相璈《验方新编》载"玉蓉粉，搽之极效"；亦云："白果嚼融，和甜酒糟夜敷日洗""荞麦面烧灰存性，研细，麻油涂之"，治"鼻准红赤（名酒糟鼻）"。

综上所述，历代医家对酒齄鼻的认识各一，辨证思路亦为多样，遂整理如上，考镜源流，以期为当今临床提供参考。

（王佳柔　李文昊）

第四篇 咽喉科疾病

乳蛾源流考

中医对"乳蛾"的认识源远流长，早在《黄帝内经》中就有"喉痹"等相关记载，隋唐时期，巢元方的《诸病源候论》对其病因病机论述颇为丰富，此时期的书籍记载了诸多方药，但对于本病的概念范围理解不足，直至宋代之后，尤其金元时期，众多医家对本病的认识进一步深入，并将本病从"喉痹""喉风"中分离出来，金代张子和《儒门事亲》正式提出"乳蛾"之名并沿用至今。本病称谓及分型诸多，病因病机复杂，故从病名、病因病机、证候分类、治疗方法四个方面切入，整理研究相关论述，梳理学术脉络，总结本病的理论研究和临证施治经验。

（一）病名

"乳蛾"之名，《黄帝内经》称之为"喉痹""嗌痛""嗌肿"；宋代官修医书《太平惠民和剂局方》称之为"单蛾""双蛾"；直至《儒门事亲》正式提出"乳蛾"之名并沿用至今，综合分析乳蛾诸多称谓的历史，以病因病机、病症特点、发病部位及病性等归类的分类方式来对乳蛾之名进行梳理。

1. 以病因病机分类命名

《黄帝内经》云："手阳明少阳厥逆，发喉痹，嗌肿。"最早提出有关于乳蛾病因方面的论述。历代医家据此加以研究，并对于乳蛾在病因病机上的认识多为火邪所致加以论述，因此将其命为"虚火喉蛾"，如清末王旭高《外科证治秘要》亦言："虚火喉蛾，寒热甚轻，来势缓慢，口不甚渴。"将虚火致病，遂症状较轻，病势缓慢者称为"虚火喉蛾"。

2. 以病症特点分类命名

因本病形似飞蛾，颜色各异，数量不同，故医家从不同的方面对本病进行命名。一些医家根据形象来进行命名，如明代方隅《医林绳墨》言："其壅盛郁于喉之两旁，近外作肿，形似飞蛾者，谓之乳蛾。"采用取类比象的方法命名乳蛾。清代张璐《张氏医通》言："又有两块，结于喉旁，甚则大如鸡卵，气塞不通，痰鸣不止者，为锁喉风。"将结于喉旁，形体大如鸡卵，并且影响人体呼吸的肿块形象地称为"锁喉风"。清代程永培校勘的《咽喉经验秘传》则言："其状或左或右，或红或白，形如乳头，故名乳蛾……或前后皆肿，白腐作烂，曰烂头乳蛾。"将咽核肿大，表面溃烂，有黄白色腐败物覆盖之病命名为"烂头乳蛾"。又言："死蛾核，此症核强且硬也。"将质地坚硬者称作"死乳蛾"。清代高秉钧《疡科心得集》云："结聚咽喉，肿如蚕蛾，故名喉蛾。"亦将本病称为"喉蛾"。鲍相璈《验方新编》云："此症生咽喉之两旁……亦有形如枣、栗、如乳头者，故又名乳蛾。"也有医家直接按其色泽加以阐述病名，如清代王铨《喉症类集》有"其症喉肿痛，肿处形如乳头，又为紫李，有白色、紫色、红色数种"之论述。又有医家根据乳蛾数量进行命名，如元代危亦林《世医得效方》曰："单蛾风，其形圆，如小箸头大，生于咽喉上，或左或右，若关下难治。双蛾风，有两极，在喉之两边，亦圆如小箸头大，关下难治。"将乳蛾按照部位及数量命名为"单蛾风""双蛾风"，并指出"关下难治"

的特点。清代医家亦有采用此种方式来描述乳蛾之名，如程永培《咽喉经验秘传》言："一边生者为单，两边生者为双。"高秉钧《疡科心得集》言："或生于一偏为单蛾，或生于两偏为双蛾。"两者均将发于喉部一侧者称为单蛾，双侧同时发病者称为双蛾。《验方新编》亦有云："此症生咽喉之两旁，状若蚕蛾，一边生者为单蛾，两边俱生者为双蛾。"

3. 以病性分类命名

清代陈士铎《辨证录》中有"阴蛾""阳蛾"之称，阴蛾日轻夜重，阳蛾日重夜轻，并言："人有咽喉肿痛，日轻夜重，喉间亦长成蛾，宛如阳证，但不甚痛，而咽喉之际，自觉一线干燥之至，饮水咽之少快……盖此症为阴蛾也。阴蛾则日轻而夜重，若阳蛾则日重而夜轻矣。"

（二）病因病机

历代医家认为引起乳蛾的病因主要与外邪侵袭、饮食不节、脏腑失调有关，以致出现痰火积热上攻、水亏火炎、虚阳上越等表现。

1. 外邪侵袭，积热上攻

外邪侵袭人体，壅遏肺气，咽喉首当其冲。外感风热邪毒，或风寒化热，肺失宣肃，外邪侵袭咽喉、喉核，气血壅滞，发为乳蛾。《诸病源候论》言："喉痹者，喉里肿塞痹痛，水浆不得入也。人阴阳之气出于肺，循喉咙而上下也。风毒客于喉间，气结蕴积而生热，故喉肿塞而痹痛。"因此时还没有将本病与喉痹具体分出，此处论述从症状肿痛来看当为乳蛾，认为风毒是导致乳蛾发病的主要原因，并阐明风毒之邪阻于喉间，致使阴阳之气运行失常，积热内生。《儒门事亲》言："热气上行，结搏于喉之两旁，近外肿作，以其形似，是谓乳蛾。"认为本病是由积热上攻所致，此种论述对后世影响深远。明代窦梦麟《疮疡经验全书》有言："咽喉有数证，有积热，有风热，有客热，有病后余邪未清，变化双蛾者。"开拓性地总结了多种因素可致乳蛾之论述，同时强调热邪是导致本病发生的重要因素。明代孙文胤《丹台玉案》云："乳蛾……皆因平时感受风热，积之既久，留于上焦，一时未发，乘机而动，醉后而重醉，劳后而复劳，动其相火……结于咽喉。"说明风热之邪内袭，存留体内，正能胜邪，暂而不发，但可因醉酒、劳累等因素损及正气而诱发，为本病的防护提供借鉴。清代吴谦等所撰《医宗金鉴》亦言："乳蛾，此证由肺经积热，受风凝结而成。"认为风邪凝结肺经积热可诱发乳蛾。又言："乳蛾肺经风火成，双轻单重喉旁生，状若蚕蛾红肿痛，关前易治关后凶。"指出风火致病，可因乳蛾数量判断病势、位置判断预后，对于现在临床判断本病病情有一定意义。清代张宗良《喉科指掌》谓："此症因风寒而起，肿大如李。"皆说明本有宿疾，外感邪气可诱发本病。《疡科心得集》云："夫风温客热，首先犯肺，化火循经，上逆入络，结聚咽喉……故名喉蛾。"详细地说明了风温致蛾的病机过程。

2. 邪热传里，肺胃热盛

外邪壅盛，乘势传里，肺胃受之，肺胃热盛，火热上蒸，灼腐喉核而为本病。亦有多食炙煿，过饮热酒，脾胃蕴热，热毒上攻，蒸灼喉核而为本病。《医林绳墨》言："盖咽喉之证，皆有肺胃积热甚多，痰涎壅盛不已……于是有痰热之症见焉。"认为肺胃积热多可导致喉部疾病的发生。《咽喉经验秘传》言："死蛾核，此症核强而且硬也。因胃中有实火，膈上有稠痰，色白者是也，红者非。"说明乳蛾的产生与上焦痰、中焦火有关。清代许槤《咽喉脉证通论》云："此证因嗜酒肉热物过多，热毒积于血分。"亦阐明多食炙煿致积热内生，并可积于血分而发病。清末名医王旭高《外科证治秘要》言："喉蛾，左为咽属胃，右为喉属肺，多因风热犯肺胃而发。"认为乳蛾发于左为胃经有热，发于右为肺经有热，总因风热之邪内传肺胃，使肺胃热盛所致。

3. 肺肾阴虚，虚火上炎

肺肾亏损，津液不足，不能上输滋养咽喉，阴虚内热，虚火上炎，与余邪互结喉核而发病。正如清代陈士铎《石室秘录》言："阴蛾之证，乃肾水亏乏，火不能藏于下，乃飞越于上，而喉中关狭，火不得直泄，乃结成蛾。"指出肾水亏乏，则阴虚火旺，火性炎上，虚火冲致喉部，因喉部狭窄，火郁于此不得宣泄而发。后世医家继承其说，多有发挥。如《咽喉经验秘传》中言："兼之房事太过，肾水亏竭，致有此发。"指出房事太过耗伤阴液，致肾阴亏虚而发病。《疡科心得集》言："亦有虚火上炎而发者，以其人肾水下亏，肾中元阳不藏，上越逆于喉中而结。"认为肾中阴阳失调，阴不敛阳，阳气上越咽喉可导致本病。《辨证录》亦言："阴蛾则日轻而夜重，若阳蛾则日重而夜轻矣，斯少阴肾火下无可藏之地，直奔而上炎于咽喉也。"清代柏鹤亭《神仙济世良方》言："凡人肾水大耗，元阳不能下藏，无水以养火，火必上越，火冲上而咽喉口小不能任其出入，结成肿痛，状似双蛾，非双蛾也。日重夜轻者，治之最易。"将肾水不足所致病症与双蛾进行区别，并提出此症日重夜轻，预后良好。清代许佐廷《喉科白腐要旨》言："双单蛾症亦属于里，惟肺象虚损……凡治此症，亦宜以养阴清肺汤为主。"根据治法上可以看出，肺阴亏虚，虚火上攻亦可引发本病。

4. 正气虚损，虚阳上攻

《疮疡经验全书》曰："单乳蛾，左畔虚阳上攻，其肿微红者，若肺气逆，外证手足厥冷，痰涎自出，头重目昏。"亦曰："右畔阳虚上攻，其色微黄，其形若蚕茧之状，故谓之乳蛾，其证亦手足厥冷。"认为阴精亏损，阳失所附，虚阳浮越于喉部左右，蕴结壅滞而发乳蛾，又因阳气虚衰，无力温煦手足四末，故导致手足厥逆的症状。此外，先天禀赋不足，肾阳亏虚，咽窍失煦，邪滞咽核而为病。又有《外科正宗》言："肿痛微红，脉虚无力，午后痛者属阴虚，宜滋阴降火；肿痛色白，咯吐多涎，上午痛者属阳虚，宜补中健脾。"此论述为后世医家对于乳蛾的论治提出了滋阴降火与补中健脾之法。

（三）证候分类

历代医家对乳蛾证候分类的表述：①风热犯咽；②肺经风热；③肺胃热盛熏咽；④肺胃热盛；⑤肝胆火盛；⑥痰热互结；⑦痰瘀互结；⑧阴虚邪滞咽喉；⑨阳虚邪滞咽喉；⑩肺阴不足；⑪肾阴亏损；⑫肺肾阴虚；⑬肺脾气虚；⑭脾胃虚弱；⑮肾阳亏虚；⑯气滞血瘀。

（四）治疗

关于乳蛾的治疗方法，历代医家对其有颇多论述。内、外治法均有很好的疗效，总以"清、消、补"为本病的治疗大法。本病由于病因病机的不同，发病又有缓急之分，发病急骤者，多为实证、热证，宜清热祛实，即疏风清热、利咽消肿或泻热解毒、利咽消肿。病程迁延或反复发作者，多为虚证或虚实夹杂证，宜补虚利咽。对于乳蛾的辨证要点，《疡科心得集》言："辨虚实之法，若实火脉数大，清晨反重，夜间反轻，口燥舌干而开裂；虚火脉细数，日间轻而夜重，口不甚渴，舌滑而不裂也。且外感之肿胀，其势暴急；内因之肿胀，其势缓慢。以此断之，庶无差误。"对后世医家辨证乳蛾意义重大，也对治疗提出了宝贵指导意义。

1. 辨证论治

（1）疏风清热，利咽消肿：风热毒邪搏结于咽喉，蒸灼咽核，致使气血壅滞，脉络痹阻而发为本病。明代兰茂在《滇南本草》中载"荆芥汤"用于治疗乳蛾，其言："荆芥汤，治咽喉红肿，乳蛾疼痛，饮食不下。发热，口吐痰涎，头痛。昔一人得伤寒症，头疼发热，咽喉肿痛，饮食不下，口吐痰涎，舌苔黄浓，用解表发散之药不效，至十五、六日，得此方痊愈。荆芥穗（五钱）、生甘草（二钱）、赤木通（二钱）、引用黑豆（十五粒）水煎服。一服，喉疼止一半，二服，去黑豆加牛蒡子、连翘，三服痊愈。"荆芥汤方中荆芥穗发表散风以消外邪；赤木通散结消肿止痛，导热下行；黑豆、生甘草清热解毒。并根据相关表现随症加减，如喉疼止半，则说明治法得当，去清热力较轻的黑豆，加牛蒡子与连翘加大清热之力使病速去。《疡科心得集》言："夫风温客热，首先犯肺，化火循经上逆入络，结聚咽喉，肿如蚕蛾……初起寒热，渐渐胀大，即用疏解散邪，如牛蒡散加黄连、荆防败毒散之类。"指出风温初起所致乳蛾，可用解表散风清热之法来治疗。又言："再服清火彻热汤饮，如黄连解毒汤，或鲜地、羚羊、知母、石斛、元参、丹皮、芦根、连翘之属；若不大便者，可服凉膈散通腑泄便。凡蛾有头如黄色样者，必以刀点之；或有不出黄头者，即不必点；至七日后，寒热自退，肿胀自消。"说明对于乳蛾的治疗，有多种方剂的选择，对于发病过程中出现大便难时，用凉膈散通腑泻热，已达便通热去之效，并提出了点刺出血泻热疗法。《验方新编》言："苏子汤：锁喉、缠喉、乳蛾、风火闭住皆治。此林屋山人极验方也。苏子、前胡、赤芍各二钱，桔梗、甘草各一钱，元参、连翘、浙贝各一钱五分，煎服。"认为苏子汤为治疗喉部疾病的极验方。

（2）清咽利膈，消肿解毒：邪热未解而传里，导致肺胃热盛，火毒上攻咽喉，则见喉核红肿，咽部剧烈疼痛而发为本病。《医宗金鉴》载"消毒凉膈散"，其言："咽喉初起肿痛，宜用消毒凉膈散，即防风，荆芥，牛蒡子，栀子，连翘，薄荷，黄芩，甘草，大黄，芒硝也。"其重用寒凉泻火之品，体现了泻火利膈的治疗方法。《喉科指掌》曰："烂乳蛾，此症因肺胃郁热、红肿烂斑大痛，难于饮食，六脉弦紧……用六味汤加：葛根（二钱）、苏叶（一钱）、盐水炒玄参（一钱）、酒炒黄芩（二钱）冲柏枝汁一钟，漱喉间咽下。再用八仙散一服，津化咽之，明日去苏、葛二味，加：山栀、木通、生地、丹皮、浮石花粉（各二钱），如脉大有力加：生大黄（三钱），脉虚用八仙散同柏枝汁照前吃法，三四日可愈。如声哑背寒，六味汤加苏叶（二钱）、羌活（二钱）、细辛（三分）。"其对于乳蛾的治疗为六味汤加减，六味汤为辛凉解表之良方，加葛根、苏叶以解肌退热，行气宽中；玄参、黄芩、黄柏汁以清热解毒，消火滋阴。并根据症状以随证治之。清代唐黉在《外科选要》中载"清咽利膈汤"用于治疗积热，咽喉肿痛，痰涎壅盛，乳蛾喉痹，喉痛重舌，或胸膈不利，烦躁饮冷，大便秘结等症。其组成为"连翘、黄芩、甘草、桔梗、荆芥、防风、党参（各一钱），大黄、朴硝（各二钱）。水二盅，煎八分，食远服"，方中防风、荆芥疏表散邪；连翘、黄芩泻火解毒；甘草、桔梗宣肺化痰，利咽止痛；大黄、朴硝泻热通便，釜底抽薪。清代费伯雄《医方论》中载"玉屑无忧散"，言："玄参、黄连、荆芥、贯众、茯苓、甘草、山豆根、砂仁、滑石五钱，硼砂、寒水石三钱。为末，每一钱先挑入口，徐以清水咽下。此治实火、实痰之重剂。若虚火聚于咽喉，闭结不通者，万不可用。"

费氏亦采用苦寒凉之剂清泻实火，并指出本法禁用于虚火上炎之证。正如清代郑玉坛《伤寒杂病心法集解》言："乳蛾、喉痹初起，肿痛赤热者，主以消毒凉膈散、清咽利膈汤、玉屑无忧散。"由于邪热内传，导致热扰肺胃，因而喉部肿痛赤热，郑氏列举三个代表方剂以泻热解毒来治疗乳蛾。民国时期刁步忠《喉科家训》载"连附甘桔汤"治疗死蛾核，胃中有实火，核硬色白者。连附甘桔汤方用"川连、香附、桔梗、黄芩、陈皮、枳壳、玄参、甘草"。

（3）清肝泻火，消肿利咽：肝胆火盛，循经上犯，熏灼咽喉，搏结咽核，导致疼痛较重的乳蛾。如《疡科心得集》言："若因心肝之火，上铄肺金，热毒攻喉，而发为痛肿者，宜用龙胆汤，或黄连泻心汤之类。"龙胆泻肝汤为治肝胆火盛首选方。清代医家汪昂《医方集解》对泻肝汤加以分析，其载："此足厥阴、少阳药也。龙胆泻厥阴之热，柴胡平少阳之热，黄芩、栀子清肺与三焦之热以佐之，泽泻泻肾经之湿，木通、车前泻小肠、膀胱之湿以佐之，然皆苦寒下泻之药，故用归、地以养血而补肝，用甘草以缓中而不伤肠胃，为臣使也。"其清泻肝胆火热的同时，泻中有补，缓其峻猛，兼顾脾胃，体现了中医整体论治思维。

（4）清热化痰，消蛾利咽：嗜酒肥甘厚味，肺胃素有积热；热邪循经上行，火灼咽喉，阴津暗耗，炼液成痰，痰火蕴结，搏于咽核，发为本病。东汉张仲景《伤寒论》云："少阴病，咽中伤，生疮，不能语言，声不出者，苦酒汤主之。"本方论治少阴病痰热互结所致咽中肿痛的证候，列"苦酒汤"治疗，方中半夏涤痰散结，鸡子清甘寒清热消肿，苦酒消肿敛疮，治以清热涤痰，消肿散结止痛。

（5）滋润肺肾，清利咽喉：本病多由素体阴虚蕴热，复感燥气疫毒所致。喉为肺系，少阴肾脉循喉咙系舌本，肺肾阴虚，虚火上炎，复加燥热疫毒上犯，以致喉间起白如腐、咽喉肿痛、鼻干唇燥。治宜滋润肺肾，清利咽喉，故清代郑梅涧《重楼玉钥》言："经治之法，不外肺肾，总要养阴清肺，兼辛凉而散为主。"并指出"喉间起白如腐，初起者发热或不发热，鼻干唇燥，或咳或不咳，鼻通者轻，鼻塞者重，音声清亮，气息调匀易治，若音哑气急，即属不治"，说明乳蛾兼有顺证逆证之别，对于指导临床意义重大。《重楼玉钥》载"秘授甘露饮"，言："治真阴亏竭火炎灼肺。虚损失血内热发为咽疮喉癣等症。"本方中重用炮制童便以达到滋阴清热之目的。其又载方"养阴清肺汤"，虽专论治疗白喉，但尚属阴虚所致，因此后世医家也用本方治疗阴虚乳蛾，体现了中医异病同治的思维。此方中大生地甘寒入肾，滋阴壮水，清热凉血，为君药。玄参滋阴降火，解毒利咽；麦冬养阴清肺，共为臣药。佐以牡丹皮清热凉血，散瘀消肿；白芍敛阴和营泻热；贝母清热润肺，化痰散结；少量薄荷辛凉散邪，清热利咽。生甘草清热解毒利咽，并调和诸药，以为佐使。诸药配伍，共奏养阴清肺、解毒利咽之功。明代周之干《慎斋遗书》中首次记录了"百合固金汤"，但论述较少，后世医家对其补充论述较多，其中《医方集解》载："此手太阴足少阴药也。金不生水，火炎水干，故以二地助肾滋水退热为君。百合保肺安神，麦冬清热润燥，元参助二地以生水，贝母散肺郁而除痰，归、芍养血兼以平肝，甘、桔清金，成功上部。皆以甘寒培元清本，不欲以苦寒伤生发之气也。"《外科证治秘要》亦言："又有虚火喉蛾，寒热甚轻，来势缓慢，口不甚渴，法当滋阴降火，如沙参、麦冬、生地、玄参之类，不可用发散药。"指出治疗虚火乳蛾宜滋阴降火，慎不可乱投发散，以免犯"虚虚实实"之戒。《喉科经验秘书》载"大甘露饮"，"生地、熟地、天冬、麦冬、黄芩、石斛、枳壳、茵陈、甘草、枇杷叶"，用于治疗虚火咽痛。清代沈青芝《喉科集腋》载"引火汤"又名"引火归元汤"，云："熟地五、玄参五、黄肉四、茯苓四、山药四、五味子二、肉桂一、白芥三。"治虚火浮越之咽喉肿痛。

（6）扶阳温肾，引火归元：本证多由肾水不足，阴虚日久则元阳亦衰，肾阳亏虚，清气不升，则咽喉失养，命门火衰，虚阳上浮，客于咽喉所致。《疡科心得集》言："亦有虚火上炎而发者，以其人肾水下亏，肾中元阳不藏，上越逆于喉中而结，须用引火归原之法，若桂附八味丸是也。"方中六味地黄汤补肾泻浊，加桂、附扶阳，以引火归元。《神仙济世良方》有云："阴虚双蛾之症，余亦有一治法：用附子切片一钱，盐水炒，将一片含在口中，即有路可用汤药矣。后以八味丸一两，白滚水送下，立时而愈。"将附片盐炒含入口中，急速回阳，使乳蛾渐消，喉中畅通，然可予汤药治疗，即用八味丸补肾壮水，元气得复。

2. 其他疗法

外治法是古代医家对于乳蛾运用较多的一类治疗方法，古籍中外治法记载甚多，尤其是在明清时期，医家非常重视外治疗法。主要为针灸疗法、含服法、吹药法、漱口法等，多种方法可广泛结合运用于乳蛾。

（1）针灸疗法：古代医籍中有针刺、针刺放血等方法治疗乳蛾。明清之前，总将乳蛾归于"喉痹"范畴。如晋代皇甫谧《针灸甲乙经》云："喉痹，咽如梗，三间主之。"在手阳明大肠经上取三间穴治疗咽喉肿痛之喉痹。唐代孙思邈《备急千金要方》言："少府、蠡沟，主嗌中有气如息肉状""大陵、偏历，主喉痹嗌干""关冲、窍阴、少泽，主喉痹舌卷口干"。其根据不同症状取不同经络的穴位，体现针灸取穴灵活多变的特点。至明清以后，各医家对乳蛾的治疗多加以统一，如治乳蛾大体不离手少阴肺之井穴少商，这与当时特定的气候环境及流行病学特点有关，患者发病多因外感风热毒邪犯肺所致。董宿原撰《奇效良方》言："十宣十穴，在手十指头上，去爪甲角一分，每一指各一穴，两手指共十穴，故名十宣。治乳蛾，用三棱针出血，则大效矣。"杨继洲《针灸大成》在董氏基础上，结合艾灸疗法，即"十宣十穴……治乳蛾，用三棱针出血，大效。或用软丝缚定本节前次节后内侧中间，如眼状，加灸一火，两边都着艾，灸五壮，针尤妙"，针刺放血与艾灸并用，加强治疗效果。又言："双乳蛾症：少商、金津、玉液""单乳蛾症：少商、合谷、海泉"。《医宗金鉴》亦载："单双乳蛾，则刺少商出血，在左刺左，在右刺右，在左右刺左右也。"指出根据乳蛾的发病部位而选择同侧的少商穴点刺放血。清代爱虚老人《古方汇精》载："凡患乳蛾，咽喉肿痛，刺少商穴，血出即松。"《重楼玉钥》有曰："凡初期先用三棱针刺少商、少冲，留三呼吸入一分。"民国时期多继承清代经验，继续采用针刺放血的方法，如《喉科易知》有针少商、商阳两手四穴，或挑破患处出血的记载。《喉科秘诀》言："急用三棱针刺去鹅顶毒血，只三五针，随后又点药末。"用三棱针点刺局部出血，有活血消肿、祛邪泻热、通经活络的作用。

（2）含服法：明代缪希雍《神农本草经疏》言："喉痹乳蛾。白丁香二十个，以沙糖和作三丸。每以一丸，绵裹含咽，即时遂愈。甚者不过二丸，极有奇效。"因白丁香味苦性温，将其与沙糖为丸，甘既可缓苦，又不减其药力，含服于咽，专治咽喉肿痛之症。

（3）吹药法：治疗乳蛾以散剂为主。散剂多由消肿解毒、止痛利咽、祛腐生肌的药物组成。如明代胡濙《卫生易简方》云："治乳蛾及风热上攻咽喉肿痛，用僵蚕去丝嘴三条，姜汁浸湿炙黄，防风鼠尾者去皮二钱，明矾三钱研，共为末。用竹筒吹于喉内立愈。"再如《滇南本草》中的"吹喉散"，其载："治乳蛾、痄腮、咽喉疼痛，喉风痰塞等症，立效。射干（五钱）、山豆根（三钱）、硼砂（五钱）、枯白矾（二钱）、冰片（五分）、雄黄（一钱），以上六味，共为细末吹喉。一日即消散。"清代陈复正《幼幼集成》论治小儿乳蛾，其言："治喉闭乳蛾，用鸡内金，勿洗，阴干，烧过存性，研末以小竹筒吹之，即破而愈。"可知鸡内金不仅有消食之效，还有消除其他部位积肿之功，为其功效的延伸。《古方汇精》载："凡生乳蛾者。头顶发内。必有红泡一个。用银针挑破。出血毒泄。吹药尤效。"可知破溃以导毒邪外出，吹药以达治本之效。《疡科心得集》言："以冰硼散加薄荷、川连末吹之。至三、四日后，胀甚痰鸣，汤水难入，宜以刀刺喉间肿处，用皂角烧灰、胆矾、牛黄、冰片各一分，麝香三厘，为末，吹之，必大吐痰而松。"先诱乳蛾外发，并结合切刺法将痰腐去除，继以清热泻火轻宣之药敷于患处，直达病所。民国曹炳章《辨舌指南》言："锡类散，治烂喉时证，及乳蛾牙疳，口舌腐烂。凡属外淫为患，诸药不效者，吹入患处，濒死可活。"

（4）漱口法：清代《太医院秘藏膏丹丸散方剂》有"清胃搽牙散"，载方"石膏（一两，生用）、白芷（三钱）、青盐（三钱）、熊胆（五分）、青黛（一钱），上为极细末，每日早晚搽牙漱口。忌羊肉、甜物。此散治咽喉口舌诸症，单双乳蛾红肿疼痛，满口糜烂，汤水不下，口舌生疮，瘟毒发颐，牙痛牙宣等症，敷之立见奇效。"取诸药清热解毒之功来治疗乳蛾，并提出忌食羊肉、甜物等温热滋腻之类，为现代临床治疗并防护本病提供借鉴。

从《黄帝内经》时期起医学家就开展了对于乳蛾相关疾病的论述，后世医家继承并有所创新，尤以明清时期医家对本病研究深入，内、外治法各有千秋，效如桴鼓。本篇主要对乳蛾的相关病名、病因病机、症候分类及治疗方法四个方面做了整理，旨为临床辨治本病提供更多方法。

（赵术志　王佳柔）

喉痹源流考

"喉痹"之名首见于《黄帝内经》，并一直沿用至今。由于该病为常见病，故后世医籍对其论述较为丰富。现从病名、病因病机、证候分类及治疗方面入手，对历代医籍中喉痹的相关论述进行整理，研究其病证演变规律。

（一）病名

"喉痹"一词，作为病名，被历代医家所沿用。纵观历代文献所述，其含义为以咽喉部位疼痛，甚则化脓、吞咽或呼吸困难为主要表现的一类疾病的统称。但由于历代医家理论认知程度及临床经验不同，加之临床实际需要，对本病之不同类型另立专名。现经过整理研究发现，历代医家对"喉痹"及其不同类型主要从以下三个角度命名。

1. 以病情缓急或病程分类命名

清代顾世澄《疡医大全》曰："惟缠喉走马，杀人最速。"清代朱时进《一见能医》有云："喉症暴发暴死者，名走马喉痹。"认为本病起病快、死亡率高，故而名为"缠喉走马"及"走马喉痹"。

2. 以病症特点分类命名

朱时进《一见能医》曰："喉痹者，咽喉闭塞不通也……名曰乳娥。一为单，二为双。此乳蛾差小者，名曰闭喉，结于咽喉，肿绕于外，且麻且痒。肿而大者，名缠喉风。"描述了该病肿、麻、痒之病症特点。清代鲍相璈《验方新编》有云："喉蛾、喉闭、缠喉风者，皆曰喉痹。痹者，不仁也。"指出喉痹疼痛不仁之特点。

3. 以病性分类命名

《验方新编》记载："阴症喉痹……由其人肾中真阳本虚，寒邪乘虚直中其经，逼其微阳上浮而为咽痛，是无阳纯阴之症，故名阴症喉痹。"指出素体肾阳亏虚，复感外寒而中于咽喉令其痛者，命之为阴症喉痹。

（二）病因病机

喉痹一病具体类型较多，病因病机亦多种多样，经总结整理，分为以下几类，现分别论述。

1. 外感寒邪

《疡医大全》云："伤寒喉痹，乃伤寒遗毒不散。"指出该病乃伤寒之遗毒不散所致。清代张宗良《喉科指掌》曰："淡红喉痹……此症因伤寒时邪未清之故。"亦认为喉痹可因伤寒时邪未清所致。《喉科指掌》认为"此症因肺胃受寒"，肺胃受寒亦为致病之机。

2. 风火痰热

（1）风毒蕴喉：隋代巢元方《诸病源候论》记载："喉痹，是风毒之气，客于咽喉之间，与血气相搏，而结肿塞，饮粥不下，乃成脓血。"指出喉痹为风毒与咽喉血气相搏，甚则血败肉腐而成脓所致。《疡医大全》云："风毒喉痹……风毒之气结于喉间。"窦汉卿《疮疡经验全书》曰："风毒之气结于喉间，则壅塞喉间，乃风毒与痰相搏故也。"《医论选要》曰："如腮颔浮肿，外面赤者，此必感于风毒。"认为此病为风毒与痰相搏，总而言之，诸医家均强调风毒对于发病之重要作用。

（2）风热闭喉：《疡医大全》云："风热喉闭……谓其人久积热毒，因而感风，风热相搏。"认为素积热毒，继而感风，风热相搏，而发喉痹；又云："风热喉痹……或对风言语、风入肺经作痰。"认为风入肺经而成痰者可致喉痹。《医论选要》又云："风热喉闭，内外俱肿者，谓其人久积热毒，因而感风，风热相搏，发出外来则壅喉间。"进一步补充风热喉痹之机制。

（3）风燥兼兼：明代许彦纯、刘纯合撰《玉机微义》云："风燥皆使喉痹，咽肿则不能吞……因饮啖辛热或复呕吐，咯伤致咽系干枯之所为也。"指出风燥伤津可致该病。

（4）风痰热结：明代徐春甫《古今医统大全》云："喉痹病，大概痰火所致。"王绍隆《医灯续焰》曰："乃火盛气结，以致喉咙肿胀，呼吸难通，壅塞痰涎，水浆不下……有一种缠喉风……一种走马喉痹……二者俱火中挟风。"认为喉痹乃火盛气结，壅塞痰涎，挟风而成。到清代，《疡医大全》曰："喉痹者……火动痰上而痰热熏灼，壅塞咽嗌之间……皆火郁上焦，致痰涎气血结聚咽喉，肿达于外……喉痹多属痰热……缠喉风亦属痰热，谓其咽喉里外皆肿者是也。"指出痰热乃喉痹发病之重要因素。《一见能医》指出："喉痹者……其名虽殊，其因则火与痰也。"诸家认为病因不一，病机则一，皆指出痰热致病的重要性。

3. 疠气所致

清代沈善谦《喉科心法》曰："其症……咽喉红肿或闭塞……此乃时行疠气，为病则延街合巷，症候相同，互相传染恶症也。"马渭龄《喉科大成》亦曰："瘟毒喉痹，乃天行瘟疫之气。"上述揭示喉痹有因流行传染所致者。

4. 外寒里热

《医学纲目》曰："喉痹恶寒者，皆是寒折热，寒闭于外，热郁于内。"指出寒闭热郁之致病机制。《医论选要》进一步发挥，其曰："喉闭，此证因外感寒邪，内伤热物，或大寒后便入热汤洗，故将寒气逼入脾经，冷气阻于中脘，邪气热客于心经，故生此疾。"认为外感寒邪，内伤热物可致喉痹。

5. 酒毒熏蒸

《医论选要》云："酒毒喉痹，乃酒毒蒸于心脾二经，则壅咽喉。"明确酒毒致病之机制。

6. 气热内结

北宋时期丹波康赖《医心方》云："脾胃有热，气上冲，则喉咽肿痛。"认为脾胃有热，与上冲之气相互搏结，壅塞于喉，可发为本病。明代皇甫中《明医指掌》曰："气热则内结，甚则肿胀，肿甚则痹……以上之说，属火热明矣。"指出此乃火热为患。

7. 瘀血凝滞

《证治准绳》指出："由是言之，喉痹以恶血不散故也。"恶血不散，壅结于喉，发为此病。

8. 阳虚寒痹

《疡医大全》曰："喉痹者……更有脏寒，亦能令人咽闭而吞吐不利者。"提到脏寒可致喉痹。《验方新编》亦曰："咽喉寒症……由其人肾中真阳本虚，寒邪乘虚直中其经，逼其微阳上浮而为咽痛，是无阳纯阴之症，故名阴症喉痹。"素体肾阳亏虚，寒邪直中，可致该病。清代程钟龄《医学心悟》曰："凡喉痹日久，频服清降之药，以致痰涎壅于咽喉。"认为久病喉痹，常服用苦寒清降之药，可致化生寒痰，壅于咽喉而不易痊愈，认为寒痰为失治之果，同时亦能为不愈之因。

9. 脾胃虚损

《喉科大成》言："有因喉痹而过于攻掣，致伤胃气者；有由于饮食，仓廪空虚亦伤胃气者。"认为胃气一伤，喉痹易作。

10. 虚火上炎

《景岳全书》指出："房事不节，肾火动也，男子多犯之。"其提出了此病好发人群。《喉科大成》亦载："由火不归原，则无根之火客于咽喉而然。其证则上热下寒，全非火证……盖此证必得于色欲伤精，或泄泻伤肾。"明确其病机为房事不节，损及肾精，虚火上炎。

（三）证候分类

历代医家对喉痹证候分类的表述：①外感风寒；②寒毒闭表；③风热伤表；④阳明热结；

⑤热毒蕴结；⑥里热炽盛；⑦痰热互结；⑧痰阻咽喉；⑨瘀血阻滞；⑩痈脓所致；⑪肝木乘土；⑫肝气郁结；⑬脾胃虚弱；⑭气血虚弱；⑮阴虚火旺；⑯脱证。

（四）治疗

喉痹病因病机繁多，治疗方法及思路亦较丰富。经过对古代医籍文献的整理，现将治法概括整理，分述如下。

1. 辨证论治

（1）祛风散寒：《华佗神方》记载："桂心、杏仁各半两上二味为末，以绵裹如枣大，含咽汁。"取其祛风散寒之功。东晋陈延之《小品方》云："治喉痹，卒不得语方。浓煮桂汁服一升，覆取汗。亦可末桂著舌下，大良。"仍推桂汁为风寒喉痹的主药；又载："熬杏仁熟捣，蜜丸如弹子，含咽其汁，亦可捣杏仁末，帛裹含之。"又曰："附子炮裂，去皮脐，涂蜜炙干，复涂之复炙，至数遍，令蜜通彻，放冷含之，微微咽津。"以附子温中，白蜜甘缓急痛；亦云："治马喉痹，并毒气壅塞方。"取桔梗、生姜之辛散入药，直达病所。明代薛铠《保婴撮要》曰："小儿喉痹……风邪外客而发寒热者，当发散之。"指出小儿喉痹属表证者亦当发散。明代楼英《医学纲目》云："喉痹恶寒，及寸脉小弱于关尺者，皆为表证。宜甘桔汤、半夏桂枝甘草汤，详寒热发散之。"重申发散大法；又云："喉痹恶寒者……姜汁散其外寒，则内热得伸而愈矣。切忌胆矾酸寒等剂点喉，反使其阳郁结不伸；又忌硝黄等寒剂下之，反使其阳下陷入里，则祸不旋踵矣。"又云："咽痛必用荆芥。"虽说法略显绝对，告诫该病属风寒表证者，只宜辛温，不宜寒凉；亦云："喉痹，乡村病皆相似者，属天行运气之邪，治必先表散之，亦大忌酸药点之，寒药下之。"提到解表之法。《证治准绳》认为："喉痹作痛，或有疮，或无疮，初起通用甘桔汤。不效，加荆芥一钱半重名如圣汤。"又云："喉痹……《三因方》治卒喉痹不得语，小续命汤加杏仁七个煎甚妙。活人半夏桂枝甘草汤，治暴寒中人咽痛，此外感风寒作喉痹者之治法也。"转述古籍中风寒失音专方。清代祁坤《外科大成》记载："喉痹恶寒者。乃寒折热也。治宜发散。服凉药反甚。"提到以"发散"为治疗喉痹之准则。《古今医彻》云："急须驱风豁痰，开通郁结，纠缠顿释，闭塞立开也。故喉风，僵蚕、半夏为君，佐以疏理。"仍持辛温发散大法，配以僵蚕、半夏等药。

（2）解表清里：《保婴撮要》指出："小儿喉痹……外感风邪，大便闭结，烦渴痰盛者，当内疏外解。"表里俱病，当表里同治。《保婴撮要》曰："小儿喉痹……若兼青色，木乘土位也，用加味逍遥散。"又云："拔萃桔梗汤，治热肿喉痹。"选桔梗、薄荷疏风，栀子、黄芩、连翘清热，属表里同治之法。《疮疡经验全书》云："风热喉闭，内外俱肿者，谓其人久积热毒，因而感风，风热相搏，发出外来则壅喉间。其人面赤腮肿，身发寒热，喉中有块如拳，外色鲜红……次用荆防消毒加减治之。"处方思路亦为辛散寒清。《古今医彻》指出："喉痹，射干、甘、桔为主，佐以辛凉。"《疡医大全》云："风热喉痹……此病患久积热毒，因而感风所致。如病人声音不响，宜用润肺之药治之。"认为声音不响，为肺燥所致，当疏风润肺。

（3）清热解毒：《小品方》云："治喉痹，卒不得语方。"其言："浓煮大豆汁含之，无豆煮豉亦良。"取大豆解毒除肿之效。宋代官修《太平圣惠方》曰："治喉痹，心胸气闷，咽喉妨塞不通，宜服木通散方。"再加硝黄等泻下之品，以泻代清，加强诸药疗效。后世诸多医家多以此为组方思路，时加白矾、白梅、硼砂等酸敛之品。《证治准绳》指出："喉痹不恶寒者，及寸脉大滑实于关尺者，皆属下证，宜硝石、青黛等寒药降之，或白矾等酸剂收之也。"提到当下则下之理。《保婴撮要》认为："小儿喉痹……凡此积热内蕴，二便不通者，当疏利之。"《医学纲目》记载："喉痹……若水浆不得入口者，用解毒雄黄丸四五粒，以极酸醋磨化灌入口内，吐出浓痰，却服之。间以生姜自然汁一蚬壳噙下之，神效。"以醋、雄黄涌泄痰涎，再以生姜汁辛散邪气。又云："咽痛实热者，黄连、荆芥、薄荷蜜姜汁调噙。"方以"火郁发之"立意。又云："咽中疮肿，蓖麻子一粒去皮，朴硝一钱同研，新汲水作一服，连进二三服效。"蓖麻子能消肿溃脓，再以朴硝清泻热邪。《疡医大全》云："酒毒喉痹其形若鸡子，其肿鲜红，其光如镜。外证发热恶寒，头痛颈强。此上焦积热，心脾受之……粘子解毒汤。"此为酒毒喉痹之方。粘子即牛蒡子，也称为鼠粘子。方中鼠粘子、桔梗、升麻、葛根、连翘、防风疏风散热，宣肺利咽；黄芩、黄连、栀子、天花粉、元参、生地清热泻火，解毒消肿，养阴生津；青皮疏肝破气，散结消痰；白术健脾补气，祛湿化痰；甘草清热和中，调和诸药。清代吴仪洛《成方切用》曰："又喉闭者，取山豆根汁含咽即开。"以山豆根一味清热解毒，消肿利咽治疗喉痹。

（4）清脏腑热

1）清泻肺热：《保婴撮要》云："小儿喉痹……右腮色赤者，肺经有热也，用泻白散。"右腮属肺，故泻肺清其热。泻白散方中桑白皮甘寒性降，专入肺经，清泻肺热，止咳平喘；地骨皮甘寒，清降肺中伏火；粳米、炙甘草养胃和中。

2）清泻心脾：《保婴撮要》云："小儿喉痹……额间色赤者，心与小肠经热也，用导赤散。"额头属心，心与小肠相表里，故以清泻心火。导赤散方中生地甘寒，凉血滋阴降火；木通苦寒，入心与小肠经，上清心经之火，下导小肠之热，两药相配，滋阴制火，利水通淋；竹叶甘淡，清心除烦，淡渗利窍，导心火下行；生甘草梢清热解毒，尚可直达茎中而止痛，并能调和诸药，还可防木通、生地之寒凉伤胃。《疡医大全》云："伤寒喉痹，乃伤寒遗毒不散，致八、九日后喉痹。皆因热毒入于心脾……冰片散。"认为伤寒喉痹可治以冰片散。

3）清泻脾胃：《保婴撮要》曰："小儿喉痹……鼻间色黄，脾胃经有热也，用泻黄散……若因乳母膏粱积热者，母服东垣清胃散。"鼻间属胃，故尔。方中石膏、山栀泻脾胃积热；防风疏散脾经伏火；藿香叶芳香醒脾；甘草泻火和中。诸药配合成方，共奏泻脾胃伏火之功。

4）清泻肝胆：《保婴撮要》曰："小儿喉痹……若左腮色青赤者，肝胆经风热也，用柴胡栀子散……若因乳母恚怒肝火者，母服加味逍遥散。"左腮属肝，肝统胆、主怒，故以柴胡剂清泻肝胆。柴胡疏肝解郁；牛蒡子疏散风热，助柴胡疏肝；山栀子、牡丹皮清热凉血；川芎、当归、芍药养血活血，滋阴柔肝；茯苓、白术补气健脾，祛湿消肿；甘草清热和中，调和诸药。

（5）涌吐痰涎：《济生方》曰："胆矾二钱半，白僵蚕炒，五钱，研，每以少许吹之吐涎，各二圣散。急喉痹，以药半钱，吹入喉中，少顷吐出脓血立愈……曰：猪牙皂、白矾、黄连等分，瓦上焙为末耳。"所录诸方仍以涌吐为要。《古今医统大全》云："喉痹病，大概痰火所致，急者宜吐痰，后复下之，上下分消而愈。"痰火所致，故宜吐下，大挫邪气。《证治准绳》亦曰："喉闭者，先取痰，瓜蒂散、解毒雄黄丸、乌犀膏，或用鹅翎蘸桐油探吐之，或用射干逆流水吐之，或用远志去心为末，每半钱，水小半盏调服。口含竹管，或用皂角捣水灌下。或用返魂草根（即紫菀）一茎，净洗，入喉中取寒痰出，更以马牙硝津咽之。或用土乌药（即矮樟根）醋煎，先噙后咽。"记载了多种涌吐药。《疡医大全》认为："酒毒喉痹……治法先取其痰，再吹药，鼠粘子汤多加干姜、花粉、生黄连、山栀、枳壳、连翘、桔梗、元参。"无论是服药还是吹药，皆以清热化痰为大法。《疡医大全》又载："风毒喉痹……此乃风痰相搏，结寒喉间。治法必以去痰为主，吹药吹之。"并告诫："切忌牛黄，入口不救。"清代尤在泾《金匮翼》录有："真鸭嘴、胆矾为末，醋调灌之，大吐胶痰数升即瘥。"清代许克昌、毕法合撰《外科证治全书》记载："倘喉内痰邪塞满……惟误服寒剂，方有是证……急取鹅毛一根，粘厘许桐油，入喉一卷，则痰随油吐出，进桂姜汤或归源汤。"指出该证病因及善后方药。清代傅青主《傅氏杂方》云："土细辛（又名金茶匙）：用新鲜生的捣烂取汁，开些少酒灌入口内，将鹅毛搅汁，入至喉中。不久，其痰吐出即愈。"取其生者气锐之义，亦是一法。

（6）理气解郁：《保婴撮要》云："小儿喉痹……若兼青色，木乘土位也，用加味逍遥散。"以疏肝解郁，抑木扶土，疏肝郁而理脾气。《证治准绳》曰："七情郁结，气塞不通，宜五香散。"喉痹有因情志所致者，当辛香理气治之。木香、沉香行气止痛；母丁香温中降逆、散寒止痛；薰陆香调气活血，定痛追毒；麝香镇痛消肿。

（7）活血化瘀：《证治准绳》认为："血壅而为痹，宜取红蓝花汁服之，无鲜者，则浓煎绞汁亦得。或用茜草一两煎服，或用杜牛膝捣自然汁和醋服，或用马鞭草捣自然汁服，或用射干切一片含咽汁，皆破血之剂也。"指明诸药所以取效之因。红蓝花行血润燥，消肿止痛；茜草凉血止血，活血通经；杜牛膝引血下行；马鞭草清热解毒，活血散瘀；射干清热解毒，祛痰利咽。清代《重楼玉钥续编》指出："妇人喉痛，必先问其经水通闭，若经闭者，用通经药愈矣。"此乃上下互通之理。

（8）排脓去腐：《重楼玉钥续编》又载："喉疼连胸，红肿而痛，右寸浮洪而数甚，系肺痈，须用蜜调药，加百草霜、桔梗为妥。"指出喉痹伴发肺痈者，当用排脓之法治之。

（9）补气养血，滋阴清热：《保婴撮要》曰："东垣人参安胃散：治脾胃虚热，口舌生疮，或伤热乳食，呕吐泻痢。"方以参苓芪草等健脾之品为主，使生化有源，气血得生。再以连、芍二味泻火，更增全方补益之功。又云："小儿喉痹……禀赋阴虚者，儿服地黄丸。"亦云："小儿喉痹……颏间色赤，肾经有热也，用地黄丸。"颏间属肾，热者用地黄丸清之。《医学纲目》曰："气虚，人参加竹沥。血虚，四物加竹沥。"气虚血虚各有主方，再加竹沥对症治疗。又指出："咽疮多虚火，游行无制，客于咽喉，宜用人参、蜜炙黄柏、荆芥治之。"以甘寒滋阴，苦寒清热。再云："喉痹……阴虚火炎上者，必用玄参。"推玄参为喉痹阴虚证之主药，滋肾益阴。

（10）温助肾阳：《证治准绳》云："咽喉痛用诸冷药不效者，宜枳南汤。"当以温药解之自明。《明医指掌》引张子和之言，其曰："子和云：亦有伏气病，名肾伤寒，谓非时暴寒，伏毒于少阴，始衰不病，旬日乃发，脉微弱，法当咽痛，次必下痢。当以辛热药攻其本病……而咽痛自已。"重申温阳大法；又云："又有少阴伤寒，不传太阳，寒邪抑郁，内格阳气为热，上行于咽门经会之处，寒热相搏，而成咽痹。当以辛温甘苦治其标病，以通咽嗌。"论理甚明。《医灯续焰》记载："外则兼表证，内亦不如数热之肿痛，此不但忌用寒凉，而且当温散也。"《疡医大全》曰："阴证下虚，令人喉痹，又当治其下寒，则痹自通矣。"其理皆同。《验方新编》曰："咽喉寒症……无论冬夏，当用四逆汤，姜附理中等汤自愈。"提出姜附为该证主药，但凡对证，暑夏但服无碍。

（11）益气固脱：《医学纲目》曰："咽痛，有阴气大虚，阳气飞越，痰结在上，遂成咽痛。脉必浮大，重取必涩，去死为近。宜补阴阳，人参一味浓煎汤，细细饮之。"急补其气，以益气固脱。《证治准绳》曰："急喉痹，其声如鼾，有如痰在喉响者，此为肺绝之候，速宜参膏救之，用姜汁、竹沥放开服。如未得参膏，或先煎独参汤救之。"与《医学纲目》之法异曲同工。

2. 其他疗法

（1）针灸疗法：喉痹的针灸治疗，文献素有记载。晋代皇甫谧《针灸甲乙经》记载："喉痹不能言，取足阳明；能言，取手阳明。喉痹，完骨及天容、气舍、天鼎、尺泽、合谷、商阳、阳溪、中渚、前谷、商丘、然谷、阳交悉主之。喉痹咽肿，水浆不下，璇玑主之。喉痹食不下，鸠尾主之。喉痹咽如梗，三间主之。喉痹不能言，温溜及曲池主之。喉痹气逆，口喝，喉咽如扼状，行间主之。咽中痛不可纳食，涌泉主之。咽肿难言，天柱主之。喉痛，喑不能言，天突主之。"根据喉痹能言与否，确立了手足阳明分治的针刺大法，并随兼证而酌情加减。《医心方》云："喉痹水浆不得入七八日则煞人，治之方：随病所在左右，以刀锋裁刺手大指爪甲后半分中，令血出即愈。"此乃少商放血之法。明代朱橚等《普济方》云："治急喉闭缠喉风，灸三里穴二七壮……治喉痹，以砭针刺肿处，出血立效。"记述灸法及刺喉之法；又云："治喉痹及毒气，穴尺泽，灸百壮。"取肺经之穴灸之。高武《针灸聚英》记载："针合谷、涌泉、天突、丰隆。"另取四穴刺之，其在《针灸素难要旨》曰："厥气走喉而不能言，手足清，大便不利，取足少阴。嗌干口中热如胶，取足少阴。"总取足少阴经之相关穴位。《医灯续焰》强调："惟针刺出血，以泻其实。"此为刺血疗法。《外科大成》曰："喉症急者，刺少商穴、太溪穴、虎口动脉，或灸少冲穴，其功甚捷。"为急症针刺取效者。《疡医大全》记载："窦梦麟曰：喉闭……急用三棱针刺手腕中紫筋上，或少商穴出血，却将雄黄化毒丸冷茶磨化灌之，仍将冰片散吹入喉中，待漱出风涎稠痰为愈。"皆推点刺法为危急之时霹雳手段。

（2）外治法：《华佗神方》云："喉痹者……草乌头、皂荚等分为末，入麝香少许，入牙并嗜鼻内，牙关自开。"提出喉痹搐药之法，且选药皆为开窍通关之品；亦载吹喉法，药用猪牙皂、白矾、黄连各等分，其用"瓦上焙干为末，以药半钱吹入喉中，少顷吐出脓血"即可速愈。《小品方》云："治喉中卒毒攻痛方。章陆根，切，炙令热，隔布熨之，冷转易，立愈。苦酒热熬敷喉，亦疗喉痹。"提出以商陆与醋外敷之法。《太平圣惠方》曰："喉痹气闷，白矾散方。"方用白矾、硇砂、马牙硝，于瓷合子内盛，用盐泥固济，喉干，以炭火煅令通赤，取出，细研，用纸两重匀摊，置于湿地上，以物盖之一宿，出火毒后，再细研为散，纳竹管中，吹入喉内，须臾即通。尤用硇砂一味，通利咽喉之力甚大。又云："治喉痹热毒气盛，痛肿不已，宜点硝石散方。"取其破血溃脓之功，与针刺异曲同工。《医心方》曰："治喉痹方：生艾叶，熟捣以敷肿处，随手即消，神验。无此，冬月以干艾水捣敷之。"又云："治卒喉痹咳痛不得咽唾方捣茱萸敷之，良。"以茱萸辛散局部气滞血瘀。又云："生牛蒡研涂喉上……生研糯米，入蜜服，又炒为末，贴喉上。"生牛蒡子和生研糯米外敷亦能取效。《保婴撮要》曰："三因玉钥匙，治风热喉闭，及缠喉风。"药用焰硝、鹏硝、冰片、白僵蚕，以金石之类与血肉有情之品共用。《医学纲目》曰："润喉散，治气郁夜热，咽干梗塞用。"治用桔梗、粉草、紫河车、香附、百药煎。诸药合用，敷于患处，共奏养阴润喉之功。《证治准绳》曰："治喉痹逡巡不救方，皂荚去皮弦子，生，半两为末，以箸头点少许在肿痛处，更以醋糊调药末，浓涂项上，须臾便破血出，瘥。"总取皂角溃脓之用，脓溃则邪去，邪去则窍开。《外科大成》指出："喉痹肿达于外者有脓。肿胀不肯针刺者，用皂角末取嚏即破。"以皂角为主药，法为取嚏。《外科大成》云："古谓喉痹不刺血，喉风不倒痰，喉痛不放脓，乳蛾不针烙，皆非治也。"对喉痹、喉风、喉痛、乳蛾四病治则进行高度概括。《疡医大全》又云："风毒喉痹，外赤肿，内肿微红带白色，其形似蒸饼，连腮肿痛。外证身恶寒而无热，腮颔浮肿，牙关紧强，此乃风痰相搏，结寒喉间。治法必以去痰为主，吹药吹之。若外面肿红，用围药敷之，中留一小孔，再润之，以助药力。"

以吹药结合围药治之，是外科常用外治法。清代丁尧臣《奇效简便良方》云："生半夏末，鼻内，涎出效。"取生半夏末纳鼻出涎。清代赵学敏《串雅外编》曰："止有余气者，巴豆去皮，线穿纳入喉中，牵出即愈。"利用巴豆斩关夺门之功，方法甚妙。

（3）导引法：西汉马王堆出土《养生方》云："两手拓两颊，手不动，搂肘使急，腰内亦然，住定。放两肘头向外，肘膊腰气散，尽势，大闷始起，来去七通。去喉痹。"亦云："一手长舒合掌仰，一手捉颏，挽之向外，一时极势二七。左右亦然。手不动，两向侧极势，急挽之二七。去颈骨急强，头风脑旋，喉痹，膊内冷注偏风。"上述均为导引疗法以治喉痹。

以上所述，均为历代医籍中喉痹相关内容，其思路灵活，论治巧妙，方法多样，确实值得我们挖掘、研究、继承、提高。

（杨 波 王金贺）

喉风源流考

"喉风"作为病名始见于宋代，《太平惠民和剂局方》中述及"缠喉风"。宋金元时期，喉风的名目繁多，含义不尽相同，一般泛指咽喉多种疾病。医家对于类似喉风的病症及治疗论述颇多。明代医家对喉风病因病机、症状及治疗都有了进一步认识。后至清代，以《重楼玉钥》为代表的喉科专著陆续问世，完善了前人对喉风的认识。《医宗金鉴》对喉风的病因病机、病症特点做了全面阐述，在其治疗上列有内服、外吹、外敷、针刺、探吐等法，一直为后人广泛应用。喉风病势凶险，作为五官科急危重症，历代医家认识丰富，故进行整理研究，对于临床诊治有重要意义。

（一）病名

"喉风"一词，自提出至今已有近千载历史。风的特点是善行而数变，以此来比喻危重咽喉病变化迅速的特点。历代医家命名的喉风名目繁多，概括起来主要有两种含义：广义喉风泛指咽喉口齿唇舌多种疾病。狭义喉风专指以呼吸困难、痰涎壅盛、语言难出、汤水难下为突出表现的咽喉危急重症。本书所研究的喉风主要指狭义之喉风。综合分析喉风诸多称谓的历史，可归纳为以下两种分类命名。

1. 以病势分类命名

"急喉风"为狭义喉风的一种，属发病急速、病情急重的危急病症，如不及时治疗可发生窒息而危及生命。隋唐以前的医著，虽未提及喉风之病名，但有类似于急喉风症状的描述。《灵枢·忧恚无言》曰："其厌大而厚，则开阖难，其气出迟，故重言也。"所载会厌增大肥厚、开阖困难、呼吸困难等病状，与喉风颇似。其姊妹篇《素问》中提及"喉嗌中鸣""嗌肿""嗌塞"等病证，其中一部分可能包括了急喉风。如《素问·至真要大论》言："太阳司天……主胜则喉嗌中鸣。"隋代巢元方《诸病源候论》载道："马痹与喉痹相似，亦是风热毒气客于咽喉颌颊之间，与血气相搏，结聚肿痛。其状，从颌下肿连颊，下应喉内痛肿塞，水浆不下，甚者脓溃。"

其中汤水难下的临床表现与喉风相似。唐代《新修本草》论及络石可治疗"喉舌肿不通，水浆不下"。可见当时医家对于急喉风的危重症状及其病因病机、治疗方药已有了一定的认识，为后世医家对本病的认识奠定了理论基础。宋代开始出现喉风之名，亦有较多类似急喉风的咽喉症状的论述。如北宋《太平圣惠方》中列有"咽喉闭塞不通方"，运用地龙治疗"咽喉闭塞，喘息不通，须臾欲绝"。迨至元代，沙图穆苏《瑞竹堂经验方》首次论及急喉风这一病名，但未见其具体的症状描述。明代《普济方》亦提及急喉风，并载有关于马喉痹、走马喉痹等的治疗方药，从这些病名及治疗方法来看，均指急性危重的咽喉病，而且以咽喉肿塞、喘息不通、水浆不下为主要特点，可归于急喉风中。明代吴有性《广瘟疫论》言："时疫中常有急喉风、急喉痹二险证，且发夕死，不可不察也。急喉风，咽痛而喘，乃痰邪夹热，上壅于肺。"吴氏既强调了本病的危急程度，又描述了其病症特点与病因病机。延及清代，杨龙九《重订囊秘喉书》更是将急喉风称为"喉症之最险者"。民国初年，张山雷《疡科纲要》以一言概之："急喉风暴肿痰壅，喉关闭塞，呼吸不通，危在顷刻。"

"走马喉风"，乃形容本病变化之迅速如走马一样，治疗须飞骑去救。明代徐春甫《古今医统大全》言："喉闭暴发暴死者，名曰走马喉风。"徐氏认为，在病情危重程度上走马喉风重于喉闭（痹）。其后，龚信《古今医鉴》及其子龚廷贤《寿世保元》均有相似论述。同时期的陈实功《外科正宗》言："走马看咽喉，不待少顷也。"迨至清代，鲍相璈认为走马喉风"即缠喉风也"。正如《验方新编》言："此阳症之最急最恶者。突然而起，暴发暴肿，转肿转大，满喉红丝缠绕，疼痛异常，顷刻之间声音不能出，汤水不能入，痰涎壅塞胀闭，势如绳索绞喉，故名缠喉风。若不急治即能杀人，治之者必飞骑去救，不可稍缓，故人名走马喉风。"鲍氏又将其归为咽喉"四绝症"之一，其曰："此皆凶险之症，若不吐不泻，针之无血，药不能入，皆为不治。慎之慎之。"同一时期，程钟龄《医学心悟》称其为"飞疡"，其曰："喉舌之间，暴发暴肿，转肿转大，名曰走马喉风，又名飞疡。不急治，即杀人。"

2. 以病症特点分类命名

喉风以呼吸困难为主要特征，常伴有咽喉肿痛、痰涎壅盛、语言难出、声如拽锯、汤水难下等症状。根据其兼症之不同，可分为"紧喉风""锁喉风""缠喉风""哑瘴喉风""弄舌喉风"等。

伴牙关拘急、口噤如锁、喉关闭塞者，称此病为锁喉风。明代张景岳《景岳全书》第一次描述了耳鼻喉科的急重症之一锁喉风，其曰："不知有真正锁喉风者，其奇甚急，而实人所未知也……无病而喉窍紧涩，息难出入，不半日而紧涩愈甚。及延余视，诊其脉，无火也。问其喉，则无肿无痛也。观其貌，则面青瞪目不能语也。听其声，则喉窍之细如针，抽息之窘如线，伸颈挣命求救，不堪之状，甚可怜也。"张氏虽给出病名，载有典型医案，但未明确总结出病症特点。清代《针灸逢源》言："锁喉风症不肿不痛，痰涎壅塞而喉窍紧闭。"认为本病之特征为痰涎壅盛、喉关闭塞。同一时期，《焦氏喉科枕秘》言："锁喉风，牙关紧急，手足登开。"将其病状归纳为牙关拘急、手足蹬开。因其具有牙关拘急之表现，故又名"咬牙风"。正如张宋良《咽喉秘集》所言："切牙即是锁喉风，毒在牙龈胃火攻。"

伴咽喉紧缩压迫感、汤水难下者，曰紧喉风。如明代陈实功《外科正宗》言："实火者……发为咽肿；甚者风痰上壅，咽门闭塞，少顷汤水不入，声音不出，此为喉闭、紧喉风是也。"清代吴谦等所著《医宗金鉴·外科心法要诀》详细描述了其病症特点，其曰："溃痛声音难出，汤水不下，痰涎壅塞之声，颇似拽锯。"

伴颈部肿胀、肿连胸前、如蛇缠绕、颈项僵直者，曰缠喉风。元末明初徐彦纯《玉机微义》载道："热结于咽喉，肿绕于外，且麻且痒，肿而大者，名曰缠喉风。"迨至明代，赵献可《医贯》言："缠喉风者，肿透达于外，且麻且痒且痛。"认为缠喉风亦有疼痛之表现。延及清代，程钟龄《医学心悟》全面阐述了缠喉风之病症特点，其曰："咽喉肿痛胀塞，红丝缠绕，故名缠喉风，其症口吐涎沫，食物难入，甚则肿达于外，头如蛇缠。"

伴声哑气促、口不能言、牙关不开者，乃哑瘴喉风。清代《医宗金鉴·外科心法要诀》曰："哑瘴喉风肿痛咽，牙关紧急不能言。"同一时期，顾世澄《疡医大全》载道："哑瘴喉风，乃风痰犯于咽膈之间，因此口不能言，牙关不开。"《验方新编》言："哑瘴喉风犯咽膈兮牙关塞。面紫唇清冷涕流，风疏痰降即无厄。"

伴舌出不收、时时搅动、常欲手扪者，即弄舌喉风。清代《医宗金鉴·外科心法要诀》有言："弄舌喉风心脾经，实火外寒凝滞成，舌出搅动因胀闷，咽喉作肿更兼疼。"《针灸逢源》载道："有不能言语，舌出过唇患者不时弄舌，名曰弄舌喉风症。"《验方新编》云："喉中发胀，舌胀出口不能缩入，时时搅动，故名弄舌喉风。"

此外，狭义喉风尚有"叉喉风""内肿锁喉风""淡红喉风"等。清代郑梅涧《重楼玉钥》言："男子妇人喉内生此疾者，极为急症。"可见叉喉风病势之急，又详细描述本病之病状，其曰："先咽喉作紧，风痰上涌，多有绵涎，内紧外浮肿，不能饮食，渐至咽喉紧闭，如叉叉住，甚则头面浮大。"认为叉喉风因咽喉紧闭、如叉叉住而得名。张宗良《喉科指掌》亦有"内肿锁喉风……内塞不通，外无形迹，喉间痰喘"及"淡红喉风……肿连小舌，喉塞不通，声音不清，右寸关脉弦紧"之述。同一时期，张宋良、吴氏合编《咽喉秘集》、鲍相璈《验方新编》也有相似论述。内肿锁喉风，症见内部闭塞不通，外无形迹可循，喉间痰喘有声；淡红喉风，症见肿连悬雍垂，喉间闭塞，发声不清，右侧寸关脉弦紧。

广义喉风为咽喉、口齿、唇、舌多种疾病的总称。自元代始，喉风的含义被扩展泛化。元代危亦林《世医得效方》有"秘传咽喉科一十八种喉风证"，系单蛾风、双蛾风、蝉舌风、牙疳风、木舌风、舌黄风、切牙噤口风、鱼口风、聚毒塞喉风、玄耆虫毒风、抢食风、猎颊风、缠喉风、松子风、崩砂甘口风、连珠风、蜂子毒、走疰瘰疬风等。这种从"风"证命名的做法为清代一些医家所沿用，且越分越繁，包括的范围更广，如张宗良《喉科秘旨》分喉风为十二症，包永泰《图注喉科指掌》分十六症，朱翔宇《经验喉科紫珍集》分十八症，郑梅涧《重楼玉钥》分三十六症，刘序鹓《增删喉科心法》概之："考古称喉症，总其名曰喉风。"

（二）病因病机

喉风的病因与风、痰、热、疫毒有关，分为外因和内因两个方面。外因多属机体外受风邪、风热或疫毒邪气侵袭，内因多为脾虚痰盛或积热化痰。其病机不离风痰，以有热无热分为风痰上扰与痰火上壅。现将古籍中关于喉风病因病机的论述概括整理如下：

1. 风痰上扰

因素体脾虚痰盛，外感风邪引动痰涎，风痰上扰，痰涎壅盛，气道不通，闭阻咽喉；或禀赋不足，肺胃气虚，卫表不固，外邪入侵，气机阻滞，聚而生痰，咽喉肿胀，痰邪壅阻。在明代薛己所著《薛氏医案》中见"常见喉闭不去血，喉风不去痰，以致不救者多矣"的描述，说明喉风病因与痰有关。尤仲仁《尤氏喉症指南》论述了白缠喉风之病因病机，其曰："肾虚受寒，劳碌而渴，寒则生热，热则生风，风寒相搏，痰气上跻，壅滞凝结，故患此症。"后至清代，郑梅涧《重楼玉钥》曰："叉喉风……喉内生此疾者，极为急症。先咽喉作紧，风痰上壅多有绵涎，内紧外浮，肿不能饮食，渐至咽喉紧闭如叉。"认为风痰阻于咽喉，痰涎上壅，致咽喉肿胀，不能饮食，则生叉喉风。同一时期，《咽喉秘集》将缠喉风的病因病机阐述为"肺感时邪，风痰上壅，阴阳闭结，内外不通"。清末张秉成《成方便读》言："亦治喉风……等证，夫风痰壅盛于上，有升无降，最为急候。"

2. 痰火上壅

风热之邪或疫疠时邪入侵，以致肺胃热毒壅聚，痰火内生，痰火与风热邪毒上壅于咽喉，致痰涎壅盛、气血瘀阻、闭阻喉窍；或素体脾虚痰盛，过食膏粱厚味，肺胃积热，痰涎壅聚，复感外邪，风热之邪与痰相结，上扰而熏蒸咽喉，阻闭喉窍。宋代《太平惠民和剂局方》记载缠喉风"皆因积热痰涎上攻咽喉"。元代朱丹溪明确提出喉风的病因病机为"痰热"，如《丹溪心法》言："缠喉风，属痰热。"迨至明代，陈实功从饮食、起居入手，阐明了喉风之内因，其所著《外科正宗》言："实火者，过饮醇酒，纵食膏粱，叠褥重衾，餔餐辛烈，多致热积于中，久则火动痰生，发为咽肿；甚者风痰上壅，咽门闭塞，少顷汤水不入，声音不出，此为喉闭、紧喉风是也。"延及清代，《医学心悟》中有相似论述。同一时期，《医宗金鉴·外科心法要诀》认为紧喉风为内外因共同作用之结果，其曰："此证由膏粱厚味太过，致肺胃积热，复受邪风，风热相搏，上壅咽喉。"陈修园认为情志因素亦可诱发喉风，所著《医学实在易》云："喉风喉痹，皆由膈间素有痰涎，或因七情不节而作，火动痰上，壅塞咽喉，所以内外肿痛，水浆不入，言语不出，可谓危且急矣。"《重楼玉钥》详细阐述了外感风邪致痰火上壅咽喉之理，其曰："喉风诸症，皆由肺胃脏腑深受风邪，郁热风火相搏，致气血闭涩，凝滞不能流行，而风痰得以上攻，结成种种热毒。"

（三）证候分类

历代医家对喉风证候分类的表述：①风痰上扰（凝聚）；②痰火上壅（壅结）。

（四）治疗

痰邪为喉风的主要致病因素，因痰涎壅盛导致气道不通、呼吸困难、喉鸣等急症，因此治疗喉风首重"祛痰开窍"。如清代尤乘《尤氏喉科秘书》记载，锁喉风"因热毒积聚，痰涎黏稠……外颈肿胀，用开关豁痰可治"。古代医家论治喉风，先用外治法祛痰开窍以急救，再针对具体证候予以内治法调治，对现代治疗喉风具有参考价值和借鉴意义。

1. 辨证论治

（1）祛风散邪，化痰开窍：此法主要针对风痰上壅、阻闭喉窍之证候。清代张宗良《喉科指掌》载"六味汤"，本方被称为"漱咽喉七十二症总方"，"治一切咽喉不论红白，初起之时，漱一服可愈"。六味汤方中荆芥味辛、微温，祛风解表；防风辛甘、微温，祛风解痉；桔梗苦平，祛痰利咽；薄荷辛凉，疏风散热。全方药性归于平和，不寒不热，而能疏风祛痰，散结利咽。无论风寒、风热、风燥皆可随证加减运用。张氏强调了煎服法的重要性，并指出紧急之时可用白滚水浸泡药物，如方后所言："上药俱为末，煎数滚去渣，温好，连连漱下，不可大口一气吃完。如煎不得法，服不得法，则难见效。须根据如此为度。倘要紧之时，煎及白滚水，泡之亦可。"又曰："此乃总方，看症之形名，然加减他味临症可细查。"该书先以针灸、吐痰等外治法祛痰开窍，后根据病症特点灵活运用六味汤加味内服，治疗"内肿锁喉风""缠喉风""淡红喉风"。现将内服之汤药详述如下：内肿锁喉风，症见"内塞不通，外无形迹，喉间痰喘"，"用六味汤加麻黄、生大黄、细辛、苏叶、桂枝、羌活"；缠喉风，症见"如蛇缠头，关下壅塞，甚者角弓反张，牙箝紧闭""用六味汤加生大黄、麻黄、羌活、苏叶、诃子"；淡红喉风，症见"肿连小舌，喉塞不通，声音不清，右寸关脉弦紧""用六味汤加：苏叶、羌活、葛根，一服而退"。

（2）泻火解毒，祛痰开窍：此法主要针对痰火上壅、阻闭喉窍之证候。宋代《太平惠民和剂局方》记载了诸多治疗缠喉风的方剂，如"如圣胜金铤""解毒雄黄丸""神仙太一膏""玉屑无忧散"等，以"解毒雄黄丸"流传最为广泛。该书详细记载了该方剂功效主治、药物组成、用法用量，其曰："解毒，治缠喉风及急喉痹，卒然倒仆，失音不语，或牙关紧急，不省人事。郁金、雄黄、巴豆。上为末，醋煮面糊为丸，如绿豆大。用热茶清下七丸，吐出顽涎，立便苏省，未吐再服。如至死者，心头犹热，灌药不下，即以刀、尺、铁匙斡开口灌之，药下喉咙，无有不活，吐泻些小无妨。"热茶清下七丸方中郁金辛散苦泻，能解郁开窍；雄黄辛温，有解毒之功；巴豆辛热，祛痰利咽；诸药合用，共奏泻火解毒、祛痰开窍之功。金元时期朱丹溪《丹溪心法》亦有相似论述，并称该方为"雄黄解毒丸"。后至清代，何梦瑶《医碥》载："若牙关紧闭……或水化解毒雄黄丸吹鼻达，咽即吐，牙关亦开。"对于牙关紧闭、汤药难以灌下之危重症，何氏将雄黄解毒丸水化后吹鼻达咽，其疗法简便有效，亦可减少患者痛苦。《医宗金鉴·外科心法要诀》对紧喉风之治疗颇有心得，将泻火解毒、祛痰开窍之法贯穿始终，其曰："初发暴速，急刺手大指内侧少商穴，出紫黑血，以泻其热。痰盛者，以桐油钱导吐之，吐痰后随用甘草汤漱之，以解桐油之气；内服雄黄解毒丸吐下之。喉中吹白降雪散，俟关开之后，内宜服清咽利膈汤。"与此同时，雄黄解毒丸之方歌跃然纸上，裨益于后来者理解背诵，其曰："雄黄解毒紧喉风，开关通闭火能平，巴豆去油郁金末，醋糊为丸黍粒形。"古代医家多用雄黄解毒丸治疗上述证候。但因方中巴豆具有催吐作用，恐过于峻烈现代已经少用，多以清瘟败毒饮合清气化痰丸取代之。

2. 其他疗法

（1）针灸疗法：古代医家治疗喉风常用针刺法急刺。针刺法多用于泻热，通过泻其热通其络使其"痰解"，"痰解"则窍通，故经常用于治疗喉风。元代王国瑞《扁鹊神应针灸玉龙经》载以灸法治疗喉风，其言："缠喉风：少商（灸）。"明代杨继洲对复式补泻手法颇有心得，运用"透天凉"之法治疗喉风。如《针灸大成》言："治风痰壅盛，中风，喉风，癫狂，疟疾，单热，一切热症，先深入针，而后渐浅退针，俱泻少阴数，得气觉凉带泻，急提慢按初六数，或三六一十八数，再泻再提，即用通法，徐徐提之，病除乃止，名曰透天凉。"清代郑梅涧《重楼玉钥》强调针刺能疏通经络，气血顺则痰自解，其曰："喉风诸症……风痰得以上攻，结成种种热毒，故宜以针法开导经络。使气血通利。风痰自解。热邪外出……凡临诸症先从少商、少冲、合谷……各依针法刺之。"金治田传、雷少逸编《灸法秘传》言："喉疮、喉风者，当灸天突为亟。"

治疗喉风之常用穴位有少商、尺泽、列缺、合谷、上星、天突、照海等，以少商为主穴。元代危亦林《世医得效方》记载上星穴"治颏肿及缠喉风等证"。明代医家以辞赋之形式将喉风之选穴流传至今。如徐凤《针灸大全》言："谁知天突治喉风，虚喘须寻三里中。"又如《凌门传授铜人指穴》云："嗓口喉风针照海，三棱出血刻时安。"迨至清代，《医宗金鉴·外科心法要诀》载道："此证……痰涎壅盛之声，颇似拽锯……急刺手大指内侧少商穴，出紫黑血，以泻其热。"急刺少商有泻热利咽、开窍醒神之功，常用于痰未出之急症。《医宗金鉴·刺灸心法要诀》载："尺泽主刺肺诸疾，绞肠痧痛锁喉风。"《针灸逢源》言："若遇喉风藏病凶，客寻照海主列缺。"廖润鸿《针灸集成》云："针合谷又针上星治颊肿缠喉风等证。"同一时期，钱峻《经验丹方汇编》治疗喉闭急症时刺少商穴，其曰："喉闭急症，急刺少商穴，在大指甲外侧，用三棱针放出毒血，并蓄吐痰涎为要。"此处喉闭症见"先两日，胸膈气紧，出气短促，蓦然喉痛，手足厥冷，气闭，命悬顷刻"，应指喉风而言。

（2）吐痰法：是祛痰法中最直接且快速的方式，也是治疗喉风最常用的方法，医家多用探吐法、外敷法、吹喉法、灌喉法、滴鼻法、烟熏法。

朱丹溪运用探吐法治缠喉风，正如《丹溪心法》言："缠喉风，属痰热……用桐油，以鹅翎探吐。"以鹅翎蘸取桐油探吐。迨至清代，《医宗金鉴·外科心法要诀》详细描述探吐之法，其曰："温水半碗，加桐油四匙，搅匀，用硬鸡翎蘸油，探入喉内捻之，连探四五次，其痰壅出，再探再吐，以人醒声高为度。"又载有桐油饯之方歌，便于后来者理解背诵，其曰："桐油饯法导痰壅，一切喉风用最灵，半碗温水桐油入，鸡翎蘸探吐喉通。"何梦瑶《医碥》云："须臾不救，急令张口……或以桐油饯探吐其痰，随用甘草汤漱口，以解桐油之气为上策。"指出用桐油探吐之后，应随即用甘草汤漱口，以祛除桐油之气。又言："或马兰根苗捣汁，鹅翎蘸探吐。"将马兰根苗捣汁，用鹅翎蘸取，亦可探吐。同一时期，郑玉坛《大方脉》载有桐油饯之主治，其曰："治喉风喉痹，痰涎壅塞，气闭不通。"

外敷法，是将药物调敷于咽喉外的方法，亦有吐痰之功。选取有祛痰开窍功效之远志、皂角等。《丹溪心法》曰："又用远志去心为末，水调敷项上一遭，立效，亦可吐。"《疡医大全》载："敷喉痹喉风，汤饮不下。皂角阴阳瓦焙，研细末，滴醋调敷喉外即愈。"

吹喉法及灌喉法，是以药物直接吹入或灌入咽喉患处引起吐痰，使痰出而窍开，急者吹之，缓者灌之，常用于治疗缠喉风、锁喉风、哑瘴喉风、弄舌喉风等，对于急喉风有极好的祛痰开窍功效，常用药为金锁匙、僵蚕炒末、牛膝汁、冰片等。宋代唐慎微《证类本草》载："续十全方：治缠喉风。雄黄一块，新汲水磨，急灌，吐下，瘥。"同一时期，严用和《严氏济生方》载有二圣散，其曰："治缠喉风，急喉痹。鸭嘴胆矾二钱、白僵蚕去丝嘴，半两。右为细末，每服少许，以竹管吹入喉中，立验。"成书于元代、由清代许梿校订的《咽喉脉证通论》提出治锁喉风初起用吹药或噙药，其言："痰多以万年青根捣汁和醋，搅去痰涎，或土牛膝汁，或青鱼胆汁俱可。"清代沈金鳌《杂病源流犀烛》载用金锁匙研末吹之，痰自出，"总治一切喉闭喉风，痰涎壅塞，口噤不开，汤水难进之症"。其方药组成为"火硝、硼砂、僵蚕、冰片、雄黄"。同一时期，《医宗金鉴·外科心法要诀》将其应用于弄舌喉风，其曰："金锁匙吹弄舌风，心脾火郁外寒乘，消痰逐热除疼痛，冰片僵蚕雄焰硼。"张璐《张氏医通》载有吹药法，其曰："痰毒壅盛为缠喉风，其证最急，用土牛膝……折断捣汁，和米醋半盏，鸡翅毛蘸搅喉中……若喉两傍有块者……入冰片少许吹喉中。"

在急喉风患者处于危险情况，症见牙关紧急、语言不出时，可用滴鼻法或烟熏法。滴鼻法，用药水滴入鼻中使吐痰以开窍；烟熏法，则将药物以烟雾颗粒的形式熏入鼻中。明代《奇效良方》载有"治咽喉牙关紧闭"之法，其曰："上用巴豆去壳，以纸包巴豆肉，用竹管奈出巴豆油在纸上，将油纸作纸捻，点灯吹灭，以烟熏左右鼻孔中，口鼻涎流，牙关开矣。"延及清代，《医宗金鉴·外科心法要诀》将药水吹入鼻孔直达咽喉，其言："哑瘴喉风……初起咽喉肿塞疼痛，汤水难咽，语言不出，牙关紧急，此属险候，急用雄黄解毒丸，水化，用细竹管将药水吹入鼻孔，直达咽喉，药入作呕，即令患者吐之。"同一时期，张宗良《喉科指掌》用开关散研细末，吹入鼻内，其曰："缠喉风……甚者角弓反张，牙钳紧闭，先用开关散：皂角刺、细辛、冰片共研细末，吹入鼻内，再用针……牙关可开。"

（3）治疗禁忌：清代杨龙九《重订囊秘喉书》认为"缠喉风不宜过用涤痰"，其曰："缠喉风，及一切喉症，去痰太多，则内必虚。如阴症伤寒一般，必用人参，少加肉桂导火归元，方可医治。"若过用涤痰之品，必致内虚，当以人参大补元气，少加肉桂，引火归元。又言："痰去太多，则精神已竭，病虽似好，饮食如常，不知者，以为全愈，殊不知少顷即发，脉细即死。如未谵语，急用人参可救。"指出痰去太多会出现向愈的假象，实则危殆，如未见谵语，急用人参可转危为安。沈青芝《喉科集腋》指出针砭时弊，认为当时之医家见喉症多不仔细辨证，而盲目使用张仲景《伤寒论》治咽痛之名方，如"苦酒汤""半夏散及汤"等。沈氏明确指出治疗锁喉风忌用升麻，其曰："本草云升麻可代犀角，引胃气上升，似乎可用，不知气一上行，必挟痰火以俱上，涌塞于咽喉间，四肢厥冷，喘急异常。为害非浅。若在他症犹或可用，锁喉风服之则必不救，故犹当切忌之也。"亦详细阐述了喉症不宜用半夏、生姜之理，其言："半夏虽消痰之妙药，若咽喉症痰重者误用之，则伤生命。该半夏能消脾胃之寒痰，非能消肺中之热痰故也。生姜辛辣发散，然喉症亦不以发散为主，用之则以火益火，亦不宜用。"

综上所述，喉风之为病，病名纷繁复杂，病因病机相对统一，治疗方法丰富多样，梳理其发展源流，以冀有裨于临床。

（陈天玺　任鹏鹏）

喉喑源流考

早在秦汉时期，《黄帝内经》即载有"喑"相关之病症论述，唐代孙思邈《备急千金要方》载有"瘖"之论，并指出其外感风寒之致病机制，迨至明代，楼英《医学纲目》首载喉喑之名，历代医家对于喉喑的论述十分杂乱，病因病机亦较为复杂，故从病名、病因病机、证候分类及治疗四个方面探讨历代医家对喉喑的认识，把握其学术脉络，颇有意义。

（一）病名

"喉喑"是因外感风邪或脏腑失调所致的以声音嘶哑为主要临床表现的一种喉病。根据病情分为声嘶、音哑、失音，前一种为非完全性失音，后两种为完全性失音；根据病程分为暴喑、久喑；根据临床表现，分为喉喑、子喑和舌喑三种。然"子喑"系由孕妇妊娠期所致，"舌喑"系由中风病所引起，不在一门，故不在此赘述。综合分析喉喑诸多称谓的历史，可归纳为以下四种分类命名。

1. 以病因病机分类命名

秦汉时期《黄帝内经》已将"喑"作为病症名称。唐代孙思邈《备急千金要方》载："风寒之气，客于中，滞而不能发，故瘖。"提到"瘖"之相关论述。明代孙志宏《简明医彀》言："酒色过度，肾脏亏伤，不能纳气归元……俗名哑劳是也。"称之为"哑劳"。清代高秉钧《疡科心得集》言："有喉瘖者，劳嗽失音，即喉咙声哑是也。故喉瘖者，喉中之声嘶，而舌本能言。"提到该病有程度之不同。清代尤怡《金匮翼》言："失音者，语言如故，而声音不出，为脏之虚也。"亦为"失音"之相关论述。

2. 以病程分类命名

（1）暴瘖：即猝然不能言语也。早在秦汉时期《黄帝内经》便有记载，如《素问·至真要大论》曰："少阴之复，燠热内作……暴瘖心痛。"《素问·气交变大论》曰："岁火不及，寒乃大行……心痛暴瘖。"《灵枢·脉经》曰："足阳明之别……气逆则喉痹瘁瘖。"金元时期，刘完素《素问玄机原病式》言："猝瘖也……其或火旺水衰，热乘金肺，而神浊气郁，则暴瘖无声也。"称之为猝瘖。张元素《医学启源》亦有相同论述，并提出"火旺水衰""热乘金肺"之发病学说。至明代，杜大章《医学钩玄》曰："暴瘖者，声音卒哑也，肺金主音，金受热邪，被伤也。"可见其继承刘完素之观点。王肯堂《证治准绳》云："喉咙者……有暴寒气客于喉厌，得寒即不能发声，故卒然失音也，不能语者，语声不出，非牙关噤也。"载有寒邪客于咽喉所致之猝然瘖哑。清代林珮琴《类证治裁》云："失音大都不越于肺，须分暴瘖久瘖。"明确指出发病部位与辨证要点。沈金鳌《杂病源流犀烛》载："暴瘖者，莫不由于火盛。"认为暴瘖之证多为"火盛"所致。

（2）久瘖：为病程日久而不能言语。明代孙志宏《简明医彀》谓："惟酒色过度，肾脏亏伤，不能纳气归元，气奔咽嗌，嗽痰喘胀，诸病杂揉，致气乏失音者，俗名哑劳是也。神人莫疗。"指出其俗名为"哑劳"。沈之问在《解围元薮》中亦有论述，其曰："声嘶而喉破。"这些观点纠正了《备急千金要方》关于"咽门破而声嘶"的观点，认为声嘶喉破的病位是喉，其病因病机为久病脏腑虚损，致喉器损伤。清代吴澄《不居集》言："金虚不鸣，久病方声哑。"指出声音嘶哑之病机。

3. 以病症特点分类命名

清代顾世澄《疡医大全》载："瘖谓有言而无声……其人切切私语，心虽有言而人不能听，故曰瘖。"提到"瘖"之病症特点为有言无声。张璐《伤寒绪论》言："失音者，语而声瘖不扬也。"尤怡于《金匮翼》中亦云："失音者，语无音声，盖即瘖也。"上述观点均与顾氏观点异曲同工。清代王旭高《外科证治秘要》亦载："有言无声，谓之喉瘖。"对喉瘖的症状做了明确论述。唐慧琳《藏经音义》云："瘖者，寂然而无声；哑者，有声而无说，舌不转也。"将"瘖"与"哑"加以区分。高秉钧《疡科心得集》言："有喉瘖者，劳嗽失音，即喉咙声哑是也。故喉瘖者，喉中之声嘶，而舌本能言。"徐延祚《医粹精言》载："一曰喉瘖，乃劳嗽失音之类是也，盖舌瘖但舌本不能转运言语，而喉咽音声则如故也；喉瘖但喉中声嘶而舌本则能转运言语也。"汪必昌《医阶辨证》云："喉瘖者，喉不出声而舌能转掉。"刘奎《松峰说疫》言："失音者，舌仍能转运，而喉中则寂然无声也。"由上述医论可知，喉瘖证的主要临床症状为喉中无声，言不出，但舌可灵活转动，这一点可与由中风病所引起舌瘖相鉴别。

4. 以病位分类命名

宋代陈无择《三因极一病证方论》曰："五脏久咳则声嘶，嘶者，喉破也，非咽门病。"《世医得效方》亦有相同论述，指出暗哑之证的病位在喉，而非咽部。南宋杨士瀛《仁斋直指方论》载："大惊入心，败血顽痰填塞心窍，故暗不能言。"指出病位不止在于喉部，亦在于心窍。明代楼英《医学纲目》提出"喉暗"这一病名，并将喉暗与舌暗分开，其曰："暗者，邪入阴部也。经云：邪搏阴则为暗；又云：邪入于阴，搏则为暗。然有二症：一曰舌暗，乃中风舌不转运之类是也；一曰喉暗，乃劳嗽失音之类是也。盖舌暗但舌本不能转运言语，而喉咽音声则如故也；喉暗但喉中声嘶，而舌本则能转运言语也。"清代吴谦等《医宗金鉴》系统论述喉暗所发生之病变部位，其云："凡万物中空有窍者皆能鸣焉，故肺象之而主声也。凡发声必由喉出，故为声音之路也。"盖喉咙上通天气，下接肺窍，又声由气发，气由肺所主，故喉暗系由发音功能障碍或声带病恋所引起，声出于喉，关于脏，根在肺，故称喉暗。冯兆张《冯氏锦囊秘录》云："失音之源不一，有因痰壅气闭；有因失血惊恐；有因邪热攻心，心气耗损；有因火烁金伤，不能宣布……如舌能转运言语，而咽喉音声则无者为喉暗……喉暗多因于肺胃。"提出五脏病变皆可导致喉暗，但多在肺胃。

（二）病因病机

喉暗之证可由多种因素导致，如外感邪气、寒包热邪、五脏失调、痰浊阻窍、饮食不节、七情内伤、用声过度等。喉暗有虚实之分，实证者多由风寒、风热、痰湿、痰热犯肺，肺气不宣，邪滞喉窍，声门开合不利而致，即所谓"金实不鸣"。虚证者多由脏腑虚损，喉窍失养，声户开合不利而致，即所谓"金破不鸣"。以上说明外因、内因和不内外因皆可致生喉暗。概括起来，其因有七。

1. 邪气外侵

喉咙为肺之门户，且肺主皮毛，若邪气外侵，无论邪是从口鼻而入还是从皮毛而入，皆可郁闭肺窍而致喉暗。因邪从口鼻而入，咽喉必首当其冲，既可客犯咽喉，内扰声带；又可下侵郁闭肺窍，均可导致气道失和，致生喉暗。若外袭皮毛，内应于肺，郁闭肺窍，暗病则生。

（1）风寒束肺：外感风寒之邪，内束于肺，肺失宣肃，肺窍郁闭，风寒之邪上客于喉，则生斯疾。秦汉时期《黄帝内经》已有不少关于喉暗病因病机之记载，《素问·宣明五气》曰："五邪所乱……搏阴则为暗。"认为邪气搏于阴，阴气受伤则为暗哑。《灵枢·忧患无言》曰："喉咙者，气之所以上下者也。会厌者，音声之户也……人卒然无音者，寒气客于厌，则厌不能发，发不能下，至其开阖不致，故无音。"不仅指出喉厌部与发声之关系，并且提出寒气客喉厌可见暗哑证之述，《黄帝内经》这一观点对后世医家影响很大。隋代巢元方《诸病源候论·风失音不语候》谓："喉咙者，气之所以上下也。会厌者，音声之户；舌者，声之机；唇者，声之扇。风寒客于会厌之间，故卒然无音。皆由风邪所伤，故谓风失音不语。"于"风冷失声候"中亦有相似描述，其于"卒失音不能语候"亦云："有暴寒气客于喉厌，喉厌得寒，即不能发声，故卒然失音也。不能语者，语声不出，非牙关噤也。"认为猝然失音之病因病机亦为寒邪客于喉咙，而非牙关紧闭所致；其又于"中冷声嘶候"中言："中冷声嘶者，风冷伤于肺之所为也。肺主气，五脏同受气于肺，而五脏有五声，皆禀气而通之。气为阳，若温暖则阳气和宣，其声通畅。风冷为阴，阴邪搏于阳气，使气道不调流，所以声嘶也。"认为声音嘶哑为风寒之邪伤及肺之阳气，气道不畅所致。唐代孙思邈《备急千金要方》曰："风寒之气客于中，滞而不能发，故暗不能言，及暗哑失声。"认为风寒之邪客于咽喉为暗哑证之重要因素。

宋代官修《圣济总录》曰："伤寒后失音不语者，由风寒客于会厌，会厌为音声之户，邪气伤之，故卒然无音。"提出"风寒客于会厌"是导致外感病后失音的主要原因。又言："喉咙者……其气宣通，则声音无所阻碍。若风邪搏于会厌，则气道不宣，故令人失音，入脏则不能言语也。"认为风邪客于会厌或内入脏腑可致失音、不语。亦云："咳嗽失声者，盖肺气上通于喉咙，喉咙者，肺之系。肺感寒，微者成咳嗽，咳嗽不已，其气奔迫，窒塞喉中，故因而失声也。"官修《太平圣惠方》言："夫咳嗽失声者，由风冷伤于肺之所为也……风冷为阴，阴邪搏于阳气，使气不通流，所以失声也……论曰：中气风冷声嘶者……今风冷乘于肺经，则气道不调，故声音不出而嘶嗄也。"对风寒咳嗽如何发展为失音、嘶哑做出解释。明代张景岳《类经》曰："人猝然无音者，寒气客于厌，则厌不能发，发不能下，至其开阖不致，故无音。"薛铠于《保婴撮要》中亦有类似论述。冯兆张《冯氏锦囊秘录》载："卒然失声者，有因寒气客于会厌，会厌不发，发而无声。"由此可见，外感风寒之邪，客于咽喉会厌，乃是导致喉喑的重要因素。

（2）风热犯肺：外感风热之邪，内犯于肺，肺失清肃，且邪热上蒸壅结于喉，则生喑哑。北宋时期，官修《太平圣惠方》有云："风热之气上冲咽喉，攻于会厌。"可见外感风热邪气也是本病的病因病机之一。《圣济总录》曰："治风热客于肺经，上搏咽喉，气壅肿痛，语声不出，黄芩汤方。"由此可见宋代医家已经认识到风热可致喑证，并提出治疗方药。到金元时期，医家们仍着重于"火热"或"风热"致暴喑之论述。元代罗天益《卫生宝鉴》言："增损如圣汤治风热上攻，冲会厌，语声不出，咽喉妨闷肿痛，并皆治之。"认为本病由"风热上攻"所致。清代高秉钧《疡科心得集》亦载："有喉喑者，劳嗽失音，即喉咙声哑是也。故喉喑者，喉中之声嘶，而舌本能言……然有外感内伤之因，外感者，风寒火热之邪也。"可见，其继承了《黄帝内经》中"诸病暴喑，皆属于火"之观点。清代叶天士《临证指南医案》曰："有风热痰涎，壅遏肺窍而喑者。"也有因外感暑湿燥热之邪而致生喉喑者，认为外因与内因皆可致喑。

（3）天行时气：《素问·至真要大论》曰："帝曰：六气之复何如？岐伯曰：……少阴之复，燠热内作……暴喑心痛。"《素问·气交变大论》亦曰："岁火不及，寒乃大行……民病……心痛暴喑。"认为运气致喑为天行时气之病证。其天行时气致喑学说对后世认识因传染病而引起的喉病喑哑有重要指导意义。《医学纲目》中列有运气喑，其曰："运气喑有二：一曰热助心实。经云：少阴之复，暴喑，治以苦寒是也。二曰寒攻心虚。经云：岁火不及，寒乃大行，民病暴喑，治以咸温是也。"《证治准绳》亦有类似论述。

2. 寒包热邪

明代张介宾《景岳全书》言："因热极暴饮冷水，或暴吸风寒而致喑者。"认为寒热错杂亦可导致喉喑。至清代，张璐《张氏医通》谓："盖暴喑总是寒包热邪，或本内热而后受寒，或先外感而食寒物。"认为寒包热邪是导致喉喑的主要原因之一。沈金鳌《杂病源流犀烛》谓："音声病……亦有寒包热而声哑者。"何梦瑶《医碥》载："寒包热者，解表。"指出寒包热邪可导致声哑。陈士铎于《辨证录》中指出："人有口渴之极，快饮凉水，忽然喑哑，不能出声，人以为心火亢热也，谁知肺气之闭乎。夫肺主气，气通则声音响亮，气塞则声音喑哑……肺气随水气而下降，金沉于水底，何能自鸣耶？此种喑哑，乃水抑肺气而不升，非肺气之自败。治宜宣扬肺气，分消其水湿。"上述医论从病因病机及治疗方法等方面论述寒包热邪所致喉喑，这一观点为多数医家接受。清代沈善谦在《喉科心法》中具体阐述它的临床过程。"如喉痛起于四、五日间，是暴病也。咳嗽声重，吐稠痰……咽喉红肿，其声嘶哑，此热结于肺，寒束于外也"。可见这一学说影响广泛，是明清时期对《黄帝内经》寒邪致喑论述的发展。

3. 饮食不节

过食辛热或过饮酒液，热毒渐积，内蕴肺胃，积热久蕴，郁而生痰，痰热塞滞，闭塞肺窍，肺失宣降，气道不利，肺失主气之解，声无由气发，因而致喑。隋代巢元方《诸病源候论》引《养生方》言："醉卧当风，使人发喑。"认为饮酒过度，且外感风邪，可致喑哑。明代孙志宏《简明医彀》载："酒色过度……诸病杂揉，致气乏失音者，俗名哑劳是也，神人莫疗。"认为酒食、房劳不节，导致脏腑虚弱，气虚无以发音。清代程文囿《医述》载："瘖哑之病，当知虚实……饥馁疲劳之夺，伤其脾也。"认为喑哑与饮食不节、饥饿疲劳有关。

4. 七情内伤

人之七情，各有所主，一有所伤，致失冲和之性。因七情之气，和则气畅，失则气滞，气滞失畅，壅遏肺窍，皆可致喑。唐代王焘《外台秘要》载："主心痛悲恐……暴喑不能言。"明确提出七情内伤日久可导致突发性喉喑。明代张介宾《景岳全书》曰："如以忧思积虑，久而至喑者，心之病也。惊恐愤郁，猝然致喑者，肝之病也。"其又言："喑哑之病，当知虚实……忧思之夺，伤其心也；大惊大恐之夺，伤其胆也。"认为忧思过重，日久可损伤心神，导致喉喑，若惊恐愤郁，损伤胆气，可致喉喑。由此可见，七情内伤也是导致喉喑的重要原因。

5. 用声不当

过度言语，歌唱，高声呼叫，或悲伤过度，均可暗耗肺气，耗损阴津。肺气阴不足，咽喉必失其养，声带失和，亦可致喑。徐春甫《古今医统大全》曰："有因争竟大声号叫，以致失声。或因歌唱伤气，而声不出，此不内外因也。"认为导致喑证的病因不止内因与外因，而声高而呼这类不内外因亦可致喑。《景岳全书》曰："复有号叫、歌唱、悲哭……而致喑。"清代医家每推崇此学说。《张氏医通》曰："亦有叫骂声嘶而喉破失音者。"《临证指南医案》亦载："有嗔怒叫号，致伤会厌者。"《医碥》曰："又有大声疾呼，讴歌失音者。"《罗氏会约医镜》亦有此类论述。清代程文囿《医述》亦载："此外复有号叫歌哭及因热饮冷……而致瘖音，乃又其易者也。"说明用声不当，易致喉喑。

6. 痰浊阻窍

痰浊中生，结聚不散，不仅可直接导致喉喑，还可因郁久化火，互相交结为犯。张仲景《金匮要略·脏腑经络先后病脉证》曰："语声喑喑然不彻者，心膈间病。"指出痰湿阻滞心膈，气道窒塞可致喑，发展了《黄帝内经》中痰湿致喑之观点。《仁斋直指方论》载："大惊入心，则败血顽痰填塞心窍，喑不能言。"指出瘀血与顽痰闭阻心窍亦可致喑，且病位不止在喉部，亦在心窍；其又指出痰热亦为喑的病机，其曰："心为声音之主，肺为声音之门，肾为声音之根。风寒暑湿、气血痰热、邪气有干于心肺者。"张介宾《景岳全书》曰："喑哑之病当知虚实。实者其病在标，因窍闭而喑也……至若痰涎之闭。"龚居中《红炉点雪》言："夫失声之证非一，有痰壅……惟痰火声嘶，则与诸证大异，何也？以水涸火炎，薰烁肺窍，金为火烁而损，由是而声嘎声嘶见焉。"认为热痰所致之失音、声嘶之证为肾阴不足，阴虚内热，虚火灼津生痰所致。明代陈实功《外科正宗》谓："甚者风痰上壅，咽门闭塞，少顷汤水不入，声音不出，此为喉闭。"清代张璐《张氏医通》载："失音大都不越于肺……肥人痰湿壅滞，气道不通而声喑者，二陈导痰开涤之。"提出失音证可由痰湿壅肺、气道不畅所致。清代汪必昌《医阶辨证》载："咳嗽失音者，痰壅肺孔而不能出声。"清代尤怡《金匮翼》载："咽痛失音者，风热痰涎壅闭咽门也。"认为失音之证是由风热袭肺与痰浊阻肺所致。冯兆张《冯氏锦囊秘录》载："卒然失声者……更有痰厥而喉中声嘶……及诸久病之后，而卒然不语者，俱为不治。"明确指出痰浊闭阻与失声之关系。郑玉坛在《大方脉》中提出："喉喑者，因积热上攻，或痰涎上壅，阻格气道，轻者音嘶，重者声哑，而舌本仍然活动也……或虚火上炎，咽微肿痛，语音嘶哑。"认为"实火""虚火""痰壅"皆可导致声音嘶哑。

7. 脏腑失调

喉喑有虚实之分：实者，多由脏腑失调，痰浊、气滞、瘀血等病理产物滞于喉窍，声门开合不利而致，即所谓"金实不鸣""窍闭而喑"；虚者，多由脏腑虚损，喉窍失养，声户开合不利而致，即所谓"金破不鸣"。《灵枢·经脉》曰："手少阴之别……虚则不能言。"宋代陈言《三因极一病证方论》言："五脏久咳则声嘶，嘶者，喉破也，非咽门病。"提出五脏久咳伤肺，致金损喉破而嘶之观点。金元时期，张从正《医学启源》中有"卒瘖也，金肺主声，火旺水衰，热乘金肺，而神浊气郁，则暴喑而无声也"之记载，提出"火旺水衰""热乘金肺"之发病机理。明代戴元礼《证治要诀》提出"肾经虚寒"之论，其言："有声音不出之人，服冷剂愈失声，乃是肾经虚寒。"认为失音者服冷剂而加重，多是肾经虚寒证。薛铠《保婴撮要》言："或因心惊气虚……或因脾气不足，或胃中清气不升，皆足以致喑。"认为小儿失音多与心、脾气虚有关。张介宾于《类经》亦提出："所谓入中为喑病，阳盛已衰，故为喑也。内夺而厥则为喑俳，此肾虚也。"认为肾虚可致喑。又言"督脉为病，嗌干""手阳明少阳厥逆发喉痹嗌肿""手少阴虚则不能言。足阳明，气逆则喉痹猝喑"，强调经络病变是引起咽喉疾病之主要病机。张介宾《景岳全书》对五脏失调所致喉喑加以全面解释，其曰："声音出于脏气，凡脏实则声弘，脏虚则声怯，故凡五脏之病皆能为喑。如以忧思积虑，久而至喑者，心之病也。惊恐愤郁，猝然致喑者，肝之病也；或以风寒袭于皮毛，火燥刑于金脏，为咳为嗽而致喑者，肺之病也；或以饥饱，或以疲劳，致败中气而喘促为喑者，脾之病也；至于酒色过伤，欲火燔烁，以致阴亏而盗气于阳，精竭而移槁于肺，肺燥而嗽，嗽久而喑者，此肾水枯涸之病也。是五脏皆能为喑者其概如此。"经分析后提出"是知声音之病，虽由五脏，而实惟心之神，肺之气，肾之精，三者为之主耳"之著名论述，认为五脏之病皆能为喑，但最主要在于心、肺、肾三脏，这一观点为后世医家认识喑病之病因病理奠定了理论基础，后世医论多沿用此学说。清代张璐《伤寒绪论》载："失音者，语而声喑不扬也。虽有寒热之殊，皆属少阴经证，亦有因肺气受伤者。以肺肾本为子母，子伤而母气亦伤，故虽主于肺，而实不外乎肾也。"认为失音证的病位在肺肾。高秉钧《疡科心得集》载："有喉喑者，劳嗽失音，即喉咙声哑是也。故喉喑者，喉中之声嘶，而舌本能言……然有外感内伤之因……内伤者，心肺肾三经致病，亦多由痰火壅塞上窍，气血两虚，不能上荣，则舌机不转也。有肾虚而气不归源，内夺而胞络内绝，不能上接清阳之气者；有元气不足，肺无所资者；有血衰而心失所养者。盖心为声音之主，肺为声音之户，肾为声音之根。"继承并发展张景岳"五脏失调可致喑"之说。

（三）证候分类

历代医家对喉喑证候分类的描述：①风寒束肺；②风热犯肺；③风邪客肺；④邪气郁闭；

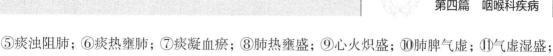

⑤痰浊阻肺；⑥痰热壅肺；⑦痰凝血瘀；⑧肺热壅盛；⑨心火炽盛；⑩肺脾气虚；⑪气虚湿盛；⑫气虚挟痰；⑬心气虚；⑭肺胃气燥；⑮血虚火旺；⑯肾经虚寒；⑰肺肾阴虚；⑱阴虚肺燥；⑲水亏火旺。

（四）治疗

中医古籍中散在有关喉喑辨证论治之论述非常丰富，其治法亦十分庞杂，现经过古代医籍文献的整理，执简驭繁，将喉喑论治归纳整理以下几点。

1. 辨证论治

（1）祛风散寒：针对风寒之邪，内束于肺，肺窍郁闭，上客于喉的病机，历代医家提出许多行之有效的方剂，唐代孙思邈《备急千金要方》载，"治咽伤语声不彻方"中酒、干姜、酥、桂心温经活血，祛风散寒；通草清热利尿通气；石菖蒲理气活血，散风祛湿。"治哑塞咳嗽方"中桂心温经散寒；杏仁止咳平喘，润肠通便。"治喉痹卒，不得语方"，浓煮桂汁，服一升，桂汁温经通脉，散寒止痛。宋代官修《圣济总录》中"治伤寒……语声不出"之麻黄地骨皮汤，其中麻黄发散风寒；地骨皮、玄参、知母滋阴清热；五味子收敛固涩，益气生津；干姜、附子温经通脉，助麻黄发散风寒；桔梗、杏仁宣肺利咽，润肺止咳；甘草调和诸药。明代李梴在《医学入门》中载："风寒失音者，甘桔汤加诃子、木通，入生地汁润之，或诃子散。"甘桔汤桔梗宣肺利咽；荆芥、生姜疏风散寒；甘草调和诸药，加诃子利咽；木通清热利尿；生地汁清热凉血，养阴生津。张介宾在《景岳全书》中言："风寒袭于皮毛，则热郁于内，肺金不清而闭塞喉窍，咳嗽甚而声喑者，宜参苏饮、二陈汤、小青龙汤、金水六君煎、三拗汤之类以散之。"清代《类证治裁》中有"醉卧当风，邪干肺窍猝失音者，用苏子汤之属降其痰"之记载，指出猝而失音者，其病因在于痰，主张以苏子汤等降气祛痰方剂治之。清代程国彭在《医学心悟》中曰："风寒客于肺中，声哑不能言者。"当用辛温以散之，上述种种均属风寒证的论治方药。

（2）疏风清肺：适用于风（火）热犯肺，肺失清肃，邪热上蒸壅结于喉者。宋代《圣济总录》中有"治疗风热声嘶的黄芩汤、射干汤方"和"治疗咽喉肿痛，语声不出的菖蒲丸和苦参丸"。《太平惠民和剂局方》亦载有"荆芥汤治风热肺壅，咽喉肿痛，语声不出"之论述。金元时期李杲《兰室秘藏》曰："桔梗汤治咽肿微觉痛，声破。"其方药为风热声破而设。程钟龄《医学心悟》指出"治风温……语音难出"用葳蕤汤加减，认为葳蕤汤加减可治疗温热之邪所致暗哑。方中葳蕤滋阴生津；白薇、石膏清热凉血为臣；麻黄、杏仁宣降肺气而透邪平喘，独活、川芎、青木香以舒筋活络，理气行血为佐；甘草清热解毒，调和诸药为使。清代唐容川于《血证论》中提出"若系外感闭其气者"用小柴胡汤加味。认为暗哑之证可用小柴胡汤加减治疗。

（3）辛散和解：清代张璐《张氏医通》曰："盖暴喑总是寒包热邪，或本内热而后受寒，或先外感而食寒物，并宜辛凉和解，稍兼辛温散之。"提出以辛凉和解，稍兼温散之品组方。何梦瑶《医碥》谓："寒包热者，解表。"认为寒热错杂所导致之喑证，当以辛散解表之法治之。叶天士《临证指南医案》载叶氏用麻杏石甘汤治寒包热邪失音一案，后人多有仿效。《类证治裁》言："其寒包内热，闭塞气分致失音者，以麻杏汤之属开其痹。"沈善谦《喉科心法》言："咽喉声哑，须分暴久。暴病得之皆可治之症。如喉痛起于四五日间，是暴病也，咳嗽声重吐稠痰，恶寒、发热、头痛。咽喉红肿，其声嘶哑，此热结于肺，寒束于外也。先用辛凉之剂。"日本学者丹波元坚《杂病广要》言："声哑者，寒包其热也，宜细辛、半夏、生姜，辛以散之。"

其是对历代医家关于此学说的继承与发展。细辛、半夏、生姜辛温发散，温经化痰。

（4）清热泻火：明代张介宾《景岳全书》曰："火邪侵肺，上焦热甚而声喑者，宜四阴煎、麦门冬汤主之。"从方药中可看出，张氏认为治疗喑哑之证应该在清宣肺热的基础上佐以滋阴之品。麦门冬汤方中麦冬甘寒清润，既养肺胃之阴，又清肺胃虚热；人参益气生津；甘草、粳米、大枣益气养胃，合人参益胃生津，胃津充足，自能上归于肺，此正"培土生金"之法；半夏降逆下气，化其痰涎，且能开胃行津以润肺，又使麦冬滋而不腻，相反相成。甘草并能润肺利咽，调和诸药。其又言："心火盛者，二阴煎；胃火上炎者，竹叶石膏汤；肝胆火盛者，柴胡清肝散之类主之。"指出治疗喉喑实火证之代表方剂。二阴煎方中生地、麦冬、玄参清热凉血，养阴生津；枣仁养心敛汗，安神生津；黄连清心泻火；茯苓、木通清火祛湿；生甘草清热解毒，调和诸药。竹叶石膏汤方中竹叶、石膏清透气分余热，除烦止呕；人参配麦冬，补气养阴生津；半夏和胃降逆止呕；甘草、粳米和脾养胃。柴胡清肝散方中山栀清肝，能降曲屈之火；黄芩清肺，善涤胸中之热；归、芍调营气以降血；参、草扶元气以缓肝；柴胡疏肝解热；连翘清心泻热；生地凉血。清代罗国纲《罗氏会约医镜》谓："麦门冬汤治火邪侵肺，或咳嗽喘急，上焦热甚而声喑者。"可见其继承张介宾之法。陈士铎《辨证录》言："人有口渴之甚，舌上无津，两唇开裂，喉中干燥，遂至失音，人以为肺火之旺也，谁之心火太旺乎。"用鸣金汤治之，亦可用加味元冬汤治疗，认为世人误把心火上炎所致喉喑当成肺中实热所致，并提到治疗方剂。鸣金汤方中黄连清心泻火；麦冬、玄参、生地养阴清热；桔梗宣肺利咽；甘草清热解毒，调和诸药；天花粉清热泻火，生津止渴。加味元冬汤方中玄参清心凉血；麦冬养肺阴，丹参凉血活血，两药共用祛除血中余热，同时顾养肺中阴津；五味子敛肺生津以利咽，且性温，防清热药过于寒凉之弊，诸药相伍，使心火得清，肺阴得养，咽喉利而音声出。张璐《张氏医通》载："治火邪肺声喑，用生脉散合六味丸汤。"可见其在此证治疗上沿用张介宾之观点；其又载："此热结于肺也，宜用辛凉之剂。"认为喉喑可由热结肺胃所致，用辛凉之品治之。生脉散中人参、麦冬、五味子共奏益气生津、敛阴止汗之功。六味丸中地黄补肾益水；山药补土益水；山茱萸、茯苓、牡丹皮，皆肾经之药，助地黄之能；泽泻引诸品归肾，茯苓、泽泻泻膀胱之邪，古人补药，则必兼泻邪，邪去则补药得力，一辟一阖，此乃玄妙。《血证论》曰："若是肺中实热，壅遏其窍而声音闭者，人参泻肺汤治之。"认为肺中实热所致之失音，可予人参泻肺汤治疗。人参泻肺汤方中黄芩、栀子清上焦肺火；人参补肺之气；枳壳（炒）理气，防人参滋腻；薄荷、连翘疏散肺中郁热；甘草（炙）补脾和胃，镇咳平喘；杏仁（炒、去皮）润肺止咳，润肠通便；桑白皮（炒）清肺化痰；大黄泻大肠之热；桔梗宣肺利咽。《杂病源流犀烛》曰："音声病，肺家火热证也。盖声哑者，莫不由于肺热，宜降气清热，润肺生津，凉血益血。"又谓"暴喑者，莫不由于火盛，宜降气发音声"，强调喉喑病肺热型之辨证论治。

（5）祛痰散瘀：对痰瘀致喑的论治，古人多从痰湿盛而清气滞及胸中积瘀等方面论述。痰盛气滞者，宜化痰行气。张仲景《伤寒论·辨太阳病脉证并治》指出："少阴病，咽中伤，生疮，不能语言，声不出者，苦酒汤主之。"认为在少阴病基础上发生痰浊阻窍所致失音，可用苦酒汤治疗，方中半夏辛苦温，辛开喉痹，涤痰散结；鸡子去黄而清白者，甘寒润燥，利咽止痛，开声门；苦酒，味苦酸，消肿敛疮，活血散瘀。《外台秘要》曰："又疗忽暴咳，失声语不出，杏仁煎方。"指出治痰证喉喑的方药，且适于热痰者。杏仁煎方中杏仁润肺利咽；通草清热利水；紫菀润肺化痰；五味子敛肺止咳，益气生津；贝母、桑白皮清热化痰、泻肺利水；蜂蜜滋阴润肺。宋代杨士瀛在《仁斋直指方论》中言："密陀僧散治大惊入心，败血顽痰填塞心窍，喑不能言。"密陀僧散方中密陀僧燥湿，解毒，收敛。明代张介宾在《景岳全书》中曰：

"痰气滞逆而为暗者,如二陈汤、六安煎、贝母丸、润下丸之类。"认为痰气逆上之暗,治以化痰降逆。龚居中在《红炉点雪》中言:"夫失声之证非一,有痰壅……治法非苦寒降火;温燥消痰可复,惟益水清金则善矣。"滋阴降火以化痰。《类证治裁》言:"其痰热客肺,喘急上气致失音者,以桔干汤之属疏其壅。"认为治疗痰热壅肺所致暗哑之证宜用清法而非补法。桔干汤方中荆芥、防风、连翘、牛蒡子疏风清热;桔梗宣肺利咽;射干、玄参、山豆根、竹叶清热解毒,消肿利咽;甘草清热解毒,调和诸药。此外,清代医家亦有燥湿化痰之述。《张氏医通》曰:"肥人痰湿壅滞,气道不通而声暗者,二陈导痰开涤之,一切滋补皆为禁剂。"认为湿痰为喉暗的致病因素,治以燥湿化痰,并且禁滋补。《卫生宝鉴》曰:"玉粉丸治冬月寒痰结,咽喉不利,语音不出。"何梦瑶在《医碥》中曰:"寒痰结滞,玉粉丸。"《杂病源流犀烛》亦有类似论述。此为寒痰的辨治。玉粉丸中半夏燥湿化痰;草乌、桂枝温经祛湿。

(6)活血化瘀:胸中积瘀失音者,用活血化瘀之法,王肯堂在《证治准绳》中言:"蛤蚧丸(丹溪)治肺间邪气,胸中积血作痛失音,并治久咳失音。"提出血瘀致暗的证治,后人在此法基础上,又以会厌逐瘀汤、血府逐瘀汤论治。会厌逐瘀汤方中桃仁、红花、赤芍破血行滞,祛瘀止痛;牛膝活血通经,祛瘀止痛,引血下行。生地、玄参、当归养血益阴,清热活血;桔梗、枳壳,一升一降,宽胸行气;柴胡疏肝解郁,升达清阳,与桔梗、枳壳同用,尤善理气行滞,使气行则血行,桔梗并能载药上行,兼有使药之用;甘草调和诸药。诸药合而用之,使血活瘀化气行,为治胸中血瘀证之良方。

(7)益气化湿(痰):肺脾气虚,痰湿内盛者,宜补肺健脾,化痰(湿)利咽。《兰室秘藏》曰:"除湿补气汤治……语声不出。"清代庆恕在《医学摘粹》中载:"然则调声音者,益清阳而驱浊阴,一定之理也。如湿旺气郁,声音不亮者,以茯苓橘皮杏仁汤主之。"是《黄帝内经》中气失权,湿邪为患观点之具体运用。茯苓橘皮杏仁汤方中陈皮、半夏、茯苓为二陈汤,健脾燥湿化痰;杏仁宣利肺气以通调水道;生姜温胃散水;百合补肺阴,又可解郁。

(8)肺肾同治:《类证治裁》言:"久病失音,气虚挟痰,宜滋肺肾之化源,生脉散下都气丸。"认为气虚挟痰是久暗之主要病因,主张治疗宜肺肾同补,用生脉散合都气丸可治疗本证,《张氏医通》中亦有相同论述。陈士铎在《辨证录》中言:"治法必须大补肾子之水,子富而母自不贫。况肺气夜归于肾子之宫,将息安宁,劳瘁之肺,忽变为逸乐之肺,而又有津液以供肺母之用,则肺金顿生,自必气息从容,重施其清肃之令矣,方用助音汤……此方补肾之中,意仍注于补肺,然补肺之中,仍是补肾,所以能收已败之功,克奏将坏之绩也。"指出治疗本病要以补肾为主,兼以补肺,认为肾水若足,则肺金顿生。

(9)温肾散寒:明代戴元礼在《证治要诀》中言:"有声音不出之人,服冷剂愈失声,乃是肾经虚寒,投附子之剂数枚方可。"提出肾经虚寒之证治,认为失音者服冷剂而加重,多是肾经虚寒证,宜用附子之剂治疗,发展了《黄帝内经》阳衰致暗之观点。清代张璐在《张氏医通》中指出了"大寒犯肾"之特殊病机及治法,其曰:"麻黄附子细辛汤温之,并以蜜制附子噙之。"麻黄附子细辛汤方中麻黄发汗解表,附子温经助阳,以鼓邪外出,两药相合,温散寒邪而恢复阳气;细辛外解太阳之表,内散少阴之寒,既能助麻黄发汗解表,又助附子温经散寒。三药合用,补散兼施,可使外感寒邪从表散,又可因护其阳,使里寒为之散逐,共奏助阳解表之功。

(10)滋阴降火:唐代王焘在《外台秘要》中以桂心散方治疗"咽喉干燥,咳嗽,语无声音",可见此方有滋阴润燥之功。明代张介宾在《景岳全书》中载"百合丸"治肺燥失声不语。与《外台秘要》中桂心散方有异曲同工之妙。百合丸中百合、杏仁滋阴润肺;诃子降火利咽敛肺；薏苡仁清热健脾，利水渗湿。叶天士在《临证指南医案》曰："若龙相上炎烁肺者，宜金水同治……若暴中之喑，全属少阴之虚，宜峻补肝肾用药总宜甘润不宜苦燥。"指出阴虚火旺所导致之喉喑，需补肝肾之阴，且宜肺肾同治。罗国纲在《罗氏会约医镜》中言："滋阴八味汤治阴虚火盛……并治喉痹。"又言："肾阴一足，则水能制火，而肺以安，庶金清而声亮矣。"认为因虚所致喉喑多由肾阴亏虚所致，若肾水足，则肺金清，喑可治，并用滋阴八味汤可治疗。滋阴八味汤方中山药补土益水，益肺之母；熟地、枣皮滋阴补肾；黄柏、知母、牡丹皮清肾中虚火；茯苓、泽泻利水，泻膀胱之邪；麦冬滋肺胃阴。《张氏医通》言："若咽破声嘶而痛，是火邪遏闭伤肺，昔人所谓金实不鸣、金破亦不鸣……今改用生脉散合六味丸作汤，所谓壮水之主以制阳光也。"以上诸方之共同点为滋水制火，总之，治阴虚之喉喑，有润肺开音、滋肾鸣金、制火清金等方法。

2. 其他疗法

（1）针灸疗法：针灸治疗喉喑的历史悠久，秦汉时期《黄帝内经》已载有喉喑之针灸治疗原则及穴位，《灵枢·寒热病》曰："暴瘖气鞭，取扶突与舌本出血。"《灵枢·杂病》曰："暴言难，甚则不能言，取足阳明。"又言："厥气走喉而不能言，手足清，大便不利，取足少阴。"晋代皇甫谧《针灸甲乙经》曰："不能言，刺脑户。暴喑不能言，喉嗌痛，刺风府……喉痛，喑不能言，天窗主之。暴喑气硬，喉痹咽肿不得息，食饮不下，天鼎主之……暴喑不能言，支沟主之。"提出喉喑伴不同病证，可取不同穴位。唐代孙思邈《千金翼方》有用灸法治疗失喑不语之记载，其曰："先灸天窗五十壮讫，息火乃移灸百会五十壮毕，还灸天窗五十壮。"《备急千金要方》载："支沟、天窗、扶突、曲鬓、灵道主暴喑不能言。"提出治疗暴喑之针刺穴位。至宋代，琼瑶真人《针灸神书》云："忽然失音便生阳，即便气上又生阳，肺中气实多刮取，连用气下再刺良，复取三里生阳法，气下升阴补即多，再取少商出毒血，不怕失音病不和。"认为本病需针刺与放血一同治疗。王执中《针灸资生经》载："风府、承浆，疗喑不能言……听宫治失声，颊车治失音，阴郄治失音不能言。"可见王氏总结前人与自身经验提出治疗失音诸多经验穴。金元时期张从正《儒门事亲》载："夫男子妇人，喉闭肿痛不能言者，刺两手大拇指，去爪甲如韭叶，是少商穴。少商，是肺金之井穴也，以鈹针刺血出立愈。"认为少商穴针刺放血可治本病。《卫生宝鉴》中有循经取穴治喑的记述，其曰："手阳明，合谷，喑不能言""手少阴，阴郄，喑不能言""手厥阴，间使，喑不能言"。到明代，杨继洲《针灸大成》曰："失音不语：间使、支沟、灵道、鱼际、合谷、阴谷、复溜、然谷。"可见杨氏总结前人经验，提到针刺治疗喑证的穴位配方。吴崑《针方六集》曰："忽然失音语言难，哑门一穴两筋间，刺穴莫深须是浅，若刺深时疾少安。哑门，穴在项后，入发际五分两筋陷中。直针入三分，莫深入，令人哑。禁灸。失音先补后泻，头倾注不语单泻。"提到哑门穴是治疗失音难语的要穴，并提出针刺方法。《证治准绳》言："狐惑声哑……针灸喑有三法：其一取足少阴篇首所引二段经文是也。其二取足阳明。经云：足阳明之别，名曰丰隆，去踝八寸，别走太阴，下络喉嗌，其病气逆则喉痹卒喑，取之所别是也……其三取手阳明。经云：暴喑气哽，取扶突与舌本出血，舌本，廉泉穴也。"

（2）噙化法：将祛风散寒、清热解毒、消肿开音类药制成丸、散剂或用饮片原药置于口中噙化，随之缓缓咽津。唐代《备急千金要方》中有"乌翣膏含化"之记载。生乌翣解毒利咽，清热化痰，散热消结；升麻清热解毒，解表透疹；羚羊角清热解毒，平肝息风；蔷薇根清热利湿，祛风解毒；艾叶温经通脉；芍药清热凉血，化瘀止痛；通草清热利尿；生地清热解毒，养阴生津。《圣济总录》有"用马蔺根汁入蜜膏噙化治声暗病"之记载。马蔺根清热解毒。《红炉点雪》曰："以贝母、百合、诃子、槐花煎膏噙咽。"贝母、百合清热化痰，润肺养阴；诃子敛肺利咽开音；槐花凉血止血、清肝泻火。《外科正宗》曰："清音噙化丸……治肺气受伤，声音嘶哑，或久咳嗽伤声哑亦宜。"诃子、乌梅肉敛肺利咽开音；真阿胶、天冬、麦冬滋阴润肺；知母、黄柏滋阴清热；白茯苓利水渗湿，益脾和胃；熟地、当归滋阴养血；生地清热凉血，养阴生津；人参补肺益气。此方治疗肺气受伤，声音嘶哑，或久嗽咳伤声哑。《寿世保元》用上宫清化丸噙化治疗喉痛声哑，方中黄连清热燥湿，泻火解毒；桔梗宣肺利咽；山豆根、薄荷叶疏风清热，利咽消肿；粉草补脾益气，清热解毒；白硼砂清肺化痰。此方用于积热上攻，痰涎壅塞所致的喉痛声哑。《喉科心法》用蜜炙附子噙化治疗大寒犯肾所致失音。附子大辛大热，温肾散寒。

（3）含漱法：将清热解毒、祛风消肿类药煎煮取汤，频频含漱之。《儒门事亲》曰："以当归荆芥甘草煎，使热漱之。"认为热漱当归荆芥甘草煎可治疗本病。当归活血止痛；荆芥祛风解表，透疹消疮，止血；甘草清热解毒。

（4）吹药法：将具有清热解毒、化痰开音类药物制成极细粉末，用吹粉器将药粉吹入咽喉部以达治疗目的。唐代王焘《外台秘要》曰："春芫花根，令飞扬入其七孔中……病从于此瘥。"提出吸入芫花可治寒证失音。明代《外科正宗》中有"冰硼散治久嗽痰火咽哑作痛"之记载。《寿世保元》中有"神仙通隘散……治喉中闭"之记载。

（5）探吐法：是以祛痰药物为主，加以机械刺激咽部而呕吐痰涎，以治痰热壅盛的重症喉暗。《古今医统大全》载："热痰壅盛声不出者，盐汤探吐之。"认为盐汤可使热痰吐出，痰出则声开。《外科正宗》亦有"桐油钱……探吐治喉风、喉闭"之记载。

（6）外敷法：将药物制成膏剂或粉剂，涂于或撒于膏药上敷于局部以治疗喉暗。《肘后备急方》曰："以苦酒煮瓜子，敷颈一周，以衣苞，一日一夕乃解，即差。"《外台秘要》和《备急千金要方》亦有同样记载。清代吴尚先《理瀹骈文》载有用"清肺膏……治肺病并失音者"，用以治疗肺病失音。

（7）养息疗法：《景岳全书》曰："复有号叫、歌唱、悲哭，及因热极暴饮冷水，或暴吸风寒而致暗者，乃又其易者也，若此者，但知养息，则弗药可愈。是皆所当辨者。"较早认识到养息在嗓音疾病治疗中的作用。《古今医统大全》言："有因争竞大声号叫，以致失声。或因歌唱伤气，而声不出……养息自愈。"

以上历代医家的论述，不仅确定了中医药防治喉暗的理论基础，至今仍影响着我们对该病的治疗理念，对临床实践起着重要启迪与昭示作用。

（马俊男　王佳柔）

喉痈源流考

喉痈是指发生于咽喉及其邻近部位的痈疮，此病最早见于《灵枢·痈疽》，书中有云："痈发于嗌中，名曰猛疽，猛疽不治，化为脓，脓不泻，塞咽半日死。"此处"猛疽"属于喉痈范畴。《伤寒论·少阴病脉证并治》所载的"咽中伤，生疮"一症，亦属于喉痈范畴。喉痈之名直至《诸病源候论》才出现，并且认为此病的病因病机为"六腑不和，血气不调，风客于间，为寒所折，气壅而不散，故结而成痈。"这也说明了喉痈发病与脏腑气血和外邪之间的关系。自此喉痈一名开始被广泛使用，随着后世医家对于本病的深入认识，其病因病机、治疗方法等不断完善。现从病名、病因病机、证候分类及治疗四个方面着手，对历代重要医籍中的相关病证记载进行整理研究，望对临床诊治此类疾病提供思路和方法。

（一）病名

"喉痈"这一病名，在历代文献中有多次演变，最早称"猛疽"，后在《诸病源候论》中称"喉痈"。唐宋时期，医家对喉痈的认识与研究尚不充分，常将其归类于喉痹之中。直至清代，在对此病进一步深入研究后，医家才逐渐把喉痈单独分离出来，并根据不同的病机和病因对其进行分类命名，但较为杂乱。现从病因、病机、病症特点、病位几个方面进行整理归纳如下。

1. 以病因病机分类命名

历代医家根据邪气寒热性质之不同，分为"积热喉痈"和"伏寒喉痈"两类。金代窦汉卿在所著的《疮疡经验全书》中记载道："积热喉痈，其肿如黄糖李，微黄，上面红丝，外证项上痛，齿痛，此胃经受热。"说明胃经热邪的壅聚可导致喉痈的发生。到了清代，由于"伏邪"理论萌发，张宗良在其所著的《喉科指掌》中提到："伏寒喉痈，因积寒在内，外感时邪而发。其色红肿紫色，脉浮不数。"认为寒邪在体内伏留，外感时邪而发，引起喉痈，将其称为"伏寒喉痈"。此分类命名方法对后世医家认识本病病因病机有着深远影响。

2. 以病症特点分类命名

根据喉痈痈肿的色泽不同，分类命名有"大红喉痈""淡白喉痈"两种。清代鲍相璈所著的《验方新编》中记载："大红喉痈，此症脾肺积热，其色鲜红，肿胀关内，六脉洪大，身发寒热。"此处虽亦论述病因病机，且与上文所述"积热喉痈"基本一致，但因命名时更加侧重临床表现，即痈肿色鲜红为特点，故将其放于此处论述，临床诊治过程中可将两者结合来看，不可孤立视之。书中亦载道："淡白喉痈，此症因脾肺受寒，其色不红。"其与"大红喉痈"表现截然不同，其特点为痈肿色不红，而以淡白为主，亦论述"脾肺受寒"之病机。根据不同喉痈导致的外在症状特点不同，又可将喉痈分为"声哑喉痈""肿烂喉痈""锁喉痈"三种。《验方新编》中仍有明确分类描述："声哑喉痈，此症受寒太重，肺脉闭塞，以致声哑，饮食难进，或有烂斑。"以声音嘶哑这一特点而命名。"肿烂喉痈，此症因脾家积热而生，红肿溃烂，两手关脉洪大者是也。"根据患处红肿溃烂这一病症特点来命名。清代高秉钧在《疡科心得集》中道："锁喉痈，生于结喉之外，红肿绕喉。"依其病位始终绕喉而得名。

3. 以病位分类命名

喉痈虽均发于喉部，但其具体位置不尽相同，根据其具体病位可分为"单喉痈""双喉痈""兜腮喉痈"等。张宗良在《喉科指掌》中有云："单喉痈，或左或右。身热背寒，脾肺之症也。"说明当喉部只有一侧发病时，就将其命名为"单喉痈"。当两侧同时发病时即被命名为"双喉痈"。书中又云："兜腮喉痈，此痈生于腮下，其名悬痈，因郁积寒气而发。"说明了当在腮下发病时即命名为兜腮喉痈，又名悬痈。

（二）病因病机

本病大多为风热邪毒外袭，引动脾胃积热，上循咽喉，遂致内外热毒搏结，蒸灼肉腐成脓，脓毒流窜而致，分为风热侵犯，上犯咽喉，邪毒搏结不散，血热肉腐而为病；或是肺胃素有积热，复感外邪，入里化火，引动脏腑积热上攻，内外热毒搏结于咽喉，气血壅滞，化腐成脓；或是火热邪毒灼损多日，加之清解攻伐，气阴两虚；或素体气血亏虚，正气不足，祛邪不力，邪滞咽喉，致痈肿难消。总结归纳后可分为风热侵犯、伏寒化热、肝肺郁热、肺胃蕴热、毒邪积聚五种，现分别论述于下。

1. 风热侵犯

清代高秉钧在《疡科心得集》中云："锁喉痈，生于结喉之外，红肿绕喉。以时邪风热，客于肺胃，循经上逆壅滞而发。"说明了风热之邪客于人体也是造成喉痈的主要病因之一。

2. 伏寒化热

若患者感受寒邪，寒客于体内，郁闭不通，而又感受时邪而复发，则易成脓为痈。《喉科指掌》记载："伏寒喉痈，因积寒在内，外感时邪而发。其色红肿紫色，脉浮不数。"又云："此症因脾肺受寒，其色不红，若用寒凉之剂，七日之内必成脓溃，有脓即用针挑破患处。"均说明伏寒侵袭人体，在体内化热，最终热邪上攻侵袭喉咙，导致成脓为痈而成喉痈。

3. 肝肺郁热

若肝郁化热，胃火上炎，热伤喉咙也可以导致喉咙生脓而成喉痈。清代《喉舌备要秘旨》中有云："此症发在喉内，或左或右，单起一片，耳底痛甚，七日成脓，是乃阳症。治宜左平肝，右清肺，加以升提之药治之。"阐述肝火与肺热可导致喉痈。《医宗金鉴·外科心法要诀》载："结喉痈发项前中，肝肺积热塞喉凶，脓成若不急速刺，溃穿咽喉何以生。"此处则着重强调肺热与喉痈发病之间的关系，而辅以说明肝火和喉痈间的联系。

4. 肺胃蕴热

若患者平素嗜用辛辣之品，或有郁热于胃，则可致肺胃长期蕴热。而喉咙为肺胃之口，伤于火热则成喉痈。清代包三述在《包氏喉证家宝》中云："喉痈证，因过食辛辣炙浓味醇酒，感热而发，属肺经痛。"提出喉痈是由于日常饮食偏于厚腻，日久积热于肺所致。张宗良在《喉科指掌》中云："肿烂喉痈，此症脾家积热而生，红肿溃烂，两寸关脉洪大者是也。"又云："大红喉痈，此因肺脾积热，其色鲜红，肿胀关内，六脉洪大，身发寒热。"明确地说明了喉痈乃是肺胃处酝酿热毒，上灼咽喉所致。林珮琴在《类证治裁》中载："喉痈，红肿而痛，别无形状，因过食辛辣炙爆浓味而发。症属胃大肠二经，重则寒热头痛。"火热上炎，随着肺胃的长期蕴热，热势必会上灼喉咙，而致喉痈。

5. 毒邪积聚

若患者素体不足，而体内热毒却不断集聚，日久毒聚于喉咙则致喉痈。清代高秉钧在

《疡科心得集》里亦记载："锁喉痈，生于结喉之外……又或因心经毒气，兼挟邪风结聚而发。"此处则提到心经热毒受风邪引导，灼烧喉部的病因病机。袁焯在《丛桂草堂医案》中道："盖温毒痰热，蓄积上焦，污血壅阻，而成喉痈。"提到温毒亦是此病的主要病因之一。吴谦等在《医宗金鉴·外科心法要诀》中提到："夹喉痈生喉两旁，肝胃毒热发其疮，疮与结喉痈同治，尤嫌痰壅不时呛。"《喉科指掌》载："喉痈地位属肝，再进内寸许，或烂或肿，俱属脾胃火毒之症。"上述均说明喉痈的产生和体内毒邪集聚联系密切。

（三）证候分类

历代医家对喉痈证候分类的表述：①外邪侵袭，热毒搏结；②热毒困结，化腐成脓；③气阴耗损，余邪未清。

（四）治疗

喉痈病机较为单一，针对病因病机而确定的治法也十分有限，故历代对于此病的治疗方法比较少。大体上可将其分为内治和外治两种，其内治法需要按照辨证论治的原则进行治疗，外治法可分为针灸、外敷等方法，现分别论述于下：

1. 辨证论治

（1）解表清热：对于因感受外邪而致的喉痈，或是感于风热，或是感于寒邪，均适合通过解表和清热并重的方法进行治疗。清代张锡纯《医学衷中参西录》中道："此时愚年近三旬，临证恒自有见解，遇脉之初得浮数有力者，重用玄参、花粉以清其热，牛蒡、连翘以利其喉，再加薄荷叶二钱以透其表，类能奏效。"可见表证有咽喉不利者，可疏风解表，清热利咽。《喉科指掌》云："伏寒喉痈，因积寒在内，外感时邪而发。其色红肿紫色，脉浮不数。六味汤加羌活、葛根、河车、山甲、赤芍、归尾（各二钱），角刺、苏叶、木通（各一钱），细辛（三分），两日后加山栀（一钱）去羌、葛二味，余药照前，四五日可愈。"此方中用羌活、葛根分走二阳，善于走表，穿山甲、皂角刺可透脓外出，赤芍、当归可凉血活血。诸药共奏解表清热、消痈散肿之功。又载道："单喉痈，或左或右。身热背寒，脾肺之症也。有红点者，风火；无红点者，风寒。脉象如前。六味汤加苏叶、羌活（各二钱），漱一服，明日再加赤芍、归尾、豆根、山栀（各钱半），服一帖即愈。"此方中苏叶、羌活用于解表散寒，赤芍凉血清热，用药体现了解表和清热共重的喉痈治法。

（2）清热解毒：若体内热毒蕴集，治疗应重视清内热，解火毒。《尤氏喉症指南》中说："或问当结喉生痈何如？曰：是名喉痈，又名猛疽。以其热毒猛烈，可畏也。属任脉及手太阳、手少阴经，积热忧愤所致。急宜清热攻毒，用琥珀犀角膏，及黄连消毒饮、紫金丹、乌金散选用。壮实者一粒金丹下之。若过时不治，溃穿咽嗌者死。"至清代，《类证治裁》中写道："喉痈，红肿而痛，别无形状，因过食辛辣炙爆浓味而发。症属胃大肠二经，重则寒热头痛。犀角地黄汤，吹用金丹一、碧丹十。四五日可愈。"其中犀角地黄汤可以入血分，清血热解毒，金丹、碧丹可以祛风解毒，开喉痹，以疗喉痈。《喉科指掌》中记载："上痈，高如梅核挂下，不能饮食。此症因胃家炙之毒，积久而发，用宜解毒之剂。草河车（三钱），石膏（五钱），地丁、生地（各二钱），归尾、赤芍、山甲、角刺（各钱半），丹皮、花粉、葛根（各一钱），服四五帖或十帖。兼用玉枢丹，每日服五分。吹紫雪、金不换。此症非小，二、三月收功者亦有之。"此方中石膏大清火热，紫花地丁可清热解毒，穿山甲、皂角刺透脓外出，牡丹皮、赤芍凉血活血，诸药共奏清热解毒、凉血消痈之功。以上均是重视清热解毒法治疗喉痈的论述。

（3）清泻实火：若患者体内热重，治疗更适合直接清解其体内实热，以加快痊愈。清代许克昌与毕法合撰的《外科证治全书》中有云："川连（一钱），桔梗、牛蒡子（炒）、元参、赤芍、荆芥（各一钱五分），甘草（一钱），连翘、黄芩、天花粉、射干、防风（各一钱五分），上水煎，热服。此方治喉痈实火证也。但喉病实火者少，虚火者多，不可轻试。若寒，必痛肿痛之甚，亦只用苏子利喉汤倍桔梗加牛蒡、射干各钱半治之，兼服百灵丸必愈，尤为善法。"此方中黄连、黄芩清解火热之力甚强，但喉部疾病实证少，即使为实证也要注意清泻实火之力，方中连翘、天花粉、牛蒡子、荆芥均入上焦，桔梗可引药上行。诸药共用，总体起到清喉部实热的作用，以治疗喉痈。

2. 其他疗法

（1）针灸疗法：此病作为有外在表现的疾病，前期的治疗宜用针刺排脓的方法。清代李用粹《证治汇补》云："喉痈肿甚必当刺，用巴豆油涂纸上，拈条点火，才烟起即吹灭。令患人张口带火刺于喉间，俄顷即吐出紫血而宽。"此处提到了火针疗法，直接针刺局部，泻血分热。现代医家又渐渐发现咽喉肿痛甚者，针刺合谷、内庭、太冲等穴并通过泻法，亦可起到消肿止痛的作用。

（2）吹敷法：一般可将清热解毒、消肿止痛的中药制为喷剂，吹喉关红肿处，《尤氏喉科秘书》记载："如症重，碧、金各半，用至三五次后，痰涎必上壅，然后用金六碧四，将吹管直对喉中，重吹一吹，随手出管，即吊出痰，此要诀也。"

（3）外敷法：颔下肿痛明显者，可用紫金锭或如意金黄散，以醋调敷；清代蒋示吉《医宗说约》曰："喉痈生于咽外正中，肿痛妨碍饮食，红肿发热，如必欲溃脓，软而胀痛者针之，内服补托之剂，玉红膏搽贴其肌完口。又有腐溃内通，汤水随孔出者，曾治数人，俱亦无妨。"此处提出了玉红膏用以外敷治疗的方法。

（4）口含法：元代杨清叟《仙授外科集验方》载："治喉风急证，牙关紧闭，水谷不入。山豆根，白药子等分，水煎噙之，咽下二三口即愈。人虚寒者，勿服。"提出了山豆根含服以治疗的方法，此后又有人采用清热解毒、利咽止痛的中药含片、滴丸含服来治疗此病。

综上所述，历代医家对喉痈之认识繁多，但其辨证思路均有脉络可寻，治疗方法也同中有异，遂整理如上，以探究其源流，总结其规律，为临床研究提供依据。

（乔　羽）

喉癣源流考

喉癣又称咽喉癣，系指咽喉生疮溃腐、形似苔藓的病证。"喉癣"作为病名首见于《景岳全书》。其相关论述散见于历代医籍之中，故本书将从病名、病因病机、证候分类及治疗四个方面对喉癣病相关历史论述进行整理和综合，探其本源，辨其本质。

（一）病名

喉癣是以咽喉痒痛，干燥不适，声音嘶哑，咳吐痰血，肌膜溃烂，边如鼠咬，腐衣叠生，形如苔藓，缠绵难愈为主要特征的一类病证。在历代文献资料中，根据喉癣的病症特点、症状及病因病机的不同，而有不同的称谓，如"尸咽""喉中生疮""咽中生疮""咽喉生疮""喉癣""天白蚁""肺花疮""久病失音"等。综合分析喉癣诸多称谓的历史，可归纳为以下两种分类命名。

1. 以病因分类命名

明代以前的医籍中未见有"喉癣"病名，古人对本病的认识为腹内尸虫上蚀咽喉，以致咽喉部生疮，自觉痛痒，如隋代巢元方在《诸病源候论》中曰："尸咽者，谓腹内尸虫，上蚀人喉咽生疮。其状，或痒或痛，如甘蜃之候。"明确指出本病的发病原因及症状表现，这也是最早的关于本病的记载，巢氏之言也为研究尸虫上蚀之致病原因打下了坚实的基础。宋代官修《太平圣惠方》亦承巢氏之论，将"喉癣"称为"尸咽"，如其曰："夫尸咽者，谓人腹内尸虫，上蚀咽喉生疮也。"清代冯楚瞻在《冯氏锦囊秘录》中亦有对本病的描述，其言："阴虚咳嗽，久之喉中痛者，必有疮，名曰肺花疮。"认为其病因是肺金太旺、虚火上炎。现代《中国医学大辞典》亦同意此观点，认为"肺花疮，喉癣别称"。

2. 以病状分类命名

前人对喉癣所出现的咽喉干涩、溃烂、痰唾稠浊，口中腥臭，声音嘶哑等咽喉症状，称为咽中或喉中生疮或喉疮。如宋代官修《圣济总录》有"喉中生疮，久患积劳，不下食，日渐羸瘦""咽中生疮，语声不出""咽喉生疮，或白或赤，痰唾稠浊，喉中腥臭疼痛"之述，并以"喉中生疮""咽中生疮""咽喉生疮"来命名喉癣。朱橚等《普济方》沿《圣济总录》之论，其言："咽喉生疮，赤根白头，痰唾稠浊，口中腥臭。"与前人认识高度一致，认为喉癣具有咽喉溃烂生疮、痰唾浓稠、气味腥臭的特点。随着对本病认识的不断提升，古人发现喉癣若失于医治，或调理不慎，可致咽喉病变部生霉烂，蔓延开大，叠起腐衣，旁生小孔，若蚁蚀之状，故称为"天白蚁"，如清代吴谦等在《医宗金鉴·外科心法要诀》中曰："此症一名天白蚁，咽喉干燥，初觉时痒，次生苔藓……若失治兼调理不慎，致生霉烂，蔓延开大，叠起腐衣。"顾世澄在《疡医大全》中载："咽喉内生疮，鼻孔俱烂，此名天白蚁疮。"沈青芝在《喉科集腋》中云："天白蚁疮乃咽喉内生疮，鼻孔俱烂也。"古代医家通过其病外表进行观察，得出其状如"叠起腐衣""次生苔藓""状若虾皮"等特点，且其形似苔藓，故将具有此类症状特点的疾病沿用张介宾之言，称其为"喉癣"。

（二）病因病机

关于本病发生的原因，历代医家均有不同论述，病因病机较多，但不外乎肺脾壅盛，尸虫上蚀；阳盛阴亏，火灼痰聚；虚火上炎，肺金火旺；肾虚火旺，发癣于喉四个方面，现分别论述如下。

1. 肺脾壅盛，尸虫上蚀

宋代官修《太平圣惠方》载："夫尸咽者，谓人腹内尸虫上蚀于喉咽生疮也，此皆阴阳不和，脾肺壅滞。"南宋杨士瀛在《仁斋直指方论》中亦云："尸咽者，此为阴阳不和，肺脾壅盛，风热毒气不能宣通，故令尸虫发动，上蚀于喉。"由此可知，宋代医家在巢元方所论"尸咽者，谓腹内尸虫，上蚀人喉咽生疮"的基础上，认识到"尸咽"即"喉癣"的发病是由于其人素体肺脾壅盛，以致毒物尸虫上蚀咽喉。明代徐春甫在《古今医统大全》中云："十八证之外，又有尸咽证，此为阴阳不和，脾肺壅盛，风热毒气不能宣通，故令尸虫发动，上蚀于喉，或痒或痛，如匿虫之候也。"亦延续了此观点，并更清晰地论述了脾肺壅盛，风热毒气宣通不利导致尸虫上蚀咽喉，发为喉癣的病因病机。清代唐宗海在《血证论》中则就此病因病机说得更为确切，其言："人有痨虫，居于肺间，啮坏肺脏，金蚀不鸣，喉干喉痒。"《医宗金鉴·外科心法要诀》描述喉癣的病因为"过食炙煿、药酒、五辛等物，以致热积于胃，胃火熏肺而成斯疾"，强调饮食失宜，过食肥甘厚味致使脾胃蕴热，向上蒸腾熏灼于肺，亦可发为该疾。

2. 阳盛阴亏，火灼痰聚

历代医家认为喉癣发病原因为阳盛阴亏，火炎痰聚者，当以明代龚居中为代表，龚氏在治疗痨瘵病专著《红炉点雪》中有较为详细的论述，其言："然以病之先后言，则火为痰之本，痰为火之标，而其阴虚，则又为致火致痰之本矣。何则？阴虚则火动，火动则痰生，所谓痰火者，宁非言末而忘本耶。"痰火的形成总因阴虚而致，阴虚则火旺，火性炎上，故痰火上攻，尸虫蚀咽而成喉癣。张介宾在《景岳全书》中亦云："凡阴虚劳损之人，多有此病，其证时满喉生疮，红痛，久不能愈。"强调了阴虚劳损之人易患喉癣，故治疗宜以滋补真阴之剂为主，不可用退热清火之剂。

3. 虚火上炎，肺金火旺

清代林珮琴在《类证治裁》中曰："喉癣，为虚火上炎，肺金燥热，致咽喉生红丝如哥窑纹，如秋海棠背纹，干燥而痒，阻碍饮食，虽不丧命，不能速愈。"亦如《尤氏喉科秘书》曰："虚火上炎，肺金太旺，致攻喉关。"肺为娇脏，虚火上炎，肺金燥热上熏咽喉，气血壅滞，故发为喉癣。《杂病源流犀烛》云："喉癣为虚火上炎，肺金太旺，致攻咽喉，生红丝如哥窑纹，如秋海棠叶背后纹，饮食阻梗，咽痛，虽不丧命，不能速愈。"上述均认为虚火上炎，熏蒸肺金，发癣于喉，且喉癣发病阻碍饮食。

4. 肾虚火旺，发癣于喉

《尤氏喉症指南》载："喉癣因肾虚火炎，肺经火旺，不肿而微红，如海棠叶背红筋状，有斑点青白。"其提出喉癣因肾虚火旺，肺经受扰上灼咽喉，咽喉失润而为喉癣。又如《景岳全书·杂证谟·咽喉》云："喉癣症，凡阴虚劳损之人多有此病……此实水亏虚火证也。"明确提出喉癣发病原因为水亏火虚。龚居中在《红炉点雪》中曰："若夫土衰水涸，则相火蒸炎，致津液枯竭，由是而咽喉干燥疼痛等证作矣。"肾虚火旺，相火浮越，火性炎上，上灼咽喉而导致的咽喉干燥疼痛，声音嘶哑之象。清代陈士铎在《辨证录》中也认为本病是肾水不足，而肺金受损，瘵虫蚀肺而致，其曰："此病因肾水之耗，以致肾水之冲而肺金又燥，清肃之令不行，水火无既济之欢，金火有相形之势，两相战斗于关隘之间，致成此症。"沈青芝在《喉科集腋》中曰："夫癣者，必有虫在咽喉之地，此因肾水之耗以致肾火上冲，肺金又燥。"张宗良在《喉科指掌》中云："此症因肾虚火旺，发癣于喉，不肿而微红，上有斑点，青白不一，如芥子大或绿豆大，每点生芒刺，入水大痛，喉干声哑，咳嗽无痰，六脉细数。"以上各家所论，均为肾水不足，虚火伤金，癣虫蚀肺，发癣于喉。

（三）证候分类

历代医家对喉癣证候分类的表述：①肺阴不足；②阴虚火旺；③气阴两耗，癣虫蚀喉；④肺肾阴虚，虚火上炎；⑤肾虚火旺；⑥肺胃热毒；⑦热积肺胃。

（四）治疗

1. 辨证论治

（1）调和脏腑，燥湿杀虫：宋代官修《圣济总录》针对喉癣的治疗，提出"务先去三虫"的思想，其曰："道家服药，务先去三虫者，以其为人害也，尸咽之病，亦本于此……亦当服药治之，勿使妄动则善矣。"强调治疗喉癣首要思想即是驱虫。刘信甫在《活人事证方后集》中云："金露丸，夫尸咽喉者，谓人腹内尸虫上蚀于咽喉而生疮也。此皆阴阳不和，脾肺壅滞，风热毒气在于脏腑，不能宣通……宜服此方。"金露丸有内调肝肺、清热解毒、燥湿杀虫之效。明代程云鹏在《慈幼新书》中云："喉癣者，风火郁滞喉间，蒸湿生虫，或疼或痒，干燥枯涸，甚至面红耳热而不可忍，百部汤治之。"百部汤方中白薇、白芥子清热凉血，解毒杀虫；紫菀、百部润肺燥，且方中百部可杀癣虫；元参泻火解毒；麦冬、五味子益气生津；牛蒡子具有解毒利咽之功，可消咽喉肿痛。同样强调调和脏腑、燥湿杀虫之法。万表在《万氏家抄济世良方》中记载紫金锭可燥湿杀虫，也用于治疗咽喉癣，以研磨后服用效果为妙，其言："紫金锭，治家患传尸痨，一女子为尸虫所噬，磨服甚效。"清代易凤翥在《外科通论》中云："尸咽症因脾肺湿热，郁久生虫，剥蚀咽喉，麻痒兼痛，声音嘶哑者，初用榧子、芜荑、桂心、炒杏仁等分，研末蜜丸，常噙咽中，徐徐咽下，兼服广笔鼠粘汤。"广笔鼠粘汤具有清热养阴、化痰利咽之功，其以榧子为主药意在杀虫。主治"喉癣内热，咽嗌暗红，痛痒而燥，次生苔癣，甚则有小孔如蚁蛀，时吐臭涎，妨碍饮食"。

（2）滋肾补肺，降火润燥：久病伤阴，肺肾阴虚，阴液亏损，津液枯竭，不能上承滋养咽喉，故治宜滋肺肾阴以降火润燥，如明代张介宾在《景岳全书》中云："喉癣证，凡阴虚劳损之人多有此病，其证则满喉生疮红痛，久不能愈，此实水亏虚火证也，宜用前阴虚喉痹之法治之。若多咳嗽肺热，宜以四阴煎之类主之，若满喉生疮破烂而痛者，宜用牛黄益金散吹敷之，仍内服滋补其阴之剂，自可痊愈。"此保肺清金之剂，故曰四阴，四阴煎有滋阴生津、保肺清金之效，方用生地、麦冬、白芍、百合、沙参、甘草、茯苓。清代张宗良等在《咽喉秘集》中曰："喉癣，此症因肾虚火旺，发癣于喉……用知柏地黄汤兼四物汤，加麦冬、炒元参、盐炒女贞子、枸杞、人参、洋参、首乌、阿胶各二钱，十服后，用桂附八味丸加女贞、枸杞、二参，淡盐汤下，每服四钱。"知柏地黄汤兼四物汤滋阴降火，主要治疗肾阴亏虚所生诸症，方加麦冬、炒元参、女贞子、枸杞子、人参、洋参、何首乌、阿胶，滋阴补肾之力益甚。于十服后，更方为以温补肾阳为主的桂附八味丸，加滋补肝肾之女贞子，补肾之枸杞子。

此外，养阴润肺、清热降火法亦可作为喉癣治法之一，为历代医家所应用。如清代吴澄在《不居集》中载："牛黄益金散治虚火炎上伤肺，喉癣，咽疮破烂。"以黄柏、白僵蚕、白硼砂、牛黄制成的牛黄益金散来治疗阴虚喉癣，仍内服滋补真阴之剂。

2. 其他疗法

其他疗法在历代医籍中亦有较多的记载，主要以外治法为主，如《备急千金要方》《普济方》《圣济总录》《太平圣惠方》等方著中均收藏大量的外治方药。喉科专著大量出现，外治方药亦随之增多，对药物的选择、加工、秘制方法都有一定的特点，通过整理，主要从含津法、熏蒸法、吹药法、漱咽法四个方面进行论述：

（1）含津法：对于含津法治疗喉癣，即把一类由清热解毒、养阴利咽药物组成的方药，研末，做成蜜丸，含口内慢慢津化，此法可使药物浸渍患处，从而达到较好的治疗效果。如宋代官修《太平圣惠方》载治咽喉内生疮诸方中的大青丸，其言："大青、黄芩、蚤休、黄药、黄连、蔷薇根皮上件药，捣罗为末，炼蜜和捣三二百杵，丸如酸枣大，绵裹一丸，含咽津。"又载治尸咽痒痛诸方之金露丸："夫尸咽者，谓人腹内尸虫上蚀于喉咽，生疮也。此皆阴阳不和，脾肺壅滞，风热毒瓦斯，在于治尸咽喉，风热毒瓦斯，上攻咽中痒痛，宜含化金露丸方……都研令匀，炼蜜和丸，如皂荚子大，每于食后，及夜卧时，用薄绵裹一丸。含化咽。"本方以朱砂、白矾、甘草、铅霜、麝香、太阴玄精、蛇蜕等药组成，炼蜜为丸，如皂荚子大，于夜间睡眠前含服。明代李时珍在《本草纲目》中载："尸咽痛痒、语音不出：榅实半两，芫荑一两，杏仁、桂各半两，为末，蜜丸弹子大，含咽。"亦属此含津法，药物直达病灶，清热解毒，利咽。亦有清代江涵暾在《奉时旨要》中云："喉癣，喉中不闭不肿，气出如常，微微疼痒，此虚火，淹缠难愈，宜冰梅丸含之。"含服冰梅丸以缓解喉癣。

（2）熏蒸法：即将发散性药物烧烟，熏蒸患处，如《本草纲目》曰："治尸咽痛痒、语音不出，用麻黄以青布裹之，烧烟筒中熏之。"麻黄归肺经，以青布裹麻黄，烧灼以烟熏蒸，具有辛散利肺之效。

（3）吹药法：即由具有清热解毒、祛腐生肌、利咽生津作用的药物组成，研成极细粉末，每以少许用竹管或纸筒将药粉吹布患处，浸渍肌膜，起到治疗作用。如明代张介宾在《景岳全书》中用牛黄清金散（黄柏、硼砂、僵蚕、牛黄）吹敷患处，其载："若多咳嗽，肺热……若满喉生疮，破烂而痛者，宜牛黄益金散吹之。"罗浮山人在《箓竹堂集验方》中云："治喉癣喉痛难进饮食方，凤凰衣、橄榄核、孩儿茶上各等分，以一钱为则，加冰片半分，用竹筒装药，吹入喉内即能进饮食。"喉癣喉部溃烂生疮，进食困难，以上三味药加冰片，纳入竹筒内，吹至患处即可得缓。清代顾世澄在《疡医大全》中载以穿山甲散吹喉治疗喉癣，其言："（穿山甲散）白霜梅、枯矾、穿山甲、雄黄共研细末，吹喉中，立效。"冯楚瞻在《冯氏锦囊秘录》中云："阴虚咳嗽，久之喉中痛者，必有疮名肺花疮，坎离加玄参甘桔，不可用冰片吹药。"指出阴虚喉癣则不宜加冰片吹之。赵学敏在《本草纲目拾遗》中曰："喉癣张氏必效方：刀豆壳烧灰，以二、三厘吹之，立效。"刀豆为双子叶植物药豆科植物，果壳入药，味甘，性平，具有和中下气、散瘀活血之效。治疗喉癣时，宜烧灰存性研末吹。

（4）漱咽法：则是以清热解毒药物组成，煎熬成汤，漱咽，漱后吐之的方法。如宋代官修《圣济总录》云："咽喉生疮，痛不可忍，用蔷薇根饮方，以蔷薇根皮、升麻、生干地黄、黄柏、铅白霜煎汤，热漱咽嗌，冷即吐之。"即熬煮蔷薇根饮方后，趁热含于口腔中，以其热气浸润喉间生疮部位，待其冷而吐之。

综上所述，历代医家对喉癣的认识至今仍影响着我们对该病的治疗理念，现整理汇成此文，以冀为临床实践及理论研究提供良好的指导与启迪作用。

（王婷萱　李文昊）

白喉源流考

"白喉"作为病名最早出现在《白喉咙证论》中，清代陈葆善《白喉条辨》曰："国朝道光间，湖南陈氏雨村始著《白喉咙证论》。"但此书已佚。清代张绍修的《时疫白喉捷要》是中国医学史上现存第一部直接以"白喉"病名命名的白喉病专著。白喉是由时疫疬毒侵袭咽喉，表现为咽喉突发红肿，溃生白腐，伴发热恶寒等表证，甚者白腐满喉，喉中极疼，喉闭神昏，酿成危证的一种急性传染病。通过古代医籍中对本病论述的整理研究，下面将从病名、病因病机、证候分类、治法四个方面考究本病。

（一）病名

在清代以前的历代古籍中，不仅没有白喉一名，甚至没有对此病的系统论述，曾有对于"喉痹""马喉痹"的症状描述与白喉的临床表现颇有些相似，但是并未明确提及"传染"二字。直至清代，我国才出现对白喉明确记载的第一声，即郑梅涧《重楼玉钥》所载"白缠喉"一病。因先时之称谓并非"白喉"，在此之后讨论白喉这个疾病时所用的名称也不尽为"白喉"，现从以下两个方面分类命名进行探讨。

1. 以病因病机分类命名

清代鲍相璈在《验方新编》中将感疫气所得白喉称为"瘟疫白喉"，其后沈青芝在《喉科集腋》中曰："白喉风初起用葛根、僵蚕、蝉衣以散风热。"提到本病的发生与风邪密切相关，且以"白喉风"命之。现代《中医辞典》亦提到"白缠风"，类似白喉。

2. 以病症特点分类命名

正常人的喉咙淡红鲜亮，表面光滑，而白喉患者的喉咙上覆盖有一层白色腐腻之物，所以医家见此常命其为"白喉"。清代凌德在《专治麻痧初编》中收录的屠氏疏村《论白》记载："有另时疫白喉咙一证，其发有时，其传染甚速，其证最危最险。"黄炳乾在《时疫白喉捷要合编》中描述本病，其言："道光中叶，始于江浙，迄乎荆湘黔滇间发作无时，传染甚速，巷陌街衢死者踵相接，惟时西北诸郡邑无有焉。迩来疫情流行，与时变迁，秦陇地方亦丁其厄。"指出道光时期以后白喉已流行全国大部分地区。刘华封在《烂喉痧证治辨异》中曰："白喉则咽中干，喉痧则咽中多痰涎；白喉止五心烦热，喉痧则浑身大热云云。"他在书中将白喉与烂喉痧之症进行仔细鉴辨，以教当时医家莫要用治白喉的方法治疗烂喉痧。另外，如李纪方《白喉全生集》、黄维翰《白喉辨证》、耐修子《白喉治法忌表抉微》等均用此名。《重楼玉钥》云："喉间起白如腐一症，其害甚速，乾隆四十年前无是症，即有亦少。自二十年来，患此者甚多，惟小儿尤甚，且多转染，一经误治，遂至不救……即所谓白缠喉是也。"将其命名为"白缠喉"，指出本病为喉间起白腐，且以传染性强、患者多为小儿、致死率高为特点。此外郑梅涧在《喉白阐微》中又云："喉间白腐一证，俗名白菌，即白缠喉是也。"提出本病亦谓"白菌"。

（二）病因病机

白喉病名虽未在《黄帝内经》中有明确记载，但对其病因病机认识，历千年发展终有所成，由于时代、地域的原因，各代医家对其认识难免有所偏颇和局限，现梳理历代医家理论主张，古代医家多认为白喉发病由"外感时疫毒邪侵袭人体，时令风热或燥热之邪，从口鼻而入，内犯咽喉所致"，故从疫毒侵袭、燥邪犯肺、寒毒上犯、肺胃积热、阴虚火旺、痰热蕴积六个方面入手，分述如下。

1. 疫毒侵袭

疫毒是一种具有强烈传染性的邪气，其袭人无论正气虚实。清代郑梅涧在《重楼玉钥》中较早言及本病的传染性，之后《时疫白喉捷要》亦云："白喉有时疫一症，其发有时，其传染甚速，其症至危至险，治者多束手无策。"指出白喉传播速度快、危险性高。易方《喉科种福》曰："瘟疫白喉乃疠气从口鼻入手太阴肺，肺属金，故其现于喉亦白。"提出白喉为肺感疠气所致，且喉上附着白膜，而五色中白色属肺，遂有此说。张绍修在《喉证约精》中亦言："此乃行疠气为病，喉证中最急者也。"《丁甘仁医案》注曰："温邪疫疠，郁而化火，肺胃被其熏蒸，心肝之火内炽，白喉腐烂焮痛，妨于咽饮，壮热烦躁，脉洪数，舌质红苔黄。"说明了白喉多热证之缘由。因其强烈的传染性，众医家对疫毒为病多有深刻的认识，遂沿用至今。

2. 燥邪犯肺

清代陈葆善在《白喉条辨》中曰："阳明燥令司天之年，或秋冬之交，天久不雨，燥气盛行，邪客于肺，伏而化火，至初春雨水骤至，春寒外加少阳相火，不能遂其条达之机，遂挟少阴君火，循经络而上与所伏之燥火，互相冲激，猝乘咽喉清窍而出，或发白块，或白点，名曰白喉，互相传染，大人易治，小儿难治。"观察到本病发生多在燥令司天之际，以及秋冬干燥之时，遂强调燥邪为本病的致病因素，同时临床表现亦有属燥邪为病的特征，此病因病机认识对临床用药颇有指导意义。清末萧琢如在治疗本病时却遇其泄泻，一度动摇清燥之法，所著《遯园医案》中记载："审由燥气所发，因兼泄泻，始尚犹豫，继乃恍然大悟曰：此肺移热于大肠，病邪自寻去路也。"认为仍是肺燥无疑，泄泻只是大肠被迫驱邪所致。除此之外，近代后期的张锡纯、何廉臣、曹炳章、薛复初等也多从燥邪角度论白喉病因，此处不作赘述。

3. 寒毒上犯

清代李纪方在《白喉全生集》中指出"白喉少寒证，非无寒证"，并认为"寒热所郁，无不有毒"，提出寒毒蕴结于咽喉，以致白腐缠喉的病因病机，同时强调虚寒为此病病因之一，不可不知。袁仁贤在《喉科金钥全书》中亦云："世所传喉科书多主白喉，多主热证，而遗寒证。"可见当时多数医家不重视白喉因寒所致之机制。

4. 肺胃积热

清代郑梅涧在《重楼玉钥》中言："白缠喉……多食辛热之物，感触而发。"可见平素嗜食辛热刺激之物，以致湿热内生，蕴积肺胃，若复感邪气，邪热相结，上攻咽喉可发为本病。袁仁贤在《喉科金钥全书》中云："土为火之子，子能令母衰，母子俱败，则下焦必有履霜坚冰之渐，寒与湿并，积久而为蒸。"此句从五行生克方面阐述心脾火土衰弱，水火既济失调，势必下焦肾水寒冷，郁久化热，形成上热下寒之势。其又云："六淫之邪，无时不有，无处不有，随风入隙，乘人之虚，邪从口鼻两道而入，先犯脑顶，次踞咽喉，用其压力挟藏府风火之气，直犯阳明，加以胃府湿热熏蒸，肺脏之焦灼异常。概可想见，此喉病之所由起也。人第知肺之灼，而不知由于胃之蒸，人即知胃之蒸，而不知由于下焦之寒，下焦寒凝，胃气升降不灵，终日熏蒸于肺，靡有纪极，误表则上焦愈炽，误下则下焦愈危。"此句进一步从外邪侵袭，勾发内邪发为白喉，明确指出胃腑湿热合下焦郁热熏蒸肺阴是发病的内在原因。

5. 阴虚火旺

《重楼玉玥》言："喉间之白，因邪伏于少阴肾经，蓄久而发，肝失水养，非喉本症风热结于血分可比。"指出素体阴虚化热发病。同期名医张乃修《张聿青医案》亦言："白喉色带淡白，初起不甚肿痛为虚火，少阴之火也。"指出白喉的病因病机为少阴虚火炽灼所致。刁步忠《喉科家训》谓："仲景云：'少阴病，心烦，咽痛白烂，用猪肤凉润法'，可知白喉亦属少阴内热熏蒸，故用一派凉润之品是乃猪肤汤之功臣，可与仲景书并行于世。"通过对仲景治疗"心烦咽痛白烂"的猪肤汤以方测证，进一步阐释本病发病由阴虚内热熏蒸所致。近代王德宣《温病正宗》载："白喉多由肾虚火旺，里证也。"强调久病或房劳过度，可致肾阴亏虚，虚火上炎，亦为白喉发病的重要原因之一。

6. 痰热蕴积

饮食不节，痰湿内生，蕴积化热，痰热上攻咽喉，可发为白喉，如元代朱丹溪在《丹溪治法心要》中云"缠喉风属痰热"。清代吴又可在《广瘟疫论》中又言："急喉风，咽痛而喘，乃痰邪夹热，上奎于肺。"认为痰邪夹素体之热或所化之热上犯于肺，发于咽喉而成本证。包三述在《包氏喉证家宝》中亦承此述，其言："缠喉风，属痰热……喉风，奎塞痰涎。"

（三）证候分类

各代医家对白喉证候分类的表述：

（1）实证：①疫毒挟风热；②疫毒凌心；③疫毒炽盛；④疫毒挟痰火；⑤疫毒挟风湿；⑥风热；⑦风痰壅塞；⑧肺胃热盛熏蒸；⑨白喉寒；⑩白喉寒热错杂。

（2）虚证：①阴虚肺燥；②阴虚邪恋；③肺胃阴虚；④肺肾阴虚；⑤白喉虚寒；⑥气阴衰竭。

（四）治法

白喉发病危重，传染性强，经过历代医家的不断努力，治疗白喉的方法不断丰富、成熟，在防治方面取得了丰富成果，现总结归纳如下：

1. 辨证论治

（1）疏风解毒：《白喉全生集》中载："白喉热证尚轻治法……治宜人参败毒散、升阳散火汤、连翘饮加减主之。"故白喉之邪犯肺卫之轻症，可用疏风清热、解毒利咽法治疗。其中人参败毒散方中羌活、独活善祛一身风湿之邪，解表止痛；柴胡、薄荷、川芎疏散风邪，助羌、独解表疏风；前胡、桔梗、枳壳、茯苓理气化湿祛痰；人参益气扶正；甘草调和诸药。又曰"白属肺，凡风寒热之中人，未有不由肺如而伤气者，喉为气之门户，故宜宣发。"明确提出治疗外邪侵犯肺卫致病时，可参宣散透邪之法。书中另有一寒热错杂证，"惟疏风清燥以宣于上，调中利湿以和其中，温暖散邪以逐于下，乃克有济，治宜辛夷散、苏子降气汤、藿香正气散，加减主之"，在宣上的同时，调中与温下同施。

（2）清热解毒：因白喉传染性极强，多数都是感受疫毒发病，所以在新感或病程较短时应以清热解毒为先。清代鲍相璈在《验方新编》中记有利用此法治疗白喉的成方："除瘟化毒散：统治各项喉症初起，以及瘟疫白喉、缠喉、锁喉、单双蛾、风热火喉等症。此系数十年经验良方，切勿妄加修改。方中粉葛解肌退热，发表透疹；黄芩清热泻火，燥湿解毒；生地清热滋阴；栀仁清热利湿，泻火除烦；僵蚕祛风止痉，化痰散结；浙贝清热化痰，降气止咳；豆根清热解毒；木通清热泻火；蝉蜕宣散风热，利咽透疹；甘草泻火解毒，缓急止痛，调和诸药；冬桑叶疏散风热。诸药结合使用，则可达解表清咽，化痰消肿之效。如无生青果或干橄榄亦可，水煎服。轻者不过三五剂，以愈为度。如红肿不退，再服后方""神仙活命汤……水煎服。如遇急喉险症，每日非三四剂不可，不则不效。"此方中以金银花清热解毒为君；当归尾、赤芍、没药、乳香活血散瘀以止痛，陈皮理气以助血行为臣；防风、白芷疏风散结以消肿，贝母、花粉清热排脓，散结消肿，穿山甲、皂角刺疏通经络，溃坚排脓为佐；甘草清热解毒为使。诸药合用，共奏清热解毒、消肿溃坚、活血止痛之功。上举两方分别用于初起轻症和急重险症，都体现清热解毒法。李纪方在《白喉全生集》中亦云："白喉热证渐重……治宜达原饮、普济消毒饮、清咽利隔汤，加减主之。"上述皆为清热解毒之方剂。唐宗海在《医学见能》中言："凡白喉证，无论癣烂疳蚀者，总属气分热也。宜吹珠黄散。"珠黄散方中以珍珠粉、牛黄解毒生肌；麝香芳香走窜止痛；明雄、硼砂清热解毒，消肿止痛。诸药合之，共奏消肿止痛、化毒生肌之功。《喉科秘诀》言："赤喉风用轻粉，不用雄黄；白喉风用雄黄，不用轻粉。"此方中用雄黄、轻粉、青黛解毒生肌；乳香、没药、血竭活血止痛；寒水石、黄连、硼砂、薄荷叶、珍珠清热解毒，消肿止痛。其以清热解毒之法为本，将赤、白喉风分而待之，一个用轻粉忌雄黄，一个用雄黄忌轻粉。"冰瓜雄朱散……研末，频吹，治白喉"。冰瓜雄朱散方以冰片、西瓜霜为君清热解毒生肌，雄精燥湿、祛风、杀虫、解毒，朱砂清心镇惊、安神解毒，牛黄清心定惊，人中白为臣佐散结消肿之效。此提出内服与吹药并施之法。

（3）清燥利痰：清代林珮琴在《类证治裁》中指出白喉为"风痰郁火热毒上攻之症"，治宜"去风痰，解热毒"，认为通过祛风除痰、清解热毒，使风痰去、热毒清，白喉自愈。而陈葆善在《白喉条辨》中曰："初起即多痰涎，挟有风火者，不在此例。此为白喉极重之候，人但知痰声漉漉，乞灵于胆星、牛黄；喘促不宁，取效于娄贝、葶苈。一试不验，且重用之，卒至痰喘愈甚，束手无策。"认为本病发展至后期会有痰多之症，但不可用苦燥之品祛痰，因此痰非病理产物，而是人体之液为救肺燥而不及被炼为痰，故其后云："此痰实系阴火冲激而成，故非大清凉合甘咸寒大剂，不能下降……冬、地、西洋参专保肺汁；阿胶、白芍兼导龙雷；石膏直清燥火，坠一切之热痰。"提出运用清凉甘咸寒之剂，清在上之燥，潜浮越之阴火，而肾水自降，痰亦不生。

（4）养阴润燥：因白喉发病多伤及阴液，且素体阴虚者常患此病，所以应以养阴润燥为大法。如清代《重楼玉钥》言："缘此症发于肺肾，凡本质不足者，或遇燥气流行，或多食辛热之物，感触而发，初起者发热，或不发热鼻干唇燥或咳或不咳，鼻通者轻，鼻塞者重，音声清亮气息调匀易治，若音哑气急即属不治。"提出养阴清肺、辛凉清散之治法。《白喉全生集》提出："白喉虚热证……治宜甘桔汤、四物汤、甘露饮，加减主之。"唐宗海在《伤寒论浅注补正》中曰："是白喉书言其咽白烂，不可发汗，亦不可下，当一意清润，其书甚效，而不知仲景猪肤汤实开其先也。白粉熬香，和中止利；其白蜜、猪肤则清润之极品。"提到仲景用猪肤、白蜜养阴润燥，治疗"咽白烂"，并告诫不可用汗下之法。陈葆善在《白喉条辨》中亦云："白喉为燥火烁金，善后自宜清润甘淡，以补土生金……麻桂羌防为寒湿家发汗之祖药，治温热者已严加禁忌，况白喉纯系燥火，岂可复投发汗，致伤津液。"在继承滋阴清热的基础上，强调白喉为燥火所致，忌用辛温发汗之品。《本草简要方》载："养阴清肺汤水煎服……治白喉神效。"养阴清肺汤方中生地、麦冬、玄参养阴润燥；炒白芍、贝母、牡丹皮凉血活血解毒；薄荷、甘草清利咽喉。又详细记载加减变化："胸胀加神曲、山楂各二钱；便结加玄明粉、清宁丸各二钱；热加银花四钱、连翘二钱；肿甚加石膏（煅）四钱。"历代医家多遵此方，可见其之效验。

（5）温阳散寒：《白喉全生集》中云："且每闻白喉之死，死于热证者少，死于寒证者多，大抵人知有热证，而不知有寒证，即知有寒证，而不知有虚寒之证，皆误于疫之一字也。"提出医家多拘泥于疫疠热毒而忽视寒证，批判之末，李氏明确指出："白喉寒证尚轻治法……治宜柴胡饮、参芪饮、荆防败毒散加减主之。"通过疏散寒毒治疗白喉。而寒邪入里加重时，"治宜五积散、参桂饮、温胃汤，加减主之。"《白喉全生集》亦云："白喉虚寒证治法……此上假热下真寒证也，治宜理中汤、镇阴煎、附桂理阴煎，加减主之。"通过清上温下法，使外越之阳气回复，而白喉虚寒证得解。黄炳乾在《时疫白喉捷要合编》中云："更有一种白喉，无恶寒发热等证，喉内起白皮，随落随长，的是寒证，非附桂不愈。即误服消风败毒之药，亦无大损，若以时行疫证白喉，认为此证，为害不浅，其难十也。"可见分辨白喉的寒热自始便非易事，所以临床遇到本病诊察时更须谨慎。《喉科金钥全书》便提出了白喉寒证的辨证要点，其言："白喉寒证初起，恶寒不发热，或不恶寒，无头痛身疼等证，但昏倦异常，咽喉微微作痛，悬雍下垂，可硬饭不可咽津，至喉间见白痛则增，或微肿或不肿无定也。"并提出治法："现相纯是阴寒，治主益火之源，以消阴翳，然则治法不纯用辛温逐疫，而兼用甘温，何也？曰：亢龙则悔，阴阳有对待之机，用阳药而兼用阴药者，以阴从阳，水中之火是为真火。"方选真武汤，"元阳内虚，寒邪外触，白喉现相，列表可查。真武坐镇北方，阴邪不敢内犯，俾阳长阴消，治主扶阳逐水。附片四钱，白术、白芍、茯苓各三钱，炮姜一钱，中病为度。原方用生姜，独喉病改用炮姜，盖炮姜收外越浮之火也。"陈葆善在《白喉条辨》中亦言："善患白喉，愈后数月喉间常觉介介，后因中寒，服大甘温药始痊。"陈氏临证发现屡染白喉者，后偶服甘温之剂乃大愈。此后，才终得医家认可，且总结出寒证之候，如《白喉辨证》一书，其中寒热辨证记述相当详细全面。

2. 其他疗法

（1）针灸疗法：治疗白喉，可辅助针刺和灸法。元代朱丹溪在《脉因证治》中指出治疗白喉"先以针出血为上策，缓以丹敷"，且"宜刺少商出血"。清代李纪方在《白喉全生集》中以针灸治疗白喉时，取颊车、少商、商阳、中冲、关冲、少冲等六穴，"应病行针，穴处俱离指甲一韭菜叶宽……宜针出恶血为妙"。《白喉症治通考》亦云："针灸为刺少商，灸尺泽之类。"

（2）吹法：白喉作为外科疾病的一种，不外乎内外同治，而最常用的便是吹药法，此法可加强疗效、缩短病程、减轻患者痛苦，如元代朱丹溪在《脉因证治》中外治白喉用"朴硝一两五钱、硼砂五钱、脑子三钱、僵蚕，以竹管吹末入喉中"。清代李纪方在《白喉全生集》中言："白喉服药，与吹药并重。"书中认为寒热伏于内，服药方能治其本；毒气壅于喉，吹药方能解其标也。若遇危险之证，必先吹药，以去痰涎，而后服药。书中记载轻证初起者，吹药一二次亦可愈，"并无庸服药也。故吹药尤炼之宜精，备之宜豫"，同时《白喉全生集》亦载有多个吹药方，如"离宫回生丹""坎宫回生丹""艮宫除害丹""三仙丹"等，其中艮宫除害丹亦是白喉通治方："艮宫除害丹：专治一切白喉证。真珍珠、地虱婆、真玛瑙、手指甲、真珊瑚、马勃、真琥珀、蚯蚓、真辰砂、蚕茧、真麝香、大梅片。共研极细末，过绢筛，再乳精，瓷瓶收贮，腊封固瓶口，勿使泄气。"离宫回生丹可疗白喉热证及乳蛾喉风等证，"熊胆、西洋参、黄连、山慈菇、硼砂、人中黄、儿茶、真麝香、青黛、大梅片、薄荷、真牛黄。除熊胆、牛黄、片麝外，共研极细末，过绢筛，合熊胆、牛黄、片麝再乳精细，瓷瓶收贮，腊封固瓶口，勿使泄气"。而坎宫回生丹则治白喉寒证及乳蛾喉风属寒等证，"真血竭、细辛、真雄精、牙皂、大梅片、硼砂、真麝香、郁金、生附片。除片麝外，共研极细末，过绢筛，合片麝再乳精细，瓷瓶收贮，腊封固瓶口，勿使泄气"。其言用法，不论白喉寒热，皆取对应之吹药三厘合艮宫除害丹一厘，吹入患处，含住片刻，待毒气随涎而出便可愈。而三仙丹则是"离宫回生丹、坎宫回生丹、艮宫除害丹，临时和匀"。

至于其他外治法采用者较少，特别是针刀外治，多数医家以为禁忌。《白喉条辨》曰："喉科用刀针者，多由风火郁结于血分，红肿痛闭，危在顷刻，必须刺取恶血，以泄其气，使火气自衰。今白喉来势既缓，自可按法施治，何必漫用刀针，致伤阴血。"认为针刀当用于红肿火盛之证，而白喉证缓且本自阴虚，再妄加用刀针放血则会重伤阴血，当为医家所忌。

3. 预防调护

在白喉预防方面，张绍修早有论及，其言"医视病者，宜防护自己，不可空腹入患家看病"，并提出"饮雄黄酒一杯，或食大蒜，亦可保不传染"。陈根儒在《喉证要旨》中提倡不治已病治未病的预防思想，其曰："今欲防喉症……当慎其居处，节其饮食，时其药饵而调之。"曹炳章专门撰写"喉痧与白喉之预防法"一文，介绍了医生预防、未病预防、临病预防等数条预防方法，载道："凡入疫喉家视病……须先饮雄黄酒一杯，再以香油调雄黄末、苍术末涂鼻孔，则致不传染，出则以纸捻探鼻中，得嚏更妙""凡医生入疫喉病家，诊脉看喉，不宜与病者近坐及正对坐，宜存气少言""凡有疫喉之处，未病之人，宜用驱疫散（大黄二两，降香、茵陈各一两，苍术五钱，共研粉）烧烟熏之，以免未病者传染""若看喉内，有白点块，切勿动手用刮，乱损则毒气涣散，不可救治"。其在文中还谈到在疫区未病之人，应多食植物，少食动物、酒烟；饮纯净煮沸之水，且在微觉咽痛时尽早开水冲服王士雄之青龙白虎汤（青果一两，萝卜二两合捣汁）；起居方面须保持清洁，避免出汗而感邪，这些手段在当时都是切实有效的预防措施。除此之外，近代对于预防白喉认识较为一致的是关于燃煤的问题，医家认为白喉之所以常在北方地区流行，与这些地方冬季寒冷燃煤取暖有很大关系，陶勉斋指出，白喉"最忌煤气"，北方冬季"必用煤炉煤炕，人身中蓄蕴煤毒，遇温病之气即发"，而南方虽少用煤炉煤炕，而所点之煤气灯、煤油灯即水火灯，亦能酝酿此病，曹炳章亦谓"恐外火引动内火，病必加重"，遂告诫远离煤炭灯火，或"平时多服解煤毒之品，如雪梨萝白"等。其提出的病因现代看来有一定时代局限，但保持通风环境和饮食清淡对于预防本病仍有一定意义。

　　中医治疗白喉发病有其独特优势，在预防发病及病后调养方面均有重要意义，故对其进行源流考究，学习辨治本病思维方法及方药特点，以冀为临床认识本病提供一定指导。

（乔　羽）

第五篇　口齿科疾病

牙痛源流考

牙痛，又称"齿痛""牙齿痛"，相关病名尚有"风牙痛""虫牙痛"等。牙痛作为疾病自《黄帝内经》时期就有论述，直到明清时期不断得到完善，因其临床常见，也常伴随其他疾病出现，故本书从牙痛的病名、病因病机、证候分类、治法等方面入手，对历代重要医籍中有关牙痛的相关病证论述进行整理研究，以供临床参考。

（一）病名

"牙痛"一名，在历代书籍中曾以"齿痛""牙齿痛""牙疼""龋齿"等多种名称形式存在，关于本病病名最早论述见于《黄帝内经》，直至明清时期病名逐渐确定。

1. 以病症特点分类命名

"牙痛"顾名思义是以牙齿疼痛为主要临床表现的一类疾病，针对其特有的病症特点，历代医籍中对其称谓亦不尽相同。唐代王焘在《外台秘要》中言："齿痛属阳明少阳二经者多……则郁而攻注作痛矣。"王氏将牙痛称为"齿痛"，并阐明其攻注作痛的病症特点。明代秦景明在《症因脉治》中载："牙齿痛者，是牙痛相引，牙齿是骨之所终，髓之所养……不能荣于牙齿，为风冷所伤，故疼痛也。"秦氏在此称其为牙齿痛，症见牙齿相引而痛。张景岳《类经》称其为"龋齿"，其言："龋齿，齿痛也。"清代鲍相璈在《验方新编》中将牙痛的疼痛性质进一步细化，根据不同病机引起的牙痛，其症状也不尽相同。其载："牙痛……虚火其痛甚缓，日轻夜重，实火痛不可忍。"鲍氏认为虚火牙痛，则表现为日轻夜重，实火牙痛则痛势较急，痛不可忍。陈士铎在《辨证录》中亦载："有牙齿痛甚不可忍，涕泪俱出者。"陈氏以"涕泪俱出"形容牙齿疼痛的剧烈程度。

2. 以病因病机分类命名

"牙痛"病名多种多样，查阅整理历代医籍，尤其以按病因病机命名最为多见。明代秦景明在《症因脉治》中提出"外感齿痛"和"内伤齿痛"病名，为后世以牙痛病因病机分类命名奠定了基础，其曰："身发寒热，痛连头目，甚则攻注牙龈，肿痛作脓，此外感齿痛之症也。"将由外感邪气作为致病原因而引起的牙齿肿痛称为"外感齿痛"。其又曰："内伤齿痛之症，或齿豁，或动而长，或浮痒燥黑，时常作痛，此内伤之症也。"再次提出牙痛由内伤所得者，为"内伤齿痛"。时至清代，以病因病机分类命名的牙痛别名为医家们逐渐丰富并完善，如顾世澄在《疡医大全》中言："风牙痛者，遇风发作，浮肿随后生痛。火牙痛者，齿根必牵扯腮颧，阵阵作痛，时发时止。湿热牙痛者，乃足阳明胃经。其患腮颧浮肿，甚则牵引太阳，疼连颊项，口中热气，大便结燥。虫牙痛者，因喜食甘香，湿热化虫，攻痛频痛。"牙痛病因病机纷繁，故顾氏根据其具体病因病机将牙痛重新分类命名。依次提出"风牙痛""火牙痛""湿热牙痛""虫牙痛"之名，并阐明各种牙痛的症状特点。方成培在《重楼玉钥续编》中言："肾虚牙疼其齿浮，血虚牙疼其齿痒，火热牙疼其齿燥，虫蚀牙疼其齿黑，风热牙疼其齿肿，湿热牙疼其齿木。"其在顾氏基础上继续发展完善了牙痛病名，根据不同病因病机又分别将牙痛命名为"肾虚牙疼""血虚牙疼""火热牙疼""虫蚀牙疼""风热牙疼""湿热牙疼",从而使牙痛命名更加丰富详尽,而后金冶田在《灸法秘传》中为强调牙痛病名的分类,亦重引此述。喻嘉言在《喻选古方试验》中云:"热毒牙痛,热毒风攻头面,齿龈肿痛难忍,牛蒡根一斤,捣汁,入盐花一钱,铜器中熬成膏,每用涂齿龈上,重者不过三度,瘥。"提出"热毒牙痛"病名,并阐明其病因病机及治疗方法。

(二)病因病机

牙痛常伴发于多种疾病的发病过程中,其病因病机多而杂,经整理概括为外感风邪、虫蚀致痛、脾胃失和、胃火上炎、肾阴不足等,现分别论述:

1. 外感风邪

南宋陈言《三因极一病证方论》曰:"牙痛:外冒风热、吸受寒冷者,外因也。"提出牙痛外感风热复又受冷致病的病因病机,并强调此为外因。明代秦景明《症因脉治》云:"外感齿痛之脉:右关浮数,阳明风热……左关浮紧,少阳风寒。"秦氏用脉象说明牙痛外感风邪的病因病机,将病因详细分为阳明风热与少阳风寒。刘纯《医经小学》曰:"治寒邪风邪犯脑疼牙痛。细辛、白芷、桂枝、麻黄、骨灰、羌活、升麻、防风。"指出牙痛外感风寒之邪,侵袭人体,导致经脉闭阻,气血失于濡养,不通则痛的病因病机。清代何英《文堂集验方》云:"大凡齿牙疼……有热,有风,有寒……皆能作痛。"强调风寒、风热等导致牙痛的外邪致病因素。何书田《医学妙谛》云:"牙痛不外风火虫虚,此但言其痛也。"再次强调外感风邪致牙痛的病因病机。

2. 虫蚀致痛

唐代王焘《外台秘要》言:"又有虫食于牙齿,则齿根有孔,虫居其间,又敷变余齿亦皆疼痛。"详细阐明牙痛虫蚀致痛的病因病机,认为虫进入齿根孔洞,蚕食牙齿,而致牙痛不已。明代刘全德《考证病源》有"齿痛乃胃热虫蚀,喉痹乃火动痰升"及"齿者……虫蚀痛者,以新烧石灰为末,蜜丸塞于孔即愈"之述,明确指出胃热虫蚀是导致牙痛发生的重要病机之一,并记载了治疗方法。戴思恭《秘传证治要诀及类方》言:"有牙虫已出,其孔穴空虚而痛者,此乃不可不知。"认为虫蚀之牙痛牙穴空虚故而为痛。楼英《医学纲目》曰:"有牙上多为虫所蚀,其齿缺少而色变,为虫牙痛者。"亦明确阐明虫蚀所致牙痛之病因病机。清代吴谦等《医宗金鉴·杂病心法要诀》曰:"虫牙则一牙作痛,蚀尽一牙,又蚀一牙作痛也。"阐明虫蚀牙痛、虫牙相继为痛的病症特点。顾世澄《疡医大全》云:"虫牙痛者,因喜食甘香,湿热化虫,攻痛频痛。"顾氏详细阐述了虫蚀牙痛的病因病机,认为牙痛者多素喜食甜品,湿热化虫,虫蚀牙齿则导致牙痛。鲍相璈《验方新编》云:"牙痛不外风、火、虫三项……虫痛者,发时必在一处,叫号不已。"鲍氏指出,牙痛不外乎风、火、虫三种病因,而虫蚀之牙痛具有痛处固定、疼痛相对剧烈等特点,民国陈守真《儿科萃精》论述牙痛病因病机时亦引鲍氏之言。

3. 脾胃失和

明代秦景明《症因脉治》载:"上左右二虎牙痛,属胃经;下左右二虎牙痛,属脾经。"认为牙痛的发病与脾胃关系密切，并详细阐明分属脾胃二经牙痛的不同位置。清代庆恕《医学摘粹》言："牙痛者，足阳明之病也。阳明主降，降者浊气不至上壅，是以不痛。若胃逆不降，浊气壅迫，甲木逆冲，攻突牙床，是以肿疼。"认为胃气失和是牙痛发病的病因病机之一。黄元御《四圣心源》又言："牙痛者，足阳明之病也……浊则下降，清则上升，手阳明升，足阳明降，浊气不至上壅，是以不痛。"黄氏再次强调牙痛与足阳明胃经的关系，认为脾胃气机升降失和，气行不畅，导致浊气不降，上迫牙床，故而牙痛发作。

4. 胃火上炎

历代医家认为阳明胃经有热，不论虚实，都能致牙痛、齿肿，甚者牙龈出血。如唐代王焘《外台秘要》认为胃有积热，火气上攻可致牙痛，其言："齿痛属阳明少阳二经者多。胃家有热，胆经有火，外被风寒所束，二经之热，不能发越，则郁而攻注作痛矣。"王氏重视牙痛与阳明及少阳二经的联系，认为阳明胃经积热失于清化，复感外邪，表气郁闭，火热上攻可致牙痛不止。明代秦景明于《症因脉治》中论述牙痛病因病机时，亦引王氏所言，再次强调牙痛胃火上炎的病因病机。张景岳《类经》言："龋齿，齿痛也。足阳明入上齿中……故按其阳脉之来，其脉太过者，其经必独热。"张氏在王焘所论基础上进一步根据经络走行，提出"足阳明入上齿中"，又言牙痛者，此二经必有火热之邪，阐明胃火致牙痛的病因病机。清代林之翰《四诊抉微》曰："牙痛者，实火。"提出火邪为牙痛的致病因素。陈士铎《辨证录》进一步阐明火邪致牙痛，当分"虚火""实火"，并强调实火之中包含胃火。其曰："（牙齿痛）然火实不同，有虚火，有实火……而实火之中，有心包之火，有胃火。"朱时进《一见能医》言："齿痛之疾……胃热者，清胃散。"同样强调胃热炽盛上犯可致牙痛，并提出清胃散，以清胃热，止牙痛。何英《文堂集验方》载："大凡齿牙疼。属手足阳明胃经之风热上侵。虚火上炎而发者。"同样明确提出胃火上炎致牙痛的病因病机。

5. 肾阴不足

肾主骨生髓，齿为骨之余，可见肾与牙齿关系密切，肾水不足阴虚生热，则可导致牙痛。明代周之干《慎斋遗书》言："牙根烂……因肾水不足，太阳膀胱之火横行，而与心火合炽者。"认为肾水充足是牙齿健康的根基，若肾阴亏虚，则不能生髓养骨，骨弱必影响牙齿，故周氏云"牙根烂"，而牙根烂必然伴有牙痛。清代顾靖远《顾松园医镜》又云："齿痛齿龋，种种上焦虚热之症，虽亦龙火上炎，与虚阳上浮不同，纵有下部恶寒足冷，此因虚火上升所致，非真阳衰而然。"上述皆认为肾阴不足、水亏火旺、虚火上炎是导致牙痛的重要病机。黄元御《四圣心源》言："肾主骨，齿者骨之余，髓之所养……齿牙之痛有三证：一曰火，二曰虫，三曰肾虚。三者不同，辨得其真，无难治矣。"黄氏首先强调肾与齿的重要关系，而后又言及牙痛的三种常见病因病机，其中肾虚致齿痛就包含其中。

值得一提的是，牙痛除感邪内伤之外，外伤跌打损伤牙齿也可导致牙痛。如南宋陈言《三因极一病证方论》曰："牙痛，硬物所支、打击所致者，不内外因也。"

（三）证候分类

历代医家对牙痛证候分类的表述：①外邪内犯（外感风寒，外感风邪）；②脾胃失和；③胃热上犯（胃火上炎，胃经郁热）；④气郁血热；⑤肾阴不足（肾精不足，肾阴虚火旺）；

⑥虫蛀致痛；⑦跌打损伤。

（四）治疗

牙痛分类繁多，其治法亦十分庞杂，经过对古代医籍文献的整理，现执简驭繁，将治法概括如下：

1. 辨证论治

（1）祛风解表：风邪为百病之长，可夹其他邪气共同侵犯人体，历代医籍中载外感风邪所致牙痛，常用祛风解表法。根据风邪所夹病邪之不同，其治法亦不尽相同。若风邪夹热，风热上犯而致牙痛治当疏风解表；风邪夹寒，风寒外侵治当祛风散寒。明代李时珍《本草纲目》云："风热牙痛：香白芷一钱，朱砂五分。为末，蜜丸芡子大。频用擦牙。"白芷性温，味辛，气芳香，可用于风寒牙痛，祛风散寒除湿止痛。其又言："风寒牙痛：红豆蔻为末，随左右以少许搐鼻中，并掺牙取涎。"红豆蔻味辛，性温，可外散表寒，内燥寒湿，李氏用其末搐鼻中，以解表散寒止牙痛。秦景明《症因脉治》云："外感齿痛之治，阳明风热者，葛根防风汤……头痛恶寒，太阳风寒外束，羌活汤。"提出牙痛外感风热及风寒解表祛风的治法，并载具体方药。缪希雍《神农本草经疏》曰："风热牙痛。青盐一斤，槐枝半斤，水四碗，煎汁二碗，煮盐至干，炒研。日用揩齿洗目。"以方测证，不难看出祛风解表之法。

（2）清热利湿：明代汪机《医学原理》曰："凡牙痛之症，多属湿热，宜以苦寒之剂为君，辛凉之剂为臣，梧桐泪佐以麝香研末搽之，立效。如痛，再加荜茇、胡椒之辛以散郁清热，佐以升麻、寒水石之苦寒，川芎、细辛、荆芥、薄荷诸辛凉，煎汤饮漱，无有不效。"明确提出湿热牙痛当以苦寒辛凉之剂清热利湿治之。明代薛己《口齿类要》云："湿热甚而痛者，承气汤下之，轻者清胃散调之。"薛氏亦重视清热利湿法治疗牙痛，根据湿热牙痛轻重程度，提出承气汤与清胃散清上焦火热以治牙痛。

（3）滋阴降火：滋阴降火法多用于肾阴亏虚、虚火上炎之牙痛。明代秦景明《症因脉治》言："内伤齿痛之治，肾虚阴火者，凉八味玄武胶为丸，或知柏天地煎……大凡牙痛症，寒者少，热者多，故内伤门都用凉剂。"清代杨璿《伤寒瘟疫条辨》提出以玉女煎滋阴清热以治牙痛，其云："玉女煎治少阴不足，阳明有余，水亏火旺，六脉浮洪滑大，干燥烦渴，头痛牙痛。"玉女煎方中熟地、牛膝补肾水之不足；石膏、知母泻脾土之有余；而金则土之子，水之母也，麦冬甘以保肺，寒以清肺，所谓虚则补其母，实则泻其子也。

（4）清热泻火：清热泻火法主要治疗阳明经实火牙痛。明代李时珍《本草纲目》言："胃火牙痛：口含冰水一口，以纸捻蘸大黄末，随左右搐鼻，立止。"认为胃火牙痛当以大黄末搐鼻，清泻阳明经实火以治之。清代费伯雄《医醇剩义》云："齿痛实症，阳明风火上升也，葛根白虎汤主之。"本方兼采白虎汤、竹叶石膏汤之意，而加葛根、防风，使在腑之火由经而外达。石斛、天花粉所以生津清热，薄荷、连翘、桔梗所以散郁火，茅根、竹叶清心即所以清胃也。

此外，治疗血热牙痛当用清热凉血法，如清代汪讱庵《本草易读》言："血热牙痛，切生地咬之。"提出用生地清热凉血治疗血热牙痛的方法。

（5）杀虫定痛：杀虫定痛法治疗牙痛，历代医籍记载较多。如唐代孙思邈《备急千金要方》载："（风虫牙痛）用蛇床子、烛烬。同研，涂之。"蛇床子性温，味苦，功能祛风杀虫，用治虫蛀牙痛。北宋王怀隐等《太平圣惠方》载治虫蚀牙痛方，其云："用莨草半两，皂角三挺，汉椒七粒。为末，枣肉丸芥子大。每以一丸塞孔中，吐涎取效。"方中汉椒即为蜀椒，其性辛热，具有温中止痛杀虫之功，书中载用其为主药治疗牙痛，恰体现杀虫止痛之法。明代李时珍《濒湖集简方》言："用蛇床子煎汤，乘热漱数次，立止。"其又言："风虫牙痛：芭蕉自然汁一碗，煎热含漱。"朱橚等《普济方》云："（风虫牙痛）用附子一两，枯矾一分，为末，揩之。又方：川乌头、川附子生研，面糊丸小豆大。每绵包一丸咬之。"清代汪讱庵《本草易读》云："风牙痛，花椒醋煎含漱。"何英《文堂集验方》亦云："大凡齿牙疼……有热，有风，有寒，有虫，有湿热，皆能作痛。清火除热诛虫之法。"以上皆体现杀虫定痛法。

2. 其他疗法

针灸疗法自古以来便被广泛用于牙痛的治疗中。《素问·缪刺论》曰："齲，齿痛也。手阳明之脉贯颊入下齿中，故当刺大肠经之商阳也。"根据经络循行部位，选穴针刺治疗。《灵枢·寒热病》又云："臂阳明有入頄遍齿者，名曰大迎，下齿齲取之，臂恶寒补之，不恶寒泻之。"明确提出了针刺大迎穴治疗牙痛，并根据病症实际特点采取补法或泻法。唐代王焘《外台秘要》言："又有虫食于牙齿，则齿根有孔，虫居其间，又敷变余齿亦皆疼痛，此则针灸，不瘥敷药，虫死痛乃止。"王氏提出针灸或敷药治疗虫牙痛。明代徐春甫《古今医统大全》云："上齿痛，取足阳明经，下齿痛，取手阳明经。"明确提出若上齿痛则取足阳明胃经上的穴位，若下齿痛，针灸治疗时当取手阳明大肠经上的穴位。此为后世辨牙痛位置选穴针刺治疗奠定了基础。李时珍《本草纲目》言："齿痛灸列缺七壮，永不疼，又灸肩髃七壮，又灸耳垂下牙尽骨上三壮。"提出用灸法治疗牙痛，认为灸列缺穴、肩髃穴及"耳垂下牙尽骨上"可治牙痛。清代廖润鸿《勉学堂针灸集成》记载较多治疗牙痛的针灸疗法，其云："龙玄二穴在列缺之后青络中。治下牙痛。一云：在侧腕上交叉脉。灸七壮。吕细二穴在足内踝尖。主治上牙痛。灸二七壮。"其又言："牙痛、牙槽，取太溪灸之。治上牙齿痛，二间灸之。治下牙痛，委中针之。又足内踝两尖灸之，治上牙痛。龙玄，灸之治下牙痛。承浆、风府、合谷、内庭，治上牙痛。"廖氏在其针灸专著中阐述了针灸治疗牙痛的选穴、定位及手法，其内容丰富，方法简便可行，广为后世医家应用。民国曹炳章《辨舌指南》曰："厥口僻失欠，下牙痛，颊肿恶寒，口不收舌，不能言，不得嚼，大迎主之。"遵《灵枢》之言，再次详述针刺大迎穴治疗牙痛。

本文从牙痛的历史脉络出发，对该病病名、病因病机、证候分类及证治做了详细的介绍，旨在为广大读者熟悉参详，了解古代医家的见解与思维方式，进而从中获得启发，所谓勤求古训，博采众方。

（王金贺　冯慧静）

牙宣源流考

"牙宣"之名始见于宋代《是斋百一选方》一书，而本病早在晋代皇甫谧《针灸甲乙经》中便以"齿间出血"出现，隋代巢元方等《诸病源候论》亦提出"齿挺"之名。自宋以降，历代医家更提出"牙龈宣露""齿衄""牙泻"等不同命名，并形成较完善的辨证论治方法。故本文从牙宣的病名、病因病机、证候分类及治疗方面入手，通过对诸多中医古籍文献进行检索，考察其学术脉络和规律，颇有意义。

（一）病名

宋代以来，自王璆原《是斋百一选方》始载有"牙宣"之名，纵观历代有关牙宣之诸多论述，诸医家多认为牙宣是以牙龈红肿、牙龈萎缩、牙根暴露、易出血、牙齿松动为主要特征的疾病。综合分析牙宣诸多称谓的历史，可归纳为以下两种分类命名。

1. 以病症特点命名

晋代医家皇甫谧在《针灸甲乙经》中将"伤酸，齿床落痛，口不可开"之证命名曰"齿间出血"，并提出针刺龈交治疗齿间出血。宋代《鸡峰普济方》中有"人白膏治小儿牙龈宣露，涎血臭气"之记载，将"牙龈宣露"作为病名，并指出其"涎血臭气"之症状特点。《是斋百一选方》载："治牙宣，赤土、荆芥同为细末，揩齿上，以荆芥汤漱。"最早提出牙宣一词，并以揩齿法治之。南宋杨士瀛于《仁斋直指方论》中首次对"牙宣"进行定义，并为后世所沿用，其曰："血从齿出者，曰牙宣。"宋元以后医家大多将血从齿龈、齿缝出者命名曰齿衄，如明代孙一奎《赤水玄珠》载："血从齿缝中或齿根出者，谓之齿衄。"明代王肯堂《证治准绳》曰："血从齿缝中、或齿龈中出，谓之齿衄，亦曰牙宣。"上述均沿用前人之说。明代《丹溪摘玄》言："必胜散，治齿衄。"提出用必胜散治疗齿间出血，并将齿衄作为本病病名，明代孙文胤《丹台玉案》载："必臭秽难近，根肉深赤，齿缝流水而味如盐，名为牙宣。"进一步指出牙宣除齿间出血外，还可伴有流脓、味臭等症状，丰富了牙宣命名内涵。明代龚居中《寿世仙丹》言："治牙泻，血流不止。"认为牙泻即为牙龈出血不止。清代《喉牙口舌各科秘旨》中亦有相似论述，其曰："牙泻，即牙根流血。"认为牙泻即牙根部渗血，乃牙衄别名。后清代各医家对此病认识逐渐加深，如郑玉坛《郑氏彤园医书四种》言："齿牙出血，曰齿衄，又名宣泄。"提出齿衄别名为宣泄。程杏轩《医述》言："血从齿缝牙龈中出者，名齿衄。"吴仪洛《成方切用》载："齿为骨，属肾，牙宣牙龈出血，或齿缝出血也，亦名齿衄。"吴谦等《医宗金鉴·杂病心法要诀》载："齿牙出血，曰齿衄，又名牙宣。"亦遵王肯堂之言，指出齿衄、牙宣乃一证，血从齿出。其于《医宗金鉴·外科心法要诀》中言："牙宣……此证牙龈宣肿，龈肉日渐腐颓，久则削缩，以致齿牙宣露。"提及齿牙宣露乃牙宣主要症状之一。张觉人《外科十三方考》曰："此证牙龈肿痛，用水漱口，则满牙齿流血不止，故名牙泄。"指出牙泄即牙龈之血倾泻不止，并伴有牙龈肿痛等症状，以局部症状表现命名。何梦瑶《医碥》曰："龈肉消蚀则齿根露而挺出，名齿挺。"以局部症状表现命名。汪必昌《医阶辨证》根据"齿挺出肉，消出脓汁"之证命名曰齿挺，丰富了其命名内涵。

2. 以病因病机命名

《诸病源候论》曰："手阳明之支脉入于齿。头面有风冷传入，其脉令龈齿间津液化为脓汁。血气虚竭。不能荣于齿，故齿根露而挺出。"提出"齿挺"之名，并认为风寒之邪内传于手阳明之别，上犯齿龈，齿间津液腐化为脓，气血不可上荣，使齿龈不能受到精血的滋养，致齿龈萎缩，牙根显露挺出。其于"齿动摇候"篇中言："手阳明之支脉入于齿，足阳明之支脉又遍于齿，齿为骨之所终，髓之所养，经脉虚，风邪乘之，血气不能荣润，故令摇动。"提出"齿动摇"之名，亦对本证之病因病机做出论述，其认为若阳明气血不足，风邪外犯，精血不能濡养牙齿可使牙齿动摇。宋代窦汉卿《疮疡经验全书》曰："牙宣，谓脾胃中热涌而宣露也，亦称之龈宣。"指出"龈宣"为牙宣别名，并认为脾胃实热为其病因。明代刘全德《考证病源》言："牙宣者，阳明之热极。"明确提出阳明经火热之极可致牙宣之证。其又言："牙痛龈宣，颊腮颐肿，胃火动也。"可见其沿用龈宣之名，并指出胃火甚者可见"颊腮颐肿"之症。明代孟继孔《幼幼集》载："渐成牙断虫蚀生疮，时时出血，谓之牙宣。"认为牙宣可由时毒、虫蚀等病因所致。明代尤仲仁《尤氏喉症指南》言："牙缝出血是牙宣，上属脾兮下属胃，腐烂血溅由二火，扶脾清胃剂为先。"明确牙缝出血与牙宣是一证，乃由于脾胃之热上蒸，迫血妄行所致，并提出扶脾清胃之治法。明代汪机《痘治理辨》言："齿槁也，乃血气不营也，方书多作热治，须兼他症参之。"认为牙根显露之病因为气血亏虚，不能上荣于齿龈，历代医家多将此证作热证治疗，若兼有他症需共同治疗。明代陈实功《外科正宗》曰："牙缝出血，阳明胃经实火上攻而出也。又有胃虚火动，腐烂牙龈，以致淡血常常渗流不已。"指出除"胃中实火"可导致牙缝出血外，"胃阴虚火"亦可导致牙缝出血。清代沈金鳌于《沈氏尊生书》亦有相似论述，其曰："牙宣牙缝出血，上属肝，下属胃，实火上攻故也。亦有胃虚火动，腐烂牙根，以致淡血常常渗漏不已。"清代叶桂《叶选医衡》言："又血从齿龈出，谓之牙宣，胃与肾之火也。"将牙宣病机责之于胃、肾之火，对其命名有重要意义。清代鲍相璈《验方新编》言："此名牙宣症，又名牙衄，乃阴虚热极所致。"将牙衄病机责之于阴虚火旺，并指出牙衄为牙宣之别名。清代程文囿《杂证汇参》言："有齿挺者，由风热传入齿龈间，液沫为脓，气血竭，肉龈消，故齿根露而挺出也。"习承王肯堂"热气致挺"之理论。亦言："有齿动摇者，由阳明气血虚也。"亦宗前人"齿动摇由阳明亏虚所致"之论。

（二）病因病机

牙宣常伴发于多种疾病的发病过程中，其病因病机多而杂，经整理概括为风邪外客、胃火上蒸、胃虚火动、肾虚精衰、肾虚火旺、阳明热盛、湿热蕴结、血热妄行、气血亏虚、虫蚀牙龈等，现分别论述：

1. 阳明脉虚，风热外袭

《诸病源候论》谓："手阳明之脉。入于齿，头面有风，而阳明脉虚，风挟热乘虚入齿龈，搏于血，故血出也。"认为在阳明亏虚的基础上，风热之邪乘虚而入，与齿龈气血相搏，迫血妄行，则齿间出血。宋代官修《圣济总录》曰："风邪偕热在上，流传于手阳明支脉，注于齿间，则令齿龈虚肿。甚者齿间血出，盖血性得温，则宣流故也。"强调风热之邪为阳邪，易袭头面，若犯于手阳明支脉，则会导致齿龈肿痛出血。明代武之望《济阳纲目》云："凡头目肿痛，眩晕眼昏，目赤耳聋，鼻塞口燥，舌干牙宣，牙肿斑疹之类，皆风热炎上之所为也。"认为牙宣若伴有干燥诸症，如鼻塞、口干、舌干等，则皆为风热之邪所致。明代秦景明对前人论述加以总结，指出风热表邪内传阳明，或风热之邪直中阳明，均可使阳明经热盛，迫血妄行，导致齿衄，其于《症因脉治》中言："或太阳表邪，侵入阳明，或阳明自冒风热，本经热甚，阳明多血多气，气血皆热，则上攻阳明所过之经，得牙龈之窍缝而直出也。"《郑氏彤园医书四种》言："由风热客于大肠胃府，致牙龈宣肿，遇风痛甚，常歪口有气，牙根穿孔，渐出臭脓，久则龈齿宣露。"强调风热客于阳明胃肠之齿龈宣露遇风加重，且伴流脓穿孔之症。清代吴澄《不居集》载有"齿衄有风壅"之论。清代江涵暾《奉时旨要》言："齿衄有因风壅者，齿龈微肿，或牵引作痛。"可见风邪上壅齿龈亦是牙宣发病的重要病因。

2. 胃经客热，风寒外袭

至清代，一些医家提出牙宣之证是由于寒热搏结而成，吴谦等《医宗金鉴·外科心法要诀》言："牙宣初起肿牙龈，日渐腐颓久露根，恶热恶凉当细别，胃经客热风寒侵。"亦有"总由胃经客热积久，外受邪风、寒凉相搏而成。有喜冷饮而恶热者，系客热遇寒凉，凝滞于龈肉之间；有喜热饮而恶凉者，系客热受邪风，稽留于龈肉之内"之记载，认为牙宣为内有胃中实热，外有风寒侵袭，凝滞于齿龈所致。

3. 饮食不节

过食肥甘厚味，或饮酒嗜辛，热蕴脾胃，循经上炎，熏蒸牙龈，伤及龈肉，龈肉化脓，久则龈萎根露，牙齿松动。明代吴崑《医方考》言："牙宣者，齿根出血也，此以肥甘之热致病。"《症因脉治》载："膏粱积热，辛辣炙煿，好酒香燥，肠胃有热，血中伏火，则上冲而出。"可见，饮食不节，过食膏粱厚味，辛温燥热之物，热从中生是导致牙宣齿衄证的一个重要因素。王纶亦有类似论述，其于《明医杂著》言："肠胃伤于美酒，厚味膏粱甘滑之物，以致湿热上攻，则牙床不清而为肿为痛。"张景岳《景岳全书》中亦有"此之为病，必美酒厚味，膏粱甘腻过多，以致湿热蓄于肠胃，而上壅于经，乃有此证"之记载，认为牙宣证的病因病机为酒食不节，或过食肥甘厚味，使脾胃湿热蕴结，循阳明经上攻于齿龈。

4. 虫蚀齿龈

虫蚀齿龈亦可导致本证，如《赤水玄珠》言："至于生虫浮肿、牙宣出血、臭秽腐烂者，肠胃湿热壅盛也。"提及牙宣可与虫蚀有关。清代张璐《张氏医通》言："牙龈虫蚀出血而成牙宣。"明确指出虫蚀齿龈可导致牙宣。

5. 胃火上蒸

《疮疡经验全书》载："牙宣谓脾胃中热，涌而宣露也，此证牙齿缝中出血。"提出牙宣出血为热从中生所致。明代龚廷贤《万病回春》言："牙龈宣露者，胃中客热也。"认为牙龈宣露，是由胃火上蒸所致。《验方新编》曰："牙宣，此症起时因胃热，壅而宣露常流血。"亦宗前人之说，胃热可使牙龈衄血。清代沈金鳌《杂病源流犀烛》云："牙宣牙缝出血，上属肝，下属胃，实火上攻故也。"认为本病多由肝胃之火上炎所致。清代费伯雄《医醇剩义》言："即牙宣出血一症，不过胃火炽盛，肉不附骨，故血热而上涌。"又言："胃火炽盛，烦渴引饮，牙龈腐烂，或牙宣出血。"明确提出牙宣出血证多由胃火蚀龈所致。清代唐宗海《血证论》说："牙床尤为胃经脉络所绕，故凡衄血，皆是胃火上炎，血随火动，治法总以清理胃火为主。"亦宗前人胃火致衄的观点，且提出以清理胃火为治疗大法。

6. 阳明经热

《症因脉治》言："牙衄者，即牙龈出血之症也。有两经分别，一主阳明肠胃，一主少阴肾经。若血出如涌，来势甚暴，来血甚多，此阳明牙衄之血也。"认为牙衄为手足阳明经或少阴肾经之病，若出血急、血量大则为阳明经实热所致。明代汪昂于《医方集解》亦有相似医论，言："齿属少阴肾，龈属阳明胃，二经有热，则齿龈齿缝出血，名齿衄。"亦认为齿衄牙宣为手足阳明经、少阴肾经热盛所致。又言"牙宣……若血多而涌出不止，为阳明热盛，以阳明多气多血也"，认为阳明经为多气多血之经，亦为多热多火之经，火热之邪易循经上壅，可导致牙宣证。明代张景岳《景岳全书》曰："凡火病者，必病在牙床肌肉间，或为肿痛，或为糜烂，或为臭秽脱落，或牙缝出血不止，是皆病在经络，而上牙所属，足阳明也，止而不动；下牙所属，手阳明也，嚼物则动而不休。"指出上齿、下齿分别所属足、手阳明经，若阳明火热壅盛可导致牙宣齿衄。《考证病源》言："牙宣者，阳明之热极。"清代朱时进于《一见能医》亦有相同论述，明确提出牙宣证是由阳明经火热之极所致。《医述》曰："血从齿缝牙龈中出者，名为齿衄，此手足阳明二经及足少阴之病。"不仅对齿衄证做出定义，而且提出本证与手、足阳明经热有关。清代周学霆《三指禅》载："最轻者齿衄，足阳明胃脉循鼻入上齿，手阳明脉上颈贯颊入下齿，二经热盛，其循经之血从齿溢出。"认为阳明经循行于齿间，若阳明热盛，循经上炎，迫血妄行，可导致齿衄出血。清代王孟英《温热经纬》曰："齿衄乃阳明少阴二经之热相并。"亦认为牙龈出血的病因病机为阳明经与少阴经俱热。清代顾世澄《疡医大全》曰："牙宣乃阳明胃经实火上攻，故血从牙缝中出也。"认为齿衄牙宣多因足阳明胃经实热所致。此外，一些医家认为阳明亏虚亦可导致牙宣，如元代李仲南《永类钤方》中有"大肠经虚则龈宣"之记载。清代祁坤《外科大成》亦言："肠胃虚则齿露。"

7. 湿热蕴结

脾胃湿热亦是牙宣的致病因素之一。明代王纶《明医杂著》言："盖齿虽属肾，而生于牙床，上下床属阳明大肠与胃，犹木生于土也。肠胃伤于美酒厚味膏粱甘滑之物，以致湿热上攻，则牙床不清而为肿为痛，或出血，或生虫，由是齿不得安而动摇、黑烂、脱落也。"《景岳全书》中亦有"此之为病，必美酒厚味，膏粱甘腻过多，以致湿热蓄于肠胃，而上壅于经，乃有此证"之记载。上述均认为牙宣证为酒食不节，或过食肥甘厚味，使脾胃湿热蕴结，循阳明经上攻于齿龈所致。孙一奎《赤水玄珠》强调"生虫浮肿、牙宣出血、臭秽腐烂"者乃"肠胃湿热壅盛也"。《疡医大全》亦有相同记载，认为肠胃湿热为齿间出血、牙龈臭腐的病因之一。《医述》载："他如牙宣……皆由于湿火热毒蕴结牙床。"明确指出湿热蕴结是导致牙宣证的重要因素之一。

8. 血热妄行

火热邪毒，内入营血，迫血妄行，渗经溢血，则生牙宣。明代李梴《医学入门》云："疮疡时或愈后，口鼻吐衄、牙宣龈露，皆因疮疡出血，为火动而错经妄行，当求经审其因而治之。"认为本证是由火热邪毒、迫血妄行所致。明代缪希雍《神农本草经疏》曰："血热则妄行，溢出上窍为吐、为咯，为鼻衄、齿衄。"清代柳宝诒《温热逢源》言："其燔灼于营分者，血为热扰，每每血由肺络而溢出为咳血，由吐而出为吐血，上行清道为鼻衄、齿衄，下行浊窍为溲血便血。"上述医论均认为齿衄的病因病机为热入营血，迫血妄行，血溢窍外，从齿龈而出。

9. 胃虚火动

牙宣证之病因病机不只与胃火上炎有关，亦与胃虚火动有关。清代王旭高《外科证治秘要》提出"牙宣有虚火有实火"之说，认为虚火与实火皆可导致牙宣。《杂病源流犀烛》曰："牙宣牙缝出血，上属肝，下属胃，实火上攻故也；亦有胃虚火动，腐烂牙根，以致淡血常常渗漏不已。"明确指出牙宣证除胃中实火外，胃中虚火亦可导致。清代包三铧《包氏喉证家宝》载：

"牙宣证，乃缝中出血，上属脾，下属胃，因阳明经实火上攻而出也，必有胃火虚动。"习承前人之说。清代张聿青《张聿青医案》言："虚热走于胃络，此谓齿衄，又谓牙宣。"认为齿衄的病因病机可为胃阴亏虚，火从中生，循足阳明胃经上壅于齿，迫血妄行。

10. 气血亏虚

素体虚弱或久病耗伤，气血亏虚，不能上输精微于牙龈，牙龈失养，兼以病邪乘虚侵犯龈肉，以致萎缩；气虚不能摄血，血不循经，由齿龈间流渗而出，而成此病。《圣济总录》载："牙齿……今气血不足，揩理无方，风邪袭虚，客于齿间，则令肌寒血弱，龈肉缩落，渐至宣露，永不附着齿根也。"指出气血不足，加之护齿不当，外邪乘虚而入，内外合邪，则肌寒血弱而成牙宣。此对后世的气血不足学说有很大的影响。《医宗金鉴·外科心法要诀》曰："此证牙龈宣肿，龈肉日渐腐颓，久则削缩，以致齿牙宣露。"认为久病，则气血亏虚，齿龈失于濡养，可导致齿龈宣露。

此外，尚有医家认为气血实证亦可产生牙宣，如清代郭诚勋《证治针经》言："鼻衄牙宣，由气血之交结。"认为牙宣证的产生是由于气血搏结于齿龈所致。

11. 肾虚火旺

肾阴亏虚，阴虚而阳亢，虚火内生，循少阴肾经支脉上炎，迫血妄行，腐龈露宣。《圣济总录》载："齿浮，真牙摇动，及下龈软，或齿衄，属肾虚有热。"对肾虚有热所导致之齿、龈有关的诸多症状有所提及。《症因脉治》言："若肾阴不足，水中之火上炎，亦令牙龈出血，久而不愈。"《神农本草经疏》亦言："阴虚则水不足以制火，火空则发而炎上，其为证也，为咳嗽，为多痰，为吐血，为鼻衄，为齿衄……是谓上盛下虚之候。"上述均认为齿衄牙宣为上盛下虚之候，其病因病机为肾阴不足，阴不制阳，虚火内生，循经上炎。《济阳纲目》言："牙宣，胃或肾虚炎也。"认为牙宣的病因病机为胃或肾虚火上炎。《外科证治秘要》言："牙宣有虚火有实火。"指出牙宣的病因分为实火与虚火两个方面，而虚火可由胃阴虚或肾阴虚所致。清代陈士铎《辨证录》将齿缝出血归为"肾火之沸腾"之证。《验方新编》云："此名牙宣症，又名牙衄，乃阴虚热极所致。"《不居集》亦提出："阴虚有火，而病为齿衄者。"由此可见，历代医家多认为肾主骨生髓，齿为骨之余，肾精虚损，阴虚火旺，虚火上炎于龈肉，久则牙齿疏豁、动摇、根露、出血。

12. 肾虚精衰

《症因脉治》曰："牙衄者，即牙龈出血之症也。有两经分别，一主阳明肠胃，一主少阴肾经……若血来点滴，来势缓慢，来血不多，此少阴肾经之血也。有内伤、无外感。"认为牙衄之证由手、足阳明经和少阴肾经所主，并指出肾虚齿衄的出血症状。明代戴思恭《证治要诀》指出牙宣证有二证，即"有风壅牙宣，有肾虚牙宣"。《杂病源流犀烛》曰："齿龈宣露动摇者，肾元虚也。"认为齿动摇、龈宣露多由肾精亏虚所致。

（三）证候分类

历代医家对牙宣证候分类的描述：①风壅牙宣；②风热牙宣；③阳明湿热；④血热妄行；⑤气血交结；⑥胃火上蒸；⑦阴虚火旺；⑧胃虚火动；⑨大肠经虚；⑩气血亏虚；⑪肾虚牙宣；

⑫肾精虚损；⑬虫蚀齿龈。

（四）治疗

唐代孙思邈《备急千金要方》中"治齿根动欲脱落方""治齿间血出方"等方剂是有关牙宣证治疗之较早记载，后世发展更是丰富多彩。根据牙宣证的基本病因病机，治疗以滋阴补肾、益精固齿、清胃泻火为基本原则，现将牙宣证论治归纳整理为以下几点：

1. 辨证论治

（1）祛风散邪：《圣济总录》曰："治齿龈血出，乃肿痒风冷疼痛，乌金散方。"认为治疗牙宣，可以使用祛风散寒之乌金散。方中猪牙皂荚祛痰开窍、散结消肿，威灵仙通经络、止痛，槐白皮和酸石榴皮收涩止血，生干地和何首乌解毒、消痈，细辛解表散寒、祛风止痛、通窍，升麻发表透疹、清热解毒，麝香活血通经、消肿止痛。又言："今气血不足，揩理无方。风邪袭虚，客于齿间，则令肌寒血弱，龈肉缩落，渐至宣露，永不附着齿根也。治牙齿宣露，龈肉腐烂，升麻散方。"认为在气血亏虚的基础上，若风邪客于齿间，则可导致齿牙宣露，治疗本证可用疏风益气之升麻散。《症因脉治》言："左脉浮数，身热无汗，有表邪者，葛根羌活汤。"指出若牙宣证兼有表邪，可用葛根羌活汤治疗少阳与阳明合病。李时珍《本草纲目》曰："胜金方可治疗伤寒齿衄或伤寒呕血，继而齿缝出血不止。"认为胜金方可治疗因伤寒所导致齿龈出血。《医学入门》曰："牙缝流血，风热者，消风散加芒硝，内服外擦。"认为因风热之邪所导致的牙宣证，在治疗方面当内外兼治。《奉时旨要》亦有相似论述，其曰："齿衄有因风壅者，齿龈微肿，或牵引作痛，消风散加犀角、连翘，外擦青盐、藁本末。"《医宗金鉴·外科心法要诀》较系统地对前人关于牙宣的辨证思想进行总结，其曰："客热遇寒者，牙龈出血，恶热口臭，宜服清胃汤；客热受风者，牙龈恶凉，遇风痛甚，宜服独活散。"认为本病若因"内热外寒"且以内热为主，则用清胃泻火的清胃汤治疗；若为"内热受风"所致，则用疏风驱邪的独活散治疗。

（2）清中祛湿：《医宗金鉴·外科心法要诀》曰："又有牙龈腐臭，时津白脓者，属胃中湿热，宜服犀角升麻汤。"认为龈宣腐臭是脾胃湿热所致，可予犀角升麻汤治疗。方中犀牛角、升麻清热解毒凉血；防风、白芷、羌活、白附子祛风止痛；川芎祛风活血通络止痛；黄芩泻火清热；炙甘草调和诸药。九味合用，共奏清热疏风、凉血解毒之功效。《明医杂著》亦提出牙宣属阳明湿热之论点，且言："治宜泻阳明之湿热，则牙床清宁而齿自安固矣。"提出清泻阳明湿热之治则。清代郑玉坛《大方脉·伤寒杂病医方》载："甘露饮治胃中湿热，口臭喉疮，齿龈宣露，吐衄牙宣。"清代易凤翥于《外科备要》亦有相同论述。均认为甘露饮治疗胃中湿热所致齿衄宣露效果较好。

（3）清胃泻火：《医学入门》云："恶寒热而口臭秽者，肠胃热也，宜凉药泻火祛风，清胃散。"清胃散方中黄连苦寒泻火为君，以清胃中积热；以生地凉血滋阴，牡丹皮凉血清热，共为臣；并佐当归养血和血；升麻散火解毒，与黄连相伍，使上炎之火得散，内郁之热得降，并为阳明引经药。五味配合，共奏清胃与凉血之功。历代医家亦认为甘露饮子为治疗胃热牙宣之要剂。《鸡峰普济方》载："甘露饮子治胃热齿龈宣露……尤效。"《症因脉治》载："右关沉数，阳明血热者，犀角地黄汤，加酒浸黄芩。右关洪数，胃肠积热者，升麻清胃散，加酒蒸大黄。"根据脉象将齿衄分为血分热盛证和胃肠实热证，并提出治疗方剂。《尤氏喉症指南》载："牙缝出血是牙宣，上属脾兮下属胃，腐烂血溅由二火，扶脾清胃剂为先。"认为齿衄要以扶脾清胃法治疗。《一见能医》载："牙痛龈宣，颊腮颐肿，胃火动也，石膏主之。"认为牙宣证若伴有腮颊肿痛为胃火上炎所致，且提出治疗药物以清热泻火之石膏为主。《杂病源流犀烛》载"有胃家实火，上攻牙缝出血"，指出牙宣若为"实火上攻"所致，则内服清胃凉血之剂"清胃散"治之。《血证论》言："牙床尤为胃经脉络所绕，故凡衄血，皆是胃火上炎，火随气动，治法总以清理胃火为主。"认为胃火上炎所致之齿衄，治疗以清理胃火为法。《医宗金鉴·外科心法要诀》云："胃经实热者，则血出如涌，口必臭而牙不动，宜服清胃汤，甚则服调胃承气汤。"认为齿衄证若出血量大且口臭为胃中实热所致，症状较轻者可用清胃汤治疗，清胃泻火；症状较重者可用调胃承气汤治疗，缓下热结。《外科备要》载："调胃承气汤治牙衄热甚，一切胃热燥渴，粪如弹丸。"亦提出牙衄若伴有阳明腑实证，可用调胃承气汤治疗。

（4）滋胃阴，清虚热：《医宗金鉴·外科心法要诀》言："若胃经虚火者，牙龈腐烂，淡血渗流不已，宜服二参汤及补中益气汤加黄连、丹皮。"说明胃中实火与胃中虚火均可导致牙宣之证，且实火易清，虚火则补清兼施。歌曰：二参汤医虚火泛，龈腐渗流血水淡。人参大补元气，补脾益肺，生津，元参凉血滋阴，泻火解毒。《杂病源流犀烛》中提出"扶脾清火"之治疗原则，指出"也有胃虚火动"，则"内服扶脾清火之剂"，其于《沈氏尊生书》中云："牙宣牙缝出血……亦有胃虚火动，腐烂牙根，以致淡血常常渗漏不已，内服清胃凉血之剂，外用珍珠散。"指出牙宣证若是出血血色淡，常常渗漏，则为胃虚火动所致，治疗宜内外兼治，且内治以清胃凉血为法。

（5）补肾滋阴：《医学入门》言："齿龈宣露动摇者，肾元虚也，宜滋阴补肾，八味丸、三因安肾丸、虎潜丸。"其中，虎潜丸重用黄柏，配合知母以泻火清热；熟地、龟板、白芍滋阴养血；虎骨强壮筋骨；锁阳温阳益精；干姜、陈皮温中健脾，理气和胃。诸药合用，共奏滋阴降火、强壮筋骨之功。明代虞抟《苍生司命》亦言："大抵齿龈宣露而动摇者，肾元虚也，治宜滋阴补肾为要。"指出牙宣动摇之证为肾精亏虚所致，并提出治疗以滋阴补肾为第一要义。认为因肾虚所致之牙宣，在治疗上可用八味丸、三因安肾丸、虎潜丸滋阴补肾。清代医家多沿用上说，《杂病源流犀烛》载："有肾元虚乏，牙龈宣露动摇者，必当大补（宜八味丸、还少丹）。"林珮琴亦于《类证治裁》中有类似记载。《医宗金鉴·外科心法要诀》中载有关于牙衄和牙宣之论述，且较系统地总结了前人的辨证思想。其曰："若肾经虚者，血则点滴而出，牙亦微痛，口不臭而牙动或落者，治宜滋肾，有火者六味地黄丸，无火者七味地黄丸，俱加猴姜。"不仅指出肾经不足所致牙宣的症状，而且将本证分为"有火型"和"无火型"，并对这两个证型提出治疗方剂。王乐亭与李耀南合撰之《疡科指南医案》有言："上下门牙独甚，以泻南补北法治之。"认为齿衄之证要用泻心火补肾水（滋阴泻火）之法治疗。

2. 其他疗法

（1）针灸疗法：为牙宣之辅助疗法。《针灸甲乙经》曰："齿间出血者，有伤酸，齿床落痛，口不可开，引鼻中，龈交主之……齿牙不可嚼，龈肿，角孙主之。"亦曰："齿动痛，不恶清饮，取足阳明；恶清饮，取手阳明。"指出针刺龈交可以治疗牙龈出血、肿痛、牙齿松动疼痛等病症。

（2）搽药法：指将药物研成细末，用少许，搽于红肿的牙龈外的治疗方法。如《太平惠民和剂局方》所载赴筵散、宋代魏岘《魏氏家藏方》所载赤荆散、元代许国祯《御院药方》所载石胆散、金代张从正《儒门事亲》所载牙宣药、《外科大成》所载荔枝盐、元代危亦林

《世医得效方》所载小蓟散、清代陈梦雷《医部全录》所载牙宣方、《医宗金鉴》所载牢牙散等均属此类。

（3）贴敷法：是将散剂、膏剂、膏药，或直接将药物裹在丝绵或浸在丝绵中，使用时取适量的一小块贴敷于患处。明代龚信《古今医鉴》中有"牢牙散……和匀，卧时贴在牙龈上"的记载。清代祁坤《外科大成》中将固齿白玉膏"乘热摊纸上……用时先漱口净，剪小条贴齿根上"以治疗牙宣。《外科大成》中亦有"将蟾酥绵截小片，贴患处"的记载。以上诸方法虽然不同，但都是为了使药物持久地作用于患处，更好地发挥药力。

（4）含漱法：即一般将药物煎水，含口中片刻后咽下，或用水煎剂漱口。《寿世仙丹》以炒盐擦齿温水漱齿治疗牙龈宣露，其曰："一方治牙龈宣露。每旦捻炒盐擦齿，后用温热水含漱齿百遍，五日，齿即坚牢，密而且白。"指出以食盐擦牙，并用温水含漱，可预防齿龈宣露。《本草纲目》曰："用丝瓜藤一握，川椒一撮，灯心一把，水煎浓汁，漱吐。"《医方考》以茶漱口洁牙，言："每于晚膳后，以茶漱而洁之，则病愈矣。"强调饭后茶漱可取得保健效果。清代魏之琇《柳洲医话》载："牙衄，用苦竹茹四两，醋煮含漱，吐之。"认为可用醋煮竹茹含漱治牙衄。

（5）擦牙法：是一种用盐和（或）药物粉末摩擦牙齿以取得治疗效果的方法。在《仁斋直指方论》中载有以"消风散擦之"治风壅牙宣，"盐汤下安肾丸间黑锡丹，仍用姜、盐炒香附黑色为末揩擦"治肾虚牙宣之法。《医学入门》中有"用消风散加芒硝，内服外擦"来治疗"牙缝流血风热证"的记载。《古今医鉴》云："香附、侧柏叶、石膏、青盐上四味俱炒，出大毒，为末，每清晨擦牙，漱吐之。"《郑氏彤园医书四种》曰："小蓟散治牙衄出血，研极细，频频搽牙，良久以温茶漱去，搽愈为度。"提出小蓟散擦牙可治齿衄。

（6）叩齿法：是一种有效的牙齿保健方法。《备急千金要方》曰："每旦以一捻盐内口中，以暖水含，揩齿及叩齿百遍，为之不绝，不过五日口齿即牢秘。凡人齿龈不能食果菜者，皆由齿根露也。为此盐汤揩齿叩齿法，无不愈也。"提出含温盐水、叩齿可治疗齿动摇、齿龈宣露。

以上历代医家的论述，不仅确定了中医药防治牙宣证的理论基础，而且至今仍影响着我们对该病的治疗理念，对临床实践起着重要启迪与昭示作用。

（乔　羽）